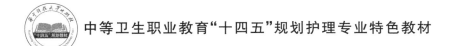

护理技术

主　编：莫　苗　韦柳华　兰芳芳

副主编：秦秀娟　韦含润　韦玉欢

编　者：（以姓氏笔画为序）

韦玉欢　河池市卫生学校

韦含润　河池市卫生学校

韦柳华　河池市卫生学校

兰芳芳　河池市卫生学校

杨思思　广西医科大学第一附属医院

余风娇　河池市卫生学校

罗存娱　河池市卫生学校

秦秀娟　河池市卫生学校

莫　苗　河池市卫生学校

莫双燕　南宁市第四人民医院

郭　庆　柳州市中医医院

黄艳妮　河池市卫生学校

覃利逢　河池市人民医院

覃瑞肖　河池市卫生学校

蒙新梅　柳州市人民医院

裴梦江　河池市卫生学校

华中科技大学出版社

http://press.hust.edu.cn

中国·武汉

内 容 简 介

本书内容包括医院和住院环境,入院和出院管理,卧位和安全护理,医院感染的预防和控制技术,患者清洁卫生护理,生命体征的评估与护理,饮食与营养,冷、热疗法,排泄护理,给药技术,静脉输液和输血技术,标本采集技术,病情观察及危重患者的抢救护理,临终护理,医疗护理文件的记录。

为提高教学效率,本书针对中职学生的学习特点,设置了引言、案例导入、护考链接、目标检测,并配有教学课件。

本书适用于中职护理、五年制高职护理(初中起点)等相关专业,也可供其他护理人员参考使用。

图书在版编目(CIP)数据

护理技术/莫苗,韦柳华,兰芳芳主编. —武汉:华中科技大学出版社,2023.10
ISBN 978-7-5680-9916-5

Ⅰ.①护… Ⅱ.①莫… ②韦… ③兰… Ⅲ.①护理学-教材 Ⅳ.①R47

中国国家版本馆 CIP 数据核字(2023)第 197886 号

护理技术
Huli Jishu

莫 苗 韦柳华 兰芳芳 主编

策划编辑:余 雯
责任编辑:孙基寿 方寒玉
封面设计:原色设计
责任校对:朱 霞
责任监印:周治超
出版发行:华中科技大学出版社(中国·武汉)　　电话:(027)81321913
　　　　　武汉市东湖新技术开发区华工科技园　　邮编:430223
录　排:华中科技大学惠友文印中心
印　刷:武汉市洪林印务有限公司
开　本:889mm×1194mm　1/16
印　张:23.5
字　数:728 千字
版　次:2023 年 10 月第 1 版第 1 次印刷
定　价:65.00 元

前　言

　　护理技术是护理专业课程体系中一门重要的专业核心课程,是各专科护理的基础,也是护士执业资格考试的必考课程。临床上护理主要包括门诊护理、入院护理、安全护理、治疗护理、生活护理、饮食护理、出院护理、临终护理、医疗和护理文件记录等。学习护理技术,培养护理专业高技能人才应具备的基本操作技能,培养职业素质和职业能力,可为学生后续课程的学习做好基本理论、基本知识和基本技术能力的储备,可为学生进入临床实习以及满足学生职业生涯发展奠定良好的基础。

　　本书在编写过程中,结合护理专业人才的培养目标,围绕护理工作岗位需求和护士执业资格考试大纲要求,以质量为宗旨,以现代护理观为指导,重视对学生动手能力、职业能力的培养和职业素质的培养,满足学生职业发展的需要。本书本着知识、能力、素质并重的原则,根据临床实际工作过程安排教学过程,突出护理岗位目标,突出对学生能力的培养和综合素质的提高,采用"教、学、做"一体化的教学模式,使学生通过对工作过程的认识和对完成工作任务的体验而形成职业能力,满足临床护理工作中对各阶段患者的护理需求。本书将护理人文素养及课程思政知识贯穿于章节之中,使学生在掌握知识的同时,提升专业能力和职业素养,从而达到课程预期的知识目标、能力目标和素质目标。

　　本书的编写得到了各级领导的大力支持,在此深表谢意。由于编者水平有限,不足之处在所难免,恳请同道与读者批评指正。

编　者

Contents

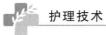

第一章 医院和住院环境

医院是给人们提供卫生保健服务的机构。医院的服务对象不仅包括患病的人,也包括亚健康的人和健康的人。医院承担着疾病的预防、治疗、护理及恢复,维护并增进健康的重要职能。良好的医院环境与合理的设置对患者的治疗、护理、康复有着积极的作用。提供安静、整洁、安全、舒适的治疗环境是护士的重要职责。因此,医院环境的安排和设置都需要以服务对象为中心,满足服务对象的需求,减轻或消除患者的痛苦,促进其康复。

扫码看课件

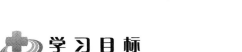

第一节 概 述

学习目标

(1)解释医院的概念。
(2)说出医院的种类。
(3)说出医院的组织结构。
(4)说出医院的任务。

案例导入

陈某,女,76岁,有十余年慢性气管炎病史,近几天因气温低,出现咳嗽、气促、呼吸道分泌物增多等症状,在家治疗效果不佳,需要到医院进行治疗。请思考:

(1)医院是什么?
(2)医院的任务有哪些?
(3)医院分为哪些类型?
(4)医院的组织结构模式是怎样的?

医院是对患者或特定人群进行防病治病的场所,具备一定数量的病床设施、医疗设备和医务人员,通过医务人员的共同协作,运用科学的医学理论和技术,对患者及特定人群实施诊疗和护理的医疗单位。

一、医院的性质和任务

(一)医院的性质

1982年,中华人民共和国卫生部颁布的《全国医院工作条例》明确了医院的基本性质:医院是防病治病,保障人民健康的社会主义卫生事业单位,必须贯彻党和国家的卫生工作方针政策,遵守政府法令,为社会主义现代化建设服务。

(二)医院的任务

《全国医院工作条例》中指出,医院作为防病治病的卫生医疗机构,其基本任务是"以医疗工作为中心,在提高医疗质量的基础上,保证教学和科研任务的完成,并不断提高教学质量和科研水平。同时做好扩大预防、指导基层和计划生育的技术工作"。

1. 医疗工作 医疗工作是医院的中心任务。医疗工作以诊疗和护理两个方面为主体,与医技部门密切配合形成一个完整的医疗体系,为患者提供整体服务。

2. 教学工作 医院是进行医学临床教育的重要场地。医学生在经过学校的专业学习后,还需要到医院进行临床实践。即使是医院的在职人员也要不断地进行继续教育,完成知识和技能的更新,提高医疗服务质量,以满足人民群众的健康需求。

3. 科学研究 医院是为医学科学研究工作者提供临床实践和科学研究的场所。临床上许多疑难问题就是科学研究的课题,通过科学研究可突破和解决医疗中的难点,提高医疗护理水平,推动和促进医学发展。

4. 预防及社区卫生服务 随着人民对健康与疾病观念的转变,医院的服务范围已由医院扩展到社区、家庭。医务人员的服务对象不仅是患者,还包括亚健康的人和健康的人。因此,医院除了医疗服务之外,还需要进行预防保健服务。医院可为基层医院提供计划生育、疾病普查、健康咨询等指导,促进开展社区和家庭卫生保健服务,增强人们的保健意识,提高生活质量。

 护考链接

A1型题

医院的基本任务是(　　　)。

A. 以医疗工作为中心　　　　　B. 以保证完成科研任务为中心

C. 以保证完成教学任务为中心　D. 以卫生保健为中心

E. 以做好预防工作为中心

分析:1982年中华人民共和国卫生部颁布并实施的《全国医院工作条例》中指出,医院的基本任务是"以医疗工作为中心,在提高医疗质量的基础上,保证教学和科研任务的完成,并不断提高教学质量和科研水平。同时做好扩大预防、指导基层和计划生育的技术工作"。故答案为A。

二、医院的种类

(一)按医院分级管理标准划分

目前,我国医院根据1989年中华人民共和国卫生部颁布的《医院分级管理办法》实行标准化分级管理。医院按不同的任务和功能,不同的技术质量和管理水平、设施条件,划分为三级(一、二、三级)十等(每级医院分甲等、乙等、丙等,三级医院增设特等)。

1. 三级医院 三级医院主要指全国省、市直属的市级大医院和医学院校的附属医院。

2. 二级医院 二级医院主要指市、县医院,直辖市的区级医院,以及相当规模的工矿企、事业单位的职工医院。

3. 一级医院　一级医院主要指农村乡镇卫生院和城市街道医院、地市级的区医院和企、事业单位的职工医院。

(二)按其他方式划分

(1)医院按收治范围可划分为综合性医院、专科医院、康复医院、职业病医院、儿童医院等。

(2)医院按特定任务可划分为军队医院、企业医院等,各类医院有其特定的任务及特定的服务对象。

(3)医院按所有制可划分为全民所有制医院、集体所有制医院、个体所有制医院、中外合资医院。

(4)医院按医疗机构的经营目的、服务任务,以及执行不同的财政、税收、价格政策和财务制度,可划分为非营利性医院和营利性医院。

三、医院的组织结构

我国医院组织部门的划分方法基本上是按照工作性质和任务划分的。虽然不同类型的医院所承担的社会职能和服务功能有所不同,但医院的机构设置基本相同。当前医院的主要组织结构如图 1-1 所示。

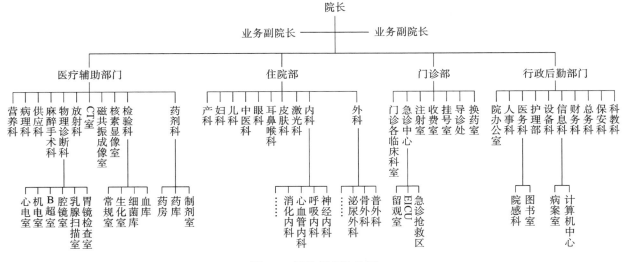

图 1-1　医院组织结构图

【本节小结】

医院以患者为主要服务对象。医院的基本任务是"以医疗工作为中心,在提高医疗质量的基础上,保证教学和科研任务的完成,并不断提高教学质量和科研水平。同时做好扩大预防、指导基层和计划生育的技术工作"。医院目前主要按中华人民共和国卫生部《医院分级管理标准》划分为三级十等。

【目标检测】

A1 型题

1. 按收治范围划分的医院是(　　　)。

　A. 全民所有制医院　　　　　　B. 三级医院　　　　　　　　C. 中外合资医院

　D. 综合性医院　　　　　　　　E. 企业医院

2. 二级医院所指的医院是(　　　)。

　A. 医学院校的附属医院　　　　B. 农村乡镇卫生院、城市街道医院

　C. 全国省、市直属的市级大医院　　D. 一般市、县医院及直辖市的区级医院

　E. 诊治专科疾病而设置的医院

3. 按医疗技术水平划分可将医院分为(　　　)。

A. 综合性医院　　　　　　　B. 专科医院　　　　　　　C. 个体所有制医院
D. 企业医院　　　　　　　　E. 一、二、三级医院

第二节　医院业务科室的设置和护理工作

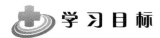 学 习 目 标

(1)说出门诊部与急诊科的设置和布局。
(2)描述门诊部与急诊科的护理工作。

案 例 导 入

患者,女,因咳嗽、咳痰、胸痛伴呼吸困难,到医院就诊。请思考:
(1)作为门诊护士,你如何指导患者就诊?
(2)患者确诊后,你如何指导患者进一步就诊?

一、门诊部

门诊部具有患者集中、病种复杂、人员流动性大、季节性强、就诊时间短及发生交叉感染的可能性大等特点。

(一)门诊部的设置和布局

门诊大厅设置预检分诊台、导医处,条件允许的医院可配置多媒体查询触摸屏及电子显示屏等现代信息工具,使各种医疗服务项目清晰、透明,及时向患者提供咨询、查询等医疗服务。

门诊部还设有挂号处、收费处、药房、化验室、影像检查室、治疗室、候诊室,以及与医院各科室相对应的诊室等。

每间诊室设置1~2张诊察桌、2~4张座椅、1~2张诊察床,床前有遮挡、隔离设备,室内有洗手设备(感应式或脚踏式水龙头)。环境清洁,桌面洁净,各种检查用具及检查单、检查申请单、处方笺等放置有序。

候诊室应设在诊室附近,方便就诊。候诊室环境要清洁,光线要充足,空气要流通,座椅要足够,并为患者提供电视、宣传册、报纸、杂志、饮水、手机充电等服务。

门诊部设有综合诊室,诊室内备有必要的急救设备,如供氧设备、电动吸引器、急救药品等。

门诊部的候诊、就诊环境以方便患者为目的,以突出公共卫生为原则,并体现医院对患者的人文关怀。做到美观、整洁、安静、布局合理、设施安全,标志、指示牌醒目,使者感到舒适、亲切,有安全感。

(二)门诊护理工作

1.预检分诊

(1)接待答疑:预检护士负责接待门诊患者,有条不紊地组织就诊。工作中要礼貌待人,热情服务,细

心观察,耐心解答患者提出的各种问题,为患者提供周到、满意的服务。

（2）预检分诊:预检护士应具有丰富的临床实践经验,在扼要询问病史、观察病情的基础上做出初步判断,给予合理的分诊指导和传染病管理。做到先预检分诊,后挂号就诊。

2.安排候诊与就诊　患者挂号后,分别到各科候诊室等候就诊。各科诊室的护士负责管理与组织患者候诊。

（1）开诊前:保持良好的候诊、就诊环境,准备好各种诊察器械及用物。

（2）开诊后:按挂号先后顺序安排就诊,及时收集整理初诊、复诊病案和检验单、检查报告等。

（3）测量生命体征:根据病情测量生命体征,并记录在门诊病案上。必要时协助医生进行诊查工作。

（4）观察病情:随时观察候诊患者的病情,遇到高热、剧痛、出血、呼吸困难、休克等紧急情况,应立即安排提前就诊或护送至急诊科处理;对病情较重或年老体弱者,可适当调整就诊顺序,让其提前就诊。

3.健康教育　利用候诊时间开展健康教育,可采用口头、图片、板报、视频或宣传小册子等方式进行。对患者提出的问题给予耐心、热情的解答。

4.实施治疗　遵医嘱执行需在门诊进行的治疗,如注射、输液、换药、导尿、灌肠、穿刺等,严格执行操作规程,确保治疗及时、安全、有效。

5.消毒隔离　门诊部人流量大、患者集中、病程复杂、易发生交叉感染。因此,门诊护士要认真做好消毒隔离工作。对传染病或可疑传染病患者,应分诊到隔离门诊就诊,并做好疫情报告。

6.保健工作　护士经过培训,可直接参与各类保健门诊的咨询或诊疗工作,如健康体检、疾病普查、预防接种、健康教育等保健工作,以满足人们日益增长的对健康和卫生保健知识的需求。

护考链接

A1 型题

1.对前来门诊的患者,护士应首先进行（　　　）。

A.卫生指导　　　　B.预检分诊　　　　C.心理安慰　　　　D.健康教育　　　　E.查阅病案

分析:对前来门诊就诊的患者,要求先预检分诊,后挂号就诊。故答案为 B。

A2 型题

2.赵先生,50 岁。在门诊候诊时突然感到腹痛难忍,出冷汗,四肢冰冷,呼吸急促,护士应（　　　）。

A.态度和蔼,劝其耐心等待　　　　B.让患者平卧候诊　　　　C.安排提前就诊

D.给予镇静剂　　　　E.请医生加快诊疗

分析:在门诊候诊的患者中,如遇到高热、剧痛、出血、呼吸困难、休克等紧急情况,护士应立即安排其提前就诊或护送其至急诊科处理。故答案为 C。

二、急诊科

急诊科是医院接收和救治危、急、重症患者的场所,是抢救患者生命的第一线。当发生意外灾害事件和危及患者生命等事件时,需迅速组织人力、物力,按照急救程序进行抢救。

急诊科突出的是一个"急"字,患者病情急、变化快,护理工作范围广,任务繁重,时间性强,因而对急诊科护士素质要求比较高。急诊科护士要有良好的职业素质、严格的时间观念、高度的责任心,具备一定的抢救知识和经验,业务技能熟练,反应快,动作敏捷,能及时、有效地对患者进行抢救。因此,急诊科的管理工作应标准化、程序化和制度化。

（一）急诊科的设置和布局

急诊科一般设有预检处、诊疗室、治疗室、抢救室、清创缝合室、监护室、手术室、观察室。另外,还应

设有药房、化验室、X线检查室、心电图室、挂号室、收费室等,使急诊科形成一个相对独立的单元,以保证急救工作高效、顺利完成。

急诊科的位置应靠近住院部,布局以方便急诊患者就诊和最大限度地缩短就诊前的时间为原则。急诊科应设有专用电话,急救车、平车、轮椅等运送用具;设立绿色通道和宽敞的出入口,各类标志清晰醒目,夜间有明亮的灯光,室内光线充足,空气流通,安静整洁,物品放置有序并保持其性能良好。

(二)急诊护理工作

1.预检分诊 急诊患者送到急诊科,应有专人负责出迎。预检护士要掌握急诊就诊流程,通过"一问、二看、三检查、四分诊",初步判断患者疾病的轻重缓急,及时将患者分诊到各个相应的诊室、抢救室进行诊治和抢救。如遇有急、危、重症患者,立即通知值班医生及抢救室护士;如遇意外灾害事件,应立即通知护士长和有关科室;如遇有法律纠纷、刑事案件、交通事故等,应立即通知医院的保卫部门或与公安部门取得联系,并请患者家属或陪送者留下。

2.抢救工作 抢救工作主要包括抢救物品准备和配合抢救。

1)抢救物品准备 备好各种急救物品和抢救设备是挽救患者生命的关键。急诊常用的抢救物品包括一般物品、无菌物品和急救包、急救设备、急救药品和通信设备等(表1-1)。一切抢救物品应做到"五定",即定数量及品种、定点放置、定人保管、定期消毒灭菌和定期检查维修,使抢救物品完好率达到100%,护士须熟悉物品性能和使用方法,并能排除一般性故障。

表 1-1 急诊常用的抢救物品

物品种类	物品名称
一般物品	血压计、听诊器、张口器、压舌板、舌钳、手电筒、止血带、输液架、氧气管、吸痰管、胃管等
无菌物品、急救包	各种型号注射器及针头、输液器、输血器、静脉切开包、气管切开包、开胸包、导尿包、各种穿刺包、气管插管包、无菌手套及各种无菌敷料等
急救设备	中心供氧系统(氧气、加压给氧设备)、电动吸引器、心电监护仪、电除颤仪、心脏起搏器、呼吸机、超声波诊断仪、洗胃机等。有条件的可备X线检查设备、手术床、多功能抢救床
急救药品	中枢神经兴奋药、镇静药、镇痛药;抗心力衰竭药、抗心律失常药、抗过敏药及各种止血药;急救用的激素、解毒药、止喘药;纠正水、电解质紊乱及酸碱平衡失调类药物以及各种输入液体;局部麻醉药及抗生素等
通信设备	自动传呼系统、专用电话、对讲机等

2)配合抢救

(1)严格操作规程:护士必须严格按抢救程序和操作规程实施抢救措施。在医生未到之前,护士应根据病情快速做出分析、判断,给予紧急处理,如测血压、给氧、吸痰、止血、配血,建立静脉输液通道、进行人工呼吸和胸外心脏按压等;医生到达后,立即汇报处理情况,积极配合抢救,正确执行医嘱,密切观察病情变化并及时报告医生等。

(2)做好抢救记录:记录与抢救有关的事件并注明时间,包括患者和医生到达时间、抢救措施落实时间(如用药、吸氧、人工呼吸执行时间和停止时间),执行医嘱的内容及病情的动态变化等。抢救记录要求及时、准确、字迹清晰。

(3)严格执行查对制度:抢救过程中,如需执行口头医嘱,护士必须向医生复述一遍,双方确认无误后方可执行。抢救结束后,请医生及时补写医嘱和处方(6小时内补写)。抢救中使用过的药品的空安瓶需经两名护士核对后方可弃去;输血、输液空瓶(袋)等应集中分类放置,以便统计、查对、核实。

3.病情观察 急诊科设有一定数量的观察床,收治暂不能确诊或已确诊,病情危重暂时住院困难者,或只需短时间观察即可返家者。留观时间一般为3~7天。在留观期间护士应做好下列工作。

（1）入室登记，建立病案，认真填写各项记录，书写病情报告。

（2）要主动巡视患者，密切观察病情变化，正确执行医嘱，认真完成各项护理工作，同时要关注患者的心理诉求，做好心理护理。

（3）做好患者及其家属的管理工作，保持观察室良好的秩序和环境。

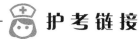

护考链接

A1 型题

抢救记录不包括（　　）。

A. 用药执行时间　　　　　　　　　B. 人工呼吸执行时间

C. 患者家属到达时间　　　　　　　D. 抢救措施落实时间

E. 吸氧执行时间

分析：在抢救急、危、重症患者的时候，抢救记录上需要记录的时间包括患者和医生到达时间、抢救措施落实时间（如用药、吸氧、人工呼吸执行时间和停止时间），不需要记录患者家属到达的时间。故答案为 C。

【本节小结】

门诊部是医院面向社会的窗口，门诊护士承担着预检分诊、安排候诊就诊、健康教育、预防保健等护理工作。急诊科是救治急、危、重症患者的场所，一切抢救物品要做到"五定"，抢救物品的完好率要达到 100%。

【目标检测】

A1 型题

1. 不属于候诊室护士工作范围的是（　　）。

A. 根据病情测量生命体征并记录　　　B. 收集整理各种检验报告

C. 随时观察候诊者病情变化　　　　　D. 候诊者多时，协助医生诊治

E. 按先后顺序安排就诊

2. 向门诊就诊患者宣传肝炎的防治知识，属于门诊工作的（　　）。

A. 管理工作　　　B. 健康教育　　　C. 治疗工作　　　D. 保健工作　　　E. 社区服务

3. 急诊科的设置和布局要求不包括（　　）。

A. 与门诊部相连，不单独设置　　　B. 环境宽敞，光线明亮　　　C. 空气流通，安静洁净

D. 标志和路标醒目　　　　　　　　E. 夜间有明亮的灯光

4. 急诊室如遇有法律纠纷、刑事案件、交通事故等事件，应迅速报告（　　）。

A. 保卫部门　　　B. 人事科　　　C. 医务科　　　D. 科教科　　　E. 院长办公室

5. 急诊观察室的护理工作不包括（　　）。

A. 预检分诊　　　B. 入室登记　　　C. 建立病案　　　D. 处理医嘱　　　E. 观察病情

6. 抢救时口头医嘱处理方法正确的是（　　）。

A. 立即执行　　　B. 护士复述一遍后即执行　　　C. 待医生写到医嘱单上后执行

D. 向医生复述一遍，双方确认无误后执行　　　E. 在护士长监督下执行

7. 急诊观察室留观时间一般为（　　）。

A. 1～2 天　　　B. 3～7 天　　　C. 8～10 天　　　D. 11～13 天　　　E. 14～15 天

A2 型题

8. 林某因车祸造成左下肢开放性骨折，大量出血，送至急诊室，在医生未到达前，值班护士首先

应( )。

    A.注射镇静剂　　　　　　　　　B.止血、测血压,建立静脉通道

    C.给氧　　　　　　　　　　　　　D.通知病房、准备床单位

    E.详细询问发生车祸的原因

9.门诊护士发现某患者在门诊就诊时,肝功能检查报告中血清转氨酶增高,且患者主诉肝区隐痛、乏力、食欲减退等症状,护士应立即( )。

    A.安排提前就诊　　　　　　　B.转至急诊室处理　　　　　　C.开展卫生宣教

    D.将患者转至隔离门诊诊治　　E.给患者测量生命体征

10.李某,6岁。因溺水,心搏、呼吸骤停,送至急诊室抢救,护士不应该实施下列哪项操作?( )

    A.开放气道　　　　　　　　　B.人工呼吸　　　　　　　　　C.立即给药

    D.做好抢救工作　　　　　　　E.胸外心脏按压

第三节　病　区

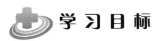

学习目标

(1)简述病区的设置和布局。

(2)叙述病区环境的要求和管理。

(3)说出各种铺床法的目的及注意事项。

(4)正确完成备用床、暂空床、麻醉床的铺床和为卧床患者更换床单。

案例导入

王女士,60岁,因跌倒导致股骨骨折,需要住院进行手术治疗。请思考:

(1)你作为病房护士,如何为该患者创造一个良好的住院环境?

(2)如何为该患者准备床单位?

随着社会经济的发展,生活水平的提高和教育的普及,人们的消费观念也逐渐趋向于追求高质量与美观舒适的生活空间。当人们患病需要住院治疗时,也希望能得到最佳的医疗服务,希望在安全、舒适、美观的环境中接受诊疗和休养。

病区是患者住院接受诊疗、护理及休养的场所,也是医务人员全面开展医疗、预防、教学、科研活动的重要场所。病区的设置、布局和管理的好坏直接影响到医疗护理质量的好坏。因此,创造和维护一个良好的住院环境是护士的重要职责。

一、病区的设置和布局

每个病区设有病室、危重病室、抢救室、治疗室、护士办公室、医生办公室、配膳室、盥洗室、浴室、库房、卫生间、医护值班室和示教室等。有条件的病区可设置患者学习室、娱乐室、会客室及健身房等。房间布置温馨,体现医院以人为中心的服务理念。

患者在医院住院时需要一定的活动空间,在条件许可的情况下,医院应尽可能满足患者的需求,同时也方便治疗和护理工作的进行。每个病区设 30～40 张病床为宜,两张病床之间的距离不应少于 1 m,监护室的床间距不能少于 1.5 m,两病床之间应设隔帘。

每个病区实行科主任、科护士长领导下的主治医生、护士长分工负责制。

二、病区的环境管理

病区环境可分为物理环境和社会环境两大类。

(一)病区物理环境的调控

病区的物理环境是影响患者心身舒适的重要因素。环境性质决定了患者的心理状态,同时也关系到治疗效果及疾病的转归。因此,护士需要采取一定的措施对病区环境进行调节,保持病区环境的安静、整洁、舒适、美观和安全。

1. 安静

(1)噪声:凡是不悦耳、不想听的声音,或足以引起人们心理上或者生理上不愉快的声音统称为噪声。噪声不但使人不愉快而且对健康不利,严重的噪声还会造成听力丧失。

(2)理想的噪声强度:根据世界卫生组织(WHO)规定噪声的标准,白天病区较理想的噪声强度是 35～40 dB(分贝)。噪声强度为 50～60 dB 时,对患者会产生相当的干扰,长时间处于 90 dB 以上的环境中,则会引起头痛,头晕、耳鸣、失眠等症状,当噪声强度达到 120 dB 时,可造成高频率听力损失,甚至永久性失聪。

(3)减少噪声的措施:护士在进行各种操作时要做到"四轻",即说话轻、走路轻、操作轻、关门轻;病室的门、窗及桌椅腿应加橡皮垫;推车的轮轴定时加注润滑油;还应向患者及其家属做好宣教,共同保持病室的安静。

2. 整洁 主要指病区护理单元、患者及护士的整洁。

(1)病区陈设:规格统一,摆放一致,布局合理,方便使用。

(2)保持清洁:被服污染要及时更换,治疗护理后的废弃物和患者的排泄物要及时清除,床上用物要定时更换。医护人员着装要整洁大方。

3. 舒适 主要指病室的温度、湿度、通风、采光、色彩和绿化等方面对患者的影响。

1)温度 适宜的温度有利于患者的休息、治疗及护理工作的进行。

(1)病室内温度过高、过低的影响:病室内温度过高,会使神经系统受到抑制,干扰消化和呼吸功能,不利于机体热量的散发,使人烦躁,影响体力恢复;病室内温度过低,使人畏缩,肌肉紧张,而且易于着凉引起感冒。

(2)一般病室的温度以 18～22 ℃为宜,新生儿病室、产房、手术室、监护室及老年病房以 22～24 ℃为宜。

(3)调节措施:病室内应备有温度计,可以随时评估病室内的温度,及时调节,满足患者身体舒适的需求。天气寒冷时,可以通过添加衣服和盖被保暖,可以使用空调、暖气设备等调节室温的相对恒定,也可以用火炉、火墙来取暖。在进行护理操作时,尽量减少不必要的暴露,防止着凉。天气炎热时,可以使用空调调节室温,也可以用电风扇使室内空气流通,加速机体热量的散发,促进患者身体的舒适度。

2)湿度 湿度为空气中含水的程度。病室湿度一般指相对湿度,即在一定温度条件下,单位体积的空气中所含水蒸气的量与其达到饱和时含量的百分比。湿度会影响皮肤散热的速度,使人的舒适度受到影响。

(1)病室内湿度过高、过低的影响:病室内湿度过高,空气潮湿,不但有利于细菌生长繁殖,还会使机体皮肤散热速度减慢,机体水分蒸发减少,患者感到潮湿、闷热,尿量增加,加重肾脏的负担;病室内湿度过低,空气干燥,机体水分蒸发快,会导致呼吸道黏膜干燥、咽痛、口渴等,对气管切开和呼吸道感染的患者十分不利。

(2)病室的湿度以 50%～60% 为宜。

（3）调节措施:病室内应备有湿度计,以便随时评估病室内的湿度。病室内湿度过高时,使用空气调节器是调整湿度最好的方法,也可以电风扇、开窗通风的方式调节湿度。室内湿度过低时,可以用空气加湿器、地面洒水的方法调节湿度,如果在冬天,可以在火炉上或暖气上放水壶产生蒸汽以调节湿度。

3)通风　空气流通可以调节室内温度、湿度,增加空气含氧量,降低二氧化碳及空气中物生物的密度。为保持空气新鲜,降低室内空气污染,减少呼吸道疾病的增加,使患者感觉舒适,病室应定时开窗通风换气。每次通风 30 分钟左右。冬天通风时要注意保暖,避免冷风直吹患者。

4)采光　病室内的光线强弱可影响患者的舒适度。光线充足,患者精神愉悦,而且有利于病情观察、治疗和护理操作的进行;光线暗则有利于患者休息和放松。病室的采光有自然光源和人工光源。护士应根据不同的需要对光线进行调节。进行诊疗和护理工作时,阳光不应直射患者的眼睛,以免引起目眩;午休时应用窗帘遮挡光线;夜间睡眠时,应采用地灯或罩壁灯,既可便于护士夜间巡视患者,又可使患者易于入睡。破伤风患者病室光线宜暗。

5)绿化　绿色植物、鲜花可以点缀美化环境。病室内和病区走廊及病室周边空地,可以适当摆设鲜花和种植绿色植物,既美观又增添生机,并能调节患者情绪。过敏性疾病病室除外。

6)装饰　优美的环境让人感觉舒适愉快。病室装饰应简洁、美观。装饰离不开色彩,色彩对人的情绪、行为及健康都有一定影响。如绿色使人有安静和舒适的感觉;浅蓝色使人心胸开阔;奶油色给人以柔和悦目宁静感;而白色反光强,刺眼,使人感到疲劳。因此,病室的装饰应根据需求选用不同的色彩,病室墙壁一般上方涂白色,下方涂浅绿或浅蓝色,不宜全部涂白色。儿科病区可以采用柔和的暖色调,如粉色,再配上一些可爱的卡通图案,使患儿感到温馨甜蜜,减少患儿的恐惧心理。手术室一般选择蓝色或绿色,给人一种安静、舒适、安全的感觉。

4.安全　安全需要是人的基本需要。患者由于疾病的影响,日常生活活动能力降低,易发生意外。医院除了为患者提供舒适的住院环境外,更需要提供安全的环境。因而护士在进行护理活动时,应把患者的安全放在首位,采取有效措施,预防和消除一切不安全的因素。

医院环境存在的不安全因素有物理性、化学性、生物性和医源性损害四大类。

1)物理性损害及预防　物理性损害包括机械性、温度性、压力性、放射性损害等,其中病区常见的为机械性损害和温度性损害。

(1)机械性损害:跌倒和坠床是病区最常见的机械性损害。例如,偏瘫及下肢麻痹者、直立性低血压及关节障碍的患者可发生跌倒;视力减退、长期卧床、服用镇静药或麻醉药的患者也可发生跌倒;意识不清、躁动不安、年老体衰的患者及婴幼儿容易发生坠床意外等。

预防措施:为防止患者行走跌倒,应保持地面清洁、干燥,减少障碍物,通道和楼梯等进出口不堆放杂物,暂时不需要的仪器设备要移开;年老体弱、偏瘫、长期卧床患者第一次下床活动时,要给予帮助,可以用辅助器具或扶助行走;病室的走廊、浴室、卫生间要设置扶手并安设呼叫装置,供患者需要时使用;对于意识不清、烦躁不安、婴幼儿患者应该使用床挡防坠床。

(2)温度性损害:临床上常见的温度性损害主要是在给患者进行冷疗或热疗时发生。如热水袋、暖水瓶使用不当或疏忽大意所致的烫伤;如氧气、液化气、乙醇等易燃易爆物品保管使用不当所致的烧伤;各种电器如烤灯、高频电刀使用不当造成的灼伤等。

预防措施:在为患者进行热疗或冷疗时,要按操作规程进行,密切观察局部皮肤情况,听取患者主诉,防止烫伤或冻伤等温度性损害的发生;加强病区易燃易爆物品的保管,做好相关防火措施,对护士进行防火教育,警钟长鸣,如灭火器的使用、火灾的逃生技巧和疏散程序等;病区内的电器和电路要定期检查维修,并进行安全用电教育,防患于未然。

(3)压力性损伤:临床上常见于长期卧床患者护理不当、局部受压引起的压疮;高压氧舱治疗不当所致的气压伤。

预防措施:长期卧床患者要根据病情和局部受压情况进行翻身,避免局部皮肤长时间受压;高压氧舱治疗要按操作规程进行,避免压力性损伤发生。

(4)放射性损伤:主要由放射性诊断和治疗过程中处理不当所致。常见的放射性损伤有放射性皮炎、皮肤溃疡坏死,严重者可导致死亡。

预防措施:对接受放射性诊断、治疗的患者要做好身体防护,减少不必要的暴露;操作时要严格掌握照射剂量和时间。

2)化学性损害与预防　化学性药物在医院使用,种类繁多、数量大、频率高。在使用过程中,化学药物的浓度过高、剂量过大、配制不当、用错药等都有可能导致人体化学性损害。如给患者采用高锰酸钾热水坐浴时,浓度过高可致局部皮肤灼伤。

预防措施:作为护士要具备用药的基本知识,掌握药物保管原则和使用原则,掌握药物的配制方法,严格控制浓度和剂量等,确保用药安全。

3)生物性损害与预防　生物性损害与预防包括微生物及昆虫等的伤害。医院是患者集中的场所,病原微生物种类繁多,患者抵抗力低下,易发生交叉感染,如伤口感染、呼吸道感染、肠道感染等;昆虫伤害在医院中也较多见,如蚊、蝇、虱、蟑螂等。昆虫叮咬,不仅影响患者休息,干扰睡眠,还可致过敏性伤害,更重要的是传播疾病,直接威胁患者的健康和生命。

预防措施:医院病区要有严格的管理体系,严格执行消毒隔离原则和无菌技术操作原则,做好昆虫防范性措施,如使用蚊帐或安装纱门纱窗、喷洒杀虫剂等。

4)医源性损害与预防　医源性损害是指由于医护人员语言、行为上的不慎,或操作不当、失误造成患者心理或生理上的损害。如有些医护人员对患者不够尊重、缺乏耐心,语言不当,使患者心理上难以承受而造成痛苦。还有个别医护人员由于责任心不强,导致医疗事故、差错的发生,轻者使患者病情加重,重者甚至危及生命;消毒隔离工作制度执行不严格,造成医院内交叉感染,增加患者痛苦等。

预防措施:医院要加强对医护人员的职业道德教育,培养良好的医疗职业道德和医疗作风,提高医护人员的综合素质,严格执行各项规章制度和操作规程,做到有效防范医源性损害,保障患者的安全。

护考链接

A2 型题

某破伤风患者,神志清楚,全身肌肉阵发性痉挛、抽搐,所住病室环境下列哪项不符合病情要求?(　　)

A.病室温度 18～20 ℃　　　　B.相对湿度 50%～60%　　　　C.门、椅脚钉橡皮垫

D.保持病室光线充足　　　　E.开门、关门动作轻

分析:破伤风患者可能会因为微弱的刺激而诱发抽搐。因此,应保持病室安静、光线微暗,减少刺激。

(二)病区社会环境的调控

医院是社会的组成部分,与人的生、老、病、死密切相关。医院的主要任务是为公众的健康问题或健康需求提供服务。为了保证患者能获得安全、舒适的治疗环境,得到适当的健康照顾,护士必须为患者创造一个良好的医院社会环境。

1.人际关系　人际关系是在社会交往过程中形成的、建立在个人感情基础上的、为寻求满足某种需要而建立起来的人与人之间相互吸引或排斥的关系。在医院环境中,人际关系具有重要的作用,对患者的健康可以产生直接或间接的影响。对住院患者来说,影响其身心康复的重要人际关系有医患关系和病友关系。

（1）医患关系:医患关系是指"医"与"患"之间的关系。在护理工作中,护士与患者之间产生和发展的一种工作性、专业性和帮助性的人际关系,也属于医患关系。良好的医患关系有助于患者身心的康复,因此,护士在护理活动中要与患者建立良好的医患关系。在具体的医疗护理活动中,对患者要做到不分民族、信仰、性别、职业、年龄、文化背景、职位高低、远近亲疏等,均一视同仁地对待。一切以患者为中心,满足患者的身心需求,尊重患者的权利和人格。端庄的仪表、得体的言谈、和蔼的态度、丰富的专业知识、娴熟的技术、良好的医德医风,都会给患者心理上的安慰,从而使患者产生安全感、信赖感。

（2）病友关系:医院病区中的每个人都是社会环境中的一员。病友在共同的住院生活中自然形成了一个新的社会环境,表现为不同的病室群体气氛,有的表现为积极的气氛,如同一病室病友之间相互关心照顾,积极配合治疗,患者心情愉快,有助于患者的康复。有的表现为消极的气氛,同住一室的病友,交往很少,彼此缺乏关照,患者感到寂寞、孤独,不配合治疗,从而影响到患者的康复。护士有责任引导患者相互关心、鼓励、积极配合治疗与护理,共同遵守医院各项规章制度,使患者之间呈现愉快、和谐的气氛,有利于疾病的康复。

2. 规章制度 医院的规章制度是根据国家相关部门有关医院管理规定并结合医院自身的特点制订的,如入院须知、探视制度、陪护制度等。合理的规章制度可保证诊疗护理工作的正常进行,同时保证患者有一个良好的休息环境,以达到帮助患者尽快康复的目的。医院规则既是对患者的指导,在一定程度上也是对患者的一种约束。护士应热情接待患者,主动自我介绍,耐心向患者及其家属介绍医院的规章制度和执行规章制度的必要性,使其自觉遵守医院的各项规章制度,尽快适应医院的规章制度,维持良好的身心状态,促进康复。

三、床单位及其设备

床单位是指医疗机构内提供给患者使用的家具与设备,是患者住院时用以休息、睡眠、饮食、排泄、活动与治疗等最基本的生活单位。患者大多数时间均在床单位内活动,因此,必须注意床单位的整洁、舒适与安全。

床单位的固定设备有床、床垫、床褥、枕芯、棉胎或毛毯、大单、被套、枕套、橡胶单及中单（需要时）、床旁桌、床旁椅及床上桌,墙壁上有照明灯、呼叫装置、供氧和负压吸引管道等设施(图 1-2)。

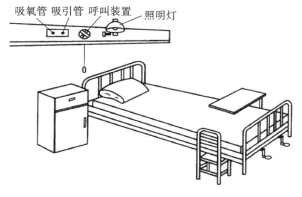

吸氧管 吸引管 呼叫装置 照明灯

图 1-2　床单位及设备

四、铺床法

病床对于住院的患者来说,不仅是生活场所,同时也是接受治疗、恢复健康的主要区域。床单位必须符合实用、耐用、整洁、舒适、安全的原则。临床上常用的铺床法有铺备用床法、铺暂空床法、铺麻醉床法和卧床患者更换床单法。

（一）铺备用床法

1. 目的　保持病室整洁、美观，准备接受新患者（图 1-3）。

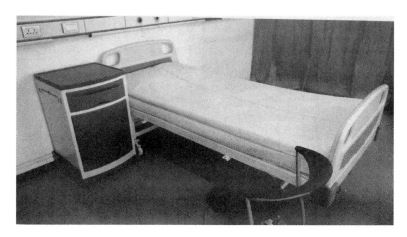

图 1-3　备用床

2. 实施程序

程序	操 作 步 骤	要 点 说 明
评估	1. 床单位设施性能完好 2. 周围有无患者进餐或正在进行治疗	
计划	1. 护士准备：仪表端庄、着装规范，洗手，戴口罩 2. 用物准备（以被套法为例）：治疗车、大单、被套、棉胎或毛毯、枕套、枕芯、洗手液等 3. 环境准备：病室清洁、通风，无患者正在进行治疗或进餐	
实施	1. 放置用物：将铺床用物按先后顺序放于治疗车上，推车至床尾正中	便于拿取铺床用物，避免多次走动，以提高工作效率、节省体力
	2. 移床旁桌：向左移开床旁桌，离床约 20 cm	便于铺床头角
	3. 检查床垫：必要时翻转床垫与床头对齐	避免床垫局部经常受压而凹陷
	4. 铺大单 （1）将大单纵、横中线对齐床中线，分别向床头、床尾、近侧、对侧展开 （2）铺近侧床头：右手将床头床垫托起，左手伸过床头中线将大单折入床垫下 （3）折角：在距床头 30 cm 处将大单边缘向上提起，使其与床垂直，呈一等边三角形，以床沿为界，将三角形分成两半，上半三角形覆盖于床上，将下半三角形平整塞于床垫下，再将上半三角形翻下塞于床垫下（图 1-4） （4）至床尾，拉紧大单，同法铺好床尾大单 （5）双手拉紧大单中部，双手掌向上，将大单平整塞于床垫下 （6）转至对侧，同法铺好对侧大单	1. 先床头后床尾再中间 2. 先近侧，后对侧 3. 大单中线与床中线对齐 4. 使大单平紧，不易产生皱褶，美观

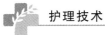
续表

程序	操 作 步 骤	要 点 说 明
实施	5.套被套(S形) (1)将被套正面向外,平铺于床上,封口端齐床头,开口端朝床尾,被套纵中线与床纵中线对齐,分别向床尾、远侧、近侧逐层打开 (2)将被套开口端上层打开至1/3,将折好的棉胎置于被套开口处,拉棉胎上缘至被套封口处,对好两上角,再将竖折的棉胎两边打开和被套平齐 (3)系好被套系带 (4)盖被上缘与床头平齐 (5)盖被两侧边缘内折与床沿平齐 (6)尾端塞于床垫下(或内折与床尾平齐)	1.被子平铺于床面上,被头与床头平齐,被尾与床尾平齐,两侧与床沿平齐 2.被筒内面平整 3.避免棉胎下滑出被套
	6.套枕套 (1)将枕套套于枕芯外,四角充实,系带 (2)将枕头横放于床头盖被上,开口背门	枕套开口背门放置,使病室整齐、美观
	7.移回床旁桌、椅	保持病室整齐、美观
	8.推治疗车离开病室	放于指定位置
	9.洗手	
评价	1.病床符合实用、耐用、舒适、安全的原则。大单、被套、枕套平紧、整齐、美观、实用 2.手法正确,动作轻稳,注意节力 3.病室及患者单位环境整洁、美观	

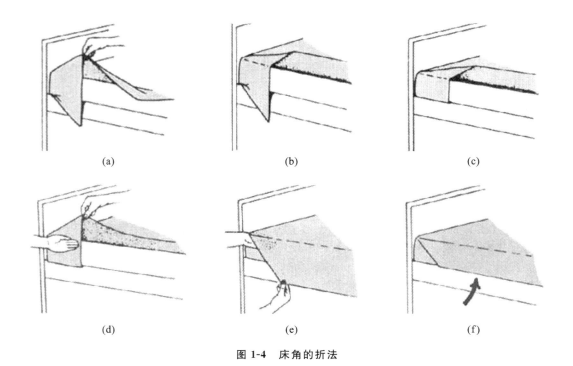

(a)   (b)   (c)

(d)   (e)   (f)

图 1-4 床角的折法

3.注意事项

(1)病室内有患者进食或正在进行治疗时应暂停铺床。

(2)动作轻稳,避免抖动、拍打动作。

(3)应用节力原则:操作前,备齐用物,按顺序放置,减少无效动作,避免多次走动;铺能升降的床,在铺床前应将床升至便于铺床的高度,以免腰部过度弯曲;铺床时护士身体靠近床边,上身保持直立,两膝稍弯曲,两脚根据活动情况前后、左右分开,以扩大支撑面,降低重心,增强身体稳定性;操作中,注意使用肘部力量,动作要平稳连续。

(二)铺暂空床法

1.目的　供新入院患者或暂时离床活动的患者使用,保持病室整洁、美观(图1-5)。

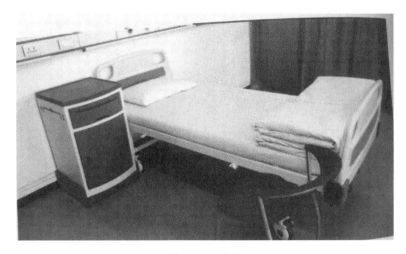

图 1-5　暂空床

2.实施程序

程序	操作步骤	要点说明
评估	1.患者的病情是否可以暂时离床活动或外出检查 2解释:向暂时离床活动或外出检查的患者及其家属解释操作目的	
计划	1.护士准备:仪表端庄、着装规范,洗手,戴口罩 2.用物准备:按备用床准备,必要时备中单、橡胶单 3.环境准备:病室清洁、通风,无患者正在进行治疗或进餐	
实施	1.同备用床步骤1～5	
	2.折叠盖被:在右侧床头,将备用床的盖被上端向内折,然后扇形三折于床尾	方便患者上下床活动
	3.同铺备用床法步骤6～9	
评价	1.床单位整洁、美观 2.用物准备符合病情需要 3.便于患者上下床	

3.注意事项

(1)病室内有患者进餐或正在进行治疗时应暂停铺床。

(2)用物准备要齐全,减少走动次数。

(3)操作中正确应用节力原则;动作轻稳,避免尘埃飞扬。

(4)橡胶单、中单依据患者病情需要放置,具体操作详见铺麻醉床法。

(三)铺麻醉床法

1. 目的

(1)便于接受和护理麻醉手术后的患者。

(2)使患者安全、舒适,预防并发症。

(3)保护床上用物不被血液、排泄物、呕吐物等污染(图1-6)。

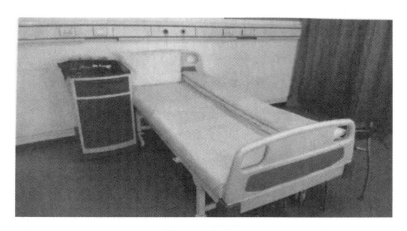

图1-6　麻醉床

2. 实施程序

程序	操 作 步 骤	要 点 说 明
评估	1.患者的诊断、病情 2.手术部位、手术名称和麻醉方式 3.术后需要的抢救或治疗物品是否齐全、性能完好等	
计划	1.护士准备:仪表端庄、着装规范,洗手,戴口罩 2.用物准备 (1)床上用物:大单、橡胶单2条、中单2条、被套、棉胎或毛毯、枕套、枕芯按顺序放于治疗车上 (2)麻醉护理盘:治疗巾内置开口器、舌钳、压舌板、通气导管、吸痰管、牙垫、纱布、镊子、治疗碗等;治疗巾外备血压计、听诊器、棉签、胶布、手电筒、护理记录单、笔等 (3)另备输液架,必要时备吸痰装置、氧气装置、热水袋、毛毯等 (4)环境准备:病室清洁、通风,无患者正在进行治疗或进餐	
实施	1.拆除原有枕套、被大单等	
	2.移床旁桌椅,离床约20 cm	
	3.检查床垫,必要时翻转床垫与床头对齐	
	4.铺好近侧大单	大单平整、紧实

续表

程序	操 作 步 骤	要 点 说 明
实施	5.铺橡胶单、中单:根据病情需要铺橡胶单、中单 (1)将第一张橡胶单及中单依次铺在床中部,使其上缘距离床头45~50 cm放置,中线与床中线对齐,两单边缘下垂部分一起平整塞于床垫下 (2)根据病情和手术部位的需要铺另一张橡胶单和中单 ①铺床头:分别将橡胶单和中单打开,中线与床中线对齐,上缘平齐床头,下缘压在床中部的橡胶单和中单上,两单边缘下垂部分一起平整塞于床垫下 ②铺床尾:下缘平齐床尾,上缘压在床中部的橡胶单和中单上,其余同铺床头法	1.腹部手术铺在床中部,下肢手术铺在床尾 2.中单要盖过橡胶单,避免橡胶单外露,接触患者皮肤 3.非全麻手术者,只需在床中部铺橡胶单和中单
实施	6.转至对侧。同法拉紧铺好大单、橡胶单、中单	中线要齐,各单应铺平、拉紧,防皱褶
实施	7.套被套(S形) (1)同铺备用床法步骤5套被套 (2)于床尾将盖被底端内折与床尾平齐 (3)将近门一侧盖被纵行三折于床的另一侧,开口向门	盖被三折上下对齐,外侧齐床沿,便于患者术后被移至床上
实施	8.套枕套 (1)将枕套套在枕芯外,四角充实 (2)枕头横立于床头,开口背门	枕头开口背门,使病室整齐、美观
实施	9.整理 (1)桌椅归位、床单位整齐 (2)麻醉护理盘放置于床旁桌上 (3)其他物品按需合理放置 (4)洗手	避免床旁椅妨碍患者转移至病床上
评价	1.床单位整洁、美观 2.病床符合易于接收患者、实用、耐用、舒适、安全的原则 3.患者感觉舒适、安全	

3.注意事项

(1)病室内有患者进餐或正在进行治疗时应暂停铺床。

(2)撤除原有的被单,换清洁的大单、被套、枕套。

(3)操作中正确应用节力原则。

(4)根据患者具体状况选择橡胶单和中单的数量及放置位置。

(5)术后用物齐全,性能完好。

(四)卧床患者更换床单法

1.目的

(1)保持患者的清洁,使患者感觉舒适。

(2)便于观察病情变化,预防压疮。

2. 实施程序

程序	操 作 步 骤	要 点 说 明
评估	1.患者的病情、意识状态、自理程度、活动能力及合作程度 2.解释:向患者及其家属解释更换床单的目的、方法、注意事项及配合要点	
计划	1.护士准备:仪表端庄、着装规范,洗手,戴口罩 2.用物准备:大单、中单、被套、枕套、扫床刷和一次性半湿刷套,多功能护理车,必要时备便盆、清洁衣裤 3.患者准备:使患者及其家属了解操作目的和配合方法 4.环境准备:病室内无患者进餐或正在进行治疗。酌情关闭门窗或遮挡患者,根据情况调节室温	
实施	1.核对解释:携用物至床旁,核对床号、姓名,解释目的方法,询问患者是否需要使用便盆	
	2.移开床旁桌椅:酌情关闭门窗,移床旁桌椅,病情许可放平床头及床尾支架	方便操作
	3.移患者至对侧:松开床尾盖被,移枕至对侧,协助患者侧卧,背向护士	患者卧位安全,防止坠床,必要时加床挡
	4.松近侧污单:从床头到床尾松开近侧大单、中单、橡胶单	保持适当的姿势,注意应用节力原则
	5.清扫近侧橡胶单和床垫 (1)卷污中单向上内卷至床中线处,塞于患者身下,用床扫清扫橡胶单搭在患者身上 (2)将污大单向上内卷至床中线处,塞于患者身下,用床扫清扫大单	1.清扫原则:自床头至床尾;自床中线至床外缘 2.注意扫净患者枕下和身下的渣屑
	6.铺近侧清洁大单、橡胶单及中单 (1)同备用床法放置大单,将近侧大单向近侧下拉散开,将对侧大单内折后卷至床中线处,塞于患者身下,铺好近侧大单 (2)放平橡胶单,将清洁中单铺在橡胶单上,近侧部分下拉至床沿,对侧部分内折后卷至床中线处,塞于患者身下;将近侧橡胶单和中单边缘塞于床垫下	1.大单中线与床中线对齐 2.中单清洁面向内翻卷
	7.移患者至近侧:协助患者平卧,移枕至近侧,协助患者侧卧,面向护士	患者卧位安全,防止坠床,必要时加床挡
	8.松对侧污单:转至床对侧,从床头到床尾松开各层床单,将污中单卷至床尾,扫净橡胶单搭于患者身上,污大单与中单卷在一起,置于护理车污物袋内	
	9.扫床:同法扫净床垫的渣屑,取下床刷套放在护理车下层	
	10.铺对侧各单:从患者身下拉出清洁大单,按床头、床尾、床中部的顺序铺好,将橡胶单、中单逐层拉平铺好	中线要齐,各单应铺平、拉紧,防皱褶
	11.换枕套:协助患者平卧,一手托住患者头部,另一手将枕头取出,更换枕套,拍松枕头,开口背门放于患者头下	

续表

程序	操作步骤	要点说明
实施	12.整理盖被:协助患者平卧,将棉胎和被套拉平,叠成被筒,被尾内折与床尾平齐	嘱患者屈膝配合
	13.整理 (1)还原床旁桌椅 (2)根据天气和患者病情,摇起床头和膝下支架,整理用物,开窗通风 (3)洗手	1.保持病室整齐、美观 2.患者躺卧舒适 3.空气流通,空气新鲜
评价	1.床单位整洁、美观 2.正确应用节力原则,动作熟练、有条理、协调、轻稳 3.护患沟通良好,患者感觉舒适、安全,满足患者身心需要	

3.注意事项

(1)保证患者舒适、安全,不宜过多翻动和暴露患者,保护患者隐私,必要时可用床挡,保护患者。

(2)病床应湿式清扫,一床一巾一消毒,防止交叉感染。

(3)操作过程中注意应用节力原则。

(4)操作过程中加强与患者的交流,注意观察患者病情,如有异常,立即停止操作,及时处理。

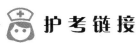 护考链接

A1型题

1.在铺暂空床的操作中,符合节力原则的是( )。

A.操作前备齐用物按顺序放置　　B.操作中使用腕部力量

C.铺床角时两脚并列站齐　　D.塞中单时身体保持站立位

E.铺大单时身体尽量远离床边

分析:铺暂空床要求:操作前,备齐用物,按顺序放置,减少无效动作,避免多次走动;铺床时护士身体靠近床边,上身保持直立,两膝稍弯曲,两脚根据活动情况前后、左右分开,以扩大支撑面,降低重心,增强身体稳定性;操作过程中注意使用肘部力量。故答案为A。

A2型题

2.患者,男,48岁。脑外伤,在全麻下行颅内探查术。术后的床单位应是( )。

A.麻醉床,床中部和床上部各铺一橡胶单、中单

B.暂空床,床中部和床上部各铺一橡胶单、中单

C.暂空床,床中部和床尾部各铺一橡胶单、中单

D.麻醉床,床中部和床尾部各铺一橡胶单、中单

E.备用床,床中部和床上部各铺一橡胶单 、中单

分析:患者在全麻下行颅内探查术,因此,应铺麻醉床,橡胶单和中单应铺在床中部和床上部。故答案为A。

【本节小结】

病区是患者接受诊疗、护理和休养的场所,护士应为患者创设一个安静、整洁、舒适、安全的住院环境,以促进其康复。

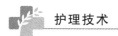

【目标检测】

A1 型题

1.根据世界卫生组织(WHO)规定的噪声标准,白天病区较理想的噪声强度是(　　)。

A.10~15 dB　　　B.15~20 dB　　　C.20~30 dB　　　D.35~40 dB　　　E.45~50 dB

2.一般适宜的病室温度为(　　)。

A.12~16 ℃　　　B.18~22 ℃　　　C.23~25 ℃　　　D.26~28 ℃　　　E.29~30 ℃

3.适宜的病室相对湿度为(　　)。

A.10%~20%　　　B.25%~30%　　　C.35%~40%　　　D.50%~60%　　　E.70%~80%

4.适宜于患者休养的环境是(　　)。

A.一般病室的温度保持在 16 ℃为宜

B.新生儿病室,病室内温度宜在 22~24 ℃

C.产休室不宜开窗

D.破伤风患者,室内光线要明亮

E.气管切开患者,病室内相对湿度为 40%

5.儿科护士服采用下列哪种颜色可减少儿童的恐惧?(　　)

A.粉色　　　B.深绿色　　　C.蓝色　　　D.黄色　　　E.灰色

6.铺备用床时错误的操作是(　　)。

A.移床旁桌距床 20 cm　　　　　　B.移椅距床尾 15 cm　　　　　　C.翻转床垫

D.铺大单包床角,先床尾后床头　　　E.套被套,折被筒齐床沿

7.急性阑尾炎患者手术后需要准备(　　)。

A.暂空床　　　B.备用床　　　C.麻醉床　　　D.抢救床　　　E.手术床

8.铺于麻醉床中部的橡胶单,其上端距床头应为(　　)。

A.35~40 cm　　　B.40~45 cm　　　C.45~50 cm　　　D.50~55 cm　　　E.55~60 cm

A2 型题

9.某破伤风患者,意识清楚,全身肌肉阵发性痉挛、抽搐,所住病室环境,下列哪项不符合要求?(　　)

A.室温 18~22 ℃　　　　　　B.相对湿度 50%~60%　　　　　　C.门、椅脚钉橡皮垫

D.保持病室光线充足　　　　　E.护士做到"四轻"

10.患儿,8 岁,在全麻下行疝气修补术,下列哪些不属于麻醉恢复前需准备的物品?(　　)

A.铺麻醉床　　　　　　B.备注射盘　　　　　　C.备输液架、吸引器

D.备氧气　　　　　　　E.备麻醉护理盘

A3 型题

(11~13 题共用题干)

刘先生,40 岁。因遭到歹徒抢劫致使左上肢及胸部多处外伤,现大量出血,呼吸急促,意识模糊,由其同事送到急诊科抢救。

11.急诊科护士在紧急处理中不妥的一项是(　　)。

A.询问外伤原因　　　　　　B.迅速与公安部门联系

C.安排观察病床,等待医生　　D.请陪伴者留下

E.记录患者到达的时间

12.刘先生急诊手术后回到病区,护士为其准备床单位时正确的方法是(　　)。

A.立即将备用床改为暂空床　　B.将盖被三折叠于床尾

C.橡胶单和中单铺于床尾部　　D.将备用床改为麻醉床

E.将枕头置于床头,开口朝向门

13. 刘先生所住的病室适宜的温度为( )。

A. 16～18 ℃ B. 20～22 ℃ C. 18～22 ℃ D. 22～24 ℃ E. 24～26 ℃

(14～15 题共用题干)

患者,女,55 岁。甲状腺肿大择期手术。入院第 1 日,因地滑不慎在洗手间滑倒,前臂和肘部表皮有擦伤。

14. 上述情况属于( )。

A. 机械性损害 B. 医源性损害 C. 化学性损害 D. 物理性损害 E. 生物性损害

15. 避免上述情况发生的有效措施为( )。

A. 设呼叫系统 B. 患者下床时,给予搀扶 C. 尊重、关心患者

D. 加强职业道德教育 E. 洗手间地面铺设防滑材料,设警示牌

【目标检测答案】

第一节 1.D 2.D 3.E

第二节 1.D 2.B 3.A 4.A 5.A 6.D 7.B 8.B 9.D 10.C

第三节 1.D 2.B 3.D 4.B 5.A 6.D 7.C 8.C 9.D 10.B 11.C 12.D 13.C

14.A 15.E

第二章　入院和出院护理

需要住院治疗的患者一般都要经历入院和出院两个过程。护士在对处于这两个过程的患者进行护理时，必须掌握入院和出院护理的一般程序。按照整体护理的要求，护士应对患者进行评估并满足患者的身心需要，使之尽快适应医院环境，遵守医院规章制度，积极参与和配合医疗护理活动。

当患者病情好转，逐渐康复，可以出院休养时，护士应协助患者办理出院手续，同时指导患者如何巩固治疗效果，提高患者的自护能力，使其恢复健康，提高生活质量。

扫码看课件

第一节　入 院 护 理

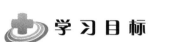
学 习 目 标

（1）正确说出患者入院程序。
（2）正确说出患者入病区后的初步护理工作。
（3）正确说出入院病例的排列顺序。
（4）正确说出分级护理的定义、不同护理级别的对象及护理内容。

案 例 导 入

刘某，女，56岁，有高血压病史十年，今天早晨起床时右边身体失去知觉，不能活动，来医院就诊，经医生检查，初步诊断为"脑出血"，需住院治疗。请思考：

（1）患者家属办理住院手续的依据是什么？
（2）患者入院程序包括哪些内容？
（3）护士在患者入病区后需要做哪些护理工作？
（4）患者住院期间需进行CT检查，平车护送时应注意什么？

入院护理是指患者经门诊或急诊医生诊查后，因病情需要住院做进一步观察、检查和治疗时，经门诊或急诊医生建议并签发住院证后，由护士对患者提供的一系列护理工作。入院护理的目的是协助患者了解与熟悉环境，以尽快适应医院生活，消除患者紧张、焦虑等不良情绪；满足患者的各种合理需求，以调动患者配合治疗和护理的积极性；做好健康教育，满足患者对疾病知识的需求。

一、入院程序

入院程序是指患者根据门诊或急诊医生签发的住院证,自办理入院手续至进入病区的过程。

(一)办理入院手续

患者或其家属持门诊或急诊医生签发的住院证到住院部办理入院手续,如缴纳住院保证金,填写登记表格等,住院部将患者入院手续办理完毕后,立即电话通知相关病区值班护士做好接收新患者的准备。对需急诊手术的患者,先手术后补办入院手续。

(二)实施卫生处置

护士根据患者的病情和身体状况,在卫生处置室对患者进行卫生处置,如给患者理发、沐浴、更衣、修剪指(趾)甲等。对急、危、重症患者及即将分娩者可酌情免浴。对有虱、虮者,先行灭虱、虮处理,再进行卫生处置。对传染病或疑似传染病患者,应送隔离室进行处置。贵重物品和患者换下的衣服交给患者家属带回,或按手续暂时存放在住院部。

(三)护送患者入病区

住院部护士携门诊病历护送患者入病区。根据患者病情可选用步行护送,也可选用轮椅、平车推送。护送过程中要注意安全和保暖,必要的治疗不能中断,如输液、吸氧等。护送外伤的患者要注意保持其卧位。护送患者入病区后,要与病区值班护士进行交接,内容包括患者的病情、个人卫生情况、物品等。

 护考链接

A2 型题

1.患者,女,45 岁。慢性心力衰竭伴全身水肿。经诊疗后需要入院观察,住院部办理入院手续的根据是(   )。

A.单位介绍信　　B.门诊病历　　　　C.以往病历　　　　D.住院证　　　　E.医保卡

分析:住院部护士为患者办理入院手续的凭证是门诊或急诊医生签发的住院证。故答案为 D。

2.患者,女,22 岁。发热待查收入院,体格检查:体温 39.8 ℃,脉率 122 次/分,呼吸 28 次/分,血压 108/70 mmHg,神志清楚,急性面容,患者诉头痛剧烈,入院护理的首要步骤是(   )。

A.做好入院护理评估　　　　　　B.向患者介绍病室环境

C.备好急救药品及物品　　　　　D.填写住院病历和有关护理表格

E.立即通知医生诊治患者,及时执行医嘱

分析:根据患者病情可知该患者病情较紧急,需立即通知医生进行诊治,护士应及时执行医嘱。故答案为 E。

二、患者入病区后的初步护理

(一)一般患者的入院护理

1.准备床单位　病区护士接到住院部通知后,应立即根据患者病情准备床单位。将备用床改为暂空床,酌情加铺橡胶单和中单。病情危重者安置在抢救室,传染病患者安置到隔离病室,以便于急救或隔离。根据病情准备好急救物品和药品;备齐患者所需用物,如面盆、热水瓶等生活用品。

2.迎接新患者　护士要热情、主动地迎接新患者,并自我介绍,将患者安置到指定的床位,为患者介绍同室病友,协助患者卧床休息,用语言和行动消除患者的不安情绪,给患者留下良好的第一印象。为患者佩戴腕带标识。

3.测量生命体征　为患者测量体温、脉搏、呼吸、血压和体重,必要时测量身高,并记录在体温单上。

4.通知医生,协助体格检查　通知负责医生诊查患者,必要时协助体格检查。

5.建立住院病案,填写有关表格

(1)按顺序排列住院病历:体温单、医嘱单、入院记录、病史和体格检查单、病程记录(手术、分娩记录单及特殊治疗记录单等)、各种检验检查报告单、护理病历、住院病历首页、门诊或急诊病历。

(2)用蓝、黑色笔逐页填写住院病历及各种表格眉栏项目。

(3)用红色笔在体温单40~42 ℃相应时间栏内,纵行填写入院时间,记录首次体温、脉搏、呼吸、血压、身高及体重。

(4)填写入院登记本、诊断小卡(插在患者住院一览表上)、床尾卡(插在床头或床尾牌内)。

6.介绍与指导　向患者及其家属介绍主管医生、护士、病区护士长,病区和病室环境及设施,作息时间及有关规章制度(生活制度、探视制度、卫生制度等)、床单位及设备的使用方法(如床头呼叫器的使用等)。指导常规标本留取的方法、时间及注意事项。

7.执行医嘱　正确执行各项医嘱,通知配膳室为患者准备膳食。

8.进行入院护理评估　收集患者有关健康资料,进行入院护理评估,并填写入院护理评估单。

 ●护考链接●

A2型题

1.患者,男,25岁。患肺炎入院治疗。患者进入病区后,护士的初步护理工作不包括(　　)。

A.迎接新患者　　　　　　　　B.通知病区医生　　　　　　C.测量生命体征

D.准备急救物品　　　　　　　E.建立患者住院病历

分析:急诊患者入院时应准备好急救器材和药品,通知医生做好抢救准备。对于一般的入院患者,不用准备急救物品。故答案为D。

A3型题

(2、3题共用题干)

患者,男,25岁。从高处坠落,以"脾破裂"诊断入院,需立即手术。

2.住院部护士首先应(　　)。

A.迅速给予住院处置　　　　　B.通知负责医生

C.协助办理住院手续　　　　　D.确定患者的护理问题

E.护送患者入病区

3.病房护士首先应(　　)。

A.迅速给予卫生处置　　　　　B.通知负责医生,做术前准备

C.铺麻醉床　　　　　　　　　D.入院宣教

E.填写住院病历和有关护理表格

分析:患者以"脾破裂"诊断入院,需立即手术。因此,应先护送患者入病区,后补办入院手续。病房护士接到通知后,马上通知负责医生,做好术前准备。故答案为分别为E、B。

(二)急诊患者的入院护理

急诊患者多是从急诊室直接送入或由急诊室经手术室手术后转入病区的,护士接到住院部通知后应立即做好以下工作。

1.通知医生　接到住院部电话通知后,护士应立即通知有关医生做好抢救准备。

2.准备床单位　危重患者应安置在危重病室或抢救室,将备用床改为暂空床,并在床上加铺橡胶单和中单;如为急诊手术后患者则应备好麻醉床。

3.准备急救器材和药品　如急救车、氧气、吸引器、输液物品及各种无菌包等。

4. 交接观察病情,配合抢救　患者入病区后,护士应立即与护送入员就患者的病情、治疗、护理措施及有关物品进行交接。患者入病室后,护士应密切观察病情变化,积极配合医生进行抢救,并做好护理记录。

5. 保护患者安全　对昏迷、意识不清、躁动不安及老年人、婴幼儿,需安置床挡加以保护,防止发生坠床等意外事故。

6. 酌情暂留陪护人员　对语言障碍、意识不清的患者或婴幼儿等,需暂留陪送入员,以便询问病史等有关情况。

知识链接

腕带标识的应用

腕带标识是医院患者标识手段之一,是对在医院接受治疗的患者进行身份标识。采用腕带标识管理,就是在患者手腕戴上一根注明患者重要识别信息的腕带。患者被收住院时,应戴上腕带,直到出院。腕带标识上应注明患者的姓名、病区、床号、住院号、性别、年龄、诊断等。护士在执行各项治疗护理操作前,必须核对腕带标识以确定患者的身份,保证治疗、护理安全。

三、分级护理

分级护理是根据患者病情的轻、重、缓、急,以及自理能力的不同,给予不同级别的护理措施。临床上一般将护理级别分为四级,即特级护理、一级护理、二级护理、三级护理,见表2-1。

表 2-1　分级护理

护理级别	适 用 对 象	护 理 内 容
特级护理	病情危重,随时可能发生病情变化需要进行抢救的患者;重症监护患者;各种复杂或大手术后患者;使用呼吸机辅助呼吸,并需要严密监测病情的患者;实施连续性肾脏替代治疗(CRRT)需严密监测生命体征的患者;有生命危险,需要严密监护生命体征的患者	1. 安排专人24小时护理,严密观察病情及生命体征 2. 根据医嘱,正确实施治疗、给药措施 3. 根据医嘱,准确测量液体出入量 4. 根据患者病情,正确实施基础护理和专科护理,如口腔护理、压疮护理、气道护理及管路护理等,实施安全措施 5. 保持患者的舒适和功能体位 6. 实施床旁交接班
一级护理	病情趋向稳定的重症患者 手术后或治疗期间需要严格卧床的患者 生活完全不能自理且病情不稳定的患者 生活部分自理,病情随时可能发生变化的患者	1. 每小时巡视患者,观察患者病情变化 2. 根据患者病情,监测生命体征 3. 根据医嘱,正确实施治疗、给药措施 4. 根据患者病情,正确实施基础护理和专科护理,如口腔护理、压疮护理、气道护理及管路护理等,实施安全措施 5. 提供护理相关的健康指导
二级护理	病情稳定,仍需卧床的患者 生活部分自理的患者	1. 每2小时巡视患者,观察患者病情变化 2. 根据患者病情,监测生命体征 3. 根据医嘱,正确实施治疗、给药措施 4. 根据患者病情,正确实施护理措施和安全措施 5. 提供护理相关的健康指导

续表

护理级别	适 用 对 象	护 理 内 容
三级护理	生活完全自理且病情稳定的患者 生活完全自理且处于康复的患者	1. 每 3 小时巡视患者，观察患者病情变化 2. 根据患者病情，监测生命体征 3. 根据医嘱，正确实施治疗、给药措施 4. 提供护理相关的健康指导

护考链接

1. 不符合特级护理内容的是（　　　）。

A. 24 小时专人护理　　　　　　　B. 严密观察病情及生命体征变化

C. 做好基础护理，严防并发症　　　D. 给予卫生保健指导

E. 填写危重患者护理记录单

分析：特级护理的患者病情危重，随时可能进行抢救，因此护理时做卫生保健指导不合适，故答案为 D。

2. 患者，男，56 岁，Ⅲ度烧伤面积大于 60％，入院后的护理级别是（　　　）。

A. 重症护理　　　B. 特级护理　　　C. 一级护理　　　D. 二级护理　　　E. 三级护理

分析：Ⅲ度烧伤面积大于 60％，应给予特级护理，故答案为 B。

【本节小结】

一般患者入院后，护士应及时准备床单位，做好入院指导，建立病案，测量生命体征及体重，协助医生进行体格检查，执行医嘱，做好入院评估。对危重患者应置于抢救室，备好急救药品和器械，协助医生抢救，暂留陪护人员，加强安全防护。在患者住院期间，根据病情的轻重缓急，以及自理能力的不同，给予不同级别的护理措施。

【目标检测】

A1 型题

1. 住院部护士为患者办理住院手续的依据是（　　　）。

A. 本次就诊的门诊病历　　　B. 以往就诊的住院病历　　　C. 以往就诊的病历

D. 医生签发的住院证　　　E. 医保单位的证明

2. 一般患者入院，值班护士接住院部通知后，应首先（　　　）。

A. 准备床单位　　　B. 通知医生　　　C. 迎接新病员

D. 填写入院病历　　　E. 通知营养室

A2 型题

3. 患者，女，55 岁，因哮喘急性发作急诊入院。护士在入院初步护理中不妥的是（　　　）。

A. 通知医生，给予诊治　　　B. 进行自我介绍，消除患者的陌生感

C. 安慰患者，减轻焦虑　　　D. 详细介绍环境及规章制度

E. 立即给患者氧气吸入

4. 患者，女，60 岁，因肺心病发生Ⅱ型呼吸衰竭急诊入院，急诊室已给予输液、吸痰，现准备用平车将其送入病房，护送途中护士应注意（　　　）。

A. 暂停输液，继续吸氧　　　B. 暂停吸氧，继续输液

C.暂停输液、吸氧　　　　　　　　　D.继续输液、吸氧,避免中断

E.暂停护送,缺氧症状好转后再送入病房

5.患者住院期间,病案中排在最前面的是( )。

A.医嘱单　　　　B.体温单　　　　C.入院记录　　　　D.门诊病历　　　　E.住院病案首页

6.一级护理适用于( )。

A.肾功能衰竭　　　　　　　　B.脏器移植手术后　　　　　　　　C.年老体弱

D.发热　　　　　　　　　　　E.大面积烧伤

A3 型题

(7、8 题共用题干)

男,30 岁,因工作不慎皮肤出现大面积灼伤,现患者神志不清。

7.根据病情给予( )。

A.特级护理　　　　B.一级护理　　　　C.二级护理　　　　D.三级护理　　　　E.四级护理

8.巡视病房时间应做到( )。

A.每日巡视两次　　　　　　　　B.每小时巡视一次　　　　　　　　C.每 2 小时巡视一次

D.专人 24 小时护理　　　　　　　E.每班巡视一次

第二节　出院护理

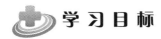

学习目标

(1)正确说出患者出院的护理工作。

(2)正确说出出院病例的排列顺序。

患者经住院治疗和护理,病情好转、稳定或痊愈,经医生同意可以出院。出院护理是指协助患者离开医院的一系列护理工作。出院护理的目的是对患者进行出院指导,协助其尽快适应原工作和生活,并能遵医嘱继续接受治疗或定期复查;指导患者办理出院手续;清洁、整理床单位,准备迎接新患者。

一、出院方式

(1)出院:患者经过治疗和护理,疾病已痊愈或基本好转,医生主动通知患者出院或由患者建议,经过医生同意出院。

(2)自动出院:患者的疾病尚需住院治疗,但因经济、家庭等因素,患者或其家属向医生提出出院要求。在这种情况下,医生一般不会同意患者出院。如患者或其家属坚持离院,须患者及其家属在病历上填写"自动出院"字据,再由医生开具"自动出院"医嘱。

(3)转院:根据患者的病情需转往其他医院继续诊治,医生需告知患者及其家属,并开具"出院"医嘱。

(4)死亡:患者因病情或伤情过重抢救无效而死亡,需由医生开具"死亡"医嘱,并办理出院手续。

二、患者出院前的护理工作

医生根据患者康复情况,决定出院的时间并开具出院医嘱,护士接到出院医嘱后,应做好以下护理

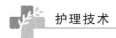

工作。

（1）通知患者及其家属：护士根据出院医嘱，告知患者及其家属出院的日期，并协助其做好出院准备。

（2）做好心理护理：评估患者心理变化并给予安慰及鼓励，以增进其信心，减轻因离开医院所产生的恐惧与焦虑。

（3）进行健康教育：护士根据患者的康复情况，进行适时、恰当的健康教育，告知患者出院后在饮食、休息、用药、功能锻炼、定期复查及心理调节等方面的注意事项。必要时可为患者提供相关书面资料，便于患者或其家属掌握相关护理知识、技能和护理要求。

（4）征求患者意见：征求患者及其家属对医院各项工作的意见和建议，以便改进工作方法，不断提高医疗、护理质量。

三、患者出院当日的护理工作

（1）执行出院医嘱，包括以下内容。

①填写出院通知单，结算患者在住院期间所用的药品及治疗护理费用。指导患者及其家属到出院处办理出院手续。

②填写出院时间：在体温单 40～42 ℃相应时间栏内，用红笔纵行填写出院时间。

③注销各种单卡：如服药单（卡）、治疗单（卡）、饮食单（卡）、诊断卡及床头（尾）卡等。

④患者出院后如需继续服药，遵医嘱处方领取药物，交给患者或其家属并指导正确用药。

（2）填写出院患者登记本。

（3）整理出院病历，交病案室保存。出院病历的排列顺序：住院病历首页、出院（或死亡）记录、入院记录、病史和体格检查单、病程记录、各种检查检验报告单、护理病历、医嘱单、体温单。

（4）护士收到出院证，协助患者整理个人用物。

（5）根据患者病情，采用不同方式护送患者出院。

四、出院后护理工作

（1）床单位的处理：撤下病床上污被服，放入污衣袋，送洗衣房处理。病床及床旁桌椅用消毒溶液擦拭；非一次性脸盆、痰杯用消毒液浸泡。将床垫、床褥、棉胎、枕芯放在日光下暴晒 6 小时或用紫外线灯照射消毒后，按要求折叠。

（2）病室处理：对病室进行清扫、消毒，然后开窗通风换气。

（3）传染病患者的病室及床单位的处理：按传染病终末消毒法处理。

（4）准备床单位：铺备用床，准备迎接新患者。

【本节小结】

出院护理的工作内容包括患者出院前的护理、患者出院当日的护理、出院后的护理。因此，在患者出院时，护士要重点做好饮食、服药、休息、复查等指导，整理病案，注销各种单卡，做好床单位的处理。

【目标检测】

1.出院病案中排在最后的是（　　）。

A.出院（或死亡）记录　　　　　　　B.病室及死亡检查

C.体温单　　　　　　　　　　　　D.各种检查及检验报告

E.护理病历

2.关于出院患者床单位的处理方法，下列说法错误的是（　　）。

A.铺备用床，准备迎接新患者　　　B.床褥、床垫在日光下暴晒 6 小时

C.床、床旁桌椅用消毒溶液擦洗　　D.非一次性脸盆、痰杯用消毒液浸泡

E.传染病患者的被服撤下直接送洗

3.关于出院护理的描述,下列说法错误的是(　　　)。

A.办理出院手续　　　　　　　B.进行出院指导　　　　　　　C.征求患者意见

D.护送患者出院　　　　　　　E.铺好暂空床,迎接新患者

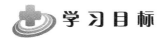

第三节　运送患者法

学习目标

(1)掌握平车、轮椅运送患者的注意事项。

(2)正确使用平车、轮椅运送患者。

(3)迎送患者热情主动,搬运患者动作轻稳,保证安全。

在患者入院、接受检查或治疗、出院时,凡不能自行移动的患者均需护士根据患者病情选用轮椅、平车或担架等进行运送。在运送过程中,护士应将人体力学原理正确地运用于操作中,以避免发生损伤,减轻双方疲劳及患者痛苦,提高工作效率,并保证患者安全、舒适。

一、轮椅运送法

(一)目的

(1)护送能坐起但不能行走的患者入院、出院、检查、治疗或室外活动。

(2)帮助患者下床活动,以促进血液循环和体力恢复。

(二)实施程序

程　序	操作步骤	要点说明
评估	1.患者的一般情况:年龄、体重、病情、损伤部位及躯体活动情况 2.患者的认知反应:对轮椅运送技术的认识、心理状态、理解合作程度 3.轮椅各部件的性能是否良好	1.观察病情、损伤部位及躯体活动情况 2.检查轮椅各部件性能
计划	1.护士准备:衣帽整洁,洗手,戴口罩 2.患者准备:了解轮椅运送的目的、方法及注意事项,能主动配合 3.用物准备:轮椅、毛毯(根据季节酌情准备),别针,软枕(根据患者需要) 4.环境准备:地面防滑,移开障碍物,保证环境宽敞	1.轮椅各部件性能良好,保证患者安全 2.地面防滑,无障碍物

续表

程　序	操作步骤	要点说明
实施	**坐轮椅：**	
	1.检查核对：检查轮椅性能，将轮椅推至患者床旁，核对患者姓名、床号，向患者说明操作的目的、方法和配合事项	1.确保患者安全 2.取得患者合作
	2.放置轮椅：轮椅后背与床尾平齐，面向床头，翻起脚踏板，固定车闸（图2-1）。如无车闸，护士可站在轮椅后固定轮椅	1.缩短距离，便于患者坐入轮椅 2.防止轮椅滑动 3.天气寒冷时，将毛毯平铺于轮椅上，上端高出颈部15 cm
	3.协助起床：协助患者坐于床沿，嘱其以手掌撑在床面维持坐姿，协助其穿上保暖外衣及鞋袜	1.询问、观察患者有无眩晕和不适 2.寒冷季节注意患者保暖
	4.协助坐椅：护士面对患者双脚分开站立，嘱患者双手置于护士肩上，护士双手环抱患者腰部，协助患者下床；协助患者转身，嘱患者用手扶住轮椅把手，坐入轮椅中；翻下脚踏板，协助患者将双脚置于脚踏板上（图2-2）	嘱患者抓紧轮椅扶手
	5.注意保暖：若用毛毯，则将上端边缘向外翻折约10 cm围在患者颈部，用别针固定，并用毛毯圈裹两臂做成两个袖筒，各用一别针在腕部固定，再用毛毯围好上身，并将双下肢和两脚包裹（图2-3）	避免患者受凉
	6.整理床单位，铺暂空床	
	7.护送患者：观察患者，确定无不适后打开车闸，推患者至目的地	1.嘱患者身体尽量向后靠坐 2.推行中注意观察患者病情变化
	下轮椅：	
	8.协助下椅：护士将轮椅推至床尾，使椅背与床尾平齐，患者面向床头；将闸制动，翻起脚踏板；解除患者身上固定毛毯的别针，协助患者站起、转身、坐于床沿，脱去鞋子和保暖外衣	防止患者摔倒
	9.安置患者：协助患者取舒适卧位，盖好盖被，整理床单位，观察病情	观察患者病情
	10.归位记录：将轮椅推至原处放置，必要时做好记录	便于其他患者使用
评价	1.患者感觉舒适安全 2.护士动作轻稳、节力、协调 3.护患沟通有效，患者乐于接受 4.患者持续治疗不受影响	

（三）注意事项

（1）使用前检查轮椅，保持性能完好。患者坐轮椅及下轮椅时，固定好车闸。

（2）患者坐入轮椅后，应告知患者身体尽量向后靠，勿向前倾并紧握扶手，护送过程中不可自行站起或下轮椅，以保证安全。不能保持身体平衡的患者坐入轮椅后应系安全带。

（3）推轮椅运送患者时，速度要慢，并随时观察患者变化，以免患者感觉不适或发生意外。

（4）推轮椅下坡时应减速，并嘱患者抓紧扶手；过门槛时，跷起前轮，避免过度震动，保证患者安全。

（5）寒冷季节注意保暖；若有导管应安置妥当，防止脱落及扭曲。

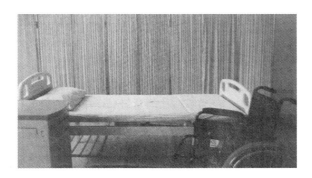

图 2-1 轮椅的放置

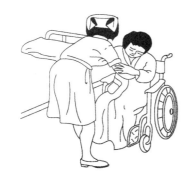

图 2-2 协助患者坐轮椅

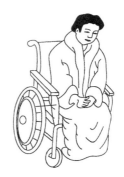

图 2-3 毛毯保暖

二、平车运送法

(一)目的

运送不能起床的患者入院、出院,做各种特殊检查、治疗、手术或转运。

(二)实施程序

程序	操作步骤	要点说明
评估	1.患者的一般情况:年龄、体重、病情、损伤部位及躯体活动情况 2.患者的认知反应:对平车运送技术的认识、心理状态、理解合作程度 3.平车各部件性能是否良好 4.地面是否干燥、平坦,室外温度情况	1.观察病情、损伤部位及躯体活动情况 2.检查平车各部件性能
计划	1.护士准备:根据不同情况决定护士人数,衣帽整洁,洗手,戴口罩 2.患者准备:了解平车运送的目的、方法及配合事项 3.用物准备:平车(车上置以橡胶单和被单包好的垫子和枕头),带套的毛毯或棉被。如为骨折患者,应有木板垫于平车上,并将骨折部位固定稳妥;如为颈椎、腰椎骨折患者或病情较重的患者,应备有帆布中单或布中单 4.环境准备:地面平坦,通畅,无障碍物	1.平车各部件性能良好,保证患者安全 2.按需准备木板、中单 3.地面平坦,无障碍物
实施	1.检查核对:检查平车性能,将平车推至患者床旁,核对患者姓名、床号,向患者说明操作的目的、方法和配合事项	

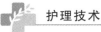

续表

程序	操 作 步 骤	要 点 说 明
实施	2.安置导管:安置好患者身上的各种导管	
	3.搬运患者	
	▲平车挪动法	适用于病情允许,并能在床上配合的患者
	(1)移开床旁桌、椅,松开盖被	
	(2)协助患者移至床边	
	(3)将平车紧靠床边,大轮端靠床头,固定车闸	平车贴近床沿便于搬运
	(4)移动顺序:按上半身、臀部、下肢的顺序向平车移动,头部枕于大轮端(图2-4)	1.患者头部枕于大轮端 2.搬运者制动平车,防止平车滑动 3.从平车移回床时,顺序相反,先移动下肢,再移上半身 4.如有导管应安置妥当,防止脱落及扭曲
	(5)安置卧位:根据病情需要安置好舒适卧位,用盖被或毛毯包裹患者,先盖脚部,然后两侧,露出头部,上层边缘向内折叠	1.患者保暖、舒适 2.包裹整齐、美观
	▲平车一人搬运法	适用于上肢活动自如,体重较轻的患者
	(1)移床旁椅至对侧床尾,推平车至床尾,使平车头端(大轮端)与床尾成钝角,固定好车闸	缩短搬运距离,节力
	(2)松开盖被,协助患者穿好衣服	
	(3)搬运者立于床边,屈膝,两脚前后分开,一臂自患者腋下伸至对侧肩部外侧,另一臂伸至患者大腿下;患者双臂交叉于搬运者颈后;搬运者将患者抱起,移步转身,轻放于平车中央(图2-5)	扩大支撑面,降低重心,便于转身
	(4)安置卧位:同平车挪动法	
	▲平车二人搬运法	适用于不能活动且体重又较重的患者
	(1)同平车一人搬运法(1)~(2)	
	(2)站位:搬运者甲、乙二人站在钝角内的同侧床旁,将患者上肢交叉置于胸腹部	
	(3)分工:搬运者甲托住患者头颈肩部与腰部;乙托住臀部与腘窝处。两人同时抬起,使患者身体向搬运者倾斜,移步将患者平稳地放于平车中央(图2-6)	1.搬运者甲应使患者头部处于较高位置,减轻不适 2.抬起患者时应尽量使患者靠近搬运者身体,节力
	(4)安置卧位:同平车挪动法	
	▲平车三人搬运法	适用于不能活动且体重超重的患者
	(1)同平车一人搬运法(1)~(2)	
	(2)站位:搬运者甲、乙、丙三人站在钝角内的同侧床旁,将患者两手交叉置于胸腹部	

续表

程序	操作步骤	要点说明
实施	(3)分工:搬运者甲双手托住患者头颈肩部及胸部;乙双手托住背腰臀部;丙双手托住患者腘窝及小腿部,三人同时抬起患者,使患者身体向搬运者倾斜,移步将患者平稳地放于平车中央(图2-7)	1.搬运者甲应使患者头部处于较高位置,减轻不适 2.三人同时抬起,保持平稳移动,减少意外伤害
	(4)安置卧位:同平车挪动法	
	▲平车四人搬运法	适用于颈、腰椎骨折或病情较重的患者
	(1)同平车挪动法步骤(1)～(3)	
	(2)站位:搬运者甲、乙分别站于床头和床尾;搬运者丙、丁分别站于病床和平车一侧	
	(3)铺单:在患者腰、臀下铺帆布兜或中单,中单应选择布质牢固的,以保证搬运时患者的安全	帆布兜或中单一定能承受患者体重
	(4)分工:搬运者甲抬起患者头、颈、肩部;搬运者乙抬起患者双足;搬运者丙和丁分别抓住帆布兜或中单四角。四人同时将患者抬起,轻稳放置于平车中央(图2-8)	1.搬运者协调一致,搬运者甲应随时观察患者的病情变化 2.患者平卧于平车中央,避免碰撞
	(5)安置卧位:同平车挪动法	
	4.铺暂空床:整理床单位,将床改铺成暂空床	保持病室整齐、美观
	5.运送患者:松开车闸,推患者至指定地点	
评价	1.患者感觉舒适、安全 2.护士动作轻稳、节力、协调 3.护患沟通有效,患者乐于接受 4.患者持续治疗不受影响	

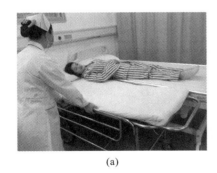 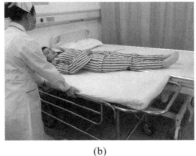 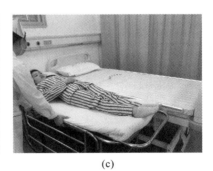

(a)　　　　　　　　　　(b)　　　　　　　　　　(c)

图2-4　平车挪动法

(三)注意事项

(1)搬运前要仔细检查平车,以确保患者安全。

(2)搬运时要注意节力,身体尽量靠近患者,同时两腿分开,以扩大支撑面。搬运动作要轻、稳,多人搬运时应协调一致,以保证患者的安全、舒适。

(3)运送过程中,应注意以下几点。

①患者头部应枕于大轮端,以减轻由于转动过多或颠簸所引起的不适。

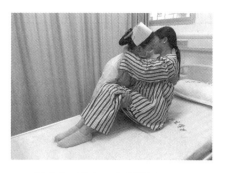

图 2-5 平车一人搬运法

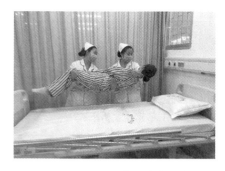

图 2-6 平车二人搬运法

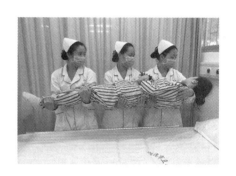

图 2-7 平车三人搬运法

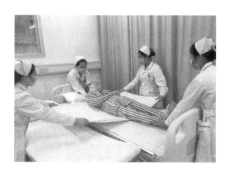

图 2-8 平车四人搬运法

②护士站在患者头侧,以利于观察病情。

③平车上、下坡时,患者的头部应在高处,以防引起患者不适。

④有引流管及输液管时,要固定妥当并保持通畅。

⑤运送骨折患者时,平车上要垫木板,并将骨折部位固定好;颅脑损伤、颌面部外伤及昏迷患者,应将头偏向一侧;搬运颈部损伤患者时,头部保持中立位。

⑥运送过程中要保持车速平稳。

⑦进出门时,应先将门打开,不可用车撞门,以免震动患者,损坏建筑物。

⑧冬季要注意保暖,以免患者受凉。

护考链接

A2 型题

1.患者,男,36 岁。因车祸致下肢瘫痪来诊,初步诊断为腰椎骨折。运送患者时最佳的方式是（　　）。

 A.轮椅运送法   B.平车挪动法

 C.平车一人搬运法   D.平车二人搬运法

 E.平车四人搬运法

分析:患者因车祸导致腰椎骨折,适用于平车四人搬运法,故答案为 E。

2.患者,男,因车祸昏迷送来急诊。初步诊断为颅骨骨折,骨盆骨折。医嘱开放静脉通道,急行 X 线检查。护士护送患者时,不妥的做法是（　　）。

 A.选用平车运送   B.护士站在患者头侧

 C.护送时注意保暖   D.检查时护士暂时离开 X 线检查室

 E.运送期间暂时停止输液

　　分析:根据患者病情可选用平车推送。护送过程中要注意安全和保暖,必要的治疗不能中断,如输液、吸氧等。故答案为 E。

三、担架运送法

在急救过程中,担架是运送患者最基础最常用的工具。主要用于无条件使用平车运送患者时,如战地、野外、上下急救车,其优点是体积小,上下交通工具方便,且不受地形、道路条件的限制。

运送方法:同平车运送法。搬运时,由两人先将担架抬起,使之与床沿平齐,可由两人或三人完成。

注意事项:颈、胸椎损伤时使用硬板担架,怀疑颈部损伤时将患者颈部保持中立位,防止左右转动;患者仰卧于担架中央,四肢不可靠近担架,避免碰伤;运送途中随时观察患者的病情变化。

【本节小结】

运送患者也是护士执业资格考试常考知识点,因此重点掌握患者平车运送法的操作要点及注意事项。

【目标检测】

A1 型题

1.二人搬运患者,正确的操作方法是(　　)。

A. 甲托头、背部,乙托臀和小腿　　　　B. 甲托背部,乙托臀、腘窝部

C. 甲托颈、腰部,乙托大腿和小腿　　　D. 甲托头肩部,乙托臀部

E. 甲托颈肩、腰部,乙托臀、腘窝部

2.推平车上、下坡时,患者头部应在高处一端的主要目的是(　　)。

A. 预防坠落　　　　　　　　　　　　B. 避免呼吸不畅

C. 减轻头部充血不适　　　　　　　　D. 防止血压下降

E. 有利于与患者交谈

3.关于轮椅运送法的描述,错误的是(　　)。

A. 患者身体尽量向后靠　　　　　　　B. 患者上轮椅时,轮椅后背与床头平齐

C. 患者下轮椅时,椅背与床尾平齐　　D. 患者双脚置于脚踏板上

E. 下坡时应减慢速度,以免引起患者不适

4.护士采用平车挪动法协助患者从床上向平车移动的顺序是(　　)。

A. 上身、臀部、下肢　　　　　　　　B. 上身、下肢、臀部

C. 下肢、臀部、上身　　　　　　　　D. 臀部、上身、下肢

E. 臀部、下肢、上身

A3 型题

(5～7 题共用题干)

患者,男,38 岁,体重 80 kg。从高空坠落后导致肝破裂,入院后须立即进行手术。

5.住院部护士首先应(　　)。

A. 给予卫生处置　　　　　　B. 通知科室医生　　　　　　C. 办理住院手续

D. 护送患者入院　　　　　　E. 收集病情资料

6.病房护士接到手术通知后首先应(　　)。

A. 准备床单位,铺麻醉床　　B. 测量生命体征　　　　　　C. 填写住院病历

D. 通知医生　　　　　　　　E. 收集病情资料

7.护士将该患者移至床上的方法为(　　)。

A.平车挪动法   B.平车一人搬运法   C.平车二人搬运法

D.平车三人搬运法   E.平车四人搬运法

【目标检测答案】

第一节　1.D　2.A　3.D　4.D　5.B　6.A　7.A　8.D

第二节　1.C　2.E　3.E

第三节　1.E　2.C　3.B　4.A　5.D　6.D　7.D

第三章 卧位和安全护理

什么是卧位？对正常人来说卧位就是休息时的各种睡姿。而临床上所说的卧位,通常是指患者休息和为适应医疗护理需要所采取的卧床姿势。

正确的卧位能促进患者身心舒适,增加安全感,并能减轻症状、协助诊断和治疗。不正确的卧位可引起并发症,甚至会危及患者的生命。因此,护士应根据患者的病情、治疗与护理的需要,指导和协助患者采取正确、舒适和安全的卧位。

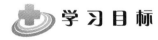

第一节 患者的卧位

 学习目标

(1)描述临床常用卧位的适用范围及临床意义。

(2)能正确协助患者安置各种舒适的卧位。

(3)操作中做到关心患者,动作轻稳,确保患者安全。

 案例导入

王女士,55岁,因子宫肌瘤住院,今日上午拟在全身麻醉下行子宫切除术。请思考:

(1)术前需留置导尿管,护士应指导该患者取何种卧位?

(2)手术后,该患者返回病房,全身麻醉未清醒,此时应为其安置何种卧位?

(3)术后第2天,该患者一般情况较好,护士应协助其取何种卧位?为什么?

一、卧位的性质

(一)根据卧位的自主性分类

1.主动卧位 患者身体活动自如,能根据自己的意愿和习惯随意改变体位的卧位。主动卧位常见于病情较轻的患者。

2.被动卧位 患者自身无力变换卧位,由他人帮助安置的卧位。被动卧位常见于极度衰弱、昏迷、瘫痪的患者等。

3. 被迫卧位　患者意识清楚,也有变换卧位的能力,但由于疾病的影响或治疗的需要,被迫采取的卧位。如急性左心衰竭的患者为了缓解呼吸困难而采取的端坐位等。

(二)根据卧位的平衡稳定性分类

卧位的平衡性与人体的重量、支撑面成正比,而与重心高度成反比。

1. 稳定性卧位　指支撑面大,重心低,平衡稳定,患者感到舒适的卧位。如仰卧位。

2. 不稳定性卧位　指支撑面小,重心较高,难以平衡的卧位。患者为保持一定的卧位,大量肌群处于紧张状态,易疲劳,不舒适。如两脚并齐伸直,两臂也在两侧伸直的侧卧位。

二、常用卧位

(一)仰卧位

仰卧位又称平卧位,是一种自然的休息姿势,根据病情或检查、治疗的需要可分为去枕仰卧位、屈膝仰卧位、中凹卧位。

1. 去枕仰卧位

(1)适用范围:昏迷或全身麻醉未清醒的患者,防止呕吐物误吸入呼吸道而引起窒息或肺部并发症;椎管内麻醉或脊髓腔穿刺术后患者,预防颅内压降低而引起的头痛。

(2)安置要点:患者去枕仰卧,头偏向一侧,两臂放于身体两侧,两腿伸直,枕头横立置于床头(图3-1)。

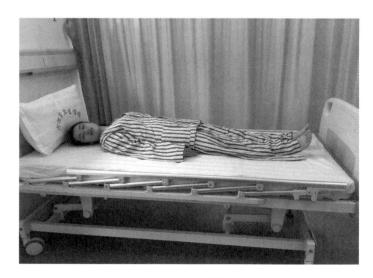

图 3-1　去枕仰卧位

2. 屈膝仰卧位

(1)适用范围:腹部检查,使腹部肌肉放松,便于检查;女性患者留置导尿管、会阴冲洗时,可充分暴露外阴部分。

(2)安置要点:患者仰卧,头下垫一枕头,两臂放在身体两侧,双膝屈曲略向外分开(图3-2)。

3. 中凹卧位(休克卧位)

(1)适用范围:适用于休克患者。抬高头胸部,有利于保持气道通畅,改善呼吸和缺氧症状;抬高下肢,有利于静脉血回流,增加心排血量,缓解休克症状。

(2)安置要点:抬高患者头胸部 10°～20°,抬高下肢 20°～30°(图3-3)。

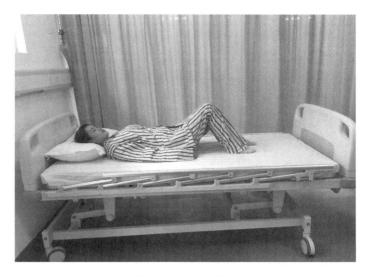

图 3-2 屈膝仰卧位

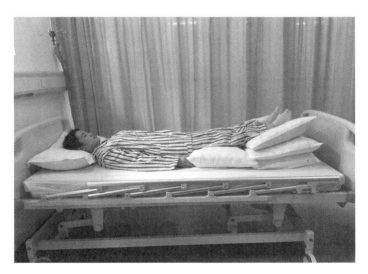

图 3-3 中凹卧位

知识链接

孕妇为什么不适宜仰卧位?

仰卧时,孕妇增大的子宫压迫下腔静脉,使盆腔和下腔静脉的血液回流受阻,到达心脏的血液骤减,导致心排血量迅速减少,血压随之降低;增大的子宫还会压迫膈肌,引起迷走神经兴奋,使心率减慢,心脏血管扩张,同样导致血压下降,导致仰卧位低血压综合征。

(二)侧卧位

1. 适用范围

(1)进行灌肠、肛门检查、配合胃肠镜检查等。

(2)预防压疮。侧卧与平卧交替可避免局部组织长期受压,同时便于护理局部受压部位。

(3)臀部肌内注射时,可使注射部位肌肉放松(上腿伸直,下腿弯曲)。

2. 安置要点 患者侧卧,两臂屈肘,一手放在枕旁,一手放在胸前,上腿弯曲,下腿稍伸直。必要时在胸腹前、后背及两膝之间放置软枕,以扩大支撑面,增加稳定性,使患者感到舒适与安全(图 3-4)。

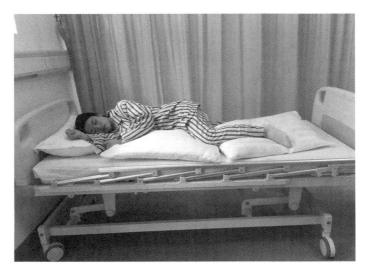

图 3-4　侧卧位

（三）半坐卧位

1. 适用范围

（1）头、面、颈部术后患者：采用半坐卧位可减少局部出血。

（2）胸腔疾病、胸部创伤或心脏疾病引起呼吸困难的患者：采取半坐卧位，由于重力作用，部分血液滞留在下肢和盆腔脏器内，可使静脉回流量减少，从而减轻肺淤血和心脏负担；同时可使膈肌下降，胸腔容积扩大，减轻腹腔内脏器对心肺的压力，增加肺活量，有利于气体交换，从而改善呼吸困难。

（3）腹腔、盆腔手术后或有炎症的患者：采用半坐卧位，可使腹腔渗出物流入盆腔，促使感染局限，便于引流。因为盆腔腹膜抗感染能力较强，而吸收较弱，故可防止炎症扩散和毒素的吸收，减轻中毒反应。同时还可以防止感染向上蔓延引起膈下脓肿。

（4）腹部手术后患者：半坐卧位可松弛腹肌，减轻腹部切口缝合处的张力，缓解疼痛，促进舒适，有利于切口愈合。

（5）疾病恢复期体质虚弱的患者：采用半坐卧位，有利于患者向站立位过渡，使其逐渐适应体位改变。

2. 安置要点

（1）摇床法：患者仰卧，先摇高床头支架使上半身抬高，与床成 30°～50° 角，再摇起膝下支架，以防患者下滑。必要时，可在患者足底放一软枕，增进患者的舒适感，防止足底触及床尾床挡。放平时，先放平膝下支架，再放平床头支架，防止引起患者不适（图 3-5）。

（2）靠背架法：如无摇床，可将患者上半身抬高，在床头垫褥下放一靠背架，下肢屈膝，用中单包裹膝枕垫在膝下，将中单两端用带子固定于床两侧，以免患者下滑，足底垫软枕。放平时应先放平下肢，再放平头部（图 3-6）。

（四）端坐位

1. 适用范围　左心衰竭、心包积液、急性肺水肿及支气管哮喘发作的患者。由于极度呼吸困难，患者被迫端坐。其机制与半坐卧位减轻患者呼吸困难的机制相同。

2. 安置要点　扶患者坐起，使患者身体稍向前倾，床上放一跨床小桌，桌上放软枕，摇高床头支架或使用靠背架抬高床头 70°～80°，使患者既可以伏桌休息，又可背部向后依靠。同时膝下抬高 15°～20°，防止患者身体下滑。必要时加床挡，保证患者安全（图 3-7）。

（五）俯卧位

1. 适用范围

（1）腰、背部检查、手术或配合胰、胆管造影检查。

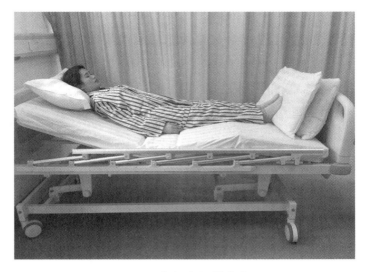

图 3-5　半坐卧位（摇床法）

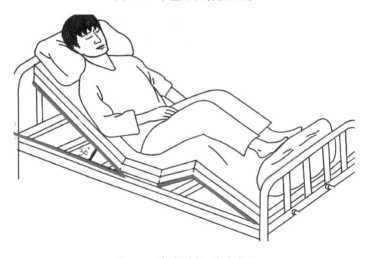

图 3-6　半坐卧位（靠背架）

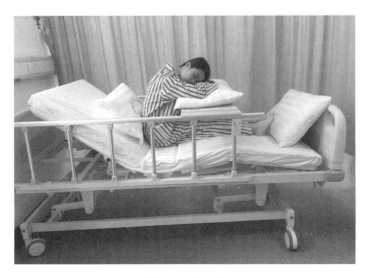

图 3-7　端坐位

（2）腰、背、臀部有伤口，或脊椎手术后不能平卧或侧卧的患者。

（3）胃肠胀气所致的腹痛患者。因为俯卧位时，腹腔容积增大，可缓解胃肠胀气所致的腹痛。

2.安置要点　患者俯卧，头偏向一侧。两臂屈曲，放于头的两侧，两腿伸直，可在胸下、髋部及踝部各放一软枕（图3-8）。

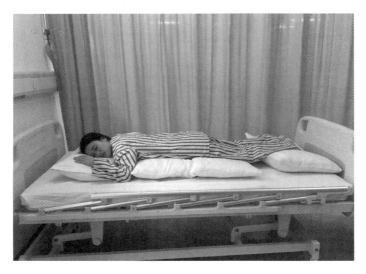

图3-8　俯卧位

（六）头低足高位

1.适用范围

（1）肺部分泌物引流，使痰液顺位向低处引流，易于咳出。

（2）十二指肠引流术，有利于胆汁引流。

（3）下肢骨折做跟骨、胫骨结节牵引时，利用人体重力作为反牵引力，防止下滑。

（4）妊娠时胎膜早破，防止脐带脱垂。

2.安置要点　患者仰卧，将枕头横立于床头，防止撞伤头部，床尾用木墩或其他支托物垫高15～30 cm（图3-9）。十二指肠引流术患者身体略偏向右侧。此卧位易使患者感到不适，使用时间不宜过长，颅内高压患者禁用。

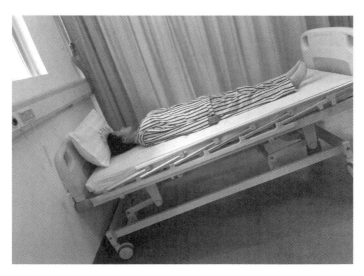

图3-9　头低足高位

(七)头高足低位

1.适用范围

(1)颈椎骨折进行颅骨牵引时,利用重力作为反牵引力。

(2)降低颅内压,预防脑水肿。

(3)颅脑手术后或颅脑损伤的患者。

2.安置要点　患者仰卧,床头用木墩或其他支托物垫高15~30 cm或视病情而定,将软枕横立于床尾,防止患者足部触及床尾板。如使用电动床可调节整个床面向床尾倾斜(图3-10)。

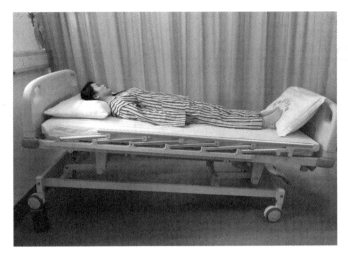

图3-10　头高足低位

(八)膝胸卧位

1.适用范围

(1)做肛门、直肠、乙状结肠镜检查及治疗。

(2)矫正胎位不正及子宫后倾。

(3)促进产后子宫复原。

2.安置要点　患者跪卧,两小腿平放床上,稍分开;大腿与床面垂直,胸及膝部紧贴床面,腹部悬空,臀部翘起,头转向一侧,两臂屈肘放于头的两侧(图3-11)。孕妇采取此卧位矫正胎位时,每次不应超过15分钟,注意观察胎动情况。有心、肾疾病的孕妇禁用此卧位。

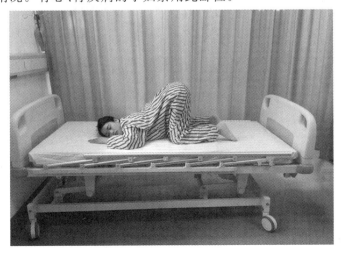

图3-11　膝胸卧位

膝胸卧位为什么能矫正胎位不正？

膝胸卧位使人体躯干部呈倒立姿势,可使胎儿臀部由于重力的作用离开骨盆底,胎儿在羊水中缓慢移动至宫底(腹部)较宽位置;当孕妇站立后,又由于胎头的重心作用,使胎头向下移动回到盆底而矫正胎位。每日坚持2～3次,每次15分钟,一周后复查,有可能使臀先露矫正为头先露。

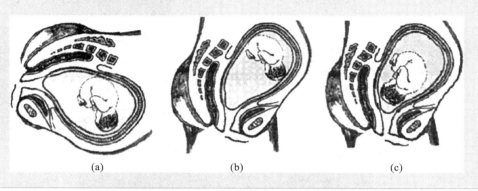

(a)   (b)   (c)

(九)截石位

1.适用范围

(1)会阴、肛门部位的检查、治疗或手术,如膀胱镜检、阴道冲洗、妇科检查等。

(2)产妇分娩。

2.安置要点 患者仰卧于检查台上,两腿分开放在支腿架上,臀部齐床边,两手放在胸部或身体两侧(图3-12)。操作中注意保暖和遮挡。

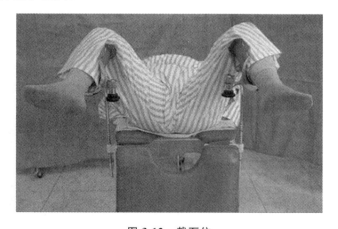

图3-12 截石位

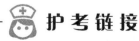 护考链接

A2型题

1.李某,男,55岁,腹腔术后取半坐卧位,是为了(　　)。

A.防止发生呼吸困难　　　　B.有利于腹腔引流,使炎症不易扩散

护考链接

C.防止呕吐物流入呼吸道　　　　　D.使切口张力增加

E.减少术后出血

分析:腹腔术后或有炎症的患者,采用半坐卧位,可使腹腔渗出物流入盆腔,促使感染局限,便于引流。故答案为 B。

2.患者,女,25 岁。车祸导致面部开放性伤口。经清创缝合后,暂时入院观察,应采取的卧位是(　　)。

A.膝胸卧位　　　B.俯卧位　　　C.半坐卧位　　　D.侧卧位　　　E.仰卧位

分析:面颈部手术后的患者,采取半坐卧位可减少局部出血。故答案为 C。

3.患者,男,45 岁,诊断为"流行性乙型脑炎",现患者处于深度昏迷状态。该患者应采取的卧位应该是(　　)。

A.俯卧位　　　B.侧卧位　　　C.头高足低位　　　D.头低足高位　　　E.去枕仰卧位

分析:处于深度昏迷状态的患者,防止呕吐物误吸入呼吸道而引起窒息或肺部并发症,应采取去枕仰卧位。故答案为 E。

【本节小结】

临床上常根据患者的病情、治疗与护理的需要协助和指导患者采取正确、舒适和安全的卧位。根据卧位的自主性分为主动卧位、被动卧位、被迫卧位。临床上常用卧位有仰卧位、侧卧位、半坐卧位、端坐位、俯卧位、头低足高位、头高足低位、膝胸卧位、截石位。在护士执业资格考试中常结合病例考核,是重点内容。

【目标检测】

A1 型题

1.颈椎骨折进行颅骨牵引应采用的卧位是(　　)。

A.半坐卧位　　　B.端坐位　　　C.头低足高位　　　D.头高足低位　　　E.仰卧位

2.不需去枕仰卧位的是(　　)。

A.腰麻手术后患者　　　　　B.全身麻醉未清醒者　　　　　C.局部麻醉手术后患者

D.腰椎穿刺术后患者　　　　　E.昏迷患者

3.胎膜早破的孕妇宜采取(　　)。

A.去枕仰卧位　　　B.头高足低位　　　C.头低足高位　　　D.屈膝仰卧位　　　E.中凹卧位

4.关于腹膜炎患者采取半坐卧位的目的,下列哪项是错误的?(　　)

A.使腹膜渗出物流入盆腔　　　　　B.减少炎症的扩散　　　　　C.促使感染局限化

D.减少毒素吸收　　　　　E.促进腹膜血液循环

5.采取被动卧位的患者是(　　)。

A.心包积液患者　　　　　B.心力衰竭患者　　　　　C.昏迷患者

D.支气管哮喘患者　　　　　E.胸膜炎患者

A2 型题

6.患者,女,76 岁。体质虚弱,长期卧床。护士为其安置半坐卧位,正确的方法是(　　)。

A.先摇起床头支架,再摇起膝下支架　　　B.先摇起膝下支架,再摇起床头支架

C.先放平床头支架,再放平膝下支架　　　D.床头支架和膝下支架同时摇起

E.床头支架和膝下支架同时放平

7.患者,男,38 岁。进行乙状结肠镜检查,应采取的卧位是(　　)。

A.头低足高位　　　　　　　　　B.头高足低位　　　　　　　　C.俯卧位
D.膝胸卧位　　　　　　　　　　E.端坐位

8.某患者外出做 B 超,回病室后突然出现胸闷气促、出汗,诊断为心力衰竭,应采取的卧位是(　　　)。

A.半坐卧位　　　B.端坐位　　　C.头低足高位　　　D.头高足低位　　　E.仰卧位

A3 型题

(9～11 题共用题干)

患者,女,45 岁,因车祸引起"脾破裂"急诊入院,患者烦躁不安,面色苍白,四肢厥冷。

9.入院时应给该患者取的卧位是(　　　)。

A.半坐卧位　　　B.端坐位　　　C.头低足高位　　　D.头高足低位　　　E.中凹卧位

10.急诊手术后,该患者返回病房,此时护士应为其安置(　　　)。

A.半坐卧位　　　B.头低足高位　　　C.去枕仰卧位　　　D.膝胸卧位　　　E.屈膝仰卧位

11.术后第 2 天,该患者诉伤口疼痛,护士应协助患者采取(　　　)。

A.头高足低位　　　B.半坐卧位　　　C.屈膝仰卧位　　　D.去枕仰卧位　　　E.膝胸卧位

第二节　协助患者更换卧位的方法

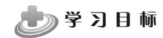

学习目标

(1)说出为患者更换卧位的目的和注意事项。
(2)能按正确的方法协助患者翻身侧卧及移向床头。
(3)操作中做到关心患者,动作轻稳,确保患者安全。

由于疾病或治疗的限制,患者若长期卧床,无法自由翻身更换卧位,容易出现疲劳、精神萎靡、消化不良、便秘、肌肉萎缩等不良后果,更有甚者,还易造成压疮、坠积性肺炎等并发症。因此,护士应定时为患者翻身或帮助患者恢复舒适卧位。

一、协助患者翻身侧卧

(一)目的

(1)协助不能自行翻身的患者变换卧位,使其舒适。
(2)预防并发症,如压疮、坠积性肺炎等。
(3)满足检查、治疗和护理的需要,如背部皮肤护理、更换床单或整理床单位等。

(二)实施程序

程序	操作步骤	要点说明
评估	1.患者年龄、病情、神志、体重、局部皮肤受压情况、手术部位、伤口及引流情况等 2.患者及其家属对更换卧位的作用和操作方法的了解程度、心理状态及合作程度	

续表

程序	操作步骤	要点说明
计划	1.护士准备:视患者情况决定护士人数,衣帽整洁,洗手 2.患者准备:事先了解翻身的目的、过程和配合注意事项 3.环境准备:整洁、安静、舒适,温度适宜,必要时进行遮挡 4.用物准备:视病情准备软枕、床挡等	
实施	1.核对解释:核对患者床号、姓名,向患者及其家属解释操作目的及配合要求	以取得患者合作
	2.固定床脚轮	
	3.安置导管:移开床旁桌、椅,将各种导管及输液装置等安置妥当,必要时将盖被折叠至床尾或床的一侧	避免翻身时引起导管连接处脱落或扭曲受压
	4.协助卧位:协助患者仰卧,双手放于胸腹部,双腿屈曲	
	5.协助翻身	
	▲一人协助患者翻身侧卧(图3-13)	适用于体重较轻的患者
	(1)护士站于患者左侧或右侧,将枕头移向对侧,必要时对侧加床挡。将患者肩部、臀部分别移向护士侧床沿,然后双臂分别托住臀下及双腘下,再将双下肢移近床沿 (2)护士一手扶患者肩部,一手扶膝部,轻轻将患者转向对侧,使其背对护士	不可拖拉患者,以免擦破皮肤
	▲二人协助患者翻身侧卧(图3-14)	适用于体重较重或病情较重的患者
	(1)两名护士站于床的同一侧,一人托住患者颈肩部和腰部,另一人托住患者臀部和腘窝处,两人同时将患者稍抬起移向近侧,注意动作应轻稳,两人协调一致 (2)两人分别扶住患者的肩、腰和臀、膝部,轻轻将患者翻至对侧	1.患者的头部应予以托持 2.两人动作应协调平稳 3.扩大支撑面,确保患者卧位稳定、安全
	6.放置软枕:按侧卧位的要求,在患者背部、胸前及两膝间放置软枕,使患者安全舒适;必要时使用床挡	促进舒适,预防关节挛缩
	7.检查安置:检查并安置患者肢体各关节处于功能位置;各种管道保持通畅	
	8.记录交班:整理床单位,移回床旁桌,询问患者感受,致谢。洗手,记录,做好交接班	记录翻身时间和皮肤状况
评价	1.护患沟通有效,患者积极配合 2.患者舒适、安全,无并发症产生 3.患者及其家属了解翻身侧卧的基本过程及技能 4.护士能运用人体力学原理,操作轻稳、节力、安全,多人操作动作协调一致	

二、协助患者移向床头

(一)目的

协助滑向床尾而自己不能移动的患者移向床头,恢复舒适的卧位。

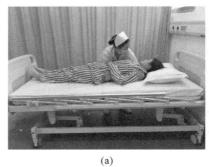
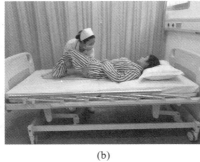
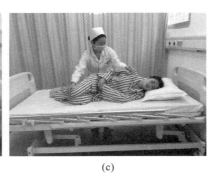

(a)　　　　　　　　　　(b)　　　　　　　　　　(c)

图 3-13　一人协助患者翻身侧卧

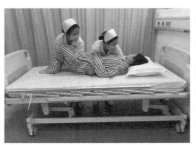
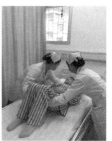

(a) 两人站同侧　　　　　　(b) 两人站两侧

图 3-14　二人协助患者翻身侧卧

（二）实施程序

程　序	操作步骤	要点说明
评估	1.患者的病情、年龄、体重、神志、生命体征、手术部位、伤口及引流情况、肢体肌力 2.患者及其家属对操作方法的了解程度,心理状态及合作程度	
计划	1.护士准备:视患者情况决定护士人数,衣帽整洁,洗手 2.患者准备:事先了解移向床头的目的、方法和配合要点 3.环境准备:整洁、安静、舒适,温度适宜,必要时进行遮挡 4.用物准备:视病情准备软枕等物品	
实施	1.核对解释:核对患者床号、姓名,向患者及其家属解释操作目的及配合要点	确认患者,以取得患者合作
	2.固定床脚轮,视患者病情放平床头支架或靠背架	
	3.安置导管:移开床旁桌、椅,将各种导管及输液装置等安置妥当,必要时将盖被折叠至床尾或床的一侧。视病情放平床头和膝下支架,枕头横立于床头	1.避免导管脱落 2.避免撞伤患者头部
	4.移动患者	
	▲一人协助患者移向床头(图 3-15)	适用于体重较轻,能够配合的患者

续表

程　序	操 作 步 骤	要 点 说 明
实施	(1)患者仰卧屈膝,双手握住床头栏杆,双脚蹬床面,也可抓住床沿或搭在护士肩部 (2)护士一手托住患者肩背部,一手托住臀部 (3)护士托起患者的同时,嘱患者脚蹬床面,挺身上移	减小患者与床之间的摩擦力,避免组织损伤
	▲二人协助患者移向床头(图 3-16)	适用于重症或体重较重的患者
	(1)患者仰卧屈膝,双手放于胸腹部 (2)两位护士站在同侧或分别站在床的两侧,双手交叉托住患者颈肩部和臀部,同时行动,协调地将患者抬起,移向床头。或两人同侧,一人托住患者肩和腰部,另一人托住臀部及腘窝处,两人同时抬起患者移向床头	1.不可拖拉患者,以免擦伤皮肤 2.患者已平衡好的部位应予以支持
	5.整理归位:将枕头放回原位,视病情抬起床头和膝下支架,协助患者取舒适卧位,整理床单位,移回床旁桌椅	
评价	1.护患沟通有效,患者积极配合 2.患者舒适、安全,无并发症产生 3.患者及其家属了解移向床头的基本过程及技能 4.护士能运用人体力学原理,操作轻稳、节力、安全,多人操作动作协调一致	

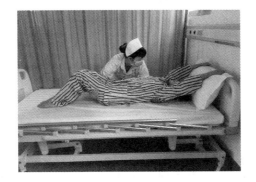

图 3-15　一人协助卧床者移向床头

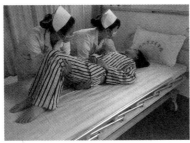 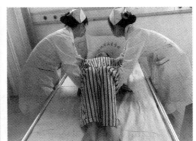

(a)两人站同侧　　　　　　　　　　(b)两人分站两侧

图 3-16　二人协助卧床者移向床头

三、帮助患者更换卧位的注意事项

(一)注意节力原则

(1)操作时先固定床脚轮及拉起对侧的床挡以保证患者安全,防止坠床。

(2)协助患者翻身时,应注意节力原则。移动患者时动作应轻稳,协调一致,不可拖拉,以免擦伤皮肤。应将患者抬起再行翻身。

(二)注意观察皮肤情况及病情变化

(1)根据患者病情及皮肤受压情况,确定翻身间隔时间。当患者皮肤有红肿或破溃时,应及时变换体位或增加翻身次数,同时做好记录。

(2)对特殊患者翻身时应特别注意以下几点。

①当患者身上置有各种导管时,应先将导管安置妥当,翻身后检查各导管是否扭曲、脱落、移位、受压,以保持导管通畅。

②手术后患者,翻身前先检查伤口敷料是否潮湿或脱落,若有应先换药后翻身。

③颅脑手术后的患者,头部翻转过剧可引起脑疝,压迫脑干,导致突然死亡,故应卧于健侧或平卧。

④颈椎或颅骨牵引的患者,翻身时不可放松牵引,翻身后注意牵引位置、方向及牵引力是否正确。

⑤石膏夹板固定或伤口较大的患者,翻身后将患处放于适当位置,防止受压。

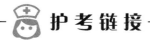 护考链接

A1 型题

护士一人扶助患者移向床头时,错误的操作是(　　)。

A.视病情放平靠背架　　　　　　　　B.取下枕头置床尾

C.患者仰卧屈膝　　　　　　　　D.请患者双手握住床头栏杆,双脚蹬床面

E.护士患者协作配合,同时上移

分析:协助卧位者移向床头时,应将枕头横立于床头,防止撞伤患者头部。故答案为B。

A2 型题

患者,男,40岁。颅脑手术后,护士协助患者卧于健侧或平卧,嘱头部翻转不可过于剧烈,目的是防止可能引起的并发症,并发症为(　　)。

A.休克　　　B.脑疝　　　C.脑栓塞　　　D.脑出血　　　E.脑干损伤

分析:颅脑术后患者,翻身时头部转动过剧可引起脑疝,导致突然死亡。故答案为B。

【本节小结】

长期卧床患者会出现不良的后果和并发症,护士应及时为患者翻身或移向床头。因此,重点掌握协助患者更换卧位的操作要点及注意事项。

【目标检测】

A1 型题

1.关于卧位及翻身,正确的叙述是(　　)。

A.颅脑手术后,头部卧于健侧或平卧　　　B.为颅骨牵引患者翻身应先放松牵引

C.头低足高位是指抬高床尾40～50 cm　　　D.膝胸卧位适用于膀胱镜检查

E.侧卧时应使患者下腿弯曲,上腿稍伸直

2.自己不能活动的患者,护士协助移向床头需要用(　　)。

A.一人协助卧床患者移向法　　　　　　B.二人协助卧床患者移向法

C.三人协助卧床患者移向法　　　　　　D.四人协助卧床患者移向法

E.慢慢移动

A2 型题

3.患者,女,67 岁,体重约 42 kg。某护士独自为患者翻身时,下面操作不正确的是(　　)。

A.让患者仰卧,两手放于腹部　　　　　B.让患者两腿屈曲

C.将患者两下肢移向护士侧　　　　　　D.将患者肩部移向护士侧

E.一手扶肩一手扶膝,轻推患者,使其面对护士

4.患者,男,45 岁,因胆囊结石行胆囊切除术,术后护士为患者翻身侧卧,下列做法正确的是(　　)。

A.翻身前将枕头横立于床头　　　　　　B.翻身后更换敷料

C.二人协助翻身时分别托患者肩部、腰臀部　D.翻身前夹闭引流管

E.翻身后帮助患者上肢伸直,下肢弯曲

5.患者,男,70 岁,体重 60 kg,胃癌术后 2 天,患者卧床翻身时身体滑向床尾,护士将其移向床头,下列做法正确的是(　　)。

A.尽快完成,不必向患者解释说明　　　B.移动之前应固定床脚轮,松开盖被

C.移动之前在患者头下垫一枕头　　　　D.移动时患者双手放在胸腹前

E.移动时,不需要得到患者的协助

第三节　保护具的应用

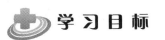

学习目标

(1)说出为患者使用保护具的目的和注意事项。

(2)能按正确的方法使用保护具。

(3)操作中做到关心患者,动作轻稳,确保患者安全。

保护具是用来限制患者身体或身体某部位活动的器具。在临床护理工作中,多用于易发生坠床、撞伤、抓伤或有自我伤害倾向的患者,如小儿患者,高热、谵妄、躁动、昏迷、精神异常及危重患者等,以达到维护患者安全、舒适,确保诊疗护理工作的顺利进行。

一、保护具的种类和使用方法

(一)床挡

床挡多用于儿童、昏迷、烦躁等意识障碍患者,防止坠床。医院常用的床挡根据不同设计主要分为多功能床挡、半自动床挡、木栏床挡。床挡要安装牢固,确保患者安全(图 3-17)。

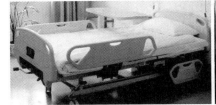

(a)多功能床挡

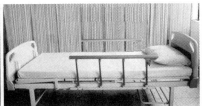
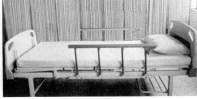
(b)半自动床挡

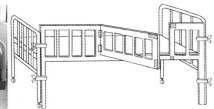
(c)木栏床挡

图 3-17　床挡

1. 多功能床挡　使用时可插入两边床沿防止患者坠床,不用时将床挡插于床尾,当患者心搏、呼吸骤停时还可垫于患者背部,胸外按压时使用。

2. 半自动床挡　床挡可根据病情需要拉起或落下,同时可在床挡上附加一配套横板作为桌子,以便患者在床进餐或伏于其上休息。

3. 木栏床挡　使用时将床挡稳妥固定于两侧床边,床挡中间为活动门,操作时打开,用毕即关好活动门。

(二)约束带

约束带主要用于躁动不安或精神疾病的患者,限制其身体或约束失控的肢体活动,防止其自伤或坠床。根据使用部位的不同,约束带约束可分为宽绷带约束(图3-18)、肩部约束(图3-19)、膝部约束(图3-20)、尼龙搭扣约束(图3-21)等。

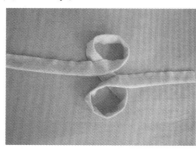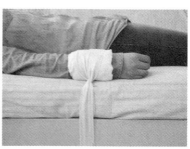

图3-18　宽绷带约束(双套结)

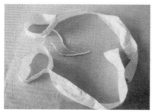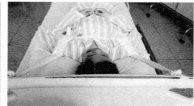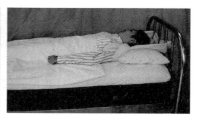

(a)肩部约束带　　　　　　　(b)专用约束带约束　　　　　　(c)大单替代约束

图3-19　肩部约束

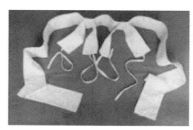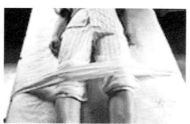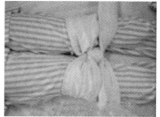

(a)膝部约束带　　　　　　　(b)专用约束带约束　　　　　　(c)大单替代约束

图3-20　膝部约束

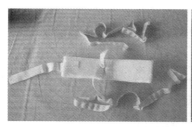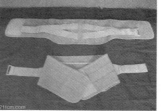

图3-21　各种尼龙搭扣约束

1.宽绷带约束 宽绷带约束用于固定手腕及踝部,限制手、足活动。使用时,先用棉垫包裹手腕或踝部,再用宽绷带打成双套结,套在棉垫外稍拉紧,使其不脱出(松紧度以不影响肢体血液循环为宜),然后将宽绷带固定于床沿。

2.肩部约束 肩部约束用于固定肩部,限制患者坐起。①专用肩部约束带:用布制成,宽 8 cm,长 120 cm,一端制成袖筒,胸前钉一细带。使用时,将袖筒套进患者两侧肩部,腋窝垫棉垫,两袖筒上的细带子在胸前打结固定,将两条较宽的长带系于床头。必要时将枕头横立于床头。②用大单替代:把大单斜着折成长条放在患者的肩背部下,将带的两端由腋下经肩前绕至肩后,从横在肩下的单子上穿出,再将两端系于床头横栏上。必要时将枕头横立于床头。

3.膝部约束 膝部约束常用于固定膝部,限制患者下肢活动。①专用膝部约束带:用布制成,宽 10 cm,长 250 cm,宽带中部相距 15 cm 分别钉两条双头带。使用时,两膝衬棉垫,将约束带横放于两膝上,宽带下的两头带各缚住一侧膝关节,然后将宽带两端系于床沿。②用大单替代:将大单斜着折成 30 cm 宽的长条,横放在两膝下,拉着宽带的两端向内侧压盖在膝上,并穿过膝下的横带,拉向外侧使之压住膝部,将两端系于床沿。

4.尼龙搭扣约束 尼龙搭扣约束用于固定手腕、上臂、踝部及膝部。约束带由尼龙搭扣和宽布带构成,使用时,在被约束部位衬棉垫,将约束带置于关节处,对合尼龙搭扣,松紧适宜,然后将约束带系于床沿。

(三)支被架

支被架主要用于肢体瘫痪或极度衰弱的患者,防止盖被压迫肢体而造成不适、足下垂和足尖压疮等;亦可用于烧伤患者暴露疗法需保暖时。根据需保护的部位及损伤大小选择合适的支被架。使用时将支被架罩于防止受压的部位,盖好盖被(图 3-22)。

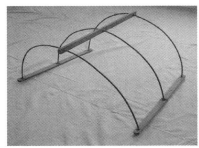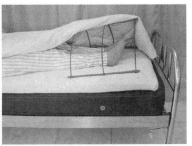

图 3-22 支被架

二、使用保护具的注意事项

(1)严格掌握保护具的使用指征,维护患者自尊。如非必须使用,则尽量不用,必须使用时应向患者及其家属说明使用保护具的原因、目的和方法,以取得患者及其家属的同意及配合。

(2)约束带只能短期使用。使用时,带下必须垫衬垫,固定松紧适宜(以能伸进一、二根手指为宜),肢体处于功能位置。

(3)密切观察被约束肢体的温度、颜色、活动及感觉,若发现肢体苍白、麻木、冰冷时应立即放松约束带;需长时间约束者,应定期放松约束带,一般每 2 小时放松一次,并协助患者翻身及活动肢体,必要时给予局部按摩,促进血液循环。

(4)使用约束带时,呼叫器开关应放于患者手可触及处,确保患者可以随时呼叫护士。

(5)记录使用保护具的原因、时间、部位、每次观察的结果,执行护理措施情况及解除保护具的时间。

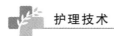

护考链接

A3 型题

(1、2 题共用题干)

患者,张先生,因肺源性心脏病住院,近日有时神志不清,静脉输液时有躁动。

1.为确保患者的输液治疗可采用的护理措施是(   )。

A.专人守护　　　　　　　　B.双膝约束法　　　　　　　C.全身约束法

D.肢体约束法　　　　　　　E.肩部约束法

分析:患者静脉输液时有躁动,防止拔出输液针头,可采用肢体约束法固定患者腕部。故答案为 D。

2.使用约束带时,错误的是(   )。

A.保护患者自尊　　　　　　B.制动只能短期使用　　　　C.肢体处于功能位置

D.注意被约束肢体的皮肤颜色　　E.每 4 小时可松解 1 次

分析:使用约束带时,应严格掌握使用指征,保护患者自尊。保护性约束属制动措施,只能短期使用,且定时松解,一般每 2 小时放松 1 次,患者肢体及关节应处于功能位置,每 15 分钟观察 1 次。故答案为 E。

【本节小结】

在临床护理工作中,常遇到意识模糊、躁动、行动不便等患者,为了维护他们的安全与治疗效果,必要时可以使用保护具来限制其身体某部位的活动。保护具有床挡、约束带、支被架。

【目标检测】

A2 型题

1.患者,30 岁,左上肢烫伤,Ⅱ度烫伤面积达 20%。入院后经评估需使用保护具,下列说法不正确的是(   )。

A.使用前需取得患者及其家属的理解和同意　　B.属于保护性制动措施,只能短期使用

C.将患者右上肢外展固定于身体右侧　　　　　D.约束带下应置衬垫,且松紧适宜

E.经常观察约束部位的皮肤颜色和温度

2.患者,男,36 岁。烧伤后采用暴露疗法,可选用的保护具是(   )。

A.床挡　　　　B.宽绷带　　　　C.支被架　　　　D.肩部约束带　　　　E.膝部约束带

A3 型题

(3~5 题共用题干)

患者,男,56 岁。因肝癌晚期入院治疗,入院后患者出现肝性脑病。

3.护士将其安置为去枕仰卧位,头偏向一侧。其目的是(   )。

A.利于观察病情　　　　　　　　　　B.便于头部固定,避免颈椎骨折

C.引流分泌物,保持呼吸道通畅　　　D.保持颈部活动灵活

E.减轻对枕骨的压迫,防止压疮的发生

4.入院第 3 天,患者出现烦躁不安,躁动。护士为其使用约束带,目的是(   )。

A.保护患者,预防坠床　　　　　　　B.限制身体或肢体活动

C.避免棉被压迫肢体所致的不适　　　D.烧伤者暴露疗法时保暖

E.协助临床诊断

5.使用保护具时,患者的肢体应处于(   )。

A. 治疗性强迫位置   B. 生理性运动位置   C. 容易变换的位置

D. 患者愿意的位置   E. 保持功能的位置

【目标检测答案】

第一节　1. D　2. C　3. C　4. E　5. D　6. A　7. D　8. B　9. E　10. C　11. B

第二节　1. A　2. B　3. E　4. A　5. B

第三节　1. C　2. C　3. C　4. B　5. E

第四章 医院感染的预防和控制技术

医院是各种患者集中的地方,病原微生物相对集中,易感者较多,加之大量介入性诊断治疗技术的开展和抗生素以及免疫抑制剂的广泛使用,医院感染的发生逐渐增多。医院感染的发生既影响患者的身心健康,也威胁着医务人员的健康状况,同时还造成医疗资源的浪费,给个人、家庭和社会带来沉重的负担。

医院感染的管理是医院管理工作的重要内容之一,医院感染的发生率是评价医疗护理质量和医院管理水平的一个重要指标。世界卫生组织(WHO)提出:清洁、消毒、灭菌、无菌技术、隔离、合理使用抗菌药物、消毒与灭菌的效果监测等是有效预防和控制医院感染的关键措施。这些措施与护理工作密切相关,因此护士掌握医院感染的有关知识和技能十分重要。

扫码看课件

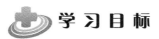

第一节 医院感染概述

学习目标

(1)说出医院感染的类型、发生原因及管理;医院感染的概念。
(2)说出医院感染的预防和控制。

案例导入

某妇幼保健院新生儿室出现了一起新生儿鼠伤寒沙门氏菌医院感染暴发,历时近 3 个月,58 名新生儿中 22 名新生儿发病,发病率为 38%。起因是一名产妇在入院前为鼠伤寒沙门氏菌带菌者,在分娩过程中通过产道将病原体传染给新生儿,由于未做好消毒隔离工作,导致其他新生儿感染而暴发。请思考:

(1)你认为这些新生儿发生的感染是否属于医院感染?
(2)如果是,那么是属于外源性感染还是内源性感染?
(3)护士应该如何做好消毒隔离技术?

一、医院感染的概念及分类

(一)概念

医院感染又称医院获得性感染或医院内感染。广义上讲,医院感染是指患者、探视者、医院工作人员在医院内获得的感染,但主要是指住院患者。实际工作中通常引用如下定义:医院感染是指住院患者在医院内获得的感染,包括在住院期间发生的感染和在医院内获得出院后发生的感染,但不包括入院前已开始或入院时已处于潜伏期的感染。

护考链接

A1 型题

下列哪项不属于世界卫生组织提出的有效控制医院感染的措施?(   )

A. 消毒和灭菌的效果监测　　　　　B. 无菌技术　　　　　　　　　C. 隔离

D. 合理使用抗生素　　　　　　　　E. 微创技术的应用

分析:世界卫生组织(WHO)提出:清洁、消毒、灭菌、无菌技术、隔离、合理使用抗菌药物、消毒与灭菌的效果监测等,是有效预防和控制医院感染的关键措施。故答案为 E。

(二)分类

1. 根据病原体来源分类　医院感染分为内源性感染和外源性感染。

(1)内源性感染(又称自身感染):各种原因引起的患者在医院内遭受自身固有病原体侵袭而发生的医院感染。病原体来自患者自身体表或体内的常居菌或暂居菌,正常情况下不致病,只有当个体的免疫功能受损、健康状况不佳或抵抗力下降时才会成为条件致病菌而致机体发生感染。

(2)外源性感染(又称交叉感染):各种原因引起的患者在医院内遭受非自身固有病原体侵袭而发生的医院感染。病原体来自患者体外,通过直接或间接途径,侵入机体,发生感染。

2. 根据病原体的种类分类　医院感染可分为细菌感染、真菌感染、病毒感染、支原体感染、衣原体感染及原虫感染等,其中以细菌感染最常见。

二、医院感染的条件

医院感染的发生包括三个环节,即感染源、传播途径和易感宿主,三者同时存在并相互联系,就构成了感染链(图 4-1),缺少或中断任一环节,都不会发生医院感染。

(一)感染源

感染源是指病原微生物生存、繁殖及排出的场所或宿主(人或动物)。

1. 内源性感染的感染源　内源性感染的感染源是患者自身。寄居在患者身体某些特定部位(皮肤、泌尿生殖道、胃肠道、呼吸道及口腔黏膜等)或来自外部环境并定植在这些部位的正常菌群,以及自身其他部位感染的病原微生物,在一定条件下,可能引起患者自身感染或传播感染。

2. 外源性感染的感染源

(1)已感染的患者及病原携带者:①已感染的患者是最重要的感染源。一方面已感染的患者不断排出大量病原微生物,另一方面排出的病原微生物致病力强,常具有耐药性,并且容易在另一宿主体内定植。②病原携带者(包括携带病原体的患者、医务人员、探陪人

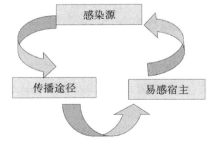

图 4-1　感染链

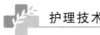

员)是医院感染的另一重要感染源,一方面病原微生物不断生长繁殖并经常排出体外,另一方面携带者本身因无自觉症状而常常被忽视。

(2)医院环境:医院的空气、水源、设备、器械、药品、食品以及垃圾等容易受到各种病原微生物的污染而成为感染源。

(3)动物感染源:各种动物都可能感染或携带病原微生物而成为动物感染源,其中以鼠类的意义最大。

(二)传播途径

传播途径是指病原体从感染源传播到易感宿主的途径。内源性感染主要通过病原体在机体的易位而实现,属于自身直接接触感染。外源性感染主要有以下传播途径:

(1)接触传播:病原体通过手、媒介物直接或间接接触导致的传播,是医院感染中最常见也是最主要的传播方式之一。①直接接触传播:感染源直接将病原微生物传播给易感宿主,如母婴间的风疹病毒、艾滋病病毒等传播感染。②间接接触传播:感染源排出的病原微生物通过媒介传递给易感宿主,如医务人员的手、医疗器械、水、食物等都是常见的传播媒介,其中最常见的传播媒介是医务人员的手。

(2)空气传播:带有病原微生物的微粒子(不超过 5 μm)通过空气流动导致的疾病传播。如开放性肺结核患者排出结核杆菌通过空气传播给易感人群。

(3)飞沫传播:带有病原微生物的飞沫核(超过 5 μm)在空气中短距离(1 m 内)移动到易感人群的口、鼻黏膜或眼结膜等导致的疾病传播。如白喉、麻疹、急性传染性非典型肺炎(SARS)等主要通过飞沫传播。

(4)消化道传播:被病原微生物污染的医院水源或食物通过消化道传播给易感人群,如霍乱、脊髓灰质炎、炭疽等。

(5)生物媒介传播:通过动物或昆虫携带病原微生物作为中间宿主传播给易感人群,如蚊子通过叮咬传播疟疾、乙型脑炎,鼠以螨为媒介传播流行性出血热等。

(6)血液传播:在进行注射、输液、输血时,通过污染的血液和血液制品、污染的药液、污染的注射输液用具等引起病原体传播。如乙型或丙型病毒性肝炎、艾滋病等。

(三)易感宿主

易感宿主是指对某种疾病或传染病缺乏免疫力的人。医院是易感人群相对集中的地方,容易发生感染和感染流行。

易感人群主要有以下几种:①机体免疫功能严重受损者;②婴幼儿及老年人;③接受各种免疫抑制剂治疗者;④营养不良者;⑤不合理使用抗菌药物者;⑥接受各种侵入性诊疗操作者;⑦手术时间长者;⑧住院时间长者;⑨精神状态差,缺乏主观能动性者。

三、医院感染的主要原因

(一)机体内在因素

1.生理因素 年龄、性别等。婴幼儿和老年人医院感染发生率高,女性在特殊生理时期如月经期、妊娠期等也容易发生医院感染。

2.病理因素 一些疾病,如恶性肿瘤、血液病等造成个体抵抗力下降;放疗、化疗等对个体免疫系统功能产生抑制或破坏;皮肤黏膜的损伤等都有可能诱发感染。

3.心理因素 个体的情绪、主观能动性等在一定程度上可影响其免疫功能。

(二)机体外在因素

1.诊疗活动

(1)侵入性诊疗机会增加:如器官移植、气管插管等破坏了机体皮肤和黏膜的屏障功能,容易诱发医院感染。

（2）抗菌药物使用不合理：治疗过程中不合理使用抗菌药物，如无适应证的预防性用药、术前用药时间过早等，均易破坏体内正常菌群，导致耐药菌株增加、菌群失调或二重感染。

2. 医院环境　如某些建筑布局不合理、卫生设施不良、污物处理不当等会增加医院空气中病原微生物的浓度。

3. 医院管理机制　医院感染管理制度不健全；医院感染管理资源不足；医院领导和医务人员缺乏医院感染的相关知识，对医院感染的严重性认识不足、重视不够等都会导致医院感染的发生。

四、医院感染的预防与控制

为保障医疗安全、提高医疗质量，各级各类医院应建立医院感染管理机构和制度，完善医院感染监控体系，有效预防和控制医院感染。

（一）建立医院感染三级监控体系

通常设置三级管理组织，即医院感染管理委员会、医院感染管理科、各科室医院感染管理小组。在医院感染管理委员会的领导下及医院感染管理科的指导下，建立层次分明的三级医院感染护理管理体系（一级管理——病区护士长和兼职监控护士；二级管理——科护士长；三级管理——护理部副主任，医院感染管理委员会的副主任），加强医院感染管理，要做到预防为主，及时发现、及时汇报、及时处理。

（二）健全各项规章制度

依照国家卫生行政部门颁发的法律法规、规范及标准来健全医院感染各项管理制度，建立和完善医院感染监测网络，建立健全医院感染暴发流行应急处置预案，做好医院感染的预防、日常管理和处理。

（三）医院合理布局，落实管理措施

落实医院感染管理措施，必须切实做到控制感染源、切断传播途径、保护易感人群，加强对重点部门、重点环节、高危人群及主要感染部位的感染管理。

具体措施主要包括合理改善医院环境布局；严格执行清洁、消毒、灭菌、无菌技术及隔离技术，加强重点部门如重症监护室、手术室、消毒供应室、导管室等的消毒隔离；合理使用抗菌药物；做好医院污水、污物的处理；严格探视与陪护制度、保护易感人群；对医院医务人员定期进行健康检查等。

（四）加强医院感染知识的教育，督促各级人员自觉预防与控制医院感染

医院感染管理科应定期对全院各级各类医务人员进行预防和控制医院感染的知识和技能培训、考核，提高其理论技术水平，增强预防和控制医院感染的自觉性，并认真履行在医院管理中的职责。

【本节小结】

医院感染是指患者、探视者、医院医务人员在医院内获得并产生临床症状的感染。最容易发生医院感染的是住院患者，其次是医院医务人员。医院感染分为外源性感染和内源性感染。预防和控制医院感染是每个医务人员的职责，每个医务人员都应该重视，严格按消毒隔离制度执行各项操作，尽量减少医院感染的发生机会。

【目标检测】

1. 属于医院感染的是（　　）。

A. 入院前感染并发病　　　　　　　　　　　B. 入院前感染而入院后才发病

C. 曾住院，但在出院后的任何时间、地点感染发病

D. 入院前感染，入院期间未发病，而出院后才发病

E. 住院期间感染并发病或出院后才发病

2. 医院感染主要发生在（　　）。

A.门诊患者　　　　　　　　　　B.探视者　　　　　　　　　　C.陪护家属

D.医务人员　　　　　　　　　　E.住院患者

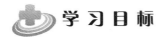

第二节　清洁、消毒和灭菌

学习目标

（1）能说出清洁、消毒、灭菌的概念及化学消毒剂的名称、浓度及使用注意事项。

（2）能陈述物理、化学消毒灭菌的方法及注意事项。

清洁、消毒、灭菌是预防与控制医院感染的重要措施，消毒、灭菌的质量是保证医院生物环境安全的关键。因此，护士必须熟练掌握正确的清洁、消毒、灭菌的方法。

一、清洁、消毒和灭菌的概念

（一）清洁

清洁是指用物理方法清除物体表面的尘埃和一切污垢以去除和减少微生物数量的过程。常用的清洁方法有水洗、机械去污和去污剂去污。

（二）消毒

消毒是指用物理或化学方法清除或杀灭除芽孢以外的所有病原微生物，使病原微生物数量减少达到无害化程度的过程。

（三）灭菌

灭菌是指用物理或化学方法杀灭所有微生物，包括致病微生物和非致病微生物，以及细菌芽孢的过程。

二、清洁的方法

一般清洁法包括以下三个过程：清水冲洗—洗涤剂刷洗—清水洗净。清洁法适用于医院地面、墙壁、家具、医疗护理用品等物体表面的处理，也是物品消毒、灭菌前的必要步骤。

知识链接

几种常用去污渍法

（1）陈旧血渍：过氧化氢溶液浸泡后清水洗。

（2）墨水污渍：新鲜污渍用肥皂、清水洗，不能洗净时，再用草酸或稀盐酸溶液洗。也可用氨水或过氧化氢溶液使其褪色。

（3）铁锈污渍：1%热草酸或热醋酸浸泡后清水洗。

（4）高锰酸钾污渍：维生素C溶液或0.2%～0.5%过氧化氢溶液浸泡后清水洗。

（5）凡士林或液状石蜡污渍：先用吸水纸吸净，然后用熨斗熨烙以吸污。

三、消毒、灭菌的方法

(一)物理消毒灭菌法

1. 热力消毒灭菌法　热力消毒灭菌法主要利用热力使微生物的蛋白质凝固变性、酶失活、细胞膜和细胞壁发生改变而杀灭微生物,达到消毒灭菌的目的。热力消毒灭菌法是效果可靠、使用最广泛的方法,分干热法和湿热法两类(表4-1)。

表 4-1　干热法和湿热法的比较

分类	传热媒介	传热速度	穿透力	所需的时间	作用温度	破坏性
干热法	空气	慢	弱	长	高	大
湿热法	空气和水蒸气	快	强	短	低	小

1)干热法

(1)燃烧法:一种简单、迅速、彻底的灭菌方法。分为三种:①焚烧法:将无保留价值的污染物品直接焚烧,如污染的纸张、破伤风、气性坏疽等感染的敷料,可在焚烧炉内焚烧或直接点燃。②烧灼法:因急用,将某些金属器械(锐利刀剪禁用此法以免锋刃变钝)直接在火焰上烧灼20秒;临时用的培养试管或烧瓶口,在火焰上来回旋转烧灼2～3次。③燃烧法:搪瓷类物品在灭菌前需洗净擦干,倒入少量浓度为95%以上的乙醇,转动容器使之分布均匀,点火燃烧至熄灭。

注意事项:①远离氧气、乙醇、乙醚等易燃、易爆物品。②在燃烧过程中,不可添加乙醇、不可将引燃物投入消毒容器中,以免引起火灾或烧伤。③贵重器械及锐利刀剪禁用此法,以免刀刃变钝或器械被损坏。

(2)干烤法:利用专用密闭烤箱进行灭菌。适用于耐热、不耐湿、蒸气或气体不能穿透的物品灭菌,如油剂、粉剂和玻璃器皿等的灭菌;不适用于纤维织物、塑料制品等的灭菌。干烤灭菌所需的温度和时间应根据物品种类和烤箱的类型来确定。一般为:160 ℃,2 小时;170 ℃,1 小时;180 ℃,0.5 小时。

注意事项:①灭菌前处理:物品应清洁,玻璃器皿需保持干燥。②物品包装:体积通常不超过10 cm×10 cm×20 cm;油剂、粉剂的厚度不超过0.6 cm,凡士林纱布条厚度不超过1.3 cm。③装载要求:高度不超过烤箱内腔高度的2/3,物品不与烤箱底部及四壁接触,物品间留有充分的空间。④有机物灭菌:温度不超过170 ℃,以防炭化。⑤灭菌时间:从达到灭菌温度时算起,中途不宜打开烤箱放入新的物品。⑥灭菌后:待温度降到40 ℃以下时才能打开烤箱。

2)湿热法

(1)煮沸消毒法:应用最早的消毒方法,也是家庭常用的消毒方法。煮沸消毒法简单、方便、经济、实用,适用于耐湿、耐高温的物品,如金属、搪瓷、玻璃和橡胶类制品等的消毒。

方法:物品刷洗干净后全部浸没在水中,加热煮沸。水沸开始计时,5～10分钟可杀灭细菌繁殖体,15分钟可杀灭多数细菌芽孢,某些热抗力极强的细菌芽孢需煮沸更长时间,如破伤风杆菌芽孢需煮沸1小时才能被杀灭。如中途加入新的物品,则在第二次水沸后重新计时。

注意事项:①消毒前物品刷洗干净,全部浸没在水中,要求大小相同的容器不能重叠,放入总物品不超过容量的3/4。同时注意打开器械轴节或容器盖子、空腔导管腔内预先灌满水。②玻璃类物品需用纱布包好,并在冷水或温水中放入。③橡胶制品用纱布包好,水沸后放入。④高原地区气压低,沸点低,需适当延长煮沸时间。一般海拔每增高 300 m,煮沸时间延长 2 分钟。⑤可将碳酸氢钠加入水中,配成1%～2%的浓度,沸点可达到105 ℃,既可增强杀菌作用,又可去污防锈。⑥消毒后应将物品及时取出,置于无菌容器内,及时应用,4 小时内未用需要重新消毒。

(2)压力蒸汽灭菌法:一种临床应用最广、效果最为可靠的首选灭菌方法,是利用高压下的高温饱和蒸汽杀灭所有微生物及其芽孢的方法。常用于耐高压、耐高温、耐潮湿物品的灭菌,如各类器械,敷料,搪瓷、橡胶、玻璃制品及溶液等的灭菌;不能用于凡士林等油剂和滑石粉等粉剂的灭菌。根据排放冷空气的方式和程度的不同,压力蒸汽灭菌器可分为下排气式压力蒸汽灭菌器和预真空式压力蒸汽灭菌器(图4-2)两种,灭菌参数见表4-2。下排气式压力蒸汽灭菌器又包括手提式压力蒸汽灭菌器(图4-3)和卧式压力蒸汽灭菌器(图4-4)。

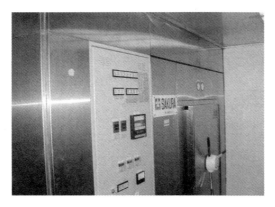

图 4-2　预真空式压力蒸汽灭菌器

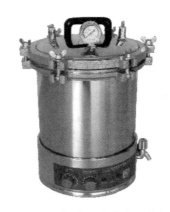

图 4-3　手提式压力蒸汽灭菌器

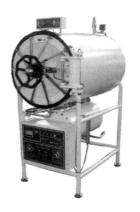

图 4-4　卧式压力蒸汽灭菌器

表 4-2　压力蒸汽灭菌器灭菌参数

压力蒸汽灭菌器类别	压力/kPa	温度/℃	所需时间/分
下排气式	103～137	121～126	20～30
预真空式	205.8	132	4～5

　　①手提式压力蒸汽灭菌器:a.先在外层锅腔加入一定量的水,内层锅腔装入物品后加盖旋紧。b.接通电源加热,开放排气阀,待冷空气排尽后,再关闭排气阀。c.继续加热至压力所需值,持续20～30分钟,关闭热源。d.开放排气阀,待压力降至0时,缓慢打开盖子,冷却、干燥后,取出物品。

　　②卧式压力蒸汽灭菌器:结构原理和灭菌条件同手提式压力蒸汽灭菌器,但它是通过输入热蒸汽供给热源,并且容量大,可供医院大批量物品的灭菌。操作人员须经过专业培训,合格后方能持证上岗。

　　③预真空式压力蒸汽灭菌器:利用机械抽真空的方法,使灭菌柜内形成2.0～2.7 kPa的负压,蒸汽便能迅速穿透到物品内进行灭菌。

　　注意事项:①包裹不宜过大,卧式压力蒸汽灭菌器物品包不超过30 cm×30 cm×25 cm,预真空压力蒸汽灭菌器物品包不超过30 cm×30 cm×50 cm。②包裹不宜过多,卧式压力蒸汽灭菌器装载体积不得超过柜室容量的80%,预真空式压力蒸汽灭菌器装填量不得超过90%,但不小于柜室容量的10%。③包裹不宜过紧,各包之间留有空隙。④包裹放置合理,布类物品应放在金属、搪瓷类物品之上。⑤灭菌前打开无菌容器的盖子,灭菌后关闭。⑥灭菌的物品须干燥后才能取出备用。

　　压力蒸汽灭菌法的效果监测:①物理监测法:将150 ℃或200 ℃的留点温度计甩至50 ℃以下,放入包裹内,灭菌后检视其读数是否达到灭菌温度。②化学监测法:目前临床使用广泛的常规监测方法。通过观察化学指示物颜色的变化判定是否达到灭菌要求,分为包外(常用化学指示胶带,图4-5)、包内(常用化学指示监测卡,图4-6)化学指示物监测。③生物监测法:最可靠的监测方法。利用对热耐受力较强的非致病性嗜热脂肪杆菌芽孢作为检测菌株,制成菌纸片,使用时将菌纸片放于待灭菌包内的中央和四角,灭菌后用无菌持物钳取出放入培养基内培养,如全部菌纸片无细菌生长则表明达到灭菌效果。

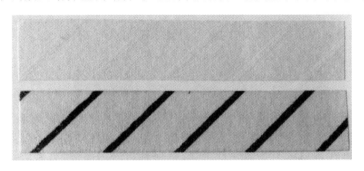

图 4-5　化学指示胶带

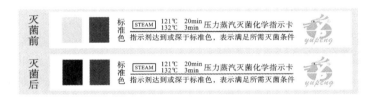

图 4-6　化学指示卡

2. 光照消毒法(辐射消毒法)　　光照消毒法主要利用紫外线或臭氧的杀菌作用,使菌体蛋白质光解、变性而致细菌死亡。

(1)日光暴晒法:利用日光的热、干燥和紫外线作用达到消毒效果。常用于床垫、被服、书籍等物品的消毒。将物品放在直射阳光下暴晒6小时,并定时翻动,使物品各面均能受到日光照射。

(2)紫外线消毒法:紫外线属于电磁波,根据波长可分为 A 波、B 波、C 波和真空紫外线。消毒使用的是 C 波紫外线,其波长范围为 200～275 nm,杀菌作用最强的波段为 250～270 nm。紫外线辐照能量低,穿透力弱,主要适用于空气、物品表面和液体的消毒。

目前常用的紫外线消毒装置有移动式(如紫外线空气消毒器,图4-7)和悬吊式。

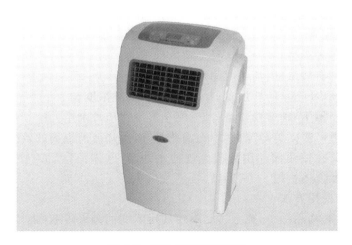

图 4-7　紫外线空气消毒器

消毒方法:①用于空气消毒,首选紫外线空气消毒器,不仅消毒效果可靠,而且可在室内有人时使用,一般开机消毒 30 分钟；也可用室内悬吊式紫外线消毒灯照射，室内每 10 m² 安装 30 W 紫外线灯 1 盏，照射时间不少于 30 分钟。②用于物品表面消毒，最好使用便携式紫外线表面消毒器近距离移动照射；小件物品可放入紫外线消毒箱内照射；也可采取紫外线消毒灯悬吊照射，有效距离为 25～60 cm，将物品摊开或挂起，使其充分暴露以受到直接照射，消毒时间为 20～30 分钟。③用于液体消毒，可采用水内照射法或水外照射法，紫外光源应装有石英玻璃保护罩，水层厚度应小于 2 cm，并根据紫外线的辐照强度确定水流速度。

　　注意事项：①保持灯管清洁：一般每 2 周 1 次，用无水乙醇纱布或棉球轻轻擦拭以除去灰尘和污垢。②消毒环境合适：清洁干燥，空气适宜温度为 20～40 ℃，相对湿度为 40％～60％。③正确计算并记录消毒时间：紫外线的消毒时间须从灯亮 5～7 分钟开始计时，若使用时间超过 1000 小时，需更换灯管。④加强防护：紫外线对人的眼睛和皮肤有刺激作用，照射时人应离开房间，必要时戴防护镜、穿防护衣，照射完毕后应开窗通风。⑤定期监测紫外线灯的照射强度：用紫外线强度测定仪监测，每 3～6 个月 1 次，如辐照强度小于 70 μw/cm² 应更换紫外线灯。⑥定期进行空气培养，以监测消毒效果。

　　(3)臭氧消毒法：臭氧在常温下为强氧化性气体，是一种广谱杀菌剂，可杀灭细菌繁殖体、病毒、芽孢、真菌，并可破坏肉毒杆菌毒素。主要用于空气、医院污水、诊疗用水及物品表面的消毒。

　　注意事项：①使用时为确保消毒效果，应关闭门窗。②空气消毒时，人员必须离开，待消毒结束后 30 分钟方可进入。

　　3. 电离辐射灭菌法　利用放射性同位素 ^{60}Co 发射高能 γ 射线或电子加速器产生的 β 射线进行电离辐射灭菌。电离辐射灭菌法适用于不耐热的物品如一次性医用塑料制品、食品和生物制品等在常温下的灭菌，故又称"冷灭菌"。注意事项：①应用机械传送物品以防放射线对人体造成伤害。②为增强 γ 射线的杀菌作用，灭菌应在有氧环境下进行。③湿度越高，杀菌效果越好。

　　4. 微波消毒法　微波在电磁波的高频交流电场中，物品中的极性分子发生极化进行高速运动，并频繁改变方向，互相摩擦，使温度迅速上升，达到消毒作用。常用于食物及餐具的消毒、医疗药品及耐热非金属器械的消毒。注意事项：①微波对人体有一定的伤害，应做好防护。②不能用于金属物品的消毒。③水是微波的强吸收介质，用湿布包裹物品或在炉内放一杯水可提高消毒效果。

　　5. 过滤除菌　采用生物洁净技术，通过三级空气过滤器，用合理的气流方式过滤掉空气中 0.5～5 μm 的尘埃，以达到洁净空气的目的。用于手术室、烧伤病房、器官移植病房等。

　　(二)化学消毒灭菌法

　　凡不适用于物理消毒灭菌的物品，则可以选用化学消毒灭菌法，如对患者的皮肤、黏膜、排泄物及周围环境、光学仪器、金属锐器等的消毒。化学消毒灭菌法能使微生物的蛋白凝固变性，使酶蛋白失去活性，抑制微生物的代谢、生长和繁殖，从而达到消毒灭菌的作用。

　　1. 化学消毒剂的使用原则

　　(1)根据物品性能及各种微生物特性，选择合适的消毒剂。

　　(2)严格掌握消毒剂的有效浓度、消毒时间及使用方法。

　　(3)消毒剂应定期更换，易挥发的要加盖，并定期检测，调整浓度。

　　(4)待消毒物品须洗净擦干，轴节或套盖打开，完全浸没在消毒剂中。

　　(5)消毒剂中不能放置可吸附消毒剂的纱布、棉花等，以免降低消毒剂的效力。

　　(6)浸泡消毒后的物品在使用前须用无菌生理盐水冲净；气体消毒后的物品，待气体散发后才能使用，以免残留的消毒剂刺激人体组织。

　　2. 化学消毒灭菌剂的使用方法

　　(1)浸泡法：将被消毒的物品洗净、擦干后浸没在规定浓度消毒灭菌剂内一定时间的消毒方法。注意浸泡前要打开物品的轴节或套盖，管腔内要灌满消毒灭菌剂。

　　(2)擦拭法：蘸取规定浓度的灭菌消毒剂擦拭被污染物品的表面或皮肤、黏膜的消毒方法。如皮肤、桌椅、家具、墙壁等。

（3）喷雾法：在规定时间内用喷雾器将一定浓度的消毒灭菌剂均匀地喷洒于空间或物品表面进行消毒的方法。常用于地面、墙壁、空气等。

（4）熏蒸法：在密闭空间内将一定浓度的消毒剂加热或加入氧化剂，使其产生气体在规定的时间内进行消毒的方法。主要用于空气和物品的消毒（表4-3）。

表 4-3　熏蒸法

消毒剂	剂　　量	作用时间	方　法	用　　途
纯乳酸	0.12 mL/m³ 加等量水			房间
2%过氧乙酸	8 mL/m³	30～120 分钟	密闭门窗，加热熏蒸	房间
纯食醋	5～10 mL/m³ 加热水 1～2 倍			流感、流脑病室

（5）环氧乙烷气体密闭消毒法：环氧乙烷是一种广谱灭菌剂，可在常温下杀灭各种微生物，包括芽孢、结核杆菌、细菌、病毒、真菌等。目前医疗器械广泛采用环氧乙烷灭菌柜（图4-8）。

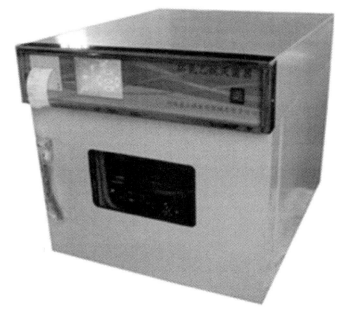

图 4-8　环氧乙烷灭菌柜

3. 常用的化学消毒灭菌剂　常用的化学消毒灭菌剂见表4-4。

表 4-4　常用的化学消毒灭菌剂

名　称	效　力	使 用 范 围	注 意 事 项
过氧乙酸	灭菌剂	①0.2%过氧乙酸溶液浸泡消毒手，需 1～2 分钟 ②0.2%～0.5%溶液擦拭物体表面或浸泡 10 分钟 ③0.5%溶液浸泡餐具 30～60 分钟 ④2%溶液空气消毒	①对金属及织物有腐蚀性 ②高浓度有刺激性和腐蚀性，应加强个人防护 ③易氧化分解而降低杀菌力，应现用现配 ④存阴凉避光处，以防高温引起爆炸

续表

名 称	效 力	使用范围	注意事项
戊二醛	灭菌剂	2%戊二醛溶液浸泡不耐高温的金属、精密仪器、内镜等,消毒需10～30分钟,灭菌需7～10小时	①每周过滤1次,每2周更换消毒剂 ②浸泡碳钢类物品时,加入0.5%亚硝酸钠可防锈 ③碱性戊二醛稳定性差,须现配现用并加盖 ④内镜连续使用,需间隔消毒10分钟,每日使用前后各消毒30分钟 ⑤使用前用无菌蒸馏水冲洗
碘酊	中效	2%碘酊溶液皮肤擦拭消毒,待干后用70%～75%乙醇脱碘	①对金属有腐蚀性 ②不能用于黏膜及创面消毒 ③对碘过敏者慎用
含氯消毒剂（常用的有漂白粉、漂白粉精、氯胺T、二氯异氰尿酸钠等）	中、高效	①0.5%漂白粉溶液、0.5%～1%氯胺溶液浸泡消毒餐具、便器等,需30分钟 ②1%～3%漂白粉溶液、0.5%～3%氯胺溶液喷洒或擦拭地面、墙壁或物品 ③排泄物消毒:漂白粉1份与粪便5份搅拌,放置2小时;每100 mL尿液,加漂白粉1 g,放置1小时	①对金属有腐蚀性 ②不宜用于有色衣物及油漆家具的消毒 ③配制的溶液不稳定,应现配现用 ④被消毒物品上有大量有机物时,须适当增加浓度,并延长作用时间 ⑤置于阴凉、干燥、通风处,密闭保存
乙醇	中效	①70%乙醇溶液消毒皮肤、浸泡金属器械及体温计 ②95%乙醇溶液用于燃烧灭菌	①易挥发须加盖保存,定期测定,保持有效浓度 ②有刺激性,不宜用于黏膜及创面消毒 ③易燃,忌明火
碘伏	中效	①0.5%～1%有效碘溶液:手术及注射部位皮肤消毒,擦拭2遍 ②体温计消毒:0.1%有效碘溶液,浸泡30分钟 ③黏膜及创面消毒:0.05%～0.1%有效碘溶液,3～5分钟	①对二价金属有腐蚀性,不可用来消毒相应金属制品 ②皮肤消毒后不用乙醇脱碘 ③稀释后稳定性差,宜用现配 ④置于阴凉、干燥、避光处,密闭保存
苯扎溴铵（新洁尔灭）	低效	①0.01%～0.05%溶液消毒黏膜,0.1%～0.2%溶液消毒皮肤 ②0.1%～0.2%溶液浸泡、喷洒、擦拭物品,需15～30分钟	①不与肥皂、洗衣粉、碘、高锰酸钾等阴离子表面活性剂合用,有拮抗作用 ②不可放入纱布、棉花等有吸附作用的物品 ③不可用于手术器械的消毒
氯己定（洗必泰）	低效	①0.02%～0.1%溶液用于浸泡消毒手,需3～5分钟 ②0.05%溶液用于创面、黏膜擦拭消毒 ③0.05%～0.1%溶液用于阴道、膀胱冲洗和外阴擦拭消毒	①不与肥皂、洗衣粉、碘、高锰酸钾等阴离子表面活性剂合用,有拮抗作用 ②不可放入纱布、棉花等有吸附作用的物品 ③冲洗消毒时,如有脓性分泌物,适当延长时间

灭菌剂指可杀灭一切微生物,包括细菌、芽孢,使物品达到灭菌要求的制剂;高效消毒灭菌剂指可杀

灭一切细菌繁殖体(包括分枝杆菌)、病毒、真菌及其孢子,并对细菌芽孢有显著杀灭作用的制剂;中效消毒灭菌剂指仅可杀灭分枝杆菌、细菌繁殖体、真菌、病毒等微生物,达到消毒要求的制剂;低效消毒灭菌剂指仅可杀灭细菌繁殖体和亲脂病毒,达到消毒要求的制剂。高浓度碘、含氯消毒剂属高效消毒灭菌剂,低浓度时属中效消毒灭菌剂。

护考链接

A1 型题

关于碘酊的使用说法,正确的是(　　　)。

A. 属于低效消毒灭菌剂　　　　B. 对黏膜刺激性弱　　　　C. 可用于浸泡金属器械

D. 对碘过敏者消毒后用 75% 乙醇脱碘

E. 常用于注射部位和一般皮肤消毒

分析:答案为 E。

【本节小结】

清洁、消毒、灭菌是预防和控制医院感染的一个重要环节。消毒是清除和杀灭除芽孢以外的所有病原微生物,灭菌是杀灭全部的微生物(包括细菌的芽孢)。常用的消毒灭菌方法有物理消毒灭菌法和化学消毒灭菌法。医务人员应该熟悉常用的清洁、消毒和灭菌的方法,能根据物品性能选择合适的消毒灭菌方法,并注意灭菌效果的定期监测。

【目标检测】

1. 痢疾患者的粪便消毒处理,漂白粉与粪便的比例是(　　　)。

A. 1∶3　　　　　　　B. 1∶6　　　　　　　C. 1∶2　　　　　　　D. 1∶5　　　　　　　E. 1∶4

2. 关于煮沸消毒灭菌不正确的是(　　　)。

A. 玻璃物品在水沸腾时放入　　　　　　　B. 橡胶物品在水沸腾时放入

C. 有空腔的物品空腔内先注满水后再放入水中

D. 加入 1%～2% 碳酸氢钠可以防锈

E. 大小相同的碗必须隔开

3. 下列不属于热力消毒灭菌法的是(　　　)。

A. 燃烧法　　　　　　　　　　　B. 煮沸法　　　　　　　　　　　C. 干烤法

D. 压力蒸汽灭菌法　　　　　　　E. 光照消毒法

4. 患儿,刘某,因确诊百日咳转入传染病房,其原住病室长 5 m,宽 4 m,高 4 m,用乳酸进行空气消毒,用量为(　　　)。

A. 4.2 mL　　　　　　B. 2.6 mL　　　　　　C. 6.4 mL　　　　　D. 7.2 mL　　　　　E. 9.6 mL

5. 关于压力蒸汽灭菌,错误的是(　　　)。

A. 包布要清洁　　　　　　　　　B. 包不宜过大、过紧

C. 放置时包与包间留空隙　　　　D. 布类物品放在金属物品上

E. 金属物品放在布类物品上

6. 压力蒸汽灭菌效果的监测,最可靠的监测方法是(　　　)。

A. 物理监测法　　　　　　　　　B. 化学监测法　　　　　　　　　C. 生物监测法

D. 200 ℃留点温度计监测法　　　E. 指示剂法

7. 可用于浸泡金属器械的灭菌剂是(　　　)。

A. 0.05%氯己定　　　　　　　　B. 2%戊二醛　　　　　　　　　C. 0.5%碘伏

D. 3％漂白粉溶液   E. 75％乙醇

8. 关于紫外线灯室内空气消毒,错误的是( )。

A. 使用超过 1000 小时应予以更换   B. 保护好患者的眼睛和皮肤

C. 从灯亮 5～7 分钟计时   D. 打开门窗消毒

E. 定期检查消毒效果

第三节 无菌技术

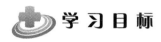 学习目标

(1)能说出无菌技术、无菌区域、无菌物品等的概念以及无菌技术操作的原则。

(2)能正确进行六项无菌技术操作。

无菌技术是预防医院感染的一项基本而重要的技术,其基本操作方法根据科学原则制定,任何一个环节都不能违反,每个医务人员都必须熟练掌握并严格遵守。

一、概念

无菌技术是指在医疗、护理操作过程中,防止一切微生物侵入人体和防止无菌物品、无菌区域被污染的技术。

无菌物品是指通过灭菌处理后保持无菌状态的物品。

无菌区是指经灭菌处理且未被污染的区域。

非无菌区是指未经灭菌处理,或虽经灭菌处理但又被污染的区域。

二、无菌技术操作原则

(一)操作前准备

1. 环境准备 环境应清洁、宽敞并定期消毒,光线适宜。无菌操作前半小时停止清扫、减少走动,避免尘埃飞扬;操作台清洁、干燥、平坦,物品布局合理。

2. 操作人员准备 无菌操作前,操作人员应着装整洁、修剪指甲、洗手、戴口罩,必要时穿无菌衣、戴无菌手套。

(二)操作中保持无菌

无菌操作时,操作者应面向无菌区,身体与无菌区保持一定距离;手臂应保持在腰部或治疗台面以上,不可跨越无菌区;不可面对无菌区讲话、咳嗽、打喷嚏,未戴手套的手不可接触无菌物品。

(三)存放无菌物品

无菌物品必须与非无菌物品分开放置,并有明显标志;无菌物品必须存放于无菌容器、无菌包内;无菌包外必须注明物品名称、灭菌日期,并按灭菌日期先后顺序放置;无菌包应该放置在清洁干燥处,未污染的无菌包有效期为 7 天,过期、包布受潮应重新灭菌。

(四)取用无菌物品

取用无菌物品必须使用无菌持物钳;无菌物品一经取出即使未用也不能放回无菌容器内;疑有污染

或已被污染的物品不可再用,应更换或重新灭菌后方可使用。

(五)一物一用

一套无菌物品仅供一位患者使用,以防止交叉感染。

三、无菌技术基本操作法

(一)无菌持物钳使用法

1.目的 取放和传递无菌物品,保持无菌物品的无菌状态。

2.实施程序

程 序	操 作 步 骤	要 点 说 明
评估	环境整洁,操作区域宽敞,干燥,物品符合要求,摆放合理	
计划	1.护士准备:衣帽整洁、修剪指甲、洗手、戴口罩 2.用物准备:无菌持物钳、盛放无菌持物钳的容器 (1)无菌持物钳的种类(图 4-9):临床常用的无菌持物钳有镊子、卵圆钳、三叉钳三种。①镊子:其尖端细小,轻巧方便,适用于夹取针头、棉球、纱布等。②卵圆钳:可夹取刀、剪、镊、治疗碗等。③三叉钳:常用于夹取较大或较重物品,如瓶、罐、盆、骨科器械等。 (2)无菌持物钳的存放:每个容器只放一把无菌持物钳,有干燥保存法,即将盛有无菌持物钳的无菌干罐保存在无菌包内,使用前开包,4 小时更换一次;另有湿式保存法,即将无菌持物钳放在盛有消毒液(要求浸没轴节以上 2～3 cm 或镊子长度的 1/2)的广口有盖容器内(图 4-10),无菌持物钳、浸泡容器每周更换,消毒灭菌两次并更换消毒液;使用较多的部门如手术室、注射室等每日更换,消毒灭菌一次	无菌持物钳包在有效期内,包装完好
实施	1.检查:检查无菌持物钳包名称、化学指示胶带、灭菌时间	确认无菌持物钳符合要求
	2.开包:按无菌技术要求,解开包布系带,取出无菌持物钳,并注明无菌持物钳的使用时间	已开启的干式无菌持物钳的有效期为 4 小时
	3.取钳:打开无菌持物钳筒盖,手持无菌持物钳,将钳移至容器中间,闭合钳端,垂直取出(图 4-11)	钳端不可触及液面以上容器内壁和容器边缘
	4.使用:使用时保持钳端向下,在操作者腰部以上、肩部以下范围内活动	钳端不可倒转向上,以免消毒液返流污染钳端
	5.放回:闭合钳端,垂直放回无菌持物钳筒内,打开无菌持物钳轴节,盖上容器盖	避免触及非无菌区
评价	1.无菌观念强,物品摆放合理 2.按消毒技术规范要求处理使用后的物品 3.全过程动作熟练、规范,符合操作原则	

3.注意事项

(1)无菌持物钳、镊使用过程中保持钳端向下,取放时应钳端闭合,不可触及液面以上容器内壁和容器边缘。

(2)无菌持物钳只能夹取无菌物品,不能夹取油纱布,防止油黏附于钳端而影响消毒效果,也不能用于换药或消毒皮肤,防止污染。

（3）如到远处夹取无菌物品,应同容器一起搬移到物品旁使用,以免无菌持物钳在空气中暴露过久而被污染。

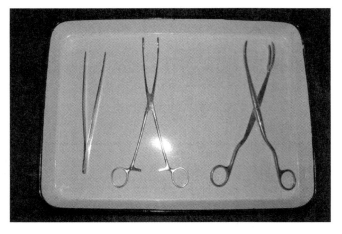

图 4-9　无菌持物钳的种类

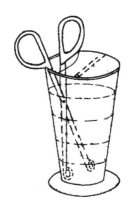

图 4-10　无菌持物钳及容器

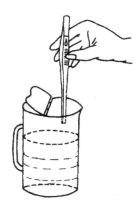

图 4-11　取放无菌持物钳

（二）无菌容器使用法

1. 目的　存放无菌物品,并使其在一定时间内保持无菌状态。

2. 实施程序

程　序	操 作 步 骤	要 点 说 明
评估	环境整洁,操作区域宽敞,干燥,物品符合要求,摆放合理	
计划	1. 护士准备:衣帽整洁、修剪指甲、洗手、戴口罩 2. 用物准备:常用的无菌容器有无菌盒、无菌罐、无菌盘、储槽等,内放无菌器械等	无菌容器在有效期内
实施	1. 检查:检查无菌容器外标签、灭菌日期,查看化学指示胶带颜色改变是否符合要求	确认无菌容器符合要求
	2. 开盖:打开无菌容器盖,将盖内面向上放于稳妥处或内面向下握于手中(图 4-12)	手不可触及盖的边缘和内面
	3. 夹取物品:用无菌持物钳从无菌容器中夹取物品	不可触及容器边缘
	4. 用毕盖严:取物后,先将盖内面向下,再移至容器口上方盖严	防止无菌物品在空气中暴露
	5. 手持容器:手托住容器底部(图 4-13)	手指不可触及容器的边缘和内面

续表

程　序	操　作　步　骤	要　点　说　明
评价	1. 无菌观念强,物品摆放合理 2. 按消毒技术规范要求处理使用后的物品 3. 全过程动作熟练、规范,符合操作原则	

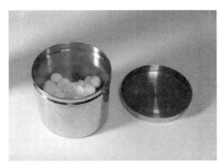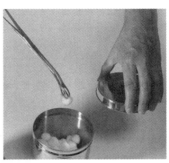

图 4-12　打开无菌容器盖

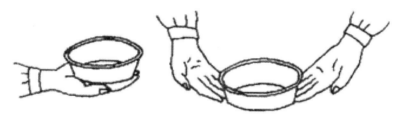

图 4-13　手持容器

3. 注意事项

(1)使用无菌容器时,不可污染容器盖的内面和边缘,避免手臂和物品跨越已打开容器的上方。

(2)无菌容器打开后,记录开启日期和时间,有效使用时间为 24 小时。

(三)取用无菌溶液法

1. 目的　取用无菌溶液,并使其在一定时间内保持无菌状态。

2. 实施程序

程　序	操　作　步　骤	要　点　说　明
评估	环境整洁,操作区域宽敞,干燥,物品符合要求,摆放合理	
计划	1. 护士准备:衣帽整洁、修剪指甲、洗手、戴口罩 2. 用物准备:无菌溶液、启瓶器、弯盘、换药碗、消毒液、笔、表等	无菌溶液在有效期内
实施	1. 清洁:取盛有无菌溶液的密封瓶,擦净瓶外灰尘	
	2. 检查:先检查无菌溶液外标签(药名、浓度、剂量、生产日期、失效期等),再检查瓶盖有无松动,瓶身有无裂缝,最后检查液体性质(有无沉淀、浑浊或变色、变质等)	1. 对光检查溶液质量,确定溶液正确、质量可靠 2. 同时需查对无菌持物钳、无菌纱布以确保在有效期内
	3. 开外盖(铝盖):用启瓶器撬开液体瓶的铝盖	

续表

程　序	操 作 步 骤	要 点 说 明
实施	4.取瓶塞:无翻胶瓶塞(纽扣式瓶塞),用75%乙醇消毒瓶塞,再用无菌纱布包住瓶塞拉出或将一手的拇指、示指和中指用75%乙醇消毒待干后,该三个手指配合取出瓶塞;有翻胶瓶塞用双手拇指或拇指与示指于瓶签侧将橡胶塞边缘向上翻起,一手拇指、示指和中指配合将橡胶塞拉出	手不可触及瓶口及瓶塞内面,防止污染溶液
	5.冲洗瓶口:手持溶液瓶瓶签侧,倒出少量溶液旋转冲洗瓶口于弯盘内	避免沾湿瓶签
	6.倒溶液:再由原处倒出溶液(瓶口距离容器不小于6 cm,一般为10～20 cm)至无菌容器中(图4-14)	倒溶液时,勿使瓶口接触容器口周围,勿使溶液溅出
	7.盖瓶塞:倒好溶液后立即盖好瓶塞,弃纱布于弯盘中;有翻胶瓶塞,分别用2%碘酊和75%乙醇从瓶口开始螺旋向上消毒至瓶塞上边缘,盖好瓶塞	必要时消毒后盖好,以防溶液被污染
	8.记录:在瓶签上注明开瓶日期、时间和签名,放回原处	1.已开启的溶液、瓶内的溶液,可保存24小时 2.剩余溶液只作清洁操作用
评价	1.无菌观念强,物品摆放合理 2.按消毒技术规范要求处理使用后的物品 3.全过程动作熟练、规范,符合操作原则	

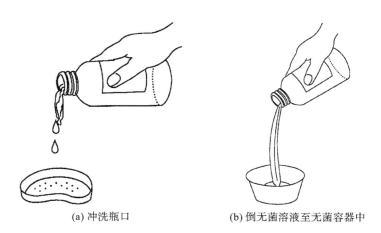

(a) 冲洗瓶口　　　　　　(b) 倒无菌溶液至无菌容器中

图 4-14　　取用无菌溶液

3. 注意事项

(1)取用无菌溶液时,不可将无菌物品(敷料、器械等)直接伸入无菌溶液瓶内蘸取溶液或接触瓶口倒液。

(2)已倒出的溶液不可再倒回瓶内,以免污染剩余溶液。

(3)已开启的无菌溶液、瓶内的溶液,如未被污染,24小时内有效,剩余溶液只起清洁操作用。

(4)取用无翻胶瓶塞瓶内溶液时,防止纱布碎屑或纤维进入溶液。

(四)无菌包使用法

1.目的　存放无菌物品并使其在一定时间内保持无菌状态。

2.实施程序

程　　序	操　作　步　骤	要　点　说　明
评估	环境整洁,操作区域宽敞,干燥,物品符合要求,摆放合理	
计划	1.护士准备:衣帽整洁、修剪指甲、洗手、戴口罩 2.用物准备 (1)无菌持物钳(干式或湿式)、盛放无菌包内物品的容器或区域 (2)无菌包:包布通常选用质厚、致密、未脱脂的双层棉布制成;包内物品有治疗巾、敷料、器械等;其他如标签、化学指示卡、化学指示胶带、笔等	无菌包在有效期内
实施	1.包扎法 (1)放置物品:将待灭菌的物品放于包布中央,化学指示卡放于其中 (2)包扎封包:将近侧一角折叠盖在物品上,左右两角先后盖上并将角尖向外翻折,盖上最后一角后用化学指示胶带或搭扣黏住封包(图4-15) (3)标记、灭菌:贴化学指示胶带,注明物品名称及灭菌日期。送灭菌处理 2.开包法 (1)检查核对:取出无菌包,查看无菌包名称、灭菌日期、化学指示胶带的颜色,包布有无潮湿和破损 (2)开包取物:①取出包内部分物品:无菌包平放在清洁、干燥、平坦处,撕开搭扣和黏胶带,依次打开包布的外角、左右两角和内角(如为双层包布则内层用无菌持物钳打开),检视化学指示卡颜色,用无菌持物钳取出所需物品,放在准备好的无菌区内。②取出全部物品:将包托在手上,另一手打开包布四角并捏住,稳妥地将包内物品放在备妥的无菌区内(图4-16) (3)按原折痕包好:如包内物品一次未用完,按原折痕包好,黏好搭扣 (4)记录:注明开包日期及时间并签名	1.同时查对无菌持物钳以确保在有效期内 2.如无菌包超过有效期或包布有潮湿破损则不可使用 3.不可放在潮湿处,以避免污染 4.手只能抓住包布四角外面,不可触及包布内面,不可跨越无菌面 5.投放时,手托住包布使无菌面朝向无菌区域 6.有效期为24小时
评价	1.无菌观念强,物品摆放合理 2.按消毒技术规范要求处理使用后的物品 3.全过程动作熟练、规范,符合操作原则	

3.注意事项

(1)打开无菌包时手只能接触包布四角的外面,不可触及包布内面,不可跨越无菌区。

(2)包内物品未用完,应按原折痕包好,注明开包日期及时间,限在24小时内使用。

(3)无菌包应定期消毒灭菌,有效期为7天;如包内物品超过有效期、被污染或包布潮湿,则需重新灭菌;包布若有破损,不可使用。

(五)铺无菌盘法

1.目的　将无菌治疗巾铺在洁净、干燥的治疗盘内,形成无菌区,用于短时间放置无菌物品。

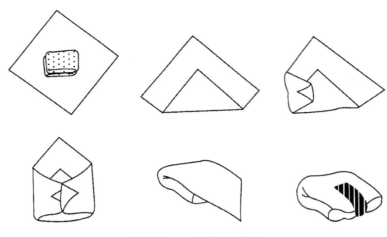

图 4-15　无菌包包扎法

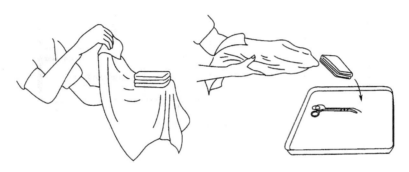

图 4-16　一次性取出无菌物品

2.实施程序

程　序	操　作　步　骤	要　点　说　明
评估	环境整洁,操作区域宽敞,干燥,物品符合要求,摆放合理	
计划	1.护士准备:衣帽整洁、修剪指甲、洗手、戴口罩 2.用物准备:无菌持物钳、无菌治疗巾包、无菌罐(内置纱布块)、清洁干燥治疗盘、卡片和笔 3.治疗巾准备 (1)纵折法:治疗巾纵折两次,再横折两次(图 4-17) (2)横折法:治疗巾先横折后纵折,再重复一次(图 4-18)	
实施	1.查对:检查并核对无菌包名称、灭菌日期、有效期、灭菌标识,包布有无潮湿或破损	1.同无菌包使用法 2.应同时查对无菌持物钳、无菌物品,以确保在有效期内
	2.取巾:打开无菌包,用无菌持物钳取一块治疗巾置于治疗盘内	如治疗巾未用完,应按要求开包、回包,注明开包时间,限在 24 小时内使用

续表

程 序	操 作 步 骤	要 点 说 明
实施	3.单层底铺盘法 (1)铺巾:双手捏住无菌治疗巾外面两角,轻轻抖开,双层平铺于治疗盘上,再将上层呈扇形折叠至对侧,开口边向外(内面朝上)(图 4-19) (2)置物:放入无菌物品 (3)盖巾:双手捏住扇形折叠层治疗巾的外面两角,遮盖于物品上,对齐上下层边缘,将开口处向上翻折两次,两侧边缘分别向下翻折一次 4.双层底铺盘法 (1)铺巾:双手捏住无菌治疗巾外面两角,轻轻抖开,从远到近,三折成双层底,上层呈扇形折叠,开口向外(内面朝上)(图 4-20) (2)置物:放入无菌物品 (3)盖巾:放入无菌物品,拉平扇形折叠层,盖于物品上,边缘对齐	1.治疗巾内面构成无菌区 2.不可跨越无菌区 3.手不可触及无菌治疗巾内面 4.保持物品无菌 5.调整无菌物品的位置,使之尽可能居中
	5.记录:注明无菌盘名称、铺盘日期及时间,并签名	铺好的无菌盘在 4 小时内有效
评价	1.无菌观念强,物品摆放合理 2.按消毒技术规范要求处理使用后的物品 3.全过程动作熟练、规范,符合操作原则	

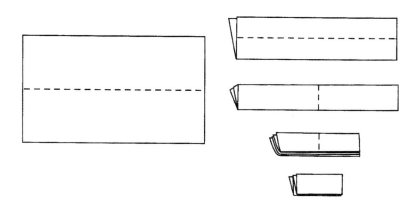

图 4-17 治疗巾纵折法

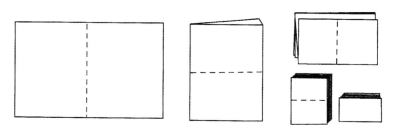

图 4-18 治疗巾横折法

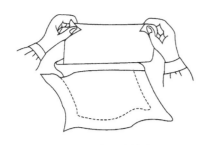

图 4-19 单层底铺盘法

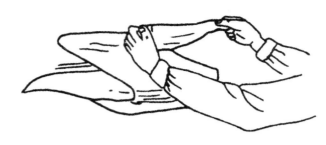

图 4-20 双层底铺盘法

3.注意事项

(1)铺无菌盘区域须清洁干燥,无菌巾避免潮湿、污染。

(2)铺盘时非无菌物品和身体应与无菌盘保持适当距离,手不可触及无菌巾内面,不可跨越无菌区。

(3)铺好的无菌盘应尽早使用,有效期不超过 4 小时。

(六)戴、脱无菌手套法

1.目的 确保医疗护理操作无菌,防止交叉感染。

2.实施程序

程 序	操 作 步 骤	要 点 说 明
评估	环境整洁,操作区域宽敞,干燥,物品符合要求,摆放合理	
计划	1.护士准备:衣帽整洁、修剪指甲、洗手、戴口罩 2.用物准备:无菌持物钳、无菌手套包或一次性无菌手套、弯盘、无菌罐(内置纱布块) 3.无菌手套包准备:①把手套包布和手套袋打开置于操作台面上。②将滑石粉装好在滑石粉包内,放于手套包小口袋中。③将手套开口处向外反折 7~10 cm,掌心向下分别放于手套袋的左右口袋内。④按无菌包打包或置于储槽,贴好标签,注明型号和灭菌日期,送灭菌处理	
实施	1.查对:检查并核对无菌手套袋外的号码、灭菌日期,包装是否完整、干燥	1.同无菌包使用法 2.应同时查对无菌持物钳、无菌物品,确保在有效期内
	2.打开手套袋:将手套袋平放于清洁、干燥的桌面上打开	
	3.取、戴手套 (1)分次取、戴法:①一手掀开手套袋开口处,另一手捏住一只手套的反折部分(手套内面)取出手套,对准五指戴上。②未戴手套的手掀起另一只袋口,再用戴好手套的手指插入另一只手套的反折内面(手套外面),取出手套,同法戴好(图 4-21) (2)一次性取、戴法:①两手同时掀开手套袋开口处,用一手拇指和示指同时捏住两只手套的反折部分(手套内面),取出手套。②将两手套五指对准,先戴一只手,再以戴好手套的手指插入另一只手套的反折内面(手套外面),同法戴好(图 4-22)	1.选择适合操作者手掌大小的手套尺码 2.手不可触及手套外面(无菌面) 3.手套取出时外面(无菌面)不可触及任何非无菌物品 4.已戴手套的手不可触及未戴手套的手及另一手套的内面(非无菌面) 5.未戴手套的手不可触及手套的外面 6.戴好手套的手始终保持在腰部或操作台面以上水平、视线范围内

续表

程　序	操作步骤	要点说明
实施	4.调整:将手套的翻边扣套在工作服衣袖外面,双手对合交叉检查是否完好,并调整手套位置	1.手套外面(无菌面)不可触及任何非无菌物品 2.不可强拉手套
	5.脱手套:用戴着手套的手捏住另一手套腕部外面,翻转脱下;再将脱下手套的手伸入另一手套内,捏住手套内面将手套向下翻转脱下	勿使手套外面(污染面)接触到皮肤
	6.处理:按要求整理用物并处理	1.用过的手套弃置于弯盘或黄色医疗垃圾袋内 2.洗手,脱口罩
评价	(1)无菌观念强,物品摆放合理 (2)按消毒技术规范要求处理使用后的物品 (3)全过程动作熟练、规范,符合操作原则	

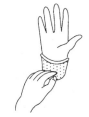 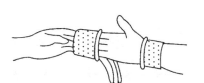 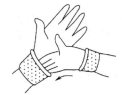 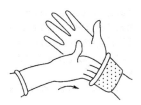

(a) 一手捏住一只手套的反折部分,另一手对准五指戴上手套　(b) 戴好手套的手指插入另一只手套的反折内面　(c) 将一只手套的翻边扣套到工作服衣袖外面　(d) 将另一只手套的翻边扣套在工作服衣袖外面

图 4-21　分次取、戴无菌手套法

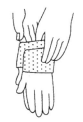 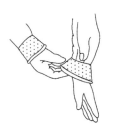 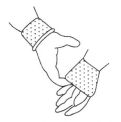 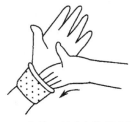

(a) 两手指捏住两只手套的反折部分,对准五指　(b) 戴好手套的手指插入另一只手套的反折内面　(c) 将一只手套的翻边扣套到工作服衣袖外面　(d) 将另一只手套的翻边扣套在工作服衣袖外面

图 4-22　一次性取、戴无菌手套法

3.注意事项

(1)选择合适操作者手掌大小的手套尺码;修剪指甲以防刺破手套。

(2)戴手套时手套外面(无菌面)不可触及任何非无菌物品;未戴手套的手不可触及手套的外面;已戴手套的手不可触及未戴手套的手及另一手套的内面。

(3)戴手套后双手应始终保持在腰部或操作台面以上水平、视线范围之内;如发现有破损或可疑污染应立即更换。

(4)脱手套时,应翻转脱下,避免强拉,注意勿使手套外面(污染面)接触到皮肤;脱手套后应洗手。

(5)诊疗护理不同患者之间应更换手套;一次性手套应一次性使用;戴手套不能替代洗手,必要时进行手消毒。

【本节小结】

无菌技术是在医疗、护理操作中,防止一切微生物侵入人体和防止无菌物品、无菌区域被污染的操作技术。医务人员在进行无菌操作时,必须要严格按照无菌技术操作原则要求进行,正确使用无菌持物钳、无菌容器和无菌包,正确取用无菌溶液、铺无菌盘和戴无菌手套等,任何一个环节都不能违反,以保证患者的安全。

【目标检测】

1.已戴无菌手套的手不可触及另一手套的(　　　)。

A.内面   B.外面   C.边缘   D.指缝   E.手指端

2.取用无菌溶液时应该首先检查(　　　)。

A.溶液是否在有效期内   B.瓶签名称

C.溶液有无絮状物   D.溶液有无变色

E.瓶子有无裂缝

3.铺无菌盘时,错误的是(　　　)。

A.无菌治疗巾边缘对齐   B.无菌治疗巾避免潮湿

C.不可跨越无菌治疗巾的内面   D.无菌面不可触及有菌物品

E.铺无菌盘的区域必须灭菌

4.已打开的无菌容器,在未污染的情况下可保存的时间是(　　　)。

A.36 小时   B.4 小时   C.6 小时   D.24 小时   E.48 小时

5.符合无菌操作原则的是(　　　)。

A.无菌操作前 25 分钟清扫地面   B.无菌包潮湿应待干后使用

C.去除的无菌物品如未使用应立即放回原处   D.治疗室每周用紫外线照射一次

E.操作时手臂保持在腰部水平以上

6.使用无菌容器时,做法错误的是(　　　)。

A.取物时,打开容器盖内面向上置于稳妥处

B.用无菌持物钳从无菌容器内夹取无菌物品

C.取出的无菌物品未用可放回容器内

D.取物后将盖反转向下盖严

E.手不能触及盖的边缘及内面

7.护士小李练习戴无菌手套,老师应纠正的是(　　　)。

A.戴无菌手套前先洗手,戴口罩和工作帽

B.核对标签上的手套型号和灭菌日期

C.戴上手套的左手持另一手套的内面戴上右手

D.带上手套的双手置于腰部水平以上

E.脱手套时,将手套翻转脱下

8.护士小刘在练习铺无菌治疗盘,操作不正确的是(　　　)。

A.以无菌持物钳夹取治疗巾   B.注意使治疗巾边缘对齐

C.铺好以后注明铺盘日期、时间   D.避免潮湿和暴露过久

E.无菌治疗盘马上使用,上层治疗巾不用盖下来

第四节 隔离技术

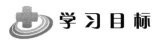

学习目标

(1)说出隔离的概念,隔离区域的设置。

(2)说出隔离区域的划分及要求。

(3)能正确区分清洁区、污染区及半污染区。

(4)说明隔离的原则。

(5)能正确进行隔离技术基本操作。

隔离是预防医院感染的重要措施之一,医院建筑设计应符合卫生学要求,布局合理,具备隔离预防功能。在隔离工作中护士应自觉遵守隔离制度,严格遵循隔离原则,认真执行隔离技术,同时应加强隔离知识教育,使出入医院的所有人员理解隔离的意义并能主动配合隔离工作。

一、隔离的概念

隔离是将传染源、传播者和高度易感人群安置在指定地点和特殊环境中,暂时避免和周围人群接触,对传染源和传播者采取传染源隔离,防止传染病病原体向外传播,对高度易感人群采取保护性隔离,保护高度易感人群免受感染。

隔离的目的是控制传染源、切断传播途径,保护高度易感人群免受感染,是防止传染性疾病传播的重要措施之一。

二、隔离区域的设置和划分

(一)隔离区域的设置

隔离区域要与普通病区分开,并远离食堂、水源和其他公共场所,相邻病区楼房相隔 30 m,侧面防护距离为 10 m,以防空气对流传播。隔离区域设多个出入口,使工作人员和患者分道进出,隔离区域内配置有必要的卫生、消毒及隔离设备。

患者的安置要求如下。

(1)以患者为隔离单位:每个患者都有独立的生活环境与用具,与其他患者隔离。

(2)以病种为隔离单位:同一病种患者安排在同一病室内。病原体不同者,分室收治。

(3)凡未确诊,或发生混合感染、病情危重、具有强烈传染性的患者,应单独隔离。

(二)隔离区域的划分及隔离要求

1.清洁区 清洁区指未被病原微生物污染的区域。如更衣室、值班室、配餐室、库房等。隔离要求:患者及患者接触过的物品不得进入清洁区;工作人员接触患者后需刷手、脱去隔离衣及鞋方可进入清洁区。

2.半污染区 半污染区指有可能被病原微生物污染的区域。如医生办公室、护士站、病区内走廊、化验室等。隔离要求:患者或已穿隔离衣的工作人员通过走廊时,不得接触墙壁、家具等;各类检验标本按

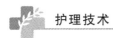

要求置于指定区域的存放盘和架上,检验完的标本及容器等应严格按要求分别处理。

3.污染区　污染区指被病原微生物污染的区域。如病房、患者洗手间、浴室等。隔离要求:污染区的物品未经消毒处理,不得带到他处;工作人员进入污染区时,务必穿隔离衣、戴口罩、帽子,必要时换隔离鞋;离开污染区前脱隔离衣、鞋,并消毒双手。

三、隔离消毒原则

(一)一般消毒隔离

1.病室的要求　根据不同病种,在病室门前和病床床尾悬挂隔离标志。门口备有消毒液浸湿的脚垫、泡手的消毒液和清水各一盆及手刷、毛巾等消毒用物;设挂隔离衣的悬挂架或立柜;病室每日用紫外线照射或消毒液喷雾进行消毒;每日晨间护理后,用消毒液擦拭病床及床旁桌椅。

2.工作人员的要求　工作人员进入隔离室应按规定戴口罩、帽子、穿隔离衣,并在规定范围内活动;穿隔离衣前,必须将所需的物品备齐,各种护理操作应有计划并集中执行,以减少穿脱隔离衣的次数和刷手的频率;一切操作严格遵守隔离规程,接触患者或污染物品后必须消毒双手;离开隔离室时要脱隔离衣,消毒双手后再去掉口罩、帽子。

3.患者的要求　患者应严格遵守隔离要求,未解除隔离前不得离开病室。传染性分泌物3次培养结果均为阴性或已渡过隔离期,医生开出医嘱后,方可解除隔离。

4.污染物品的处理要求　污染区内的任何物品不得带入清洁区,所有物品必须先消毒再处理;凡患者接触过的物品或落地的物品应视为污染,消毒后方可给他人使用;患者的衣物、信件、钱币等经熏蒸消毒后才能交其家属带回;患者的排泄物、呕吐物须经消毒处理后方可排放;需送出病区处理的物品,置于污物袋内,袋外有明显标记。

5.做好心理护理　了解患者的心理情况,尽量解除患者因隔离而产生的恐惧、孤独、自卑等心理反应。

(二)终末消毒隔离

终末消毒处理是指对出院、转科或死亡患者及其所住病室、用物、医疗器械等进行的消毒处理。

1.患者的终末消毒处理　患者出院或转科前应沐浴,换上清洁衣服,个人用物须消毒处理后方可带出。如患者已死亡,须用消毒液擦拭尸体,并用消毒液浸湿的棉球填塞口、鼻、耳、阴道、肛门等孔道,伤口更换敷料,并用一次性尸单包裹尸体,送传染科太平间。

2.病室的终末消毒处理　将被服放入污衣袋,注明隔离用物,先消毒再清洗。病室消毒时,关闭门窗,打开床旁桌,摊开棉被,竖起床垫,用消毒液熏蒸或用紫外线照射消毒,消毒后开窗通风,用消毒液擦拭家具、地面、墙面。床垫、棉被和枕芯可用日光暴晒处理或送消毒室处理。患者用物须分类进行处理(表4-5)。

表4-5　传染病污染物品消毒法

物　品	消毒方法
病室空间	①紫外线照射;②消毒剂熏蒸、喷雾
地面、墙壁、家具	①0.2%～0.5%过氧乙酸喷洒、擦拭;②0.5%～3%氯胺溶液喷洒、擦拭
餐具、茶具、药杯	①煮沸15～30分钟;②环氧乙烷气体消毒;③0.5%过氧乙酸浸泡
衣服、布类	①消毒剂浸泡;②煮沸消毒;③压力蒸汽灭菌
被褥、枕芯、毛纺织品	①日光暴晒;②消毒剂熏蒸
便器、痰盂	①3%漂白粉溶液浸泡;②0.5%过氧乙酸溶液浸泡
排泄物、分泌物	①漂白粉消毒;②痰盛于蜡纸盒内焚烧

续表

物　品	消　毒　方　法
剩余食物	煮沸 30 分钟后倒掉
垃圾	焚烧
医用金属、橡胶、玻璃、搪瓷	①消毒剂喷雾、浸泡、擦拭；②压力蒸汽灭菌
体温计	①3％碘伏浸泡 30 分钟；②1％过氧乙酸溶液浸泡 30 分钟，连续 2 次
信件、书报、票证	甲醛、环氧乙烷气体熏蒸

四、隔离技术操作法

(一)口罩、帽子的使用

1. 目的　保护工作人员和患者，避免互相传染，防止感染和交叉感染的发生。

2. 实施程序

程　序	操　作　步　骤	要　点　说　明
评估	环境整洁，宽敞，光线适宜	
计划	1.护士准备：衣帽整洁、修剪指甲、清洁双手 2.用物准备：根据需要备合适的帽子、口罩	
实施	1.洗手	按七步洗手法的步骤洗手
	2.戴帽子：将帽子遮住全部头发，戴妥(图 4-23)	帽子大小合适，能遮护全部头发
	3.戴口罩 (1)戴纱布口罩：将口罩罩住鼻、口及下巴，口罩下方带系于颈后，上方带系于头顶中部 (2)戴一次性口罩：①取出口罩，有鼻夹的一面向外。②将口罩罩住口、鼻及下巴，鼻夹部向上贴紧面部。③口罩下方带系于颈后，上方带系于头顶中部(图 4-24)。④将双手指尖放在鼻夹上，从中间位置开始，用手指向内按压，并逐步向两侧移动，根据鼻梁形状塑造鼻夹	1.根据用途及佩戴者脸型大小选择口罩，口罩要求干燥、无破损、无污渍 2.如系带是耳套式，分别将系带系于左右耳后
	4.脱口罩：洗手，先解开下面的系带，再解开上面的系带，用手指捏住系带，将污染面向内折叠，放于胸前小口袋或小塑料袋内。一次性口罩取下后，丢入医疗垃圾袋内	1.使用一次性口罩不得超过 4 小时 2.如果是布制帽子或纱布口罩，应每日更换、清洗消毒 3.不要接触口罩前面(污染面)
	5.脱帽子：洗手后取下帽子	
评价	1.正确实施操作步骤 2.按消毒技术规范要求处理使用后的物品 3.全过程动作熟练、规范，符合操作原则	

3. 注意事项

(1)口罩应遮住口鼻，不可用污染的手接触口罩。

(2)帽子大小合适，应遮住全部头发。

(3)口罩用后，立即取下，不可挂在胸前，手不可接触污染面。

(4)纱布口罩使用 4～8 小时应更换，一次性口罩使用不超过 4 小时。

(5)口罩被污染或潮湿应立即更换，每次接触严密隔离的传染病患者应立即更换。

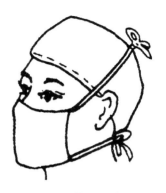

图 4-23　戴口罩、帽子

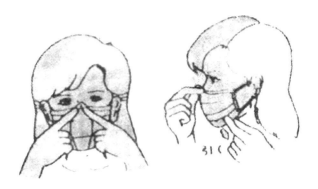

图 4-24　一次性口罩的正确佩戴

知识链接

开关水龙头法

(1)脚踏开关水龙头:用脚踏开关,可避免引起交叉感染。

(2)长臂水龙头:当手被污染时,用肘部或刷子开关水龙头。

(3)一般水龙头:当手被污染时,用刷子敲开,刷手毕,用清洁手关上水龙头。

(二)手的清洁与消毒

医务人员的手直接或间接地接触患者和污染物品,很容易引起医院感染,因此,手的清洁与消毒是预防医院感染最重要的措施之一。

1. 卫生洗手法

(1)目的:除去手上的污垢和大部分致病微生物。适用于各种操作前、后手的清洁。

(2)实施程序。

程　序	操作步骤	要点说明
评估	环境整洁,宽敞,光线适宜,安全,物品符合要求,放置合理	
计划	1.护士准备:衣帽整洁、修剪指甲、取下手表、卷袖过肘 2.用物准备:流动自来水及水池设备、洗手液(皂液)、消毒小毛巾或纸巾或暖风吹手设备、盛放纸巾或毛巾的容器	
实施	1.湿润双手:用肘或适宜方法打开水龙头,湿润双手,取洁净洗手液或肥皂液于掌心 2.揉搓双手:按"七步洗手法"搓洗双手(图 4-25)。 (1)洗掌心:掌心对掌心,手指并拢相互搓擦 (2)洗手背:掌心对手背,手指交错相互搓擦,交换进行 (3)洗指缝:掌心相对,双手交叉沿指缝相互搓擦 (4)洗指背:两手互握互搓指背,交换进行 (5)洗拇指:一手握另一手大拇指旋转搓擦,交换进行 (6)洗指尖:指尖在掌心中转动搓擦,交换进行 (7)洗手腕:螺旋式擦洗手腕及腕上 10 cm,交换进行	每个部位至少揉搓 15 秒

续表

程 序	操 作 步 骤	要 点 说 明
实施	3.冲洗 打开水龙头,流动水冲洗干净	自腕部向指尖进行冲洗
	4.关水 如水龙头为手拧式打开,采用防止手部再污染的方法关闭水龙头	
	5.干手 用暖风吹手设备吹干双手	或用消毒小毛巾或纸巾自上而下擦干
评价	1.物品摆放合理 2.按消毒技术规范要求处理使用后的物品 3.全过程动作熟练、规范,符合操作原则	

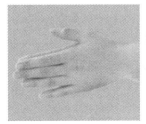 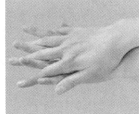 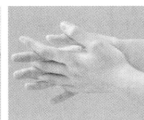 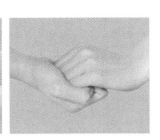

(a) 洗掌心　　　　　　(b) 洗手背　　　　　　(c) 洗指缝　　　　　　(d) 洗指背

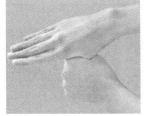 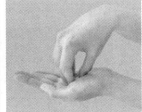 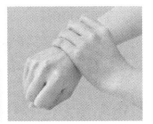

(e) 洗拇指　　　　　　(f) 洗指尖　　　　　　(g) 洗手腕

图 4-25　七步洗手法

(3)注意事项。

①洗手时注意洗净指尖、指缝、指关节等易污染的部位。

②手部不得佩戴戒指等饰物。

③擦手的毛巾应一用一消毒。

2. 卫生手消毒

(1)目的:除去手上的污垢和病原微生物,避免交叉感染。适用于接触传染源和被病原微生物污染的物品后;接触血液、体液和分泌物后;护理免疫力低下的患者或新生儿;进行侵入性操作前。

(2)实施程序。

程 序	操 作 步 骤	要 点 说 明
评估	环境整洁,宽敞,光线适宜,安全,物品符合要求,放置合理	
计划	1.护士准备:衣帽整洁、修剪指甲、取下手表、卷袖过肘 2.用物准备:①流动水洗手设备或消毒液和清水各一盆。②治疗盘内有消毒液、盛有消毒液的容器、清洁干燥小毛巾或纸巾。③刷手法,另备刷手液或肥皂液、消毒手刷、盛放用过手刷的容器。④其他,如盛污物容器	

续表

程　序	操作步骤	要点说明
实施	1.刷手法(图4-26) (1)刷手、冲洗:用手刷蘸肥皂液或洗手液,按前臂、手腕、手背、手掌、手指、指缝、指尖顺序彻底刷洗一只手,同法换刷另一只手,每只手刷30秒,用流动水冲净泡沫。按上述顺序再刷洗一次,共刷2分钟 (2)干手:用清洁干燥小毛巾或纸巾擦干或干手机烘干	1.使污水从前臂流向指尖 2.自上而下擦干双手
	2.浸泡消毒法 (1)浸泡:将双手浸泡在盛有消毒液的盆中,用小毛巾或手刷反复擦洗2分钟,再在清水盆内洗净 (2)用清洁干燥小毛巾或纸巾擦干或干手机烘干	自上而下擦干双手
	3.消毒液揉搓法:将消毒液原液2 mL喷涂于双手表面及手指间,均匀揉搓1分钟,方法同七步洗手法,揉搓至消毒液干燥	双手无须再烘干或冲洗
评价	1.物品摆放合理 2.按消毒技术规范要求处理使用后的物品 3.全过程动作熟练、规范,符合操作原则	

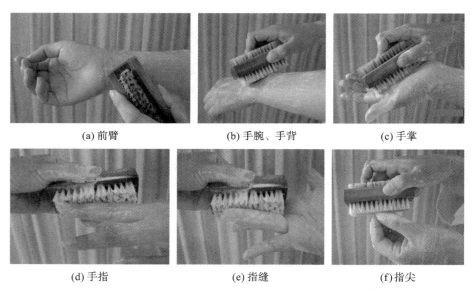

(a) 前臂　　　　(b) 手腕、手背　　　　(c) 手掌

(d) 手指　　　　(e) 指缝　　　　(f) 指尖

图 4-26　刷手法

(3)注意事项。

①肥皂液应每日更换,手刷及容器应每日消毒。

②刷洗范围应超过被污染的部位。

③洗手时身体勿靠近水池,以免隔离衣污染水池边缘或溅湿工作服。

④流水冲洗时,腕部应低于肘部,使污水从前臂流向指尖,并可避免水入衣袖内。

(三)避污纸的使用

1.目的　避污纸是备用的清洁纸片。做简单隔离操作时,使用避污纸可保持双手或物品不被污染,以省略消毒程序。

2. 操作步骤　取避污纸时,应从页面抓取,不可掀开撕取,并注意保持避污纸清洁,以防交叉感染。避污纸用后弃于污物桶内,集中焚烧处理(图 4-27)。

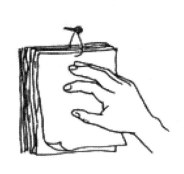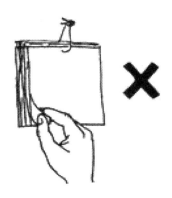

图 4-27　取拿避污纸的方法

(四)穿、脱隔离衣

1. 目的　保护工作人员和患者免受病原体的侵袭,防止交叉感染。

2. 实施程序

程序	操作步骤	要点说明
评估	1. 患者:病情、治疗与护理、隔离的种类及措施 2. 环境:整洁,宽敞,光线适宜,安全,物品符合要求,放置合理	
计划	1. 护士准备:衣帽整洁、修剪指甲、取下手表、卷袖过肘、洗手、戴口罩 2. 用物准备:隔离衣,挂衣架,手消毒用物,污物袋	
实施	▲穿隔离衣(图 4-28)	
	(1)准备:洗手、戴口罩、帽子,取下手表,卷袖过肘	
	(2)持领取衣:手持衣领取下隔离衣,双手将衣领的两端向外折,清洁面朝向自己,对齐肩缝,露出肩袖内口	1. 查看隔离衣大小是否合适,有无潮湿及破洞 2. 隔离衣的衣领和隔离衣内面视为清洁面
	(3)穿衣袖:右手持衣领,左手伸入一侧袖内,右手向上拉衣领,使左手露出;换左手持衣领,依上法穿好右袖。举双手将衣袖往上抖,露出手腕	
	(4)系衣领:两手持衣领,由领子中央顺着边缘由前向后系好领带(扣)	系衣领时袖口不可触及衣领、面部和帽子
	(5)系袖口:扣好袖口或系上袖带,需要时用橡皮圈束紧袖口	此时手被污染
	(6)系腰带:将隔离衣一边(约在腰下 5 cm 处)逐渐向前拉,见到衣边(外面)捏住,同法捏住另一侧衣边。两手在背后将衣边边缘对齐,向一侧折叠,一手按住折叠处,另一手将腰带拉至背后折叠处,腰带在背后交叉,回到前面打一活结系好	1. 手不可触及隔离衣内面 2. 后侧边缘须对齐,折叠处不能松散 3. 如隔离衣后侧下部边缘有衣扣,则扣上
	▲脱隔离衣(图 4-29)	
	(1)解腰带:解开腰带,在前面打一活结	如隔离衣后侧下部边缘有衣扣,则解开
	(2)解袖口:解开袖口,在肘部将部分衣袖塞入工作衣袖内,充分暴露双手	不可使衣袖外侧塞入袖内

续表

程序	操作步骤	要点说明
实施	（3）消毒双手：用刷手法消毒双手，擦干	不可沾湿隔离衣
	（4）解衣领：解开领带（或领扣）	保持衣领清洁
	（5）脱衣袖：一手伸入另一侧袖口内拉下衣袖过手（遮住手），再用衣袖遮住的手握住另一衣袖的外面并拉下袖子，双手在袖内使袖子对齐，双臂逐渐退出	1. 衣袖不可污染手及手臂 2. 双手不可触及隔离衣外面
	（6）挂衣：双手持衣领，将隔离衣两边对齐折好，挂在衣钩上；不再穿的隔离衣，脱下后清洁面向外，卷好投入医疗污物袋中或回收袋内	挂半污染区，清洁面向外；挂污染区，污染区向外
	（7）洗手	
评价	1. 物品摆放合理 2. 按消毒技术规范要求处理使用后的物品 3. 全过程动作熟练、规范，符合操作原则	

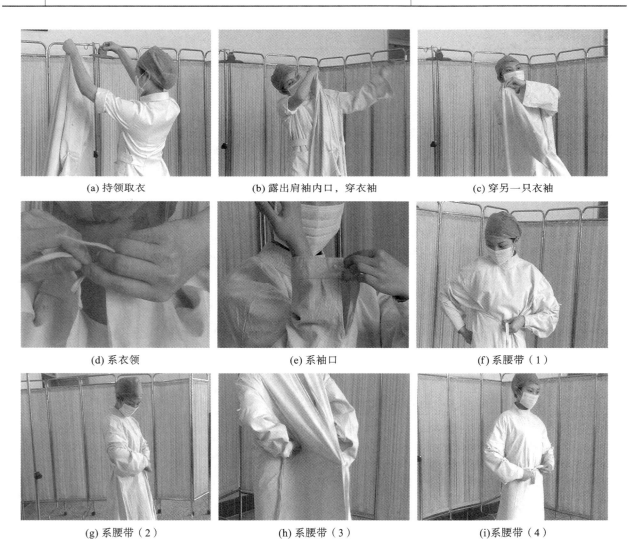

(a) 持领取衣　　　　　　(b) 露出肩袖内口，穿衣袖　　　　　　(c) 穿另一只衣袖

(d) 系衣领　　　　　　(e) 系袖口　　　　　　(f) 系腰带（1）

(g) 系腰带（2）　　　　　　(h) 系腰带（3）　　　　　　(i) 系腰带（4）

图 4-28　穿隔离衣

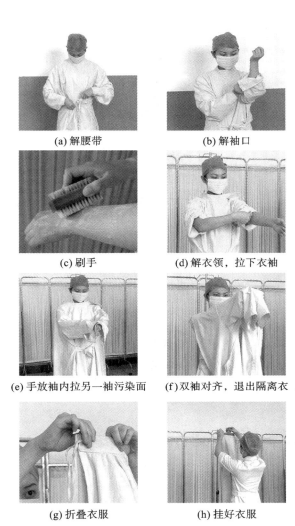

(a) 解腰带　　　　　　　(b) 解袖口

(c) 刷手　　　　　　　(d) 解衣领，拉下衣袖

(e) 手放袖内拉另一袖污染面　　(f) 双袖对齐，退出隔离衣

(g) 折叠衣服　　　　　　(h) 挂好衣服

图 4-29　脱隔离衣

3. 注意事项

（1）隔离衣长短合适，须能全部遮盖工作服。

（2）穿好隔离衣后，不得进入清洁区，避免接触清洁物品。

（3）隔离衣每日更换，如有潮湿、破损或污染，应立即更换。

（4）穿脱隔离衣过程中避免污染衣领、面部、帽子和清洁面。

（5）脱下的隔离衣如挂在半污染区，则清洁面向外；挂在污染区，则污染面向外。

知识链接

穿、脱隔离衣口诀

穿隔离衣

一左二右三抖袖，

四扣领口五扣袖；

七拉左摆八拉右，

两边对齐往后抖；

一手按压一手叠，

系带系在前偏右。

脱隔离衣

一解腰带二打结，

三解袖口往上叠；

四刷手后要擦净，

然后再来解领口；

一手袖内一手退，

两肩对齐往后抖；

挂放方法要察情。

(五)污物袋的使用及处理

凡被污染而无须回收的物品，可集中于不透水的塑料袋或双层布的污物袋中，封口或扎紧袋口，并在袋外有"污染"标记，送指定地点焚烧处理。可再次使用的物品，按上述袋装标记后，按先消毒后清洁的原则处理。

【本节小结】

隔离是将传染源、传播者和高度易感人群安置在指定地点，以减少传染病病原体传播机会的方法，是防止传染病传播的重要措施。隔离区域内按是否被病原微生物污染划分为污染区、半污染区、清洁区。护士必须重视和认真做好隔离工作，严格遵守消毒隔离原则，严格执行隔离技术操作，减少传染病传播的机会。

【目标检测】

1.在预防医院感染中，护士对患者操作后行规范洗手主要是为了（　　　）。

A.手美观　　　　　　　　　B.患者容易接受　　　　　　　C.消灭感染源

D.切断传播途径　　　　　　E.保护易感人群

2.护士在以下哪种情况下需要进行手消毒？（　　　）

A.脱手套后　　　　　　　　B.离开普通病房前

C.为乙肝患者留置导尿管前　　D.为高血压患者进行静脉输液前

E.处理破伤风患者伤口后

3.脱隔离衣的正确顺序是（　　　）。

A.解袖口—洗手—解领口—解腰带—脱衣

B.解领口—洗手—解腰带—解袖口—脱衣

C.解袖口—解腰带—洗手—解领口—脱衣

D.解腰带—解袖口—洗手—解领口—脱衣

E.解腰带—洗手—解领口—解袖口—脱衣

4.患者，于某，不慎跌倒被玻璃划伤，近两天发热、厌食、苦笑面容、咀嚼困难，入院诊断：破伤风。入院时，患者的衣物应该怎样处置？（　　　）

A.先清洗，后消毒　　　　　　B.先消毒，后清洗

C.先灭菌，后清洗　　　　　　D.先清洗，后日光暴晒

E.先日光暴晒，后清洗

5.患者，男，45岁，患乙型肝炎住传染科。护士告诉患者属于半污染区的是（　　　）。

A.更衣室　　　　　　　　　B.病室　　　　　　　　　　　C.病区内走廊

D.医护值班室　　　　　　　E.浴室

第五节　消毒供应中心

消毒供应中心是医院中的一个特殊科室,它承担着医院各科室所有诊疗器材、器具和物品的清洗、消毒、灭菌以及无菌物品供应。消毒供应中心工作质量与医院感染发生有密切的联系,直接影响医疗护理质量,甚至是患者的安危和医务人员的健康。因此,应加强消毒供应中心的建设,严格执行管理制度,掌握现代科学的消毒灭菌方法,以保证诊疗物品的完好齐全和达到消毒灭菌效果。

一、消毒供应中心的布局

消毒供应中心的位置应接近临床科室,一般设在住院部与门诊部之间,周围环境清洁,无污染源,为一个相对独立的区域。室内应有足够的照明,通风良好;地面、墙壁光滑,便于冲洗;应有净化和污水排放设施;清洗、消毒、灭菌物品的路线只能从污到洁,不准逆行;设空气净化装置,采取正压送风方式,空气流向由洁到污,以保证空气洁净。按洁净度要求不同,消毒供应中心可规划以下几个工作区。

1. 生活办工区　如办公室、更衣室等。

2. 污染区　如回收室、洗涤室(图4-30)、消毒室。

3. 清洁区　如包装室(图4-31)、压力蒸汽灭菌室(图4-32)。

4. 无菌区　如无菌物品的发放室。

5. 一般工作区　如储藏室、敷料室。

6. 缓冲区　设在两工作区之间,在此洗手、更鞋、更衣。

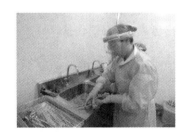
图4-30　洗涤室

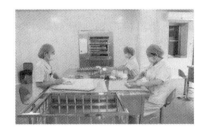
图4-31　包装室

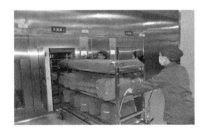
图4-32　压力蒸汽灭菌室

二、消毒供应中心的设施

医院应根据消毒供应中心的规模、任务及工作量,合理配置清洗消毒设备及配套设施。如清洗消毒机、空气消毒机、压力蒸汽灭菌器、器械检查台、无菌封口机、污衣袋、敷料柜等,这些设备、设施应符合国家相关标准或规定。

三、消毒供应中心的质量监测及管理

消毒供应中心的工作人员在护士长的领导下进行工作。工作人员应严格遵守污染物品处理、物品洗涤、物品包装、环境管理、无菌物品管理等制度,定时下收下送,专人负责,定期监测消毒质量,并随时进行抽查。

四、消毒供应中心的工作内容

消毒供应中心应根据工作量及各岗位需求,科学、合理地配置具有职业资格的护士、消毒员和其他工作人员。工作人员应当接受与其岗位职责相应的岗位培训,正确掌握相关知识与技能;消毒员经培训合格后持证上岗。各工作区的工作内容如下。

（一）污染区

1. 回收室 负责回收各科室用过的污染物品,分类放置。

2. 洗涤室 分为初洗间和精洗间,按要求清洗回收的各类可重复使用物品。

（二）清洁区

1. 包装室 将已清洗干净的物品和加工的敷料进行检查、包装(包内须放置化学指示卡,包外贴化学指示胶带),并且标明物品的名称、灭菌日期,送灭菌处理。

2. 灭菌室 由经过专门培训的工作人员根据物品的性能,进行有效、最佳的消毒灭菌。

（三）无菌区

1. 高压蒸汽灭菌室 应单独设置,由专人负责将包装好的物品进行灭菌处理。

2. 发放室 经过灭菌的无菌物品从高压蒸汽灭菌室中取出后,暂时存放于无菌间的储物架上,根据需要和规定发放供应。发放无菌物品时,按照灭菌日期的先后发放。

（四）一般工作区

储藏器械、被服、敷料等。

五、常用物品的保养

为了延长物品的使用期限,节约资源,应做好物品的保养工作。

（一）搪瓷类

搪瓷类物品应该稳拿轻放,避免碰撞;勿与粗糙物摩擦,勿与强酸强碱接触,以防脱瓷生锈。

（二）金属类

金属类物品应该涂油保存,以防生锈;锐利器械应单独放置,刀面可用棉花包裹,以防损伤锋刃。

（三）玻璃类

玻璃类物品应稳拿轻放,防磕破;避免骤然冷热刺激,导致收缩膨胀而炸裂。

（四）橡胶类

橡胶类物品要防冷变硬、防热变软变形、防锐器刺破、防酸碱腐蚀变质;橡胶单洗净晾干后,撒上滑石粉卷起保存;橡胶袋洗净晾干后,内装适量空气,避免粘连;橡胶管洗净晾干后,撒上滑石粉平直存放。

（五）布、纱布、棉花类

布、纱布、棉花类物品应防火、防霉、防蛀、防钩破,要勤晒,并放防虫蛀的制品保存。

【本节小结】

消毒供应中心是医院供应各种无菌物品的重要科室,其工作质量直接影响到医疗护理质量和患者的安危。消毒供应中心的任务是对医疗器械进行清洁、包装、灭菌以及各种敷料的加工和物品的保养;其内部明确划分为污染区、清洁区、无菌区等。消毒供应中心的工作人员应熟悉各种无菌物品的性能,清洗、消毒和灭菌的方法,以及物品的保养方法等,严格按照操作规程操作,确保医疗安全。

【目标检测】

橡胶类物品的保养方法提法不妥的是(   )。

A. 防止变冷变硬   B. 防热变软

C. 避免与酸碱接触   D. 橡胶单、橡胶袋晾干撒滑石粉保存

E. 导管防止过度扭曲

【目标检测答案】

第一节　1. E　2. E

第二节　1. D　2. A　3. E　4. E　5. E　6. C　7. B　8. D

第三节　1. A　2. B　3. E　4. D　5. E　6. C　7. C　8. E

第四节　1. D　2. E　3. D　4. C　5. C

第五节　D

第五章　患者清洁卫生护理

清洁卫生是人的基本生理需要之一，保持自身的清洁卫生对确保个体舒适、安全及健康具有十分重要的意义。在日常生活中，健康人具有保持身体清洁的需求，但当人生病时，由于疾病的影响，自我照顾能力降低，往往无法满足自身清洁的需要，这对患者的生理和心理都会产生不良影响，甚至诱发各种并发症。因此，为了使患者在住院期间身心处于最佳状态，护士应及时评估患者的卫生状况，并根据患者的自理能力、卫生需求及个人习惯，协助患者进行清洁卫生的护理，确保患者清洁和舒适，预防感染和并发症的发生。

患者的清洁卫生护理包括口腔、头发、皮肤、会阴部、足部等的清洁卫生。由于清洁卫生具有较强的个体性，因此护士应尊重患者的习惯，保护患者隐私，通过与患者的密切接触建立良好的护患关系，有利于后续治疗和护理工作的开展。

扫码看课件

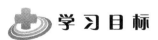

第一节　口腔护理

学习目标

（1）阐述常用的口腔护理溶液的种类及其作用。

（2）阐述特殊口腔护理的目的及操作的注意事项。

（3）能够运用所学知识为患者进行口腔护理。

案例导入

患者，女，57 岁，患大叶性肺炎，高热、昏迷 6 天，经抗生素治疗后病情好转。近日发现其口腔黏膜破溃，创面附着白色膜状物，用棉签拭去附着物后，可见创面轻微出血。请思考：

（1）该患者是否需要做口腔护理？

（2）如需进行口腔护理，应选择哪种口腔护理溶液？

（3）操作时应注意什么？

口腔是病原微生物侵入人体的重要途径之一，口腔内温度、湿度和食物残渣非常适合微生物的生长繁殖。正常人口腔内存在大量的致病微生物和非致病微生物，正常情况下，机体具有一定抵抗力，且通过日常的饮水、进食、刷牙及漱口等活动可达到减少和清除病原微生物的目的，因而不会出现口腔异常。患病时,由于机体抵抗力下降,进食、饮水、刷牙及漱口等活动减少,口腔内病原微生物大量繁殖,可出现口臭、口腔局部炎症、溃疡及其他并发症,还会对个人形象、社会交往带来不利影响。因此,护士必须认真评估和判断患者的口腔卫生状况,根据其病情及自理能力,协助其完成口腔护理并给予必要的卫生指导。

一、口腔护理评估

口腔护理评估的目的是诊断患者现存或潜在的口腔卫生问题,以制订护理计划并为患者提供恰当的护理措施和健康指导,从而预防或减少口腔疾病的发生。

(一)基本状况和自理能力评估

评估患者的意识状态、自理程度、心理反应、合作程度,进食、进水情况及口腔卫生状况,所患疾病是否具有传染性等。

(二)口腔卫生状况评估

观察口唇的色泽,湿润度,有无干裂、出血;口腔黏膜的颜色,有无溃疡、疱疹及渗出液;牙齿是否齐全,有无义齿、龋齿、牙垢;牙龈颜色是否正常,有无溃疡、肿胀、萎缩或出血;舌及腭的颜色,有无肿胀,舌面积垢;口腔有无异常气味等;次数及清洁程度等。

(三)口腔卫生保健知识评估

评估患者对保持口腔卫生重要性的认识程度及预防口腔疾病等相关知识的了解程度。

(四)口腔特殊问题评估

询问并观察患者义齿佩戴是否合适,有无活动义齿,有无义齿间连接过紧、松动、滑落等情况;患者活动义齿的保养知识。

二、口腔的清洁护理

(一)口腔卫生指导

护士要与患者讨论口腔卫生的重要性,定时检查患者口腔卫生情况,指导患者养成良好的口腔卫生习惯,从而提高患者保持口腔健康的意识。对患者口腔卫生给予如下指导。

1. 养成良好的口腔卫生习惯　指导患者早、晚刷牙,餐后漱口,以减少龋齿的发生;睡前不应进食对牙齿有刺激性或腐蚀性的食物,减少糖类的摄入量;当病情允许时,鼓励患者多饮水。

2. 清洁用具的选用

(1)牙刷应选用刷头较小且表面平滑、刷柄扁平而直、刷毛质地柔软且疏密适宜的牙刷。牙刷在使用间隔应保持清洁和干燥,至少每隔3个月更换一次。

(2)牙膏应选用无腐蚀性的,以免损伤牙齿。可以根据需要选择含氟牙膏或药物牙膏。含氟牙膏具有抑菌和保护牙齿的作用,药物牙膏可抑制细菌生长,具有预防龋齿、治疗牙周病或牙齿过敏的作用。

3. 指导正确的刷牙方法　刷牙通常于晨起和就寝前进行,每次餐后也建议刷牙,每次刷牙时间不少于3分钟。目前提倡的刷牙方法有颤动法和竖刷法。颤动法刷牙时,牙刷毛面与牙齿成45°,刷头指向牙龈方向,使刷毛进入龈沟和相邻牙缝内,做短距离的快速环形颤动,每次只刷2~3颗牙,刷完一个部位后再刷相邻部位;前排牙齿内面,可用牙刷毛面的前端以环形颤动方式刷洗;刷咬合面时将刷毛压在咬合面上,使毛端深入裂沟区做短距离的前后来回颤动;最后由内向外刷洗舌面,以清除食物碎屑和减少病原微生物(图5-1)。竖刷法是沿牙齿纵向刷,牙齿外面、内面、咬合面及舌上面均应刷到。刷完牙后嘱患者彻底漱口,以清除口腔内的食物碎屑和残余牙膏。必要时重复刷洗和漱口,直至口腔完全清洁。

注意事项如下。

(1)使用牙刷清洁牙齿时,操作方法应正确,动作应轻柔,防止磨损牙齿或损伤牙龈。

(2)使用后将牙刷洗净,甩去多余水分,刷头朝上置于通风处晾干待用。

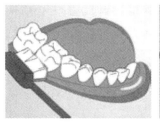

(a) 外侧面牙齿刷法

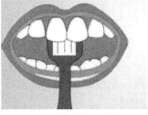

(b) 内侧面牙齿刷法

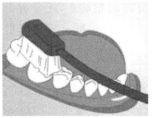

(c) 咬合面牙齿刷法

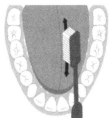

(d) 舌面刷洗法

图 5-1 刷牙方法

（3）刷牙后应彻底漱口，以清除口腔内残余碎屑和牙膏。

4. 指导使用牙线 若刷牙不能彻底清除牙齿周围的牙菌斑和碎屑，可使用牙线清除牙间隙食物残渣，去除齿间牙菌斑，预防牙周病。牙线材料有尼龙线、丝线及涤纶线（图 5-2）。

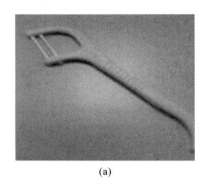

(a)

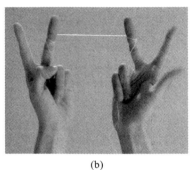

(b)

图 5-2 牙线签、牙线

使用方法：将牙线两端分别缠于双手示指或中指，以拉锯式将其嵌入牙间隙（图 5-3）。拉住牙线两端使其呈"C"形，滑动牙线至牙龈边缘，绷紧牙线，沿一侧牙面前后移动牙线以清洁牙齿侧面，然后用力弹出，再换另一侧，反复数次直至牙缝中的食物残渣被清除。使用牙线后，需彻底漱口以清除口腔内刮下的碎屑。

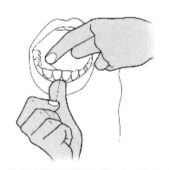

(a) 拉锯式将牙线嵌入牙间隙，清洁下牙

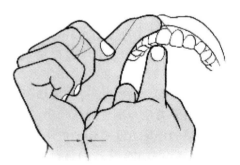

(b) 拉锯式将牙线嵌入牙间隙，清洁上牙

图 5-3 牙线剔牙法

注意事项：对牙齿侧面施加压力时，动作要轻柔，切忌将牙线猛力下压，以免损伤牙龈。

（二）特殊口腔护理

特殊口腔护理主要用于高热、昏迷、危重、禁食、鼻饲、口腔疾病、术后及生活不能自理的患者。一般每日 2～3 次，若病情需要，可酌情增加次数。

1.目的

(1)保持口腔清洁、湿润,预防口腔感染等并发症。

(2)防止口臭、口垢,促进食欲,确保患者舒适。

(3)观察口腔内的变化(如黏膜、舌苔、牙龈、口腔气味等),以及时提供患者病情动态变化的信息。

2.实施程序

程　序	操 作 步 骤	要 点 说 明
评估	1.核对长期医嘱单、口腔护理执行单(表5-1、表5-2) 2.评估患者的身体状况,如意识及有无咽部障碍情况等 3.口腔情况的评估,如有无义齿,口腔黏膜情况及有无出血、溃疡	
计划	1.护士准备:着装整齐、修剪指甲、洗手、戴口罩 2.用物准备 (1)治疗车上层:治疗盘内备治疗碗2个(分别盛漱口溶液和浸湿的无菌棉球)、镊子、弯血管钳、弯盘、压舌板、吸水管、棉签、液状石蜡、手电筒、治疗巾、必要时备开口器;治疗盘外备口腔护理常用溶液(表5-3)、口腔外用药(按需准备,常用的有口腔溃疡膏、西瓜霜、维生素B₂粉末、锡类散等)、手消毒液。 (2)治疗车下层:生活垃圾桶、医用垃圾桶 3.患者准备:①了解口腔护理的目的、方法、注意事项及配合要点。②取舒适、安全且易于操作的体位 4.环境准备:环境宽敞,光线充足或有足够的照明	注意根据患者口腔情况,选择适宜的漱口液
实施	1.核对、解释:携用物至患者床旁,核对患者床号和姓名,解释目的、过程及配合方法	
	2.体位:协助患者侧卧或仰卧,头偏向一侧,面向护士。铺治疗巾于患者颌下,置弯盘于患者口角旁	1.利于分泌物及多余水分从口腔内流出 2.防止患者衣物和床上用品被浸湿
	3.湿润:口唇、口角	防止口唇干裂者直接张口时破裂出血
	4.漱口:协助患者漱口,用吸水管漱口	昏迷患者禁忌漱口
	5.观察口腔:嘱患者张口,护士一手持手电筒,一手持压舌板观察口腔情况。对长期用抗生素、激素者,注意观察有无真菌感染	1.昏迷患者或牙关紧闭者可用开口器协助张口 2.有活动义齿者取下活动义齿并用冷水刷洗,浸于冷水中备用 3.观察有无出血、溃疡、炎症等
	6.按顺序擦洗口腔 (1)牙齿外侧面:嘱患者咬合上、下齿,用压舌板轻轻撑开颊部,用弯止血钳夹持含有漱口液的棉球,由磨牙向门齿纵向擦洗左外侧面。同法擦洗右外侧面。 (2)牙齿内侧面、咬合面、颊部:按左上内侧面→左上咬合面→左下内侧面→左下咬合面→左颊部的顺序擦洗。同法擦洗右侧 (3)硬腭、舌:按硬腭→舌背→舌下顺序擦洗	1.每个部位用1个棉球,棉球拧至不滴水 2.棉球包裹血管钳头端 3.按照从后向前、先上后下、由外向内的顺序擦洗牙齿各面 4.颊部弧形擦洗 5.擦洗时勿过深,以免触及咽部引起恶心

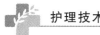

续表

程　序	操作步骤	要点说明
实施	7.再次漱口:协助患者用吸水管吸水漱口,擦净口唇。清点棉球数量	1.保持口腔清爽 2.有活动义齿者,协助患者佩戴活动义齿
	8.询问、观察:询问患者感受,再用手电筒观察患者口腔情况	确定口腔清洁是否有效
	9.润唇:口唇涂液状石蜡或润唇膏,酌情涂药	1.防止口唇干裂 2.若有口腔黏膜溃疡,可局部涂口腔溃疡膏
	10.整理、记录:撤去弯盘和治疗巾,协助患者取舒适卧位,整理床单位。整理用物,洗手,记录	1.确保患者舒适、安全 2.弃口腔护理用物于医用垃圾桶内 3.减少病原微生物传播 4.记录口腔卫生状况及护理效果
评价	1.护患沟通有效,患者能配合操作,对服务满意 2.操作方法正确,达到目的,无并发症发生	

表 5-1　长期医嘱单

姓名:<u>黎×</u>　性别:<u>男</u>　年龄:<u>78 岁</u>　科室:<u>神经内科</u>　床号:<u>2</u>　诊断:<u>脑出血</u>　住院号/ID 号:<u>20151212</u>

起　始		长 期 医 嘱	医生签名	护士签名	停　止		医生签名	护士签名
日期	时间				日期	时间		
2015.12.15	8:00	口腔护理,每日两次	李×	张×				

表 5-2　口腔护理执行单

姓名:<u>黎×</u>　性别:<u>男</u>　年龄:<u>78 岁</u>　科室:<u>神经内科</u>　床号:<u>2</u>　诊断:<u>脑出血</u>　住院号/ID 号:<u>20151212</u>
日期:<u>2015.12.15</u>

序号	医　嘱	核对人签名	执行时间	护士签名
1	口腔护理	姚×	8:30	杨×

表 5-3　口腔护理常用溶液

名　　称	作　　用	适用范围(口腔 pH)
0.9%氯化钠溶液	清洁口腔,预防感染	中性
0.02%呋喃西林	清洁口腔,广谱抗菌	中性
复方硼酸溶液(朵贝尔氏溶液)	轻度抑菌、除臭	中性

续表

名　　称	作　　用	适用范围(口腔 pH)
0.08%甲硝唑溶液	适用于厌氧菌感染	中性
1%～3%过氧化氢溶液	防腐、防臭,遇有机物时放出新生氧。适用于口腔感染有溃烂、坏死组织者	偏酸性
1%～4%碳酸氢钠溶液	改变细菌生长环境,适用于真菌感染	偏酸性
0.1%醋酸溶液	适用于铜绿假单胞菌(绿脓杆菌)感染	偏碱性
2%～3%硼酸溶液	酸性防腐溶液,抑制细菌生长	偏碱性

3. 注意事项

(1)擦洗时动作要轻柔,特别是凝血功能差的患者,以免损伤口腔黏膜及牙龈。

(2)昏迷患者禁忌漱口。需用开口器时,应从臼齿放入(牙关紧闭者不可使用暴力助其张口)。擦洗时需用血管钳夹紧棉球,每次一个,防止棉球遗留在口腔内;棉球不可过湿,以防患者将溶液吸入呼吸道,造成窒息。

(3)对长期使用抗生素和激素的患者,应观察口腔黏膜有无真菌感染。

(4)活动义齿应先取下,用冷水冲洗干净,待操作结束时协助患者戴上。暂时不用的义齿,清洁后浸于冷水杯中备用,每日更换清水一次。不可将义齿浸在热水及乙醇等消毒溶液中,以免义齿变色、变形和老化。

(5)传染病患者的用物需按消毒隔离原则进行处理。

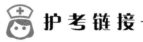护考链接

A1 型题

特殊口腔护理的适应证不包括(　　)。

A. 禁食　　　　B. 高热　　　　C. 鼻饲　　　　D. 昏迷　　　　E. 腹泻

分析:特殊口腔护理主要用于高热、昏迷、危重、禁食、鼻饲、口腔疾病、术后及生活不能自理的患者。故答案为:E

A2 型题

患者,男,89 岁。因腹部隐痛来院就诊,门诊以腹痛待查收入院。患者身高 160 cm,体重 40 kg,意识清楚,生活基本不能自理。护士在晨间为其进行口腔护理时发现患者口腔黏膜充血糜烂,舌苔增厚,有假膜。此时护士应(　　)。

A. 要求患者每次饭后均要刷牙龈　　　　B. 要求家属加强照护,注意口腔清洁

C. 允许患者在不适时,自行清除假膜　　　D. 提供 0.9%氯化钠溶液漱口

E. 提供 3%碳酸氢钠溶液漱口

分析:患者口腔黏膜充血糜烂,舌苔增厚,有假膜,为真菌感染。碳酸氢钠溶液用于真菌感染。故答案为 E。

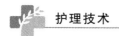

【本节小结】

护士为患者进行口腔护理,内容如下:评估患者的口腔状况;协助患者做好自我口腔护理,并对患者进行口腔卫生指导;为无法自己完成口腔清洁者做好特殊口腔护理。护士为患者评估口腔卫生情况时,要重点掌握如何为患者选择最适宜的漱口液,并熟练采用不同的方式为患者进行口腔护理,使患者感觉口腔舒适,从而保持口腔卫生,预防口腔感染。

【目标检测】

A1 型题

1.为禁食患者进行口腔护理的主要目的是( )。

A.促进口腔血液循环,增强食欲

B.保持口腔清洁湿润,使患者舒适

C.维护患者自尊自信,建立良好护患关系

D.进行心理护理和卫生宣传教育,满足患者身心需要

E.协助临床诊断

A2 型题

2.患者,男,58 岁,发热原因待查入院,护士在观察其口腔时,发现一感染溃烂处。此时应选的口腔护理溶液是( )。

A.0.9%氯化钠溶液　　　　　　　　　　B.1%乙酸溶液

C.1%~3%过氧化氢溶液　　　　　　　　D.0.02%氯己定溶液

E.1%~4%碳酸氢钠溶液

3.患者,男,70 岁,因脑血管意外昏迷入院,护士在为其进行口腔护理时发现患者装有活动义齿,下列操作中错误的是( )。

A.操作前将义齿取下浸入冷开水中　　　　B.从门齿处放入开口器

C.浸泡义齿的水应每天更换　　　　　　　D.护理前后清点棉球个数

E.禁止漱口

A3 型题

(4~7 题共用题干)

患者,男,68 岁。因脑外伤昏迷入院,给予降颅压及抗生素治疗。患者 2 周后出现口腔颊部黏膜破溃,且创面有白色膜状物,用棉签拭去附着物后创面有轻微出血。

4.该患者口腔病变的原因可能是( )。

A.维生素缺乏　　　　　　　　B.真菌感染　　　　　　　　C.病毒感染

D.凝血功能障碍　　　　　　　E.铜绿假单胞菌感染

5.为该患者做口腔护理时,应选择的漱口液是( )。

A.0.9%氯化钠溶液　　　　　　　　B.1%~3%过氧化氢溶液

C.0.02%呋喃西林溶液　　　　　　　D.1%~4%碳酸氢钠溶液

E.复方硼酸溶液

6.口腔护理时开口器应从( )。

A.门齿处放入　　　　　　　　B.舌下放入　　　　　　　　C.尖牙处放入

D.臼齿处放入　　　　　　　　E.侧切牙处放入

7.该患者有义齿,正确的处理方法是清洗后( )。

A.放入冷水中　　　　　　　　B.放入热水中　　　　　　　C.放入乙醇中

D.放入碘伏中　　　　　　　　E.放入过氧乙酸中

第二节　头发护理

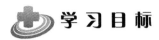 学习目标

(1)阐述灭虱、虮药液的配制方法及操作步骤。
(2)阐述头发护理的目的及操作的注意事项。
(3)能够运用所学知识为患者进行头发护理。

案例导入

患者,女,68岁,因中风导致长期卧床,生活不能自理。请思考:
(1)护士应使用哪种方法为该患者完成头发清洁护理?
(2)护士在为该患者洗头的过程中应注意什么?

头发清洁是患者清洁护理中的一项重要内容。经常梳理和清洁头发,可及时清除头皮屑、灰尘及异物,保持头发清洁且易于梳理。同时,经常梳头和按摩头皮,可促进头部血液循环,增加上皮细胞营养,促进头发生长,预防感染发生。而且良好的头发外观对维护个人形象、保持良好心态及树立自信十分重要。所以,对于病情较重、自我完成头发护理受限的患者,护士应主动予以适当协助,满足患者基本需要。

一、床上梳头

(一)目的

(1)去除头皮屑和污秽,保持头发清洁和整齐,使患者感觉舒适、美观。
(2)按摩头皮,促进头部血液循环,促进头发的生长和代谢。
(3)维护患者自尊,增加患者自信,建立良好的护患关系。

(二)实施程序

程序	操作步骤	要点说明
评估	1.头发的基本情况 2.患者的病情、意识、自理能力、个人卫生习惯及对自身仪表的重视程度及配合程度 3.解释操作的目的及配合要点	
计划	1.护士准备:着装整洁,修剪指甲,洗手,戴口罩 2.用物准备:治疗盘内备梳子、治疗巾、纸袋。必要时备发夹、橡皮圈(套)或其他发饰、30%乙醇。治疗盘外备手消毒液 3.患者准备 (1)了解梳头的目的、方法、注意事项及配合程度 (2)根据病情,采取平卧位、坐位或半坐卧位 4.环境准备:宽敞,光线充足或有足够的照明	患者头发打结时可用30%乙醇湿润打结处,易于梳理

续表

程序	操 作 步 骤	要 点 说 明
实施	1.核对、解释:携用物至床旁,核对患者床号、姓名,解释目的及方法	确认患者
	2.体位:根据病情协助患者取平卧位、坐位或半坐卧位	若患者病情较重,可协助其取侧卧或平卧,头偏向一侧
	3.铺治疗巾:坐位或半坐卧位患者,铺治疗巾于患者肩上;卧床患者,铺治疗巾于枕上	避免头发头屑掉于枕头或床单上
	4.梳发:将头发从中间分成两股,护士一手握住一股头发,由发梢梳至发根;如遇长发或头发打结时,可将头发绕在示指上梳理,也可用30％乙醇湿润打结处,再慢慢梳顺;长发可以编成辫或扎成束	1.梳发时避免过度牵拉,导致患者疼痛 2.梳头时尽量使用圆钝齿的梳子,以防损伤头皮;如发质较粗或烫成卷发,可选用齿间较宽的梳子
	5.整理:取下治疗巾,将脱落的头发置于纸袋中,协助患者取舒适卧位,整理床单位。整理用物,洗手	促进患者舒适;保持病室整洁
评价	1.护患沟通有效,患者头发整齐、清洁,感觉舒适 2.操作轻稳节力,患者满意	

(三)注意事项

(1)动作轻柔,了解患者的个人喜好,尊重患者的习惯。

(2)编好的发辫,每天至少将发辫松开一次,经梳理后再编好。

(3)梳发过程中,可用指腹按摩患者头皮,促进其头部血液循环。

二、床上洗头

(一)目的

(1)去除头皮屑和污秽,保持头发清洁和整齐,使患者感觉舒适、美观。

(2)按摩患者头皮,促进头部血液循环,促进头发的生长和代谢。

(3)维护患者自尊,增加患者自信,建立良好的护患关系。

(二)实施程序

程序	操 作 步 骤	要 点 说 明
评估	1.头发的基本情况 2.患者的病情、意识、自理能力、个人卫生习惯及对自身仪表的重视程度及配合程度 3.解释操作的目的及配合要点	
计划	1.护士准备:着装整洁,修剪指甲,洗手,戴口罩 2.用物准备 (1)洗头车(或马蹄形垫)(图5-4) (2)治疗盘内备:橡胶单、浴巾、毛巾、眼罩或纱布、棉球(以不吸水棉球为宜)、别针、量杯、洗发液、梳子 (3)治疗盘外备:水壶(内盛40～45 ℃热水或按患者习惯调制)、脸盆或污水桶、手消毒液、便盆,必要时可备电吹风 3.患者准备:了解洗头的目的、方法、注意事项及配合程度 4.环境准备:关好门窗,拉上窗帘或者用屏风遮挡患者,调节好室温	确保水温合适,以免烫伤患者

续表

程序	操　作　步　骤	要 点 说 明
实施	1.核对、解释:按需备齐用物携至患者床旁,核对患者床号、姓名,解释目的及方法	便于操作;确认患者
	2.环境与体位:冬季应关好门窗,调节室温至 22～26 ℃,按需给予便盆,协助患者斜角仰卧,移枕头于肩下	调节至适宜温度,以防患者着凉
	3.垫巾:将橡胶单和浴巾铺于枕上,松开衣领向内反折,用毛巾围在患者的颈部,并用别针固定	保护患者衣服和床上物品不被打湿
	4.头部体位:头部枕于洗头车的头托上,将接水盘置于患者头下(如为马蹄形,则置马蹄形垫于患者后颈下,使患者颈部枕于马蹄形垫的突起处,头部置于水槽中。马蹄形垫下端置于脸盆或污水桶中)	保持颈部舒适
	5.保护眼、耳:用棉球塞好双耳,用纱布遮盖双眼	防止水流入患者眼睛和耳朵
	6.洗发 (1)松开头发,用温水充分湿润头发 (2)倒适量洗发液于掌心,用手掌搓开后,均匀涂遍头发,由发际至脑后部反复揉搓,同时用指腹轻轻按摩头皮,注意抬起头部洗净脑后部头发 (3)温水冲洗头发,直至冲净	1.揉搓用力适中,避免用指甲搔抓以防损伤头皮 2.按摩头皮可促进头部血液循环
	7.擦干头发:擦去头发水分,解下颈部毛巾包裹头发。取下眼部的纱布和耳内的棉球。擦干面部	及时擦干头发,避免患者着凉
	8.整理记录:撤去用物,将枕移向床头,协助患者取舒适体位,解下包头毛巾,用电吹风吹干头发,再用梳子梳理整齐,脱落的头发置于纸袋中,整理床单位,整理用物,洗手记录	记录执行时间和护理效果,有利于评价
评价	1.护患沟通有效,患者头发整齐、清洁、感觉舒适 2.操作轻稳节力,患者满意	

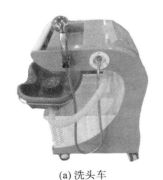

(a)洗头车　　　　　　　　　　　　(b)马蹄形垫

图 5-4　洗头用物

(三)注意事项

(1)洗头过程中,应随时注意观察患者的病情变化,如发现患者面色、脉搏及呼吸有异常时应停止操作。

(2)病情危重和极度衰弱患者不宜洗头。

(3)操作过程中注意控制室温和水温,注意保暖,及时擦干头发,防止患者着凉。

(4)洗发时间不宜过久,以免引起患者头部充血或疲劳不适。

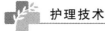

(5)洗发过程中注意保持患者舒适体位,保护伤口及各种管路,防止水流入耳朵和眼睛。

三、灭头部虱、虮

(一)目的

消灭头部虱和虮,预防患者间传染和疾病传播。

(二)实施程序

程序	操作步骤	要点说明
评估	1.患者的年龄、病情、意识、心理反应及合作程度 2.患者头部虱、虮情况,头发的长度等	
计划	1.护士准备:穿好隔离衣,修剪指甲、洗手、戴口罩、手套,避免传染 2.用物准备 (1)治疗盘内:洗头用物、治疗巾、篦子(齿内嵌少许棉花)、治疗碗(内盛灭虱、虮药液)、纱布数块、塑料帽子、隔离衣、布口袋、纸袋、清洁衣裤、清洁床上用品 (2)治疗盘外:常用灭虱、虮药液,手消毒液 3.患者准备 (1)了解操作的目的、方法、注意事项及配合方法 (2)必要时动员患者剪短头发 4.环境准备:关好门窗,拉上窗帘或者用屏风遮挡患者,调节好室温	常用药液: 1.30%含酸百部酊剂(百部30 g、50%乙醇100 mL、纯乙酸1 mL,装入瓶内盖严,48小时后方可使用) 2.30%含酸百部煎剂:百部30 g,加水500 mL煎煮30分钟,用双层纱布过滤,将药液挤出。将药渣再加水500 mL煎煮30分钟,过滤,挤出药液。将两次药液合并浓缩至100 mL,待冷却后加入纯乙酸1 mL即可
实施	1.核对解释:按需备齐用物携至床旁,核对患者床号、姓名,解释目的及方法	便于操作;确认患者
	2.擦拭药液:按洗头法做好准备后,将头发分成若干小股,用纱布蘸灭虱、虮药液,按顺序擦遍头发,并反复揉搓10分钟,使之湿透全部头发	便于发挥药液效果
	3.戴帽包裹:用帽子严密包裹头发,保证灭虱、虮效果	避免挥发
	4.篦虱和虮:24小时后取下帽子,用篦子篦出死虱和虮卵,并清洗头发	如发现仍有活虱、虮须重复用药
	5.消毒处理:灭虱、虮完毕,协助患者更换衣裤及被服,将污衣裤和被服放入布袋内,扎好袋口,按隔离原则处理	防止虱、虮传播
	6.整理记录:撤除用物,整理床单位,除去篦子上的棉花,用火焚烧,将梳子和篦子消毒后刷洗干净,洗手、记录	彻底消灭头虱、虮
评价	1.灭除头部虱、虮,无传播疾病发生 2.患者无局部和全身反应	

(三)注意事项

(1)用药过程中注意观察患者,防止不良反应。

(2)护士操作要规范,注意保护自己,免受传染。

(3)操作过程中防止药液溅入患者面部及眼部。

【本节小结】

护士为患者进行头发护理,既保持患者干净整洁的外观,使患者感到舒适、安全,又可以预防传染病的传播。护士在操作过程中要注意关心患者,尽可能满足患者合理的要求,维持患者的仪表和良好的心身状态。

【目标检测】

A2 型题

患者,女,70 岁,因病长期卧床,护士可根据其病情为患者进行床上洗头。下面描述正确的是(　　)。

A.床上洗头的目的是为了防止不洁净的头发弄脏枕巾

B.随时观察病情变化

C.温室为 30 ℃,水温为 50～60 ℃

D.若患者身体极度虚弱则应暂停床上洗头

E.洗头的同时应清洗患者的眼睛和耳朵

 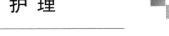

第三节　皮肤护理

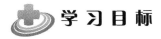

(1)阐述皮肤护理的目的及注意事项。

(2)叙述压疮发生的原因、易患部位、各期的临床表现并说明各期的治疗和护理要点。

(3)运用所学知识为患者进行皮肤护理。

 案例导入

李先生,78 岁,因脑血管意外卧床 3 个多月,二便失禁,不能自行翻身。今晨护士发现患者骶尾部皮肤呈紫红色,且皮肤出现大小不等的水疱。请思考:

(1)该患者骶尾部皮肤出现了什么并发症?

(2)导致该患者发生此并发症的原因是什么?

(3)对此并发症,我们将如何进行护理?

(4)我们该如何预防此并发症的发生?

皮肤是身体最大的器官,由表皮、真皮及皮下组织组成。它具有保护机体、调节体温、感觉、吸收、分泌及排泄等功能。完整的皮肤是抵御外界有害物质入侵的第一道屏障。长期卧床患者,由于疾病的影响,生活自理能力差,汗液中的盐分及含氮物质常存留在皮肤上,皮脂、汗液及表皮碎屑等与外界细菌和尘埃结合形成污垢,黏附于皮肤表面,刺激皮肤,导致皮肤抵抗力降低。

皮肤护理有助于维持机体完整性,有效促进血液循环,增强皮肤排泄功能,预防各种并发症的发生,还可维护患者形象、自尊,促进其康复。因此,护士应加强对卧床患者的皮肤护理。

一、淋浴和盆浴

淋浴或盆浴适合病情较轻,能够自行完成洗浴的患者,并根据患者自理能力适当予以协助。

(一)目的

(1)清洁皮肤,去除污垢,促进身心舒适,增进健康。

(2)促进皮肤血液循环,增强皮肤排泄功能,使肌肉放松,预防并发症发生。

(3)为护士提供观察患者并与其建立良好护患关系的机会。

(二)实施程序

程　序	操 作 步 骤	操 作 要 点
评估	1.患者的年龄、病情、意识状态、皮肤情况、是否有引流管 2.患者的自理能力、心理状态、配合程度及日常沐浴习惯	
计划	1.护士准备:着装整洁,修剪指甲,洗手,戴口罩 2.用物准备:脸盆、毛巾、浴巾、沐浴露或浴皂(根据皮肤情况选择适宜的浴皂)、清洁衣裤、拖鞋 3.患者准备 (1)了解沐浴的目的、方法、配合程度及注意事项 (2)根据需要协助患者排便 4.环境准备:调节室温至 22～26 ℃,水温保持在 40～45 ℃,也可按患者习惯调节	调节适宜室温,以防患者着凉
实施	1.准备、解释:按需备齐用物,送患者进入浴室,关闭门窗,向患者交代有关事项,如水温的调节方式、呼叫铃的使用方式、电器使用的安全等	1.防止患者滑倒或跌倒 2.避免患者受凉或意外性烫伤
	2.浴前:浴室不应闩门,应在门口挂好标志,告知患者沐浴时不应用湿手接触电源开关。如需帮助沐浴的患者,护士可进入浴室内协助	
	3.浴中:注意患者沐浴时间,如时间过久应在门外询问,避免发生意外。如遇患者晕厥、虚脱,护士应迅速救治、护理	如为盆浴则盆中水位不超过心脏水平,时间不应超过 20 分钟,浸泡过久易导致疲倦
	4.浴后:再次观察患者的情况,必要时做好记录,嘱患者回病房休息	取下门上标识牌
评价	1.护患沟通有效,患者能配合操作,对服务满意 2.无意外发生	

(三)注意事项

(1)沐浴应在进食 1 小时后进行,以免影响消化功能。

(2)防止患者滑倒、受凉、晕厥、烫伤等意外情况发生。

(3)妊娠 7 个月以上的孕妇禁用盆浴,衰弱、创伤和患心脏病需要卧床休息的患者,不宜盆浴或淋浴。

(4)传染病患者根据病情、病种,按隔离原则进行。

二、床上擦浴

床上擦浴适用于病情较重、长期卧床、活动受限(如使用石膏、牵引)及身体衰弱而无法自行沐浴的患者。

(一)目的

(1)清洁皮肤,去除污垢,促进身心舒适,增进健康。

(2)促进皮肤血液循环,增强皮肤排泄,使肌肉放松,预防并发症发生。

(3)为护士提供观察患者并与其建立良好护患关系的机会。

（二）实施程序

程　序	操 作 步 骤	操 作 要 点
评估	1.患者的年龄、病情、意识状态、皮肤情况、是否有引流管 2.患者的自理能力、心理状态、配合程度及日常沐浴习惯	
计划	1.护士准备：着装整洁，修剪指甲，洗手，戴口罩 2.用物准备 (1)治疗盘内备：浴巾、毛巾 2 条、沐浴露或浴皂、水温计、梳子、50％酒精、护肤用品(润肤剂、爽身粉)(按需备) (2)治疗盘外备：脸盆 2 个、水桶 2 个(一桶用于盛 50～52 ℃热水，另一桶用于接盛污水)、清洁衣裤、手消毒液。另备便盆、便盆巾和屏风 3.患者准备 (1)了解沐浴的目的、方法、配合程度及注意事项 (2)根据需要协助患者排便 4.环境准备：调节室温至 22～26 ℃，关好门窗，拉上窗帘或使用屏风遮挡	1.确保水温合适，以免烫伤患者 2.调节至适宜室温，以防患者着凉
实施	1.核对解释：备齐用物携至病房，核对床号、姓名，解释目的、方法	确认患者
	2.环境准备：将用物放在便于操作处，关闭门窗，屏风遮挡患者，按需要给予便盆	保护患者隐私
	3.体位：根据病情放平床头及床尾支架，松开棉被，移至床尾	注意给患者保暖
	4.备水：将脸盆、香皂置于床旁桌上，倒入温水约 2/3 满	
	5.洗脸和颈部 (1)浴巾铺于颈前，毛巾浸湿后拧干，裹成手套状，擦洗眼部(由内眦至外眦) (2)洗脸及颈部：按顺序洗净并擦干前额、颊部、鼻翼、耳后、下颌直至颈部	注意洗净耳廓、耳后、颈部皮肤皱褶处
	6.擦洗上肢和手 (1)脱衣垫巾：为患者脱下上衣。在擦洗部位下铺上浴巾 (2)擦洗上肢：将毛巾涂好浴皂，擦洗前臂→上臂→肩外侧→腋窝，然后用清水擦净，并用浴巾擦干。同法擦洗对侧上肢 (3)协助患者洗手，洗净后擦干	先脱近侧后脱远侧，如有外伤或活动障碍，则应先脱健侧，后脱患侧
	7.擦洗胸、腹部 (1)根据需要换水，测试水温 (2)适当掀起浴巾，按前述方法擦净胸部→腹部。当擦洗女患者乳房时应环形由中心向外擦拭，注意擦净乳房下皮肤皱褶处。必要时，可将乳房抬起以擦洗皱褶处皮肤	减少患者身体不必要的暴露且注意保暖
	8.擦洗背部：协助患者侧卧位，依次擦洗后颈部、背部至臀部，骨隆突处可用 50％乙醇按摩	通过刺激肌肉，促进皮肤血液循环
	9.协助穿衣：协助患者穿衣	先穿对侧再穿近侧，如有外伤或活动障碍，则应先穿患侧，后穿健侧

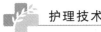

续表

程　序	操作步骤	操作要点
实施	10.再次换水铺巾:根据需要换水,测试水温,脱裤后铺浴巾于患者臀下,用浴巾包裹另一侧下肢	
	11.擦洗下肢:按前述方法擦洗踝部、小腿、大腿、髋部,同法擦洗对侧下肢	
	12.泡脚:换水并移盆于足下,托起患者小腿轻轻放入盆内,清洗足部及趾间,取出洗脚盆,两脚放于浴巾上擦干	
	13.擦洗会阴部:更换盆、水及毛巾,协助患者清洁会阴部,更换清洁裤子	保护隐私
	14.整理记录:整理床单位,整理用物,洗手、记录	必要时梳头、剪指甲、更换床单
评价	1.护患沟通有效,患者能配合操作,对服务满意 2.操作方法正确,节力,过程安全无意外,患者感到清洁、舒适	

(三)注意事项

(1)擦浴时应注意患者保暖,控制室温,随时调节水温,防止患者受凉或烫伤。

(2)擦浴过程中,注意遵循节力原则,动作敏捷、轻柔,并注意保护患者自尊。

(3)擦浴过程中,注意观察患者病情变化及全身皮肤情况,如出现寒战、面色苍白、脉速等征象,应立即停止擦浴,并给予适当处理。

(4)擦浴过程中,注意保护伤口和管路,避免伤口受压、管路打折或扭曲。

三、压疮的预防及护理

压疮是指身体局部组织长期受压,血液循环障碍,局部组织持续缺血、缺氧,营养缺乏,导致组织溃烂、坏死,又称压力性溃疡。

压疮本身并不是原发疾病,大多是由于其他原发病未能得到很好的护理而造成的皮肤损伤。压疮不仅给患者带来痛苦,而且会加重病情及延长疾病康复的时间,甚至严重时还可因继发感染引起败血症而危及生命。因此,必须加强患者皮肤护理,预防和减少压疮发生。

(一)压疮发生的原因

压疮形成是一个复杂的病理过程,是局部和全身因素综合作用所引起的皮肤组织的变性和坏死。

1.力学因素　造成压疮的三个主要物理力包括压力、摩擦力和剪切力,通常由2~3种力联合作用所致。

(1)压力:垂直压力是造成压疮的最主要因素。对局部组织的持续性垂直压力超过毛细血管压时,血液循环中断,导致组织缺氧,持续一定时间后,局部组织发生缺血、溃烂或坏死。压疮形成与压力的强度和持续时间有密切关系。压力越大,持续时间越长,那么发生压疮的概率就越高。垂直压力常见于长时间采取某种体位,如卧位、坐位。

(2)摩擦力:摩擦力作用于皮肤时,易损害皮肤的角质层,增加压疮的易感性。如皮肤擦伤后,受潮湿、污染等因素影响而易发生压疮。当患者在床上活动或坐轮椅时,皮肤随时可受到床单和轮椅表面的逆行阻力作用而产生摩擦力。

(3)剪切力:由两层组织相邻表面间的滑行而产生的进行性相对移位所引起,是压力和摩擦力的合力,与体位有密切关系。当患者取半坐卧位时,骨骼及深层组织由于重力的作用向下滑行,而皮肤及表层组织由于摩擦力却仍停留在原位,从而导致剪切力的产生。剪切力可以使局部组织内部结构位移拉开,从而导致内部血管发生扭曲变形,甚至完全关闭,引起局部血液循环障碍而发生压疮(图5-5)。

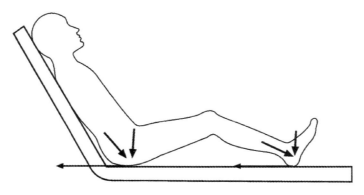

图 5-5　剪切力形成示意图

2. 局部皮肤受理化因素刺激　皮肤经常受到汗液、尿液及各种渗出液、引流液等物质的刺激,降低了皮肤的防御功能,致使表皮角质层的保护能力下降,皮肤组织易破损,且容易继发感染。如果患者衣服不平整、床单皱褶有碎屑、翻身拖拉、使用脱漆便盆等,则皮肤组织更易受损。

3. 营养状况　营养不良是导致压疮的重要因素。当营养摄入不足时,蛋白质合成减少,机体出现负氮平衡,皮下脂肪减少,肌肉萎缩,受压处缺乏肌肉和脂肪组织的保护,易引起局部血液循环障碍而发生压疮。机体脱水时皮肤弹性变差,在压力或摩擦力作用下容易变形和受损。水肿患者皮肤较薄、顺应性下降导致皮肤易受损而发生压疮。

4. 其他　如躯体受到限制的患者,在使用石膏绷带、夹板或牵引时,松紧不适、衬垫不当等,均可导致局部组织血液循环障碍,从而发生局部组织的缺血坏死。

(二)压疮的评估及预防

绝大多数压疮是可以预防的,而预防压疮的关键在于消除诱因。综合、有效的评估压疮发生的高危人群、危险因素及好发部位对压疮的预防可起到积极作用,尤其对发生压疮的高危人群采取针对性的护理措施是有效预防压疮发生的关键所在。

【评估】

1. 高危人群

(1)神经系统疾病患者:如昏迷、瘫痪者,其自主活动能力丧失及感觉障碍,身体局部组织长期受压。

(2)老年人:老年人皮肤松弛干燥,缺乏弹性,皮下脂肪萎缩变薄,皮肤易受损。

(3)肥胖患者:过重的身体导致承重部位压力增加。

(4)身体衰弱、营养不良患者:受压部位缺乏肌肉、脂肪组织保护。

(5)水肿患者:水肿降低了皮肤的抵抗力,且增加了承重部位压力。

(6)疼痛患者:为避免疼痛而处于强迫体位,使机体活动减少。

(7)使用矫形器械的患者:如石膏固定、牵引及应用夹板的患者,翻身、活动受限,容易导致局部受压过久。

(8)大、小便失禁患者:皮肤经常受到污物、潮湿的刺激。

(9)发热患者:体温升高可致排汗增多,而汗液可刺激皮肤。

(10)使用镇静剂患者:自主活动减少。

2. 危险因素　护士可以通过评分方式对患者发生压疮的危险因素进行定性和定量的综合分析,由此来判断其发生压疮的危险程度。常用的危险因素评估表包括 Braden 量表、Norton 量表、Waterlow 量表。其中应用较为广泛的是 Braden 量表(表 5-4)。Braden 量表的评估内容包括感觉能力、潮湿程度、活动能力、移动能力、营养摄取能力、摩擦力和剪切力 6 个部分。评分范围为 6～23 分,分值越低,提示发生压疮的危险性越大。评分≤18 分,提示患者有发生压疮的危险,建议采取预防措施。判断标准:分值<9 分为极度危险;10～12 分为高度危险;13～14 分为中度危险;15～18 分为轻度危险。

表 5-4　Braden 量表

评分内容	评分标准			
	1分	2分	3分	4分
感觉能力	完全受限	大部分受限	轻度受限	未受限
潮湿程度	持续潮湿	常常潮湿	偶尔潮湿	很少潮湿
活动能力	卧床	坐椅子	偶尔行走	经常行走
移动能力	完全无法移动	非常受限	轻微受限	不受限
营养摄取能力	非常差	可能不足	充足	丰富
摩擦力和剪切力	存在问题	潜在问题	无明显问题	—

3. 易患部位　压疮多发生于长期受压和缺乏脂肪组织保护、无肌肉包裹或肌肉较薄的骨隆突处。与体位的关系密切(图 5-6)。

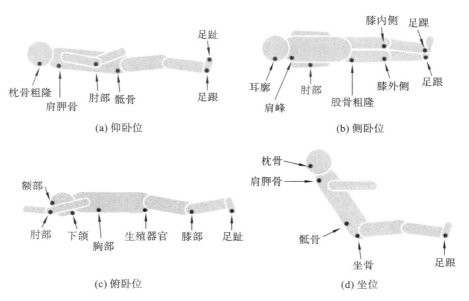

图 5-6　不同体位下压疮的好发部位

(1)仰卧位:好发于枕骨粗隆、肩胛骨、肘部、骶骨、足跟及足趾,尤其好发于骶尾部。

(2)侧卧位:好发于耳廓、肩峰、肘部、股骨粗隆、膝内外侧、足内外踝及足跟。

(3)俯卧位:好发于额部、肘部、下颌、胸部、生殖器官、膝及足趾等处。

(4)坐位:好发于枕骨、肩胛骨、骶骨、坐骨及足跟处。

【预防措施】

预防压疮的关键在于加强护理,消除危险因素。

1. 避免局部组织长期受压

(1)经常变换卧位:经常翻身是长期卧床患者最简单而有效的解除压力的方法。鼓励和协助长期卧床患者翻身,一般每 2 小时翻身 1 次,必要时每 30 分钟翻身 1 次。并且建立床头翻身记录卡(表 5-5),记录翻身时间、卧位变化及皮肤情况等。在给患者翻身时尽量将患者身体抬起,避免拖、拉、推,以免擦伤皮肤。

(2)保护骨隆突处和支持身体空隙处:协助患者变换体位后,可采用软枕或表面支撑性产品垫于身体空隙处,使支撑体重的面积增大,从而减轻骨隆突处所承受的压力,保护骨隆突处皮肤。目前临床上可供选择的表面支撑性产品包括泡沫垫、凝胶垫、气垫、水垫及羊皮垫等,但不宜使用橡胶类圈状物。

表 5-5 翻身记录卡

床号： 姓名： 性别： 年龄： 住院号：

时 间	卧 位	皮 肤 情 况	执 行 护 士

（3）正确使用石膏、夹板及其他矫形器械：对使用石膏、绷带、夹板或牵引器等固定的患者，衬垫应平整、柔软，适当调节松紧。应随时注意观察局部皮肤及肢端血运情况，如指（趾）甲颜色、温度的变化，认真听取患者主诉，及时予以调整。

2.保护患者皮肤，避免局部不良刺激

（1）保持患者皮肤和床单的清洁干燥、避免不良刺激是预防压疮的重要措施。

（2）对有大小便失禁、出汗、呕吐患者，应及时擦洗皮肤并更换床单、衣物。

（3）安排患者选择合适的卧位，防止身体下滑，从而减少剪切力的产生。

（4）当患者需要使用便器时，应使用无破损的便器。

3.促进皮肤血液循环 对长期卧床患者，应每日进行主动或被动的全范围关节运动练习，以维持关节活动性和肌肉张力，促进肢体血液循环，减少压疮发生。当患者变换体位时，对局部受压部位进行适当的按摩，其目的可以改善该部位血液循环，预防压疮发生。但需要注意的是，对于因受压已经出现反应性充血的皮肤组织则不主张按摩，因此时软组织已受到损伤，如实施按摩可造成深部组织损伤。

4.增进机体营养的摄入 合理膳食是改善患者营养状况、促进创面愈合的重要措施。因此，在病情允许的情况下，给予压疮高危人群高热量、高蛋白质及高维生素膳食，对不能进食的患者给予鼻饲，必要时按需要给予支持疗法，如补液、输血、静脉给予高营养物质等，可以增强抵抗力及组织的修复能力。

5.健康教育 向患者及其家属宣传压疮的相关知识，使其了解皮肤状态及发生压疮的危害，指导患者及其家属掌握预防压疮的知识和技能，如营养的相关知识、减压装置的选择、翻身及皮肤清洁技巧等，从而鼓励患者及其家属有效参与或独立采取相应预防压疮的措施。

（三）压疮的分期与护理

压疮的发生为渐进性过程，目前常依据压疮损伤程度将其分为淤血红润期、炎性浸润期、浅度溃疡期、坏死溃疡期（表 5-6、图 5-7）。

表 5-6 压疮的分期及护理

分 期	临 床 表 现	护 理 要 点
淤血红润期	压疮初期，此期皮肤完整性未被破坏，仅出现暂时性血液循环障碍，为可逆性改变，皮肤出现红、肿、热、痛或麻木	重点：去除危险因素，防止压疮继续发展 措施：①避免局部长期受压，增加翻身次数；②避免皮肤受到摩擦、潮湿和排泄物的刺激；③增进营养的摄入；④改善局部的血液循环
炎性浸润期	红肿部位若继续受压，血液循环得不到改善，静脉回流受阻，受压部位皮肤呈紫红色，皮下产生硬结，常有水疱形成，水疱破溃后显露潮湿、红润的创面，患者有疼痛感	重点：保护皮肤，预防感染 措施：继续加强上述措施以避免损伤继续发展，注意对出现水疱的皮肤进行护理。未破的小水疱应减少摩擦，防止其破裂、感染，使其自行吸收；大水疱可在无菌操作下用无菌注射器抽出水疱内液体，保留表皮，局部消毒后再用无菌敷料包扎

续表

分　　期	临 床 表 现	护 理 要 点
浅度溃疡期	表皮水疱逐渐扩大、破溃,真皮层创面有黄色渗出液,浅层组织坏死,形成溃疡。疼痛感加重	重点:清洁伤口,促进愈合 措施:解除压迫,保持局部清洁干燥
坏死溃疡期	压疮严重期,坏死组织发黑,脓性分泌物增多,有臭味,坏死组织侵入真皮下层和肌肉层,感染向周边及深部扩展,可深达骨面。严重者可引起脓毒败血症,造成全身感染,甚至危及生命	重点:去除坏死组织,促进肉芽组织生长 措施:①经常翻身,患处架空;②清洁创面,去除坏死组织;③保持引流通畅,促进创面愈合

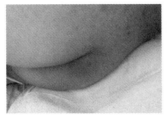　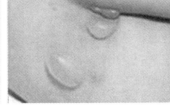　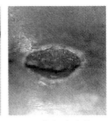　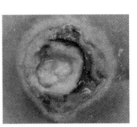

(a) 淤血红润期　　　　(b) 炎性浸润期　　　　(c) 浅度溃疡期　　　　(d) 坏死溃疡期

图 5-7　压疮的分期

护考链接

A2 型题

患者,男,60 岁。车祸致颅脑损伤,下肢粉碎性骨折,深度昏迷,营养状况差,轻度水肿。评估见骶尾部皮肤紫红色,有皮下硬结,并有小水疱。患者目前皮肤状况处于(　　　)。

A. 正常　　　　　　　　　　B. 压疮淤血红润期　　　　　　C. 压疮炎性浸润期

D. 压疮浅度溃疡期　　　　　E. 压疮坏死溃疡期

分析:①淤血红润期:红、肿、热、痛。②炎性浸润期:有硬结、水疱。③浅度溃疡期:浅层组织化脓、溃烂。④坏死溃疡期:深部组织化脓、坏死。故答案为 C。

【本节小结】

皮肤是我们人体的天然屏障,保持皮肤清洁,可减少皮肤的感染,从而增强患者的自信心。但我们在指导或协助患者进行皮肤清洁的过程中,要注意评估患者的自身状况,在操作过程中,要注意关心体贴患者,维护患者的自尊及保护其隐私。

压疮是长期卧床患者,特别是老年人、昏迷患者、截瘫患者极易发生的并发症。所以我们要掌握压疮发生的原因及好发部位,这样在护理患者过程中才能正确指导患者如何预防压疮,从而减少压疮的发生。对于压疮患者,我们要学会评估其症状,重点掌握压疮的临床表现、临床分期及各期的相关护理措施,从而促进皮肤的完整性。

【目标检测】

A1 型题

1. 淋浴和盆浴的注意事项,正确的是(　　　)。

A. 饭后需过 30 分钟才能进行沐浴　　　　　B. 妊娠 5 个月以上的孕妇禁止盆浴

C.妊娠 7 个月以上的孕妇禁止沐浴　　　　D.传染病患者禁止沐浴

E.患心脏病需卧床休息的患者不宜盆浴

2.患者沐浴时,下列哪项不妥?(　　　)

A.室温调节至 28 ℃　　　　　　　　　B.进食后 1 小时内不宜进行

C.入室时间过长应予以询问　　　　　　D.浴室不能闩门以防发生意外

E.教给患者调节水温的方法

3.为预防长期卧床患者发生压疮,错误的方法是(　　　)。

A.鼓励常翻身　　　　　　　　　　　　B.受压处多按摩

C.骨隆突处可垫水褥　　　　　　　　　D.夹板的固定一定要紧

E.保持皮肤清洁干燥

A2 型题

4.患者,女,79 岁,因股骨骨折行牵引已 2 周。护士在为其床上擦浴过程中,患者突然感到寒战、心慌等,且面色苍白出冷汗,护士应立即(　　　)。

A.请患者家属协助擦浴　　　　　　　　B.边擦洗边通知医生

C.加快速度边保暖边擦浴　　　　　　　D.鼓励患者做张口呼吸

E.停止操作,让患者平卧、吸氧,立即通知医生

5.患者,男,62 岁,因交通事故导致左上肢和右下肢骨折,已行石膏固定。护士为其行床上擦浴时,错误的是(　　　)。

A.为其脱衣裤时,先脱健肢,后脱患肢　　B.先洗脸部,由外眦向内眦依次擦洗

C.室温 24 ℃左右,水温可按患者习惯而定　D.洗后迅速擦干,以防患者着凉

E.擦洗过程中,注意保护患者隐私

6.患者,男,78 岁,常取半坐卧位,此时导致压疮发生的力学因素主要是(　　　)。

A.摩擦力　　　　B.垂直压力　　　　C.水平压力　　　　D.阻力　　　　E.剪切力

7.患者,女,78 岁,因摔跤导致股骨颈骨折,卧床治疗。为防止压疮发生,如病情允许,应给予的膳食是(　　　)。

A.高胆固醇、高维生素　　　　　　　　B.高蛋白质、高脂肪

C.高脂肪、高糖类　　　　　　　　　　D.高蛋白质、高维生素

E.高脂肪、高维生素

A3 型题

(8～11 题共用题干)

患者,女,82 岁。因昏迷而卧床 4 天。近日发现骶尾部皮肤出现红、肿、热,但皮肤表面无破损。

8.该期属于压疮的(　　　)。

A.淤血红润期　　　　　　　B.炎性浸润期　　　　　　　C.浅度溃疡期

D.深度溃疡期　　　　　　　E.坏死期

9.此期的护理措施正确的是(　　　)。

A.每 4～6 小时翻身 1 次　　　　　　　B.避免潮湿、摩擦等刺激,保持局部干燥

C.给予低盐、低糖、低蛋白质饮食　　　D.定时用 30%乙醇按摩

E.0.9%氯化钠溶液冲洗受压部位

10.若置患者于侧卧位,下列哪个部位容易发生压疮?(　　　)

A.枕骨粗隆处　　　B.肋骨　　　C.肘部　　　D.肩胛　　　E.骶尾部

11.若患者骶尾部皮肤组织出现坏死,有脓液流出,并伴有臭味。此期的护理要点是(　　　)。

A.保护皮肤,避免感染　　　　　　　　B.清洁创面,去腐生新

C.改善全身营养状况　　　　　　　　　D.积极采取预防措施,多翻身

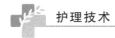

E. 定时用 50% 乙醇局部按摩,促进血液循环

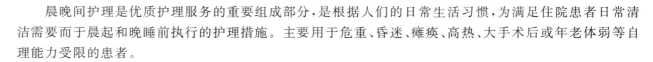

第四节　晨晚间护理

晨晚间护理是优质护理服务的重要组成部分,是根据人们的日常生活习惯,为满足住院患者日常清洁需要而于晨起和晚睡前执行的护理措施。主要用于危重、昏迷、瘫痪、高热、大手术后或年老体弱等自理能力受限的患者。

一、晨间护理

晨间护理是基础护理的重要工作内容,一般于每日晨间诊疗工作前完成。晨间护理可以促进患者身心舒适,预防并发症,同时可以增进护患交流。

(一)目的

(1)促进患者清洁、舒适,预防压疮及肺炎等并发症的发生。

(2)观察和了解病情,为诊断、治疗及调整护理计划提供相关依据。

(3)进行心理及卫生指导,满足患者心理需求,促进护患之间的沟通。

(4)保持病室及床单位的整洁、美观。

(二)内容

(1)清洁并整理床单位,必要时更换被服。

(2)根据患者病情指导或协助患者取合适体位,如腹部手术患者取半坐卧位;检查全身皮肤情况,特别是受压皮肤有无因为受压而变红,可以适当对背部及骨隆突处皮肤进行按摩。

(3)根据患者病情及自理能力,协助患者排便、洗漱及进食等。

(4)指导患者有效咳嗽,必要时给予吸痰。

(5)检查患者身上各种管道的引流、固定等情况。

(6)在晨间护理过程中注意观察患者病情,通过交谈及时了解患者夜间睡眠情况,进行相关的心理护理,开展健康教育。

(7)酌情开窗通风,保持病室内空气新鲜。

(三)注意事项

(1)操作过程中注意给患者保暖,并保护患者隐私。

(2)发现皮肤异常的,要及时处理且上报。

(3)对眼睑不能闭合的患者,应注意保持角膜湿润,以防角膜感染。

(4)注意保持患者身上管路的通畅。

(5)增进与患者的交流,及时了解患者的变化。

二、晚间护理

晚间护理是指晚睡前为患者提供的护理,为患者提供良好的夜间睡眠条件,使患者舒适地入睡。

(一)目的

(1)确保病室安静、整洁,为患者创造良好的夜间睡眠条件,促进患者入睡。

(2)观察和了解病情变化,预防压疮的发生。

（二）内容

（1）清洁并整理床单位，必要时予以更换。

（2）根据患者病情和自理能力，协助患者排便、洗漱等，并检查患者全身皮肤受压情况，进行预防压疮的护理。女性患者给予会阴清洁。

（3）进行管道护理，检查患者身上管道有无打折、扭曲或受压，妥善固定并保持管道通畅。

（4）疼痛患者应遵医嘱给予镇痛措施。

（5）保持病室安静。夜间巡视时，护士要注意做到"四轻"（走路轻、说话轻、操作轻、关门轻）。

（6）经常巡视病室，以便及时了解患者睡眠情况，对于睡眠不佳的患者应按失眠给予相应的护理；同时注意观察病情变化，并酌情处理。

（三）注意事项

同"晨间护理"。

【本节小结】

患者来到医院住院，意味着他离开了亲人、离开熟悉的环境，来到一个陌生的环境。疾病带给患者生理上的不适、心理上的孤独与不安，使他们对医护人员产生了较强的依赖，因此我们可以用平凡的生活护理，带给患者以温馨感。比如：每天早晨用娴熟的技术、热情的态度帮助患者进行基础护理，患者就会获得一份自信；入睡前，一杯热饮料、一个热水袋、一杯漱口水，带给患者一份安慰。

【目标检测】

A1型题

1.晚间护理的目的包括（　　）。

A.经常巡视病房，了解患者睡眠情况　　　　B.协助患者排便，搜集标本

C.协助患者进食　　　　　　　　　　　　　D.发放口服药物

E.整理病室，开窗通风

A2型题

2.患者，女，60岁，急性阑尾炎术后第3天，为其进行晨间护理的内容不包括（　　）。

A.漱口　　　　　　　　　　　B.洗脸　　　　　　　　　　　C.梳头

D.检查伤口　　　　　　　　　E.观察睡眠情况

【目标检测答案】

第一节　1.B　2.C　3.B　4.B　5.D　6.D　7.A

第二节　B

第三节　1.E　2.A　3.D　4.E　5.B　6.E　7.D　8.A　9.B　10.B　11.B

第四节　1.A　2.E

第六章　生命体征的评估与护理

生命体征是体温、脉搏、呼吸及血压的总称。它们是维持机体正常活动的支柱,缺一不可,不论哪项异常都会导致严重或致命的疾病,同时某些疾病也可导致这四大体征的变化或恶化。正常人的生命体征在一定范围内相对稳定,它们相互之间存在内在联系。在机体患病时,生命体征就会发生不同程度的变化。生命体征的观察技能及护理是临床护理工作重要的内容之一,也是护士必须掌握的基本技能。

扫码看课件

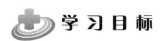

第一节　体温的评估与护理

学习目标

(1)能正确说出体温的正常值。

(2)能正确说出体温的生理变化。

(3)能正确说出体温过高、体温过低的护理措施。

(4)解释下列概念:体温过高、体温过低、稽留热、弛张热、间歇热、不规则热。

(5)能正确识别异常体温。

(6)能正确测量和记录体温,且态度认真、操作规范、数值准确、关心患者。

案例导入

　　患者,王某,发热一周,体温持续在 39～40 ℃,拟诊发热待查于上午 8 时入院。测量体温40.4 ℃,脉率 116 次/分,呼吸 26 次/分,血压 132/90 mmHg,神志清楚,面色潮红,口唇干裂,体质消瘦,卧床不起,食欲差。上午 8:20 给予退热剂后,体温降至 38.8 ℃,大量出汗,口干,下午2:00体温升至 39.8 ℃。请思考:

　　(1)该患者发热是何热型?

　　(2)入院时该患者为哪种类型发热?

　　(3)该患者应如何护理,请说出护理措施。

一、正常体温及生理变化

(一)体温的概念及形成

1.体温的概念　体温一般指机体内部的温度。相对恒定的体温是维持机体新陈代谢和正常生命活动的重要条件。

2.体温的产生　机体摄入食物后,三大营养物质糖、脂肪、蛋白质氧化分解而产生能量,其中50%以上转化为热量以维持体温,其余的能量储存于三磷酸腺苷(ATP)内,供机体利用,最终转化为热量散发到体外。

（二）产热与散热

1.产热　产热来自物质代谢的化学反应,所以产热过程又叫化学性体温调节。人体以化学方式产热。人体主要的产热部位是肝脏和骨骼肌。

2.散热　体表皮肤可通过辐射、传导和对流以及蒸发等物理方式散热,所以散热过程又叫物理性体温调节。散热的方式分为以下几种。

（1）辐射散热:热由一个物体表面通过电磁波的形式传至另一个与它不接触物体表面的一种方式。它是机体安静状态下,在气温较低环境中的主要散热形式。由身体辐射所散出的热量与辐射面积成正比。

（2）传导散热:机体的热量直接传给另一个与机体直接接触的温度较低的物体的一种散热方式。水的导热性能好,为高热患者进行物理降温常采用的冰袋、冰帽、冰(凉)水湿敷,就是利用传导散热。

（3）对流散热:通过气体或液体的流动来交换热量的一种散热方式,是传导散热的一种特殊形式。对流散热与气体或液体的流动速度成正比,如电风扇降温。当外界温度低于人体皮肤温度时,机体大部分热量可通过辐射、传导、对流等方式散热。

（4）蒸发散热:由液态转变为气态,同时带走大量热量的一种散热方式。当环境温度等于或高于人体皮肤温度时,蒸发是唯一的散热方式。如对高热患者采用乙醇拭浴方法,主要是利用乙醇的蒸发起到降温作用。

（三）体温的调节

正常人体的体温是相对恒定的,这主要是下丘脑体温调节中枢调节的作用,使产热和散热保持动态平衡。

（四）正常体温及体温的生理变化

1.正常体温　由于人体深部的温度不易测试,临床上常以口腔、直肠、腋下等处的温度来代表体温。其中,直肠温度最接近于人体深部温度,但通常情况下,采用口腔、腋下温度测量更为常见、方便。成人体温平均值及正常范围见表6-1。

表6-1　成人体温平均值及正常范围

部　　位	平 均 体 温	正 常 范 围
口温	37.0 ℃	36.3～37.2 ℃
肛温	37.5 ℃	36.5～37.7 ℃
腋温	36.5 ℃	36.0～37.0 ℃

2.生理变化　体温可随年龄、性别、运动、昼夜、药物等因素变化而有所波动,但这种波动很小,一般不超过0.5℃。

（1）昼夜变化:正常人体温在24小时内呈节律性波动,清晨2—6时体温最低,午后1—6时最高。

（2）年龄差异:由于基础代谢水平的不同,各年龄段的体温也不同。儿童体温略高于成年人,而老年人的体温偏低。新生儿尤其是早产儿,由于体温调节中枢尚未发育完善,调节功能差,因而其体温易受环境温度的影响而变化,因此对新生儿应加强护理。

（3）性别差异:成年女性的体温平均比男性高0.3℃,可能与女性皮下脂肪层较厚,散热减少有关。女性体内孕激素水平周期性变化,因此在排卵前体温较低,排卵日最低,排卵后体温升高。

（4）其他:运动、药物、情绪激动、紧张、进食、环境温度的变化等都会对体温产生影响,在测量体温时,应加以考虑。

二、异常体温的评估及护理

(一)体温过高

1.体温过高　体温过高又称为发热,是指机体体温升高超过正常范围。发热可分为感染性发热和非感染性发热两大类。感染性发热较多见,目前越来越引起人们的重视。临床上发热程度可划分为以下几种(以口腔温度为例)。

低热:37.3～38.0 ℃。

中度热:38.1～39.0 ℃。

高热:39.1～41.0 ℃。

超高热:41 ℃以上。

2.发热表现　一般发热过程包括以下三个时期。

(1)体温上升期:此期特点是产热大于散热。主要表现为疲乏无力、畏寒、皮肤苍白、干燥无汗,甚至寒战。体温上升可有骤升和渐升两种方式,体温突然升高,在数小时内升至高峰,称为骤升,常见于肺炎链球菌性肺炎、疟疾等;体温逐渐上升,数日上升到高峰,称为渐升,常见于伤寒等。

(2)高热持续期:此期特点是产热和散热在较高水平趋于平衡。主要表现为面色潮红、皮肤灼热、口唇干燥、呼吸深快、脉搏加快、头痛头晕、食欲下降、尿量减少、软弱无力。

(3)退热期:此期特点是散热大于产热,体温恢复至正常水平。主要表现为大量出汗、皮肤温度下降。退热可有骤退和渐退两种方式,骤退常见于肺炎球菌肺炎、疟疾,渐退常见于伤寒等。体温骤退者由于大量出汗,体液大量丧失,易出现血压下降、脉搏细速、四肢厥冷等虚脱或休克现象,护理中应密切观察,加强护理,尤其是年老体弱及心血管疾病者。

3.常见热型　各种体温曲线的形态称为热型,各种常见热型如图6-1所示。

(1)稽留热:体温持续在39～40 ℃,持续数天或数周,24小时波动范围不超过1 ℃。常见于伤寒、肺炎链球菌肺炎等。

(2)弛张热:体温在39 ℃以上,波动幅度较大,24小时内温差超过1 ℃,但体温最低时仍高于正常水平。常见于败血症、风湿热、化脓性疾病等。

(3)间歇热:高热与正常体温交替出现,体温骤然升高至39 ℃以上,持续数小时或更长,然后下降至正常或正常以下,经过数小时、数天的间歇后,体温又升高,并反复发作。常见于疟疾等。

(4)不规则热:24小时内体温变化不规则,且持续时间不定。常见于结核病、肿瘤发热等。

4.高热患者的护理

(1)密切观察病情:观察生命体征,定时测量体温,高热者应每4小时测量一次,待体温恢复正常3天后,改为每天1～2次,同时观察呼吸、脉搏和血压的变化。注意发热临床过程、热型、临床表现。特别要注意老年人、婴幼儿、术后患者等。

(2)采取降温措施:可选用物理降温或药物降温。首选物理降温,物理降温有局部和全身两种。体温超过39 ℃,可采用冷毛巾、冰袋、化学制冷袋进行局部降温。体温超过39.5 ℃,可采用温水拭浴、乙醇拭浴方式进行全身冷疗,达到降温目的。采用药物降温时应注意药物的剂量,实施降温措施30分钟后复测体温,并做好记录和交班。

(3)补充营养和水分:给予营养丰富易消化的流质或半流质饮食,要求低脂肪、高热量、高蛋白质、高维生素。鼓励少量多餐,以补充高热的消耗,提高机体的抵抗力。鼓励患者多饮水,以每日2500～3000 mL为宜,必要时可静脉补液,补充含盐饮料。

(4)促进患者清洁与舒适:①适当休息:高热者需卧床休息,低热者可酌情减少活动。提供舒适、安静的休息环境。②保暖:体温上升期注意保暖,可调节室温、添加衣物等。③皮肤护理:退热期,患者大量出汗,应及时为患者擦汗、更衣、换床单,防止受凉,避免对流风。对长期高热者,应注意防止压疮、肺炎等并发症出现。④口腔护理:应在晨起、餐后、睡前协助患者漱口,保持口腔清洁,预防口腔感染。

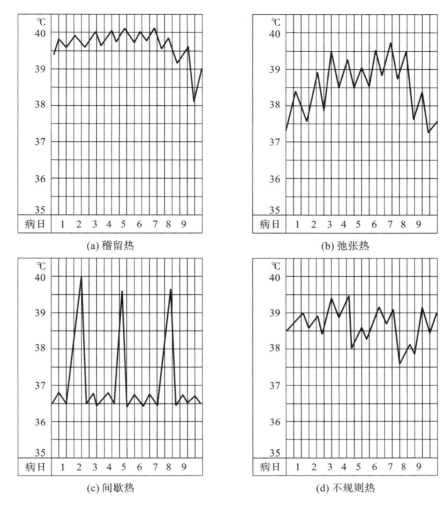

图 6-1 常见的热型

(5)心理护理:应加强病房巡视,观察患者的心理反应,耐心解答患者的各种问题,尽量满足患者的需要,给予精神安慰。

(二)体温过低

1.定义 体温过低指各种原因引起的产热减少或散热增加导致体温低于正常范围,体温在 35.0 ℃以下者。

2.常见人群 早产儿及全身衰竭的危重患者;长时间暴露在低温环境中的人群;颅脑外伤、脊髓损伤、药物中毒的人群。

3.临床表现 皮肤苍白、四肢冰冷、发抖,血压降低,心率、呼吸减慢,尿量减少,躁动不安,嗜睡,意识障碍,甚至出现昏迷。

4.护理措施

(1)病情观察:严密观察生命体征的变化,加强监测,至少每小时测量体温一次,直至体温恢复至正常且稳定。同时注意呼吸、脉搏、血压的变化。

(2)提高环境温度:提供合适的环境温度,维持室温在 24～26 ℃。

(3)保暖措施:采取适当的保暖措施,给予毛毯、盖被、电热毯、热水袋等,添加衣服,防止体热散失。给予热饮,提高机体温度。对于老年人和儿童及昏迷患者,保暖时注意防烫伤。

(4)病因治疗:去除引起体温过低的原因,使体温恢复正常。

(5)做好抢救准备。

（6）健康指导：教会患者避免导致体温过低的因素以及正确采取保暖措施。

三、体温的测量

（一）体温计的种类及构造

1.种类 水银体温计又称玻璃体温计（图6-2），分口表、肛表、腋表三种。

2.构造 玻璃体温计是一根外标刻度的真空毛细管玻璃管，体温计毛细管的下端和球部之间有一狭窄部分，使水银遇热膨胀后不能自动回缩，从而保证体温测试值的准确性。摄氏体温计的刻度是35～42 ℃，每1 ℃之间分成10小格，每小格0.1 ℃，在0.5 ℃和1 ℃的刻度处用较粗的线标记。在37 ℃刻度处则以红色表示，以示醒目。另外，还有电子体温计、感温胶片、非接触红外线额温枪（图6-3）等。

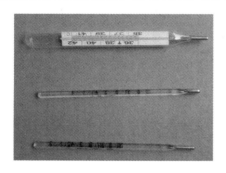

图6-2 玻璃体温计

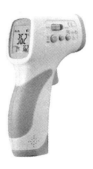

图6-3 非接触红外线额温枪

知识链接

红外线测温仪

红外线测温仪的测温原理是将物体发射的红外线具有的辐射能转变成电信号，红外线辐射能的大小与物体本身的温度相对应，根据转变成的电信号大小确定物体的温度。红外线测温仪适用于在人流量大的公共场合快速监测人体体表温度，特别适合于出入境口岸、港口、机场、码头、车站、机关、学校等场合使用。

 护考链接

A2型题

患者，男，36岁。因肺炎收入院，持续发热2天，每天口腔温度波动范围在39.2～40.0 ℃，并伴有呼吸、脉搏明显增快，此热型为（ ）。

A. 弛张热 　　　 B. 稽留热 　　　 C. 间歇热 　　　 D. 不规则热 　　　 E. 超高热

分析：发热的热型分类是护士执业资格考试的重点。稽留热的特点是体温持续升高达39～40 ℃，持续数日或数周，24小时波动范围不超过1 ℃，常见于伤寒、肺炎性链球菌性肺炎等，故答案为B。

（二）体温计的消毒与检查

1.消毒 对测量体温后的体温计应消毒，防止引起交叉感染。

（1）常用的消毒液：75%乙醇、1%过氧乙酸、1%消毒灵、0.5%碘伏等。

（2）方法：将使用后的体温计放入盛有消毒液的容器中全部浸泡，5分钟后取出，冷开水冲洗，擦干，将体温计的水银柱甩至 35 ℃以下,再放入另一消毒容器中浸泡 30 分钟,取出后用冷开水冲洗,擦干后存放于清洁容器中备用。口表、肛表、腋表应分别消毒、清洗和存放。消毒液每日更换,盛放的容器或离心机应每周消毒一次。

2. 检测　在使用新体温计前或定期消毒体温计后,应对体温计进行检查,保证其准确性。方法:将全部体温计的水银柱甩至 35 ℃以下;同时放入 40 ℃以下的水中,3 分钟后取出检查;将误差在 0.2 ℃以上、玻璃管有裂痕、水银柱自行下降的体温计取出,不再使用不合格的体温计。

四、体温测量的方法

(一)目的

(1)判断体温有无异常。动态监测体温变化,分析热型及观察伴随症状。

(2)为预防、诊断、治疗和护理提供依据。

(二)体温测量的实施

1. 实施程序

程　序	操　作　步　骤	要　点　说　明
评估	1.核对长期医嘱单、生命体征执行单(表6-2、表6-3) 2.患者的年龄、病情、意识、临床表现、治疗情况、心理状态及合作程度 3.解释:向患者及其家属解释体温测量的目的、方法、注意事项及配合要点	1.严格执行"三查八对"制度 2.确认患者意识状态 3.解释时注意语言通俗易懂
计划	1.护士准备:洗手、戴口罩 2.用物准备:治疗盘内备容器 2 个(一个为清洁容器,盛放已消毒的体温计,另一为盛放测温后的体温计)、含消毒液纱布、秒表、记录本、笔(若测肛温,另备润滑油、棉签、卫生纸) 3.环境的准备:整洁、安静、舒适、安全	1.清洁容器内盛放已消毒的体温计 2.呼吸微弱的患者备棉絮
实施	1.携用物至患者床旁,核对床号,姓名,解释操作目的并取得合作	1.确认患者 2.取得患者合作
	2.测量:选择测量体温的方法 (1)口温。①部位:口表水银端斜放于舌下热窝(图 6-4)。②方法:闭口勿咬,用鼻呼吸。③时间:3 分钟	1.把舌往上翘,在舌系带两侧,有舌动脉,舌下热窝是口腔中温度最高的位置 2.避免体温计被咬碎,不要说话 3.测量结果较准确
	(2)腋温。①部位:体温计水银端放于腋窝正中线。②方法:擦干汗液,体温计紧贴皮肤,屈臂过胸,夹紧。③时间:10 分钟	1.腋下有汗,导致散热增加,影响所测体温的准确性 2.需较长时间,才能测得准确
	(3)肛温。①体位:侧卧、俯卧、屈膝仰卧位,暴露测温部位(图 6-5)。②方法:润滑肛表水银端,插入肛门 3～4 cm。③时间:3 分钟	1.此体位便于测量 2.润滑后便于插入,避免擦伤或损伤肛门及直肠黏膜(用油剂或 20% 的肥皂液润滑)

续表

程 序	操 作 步 骤	要 点 说 明
实施	3.取表取出体温计,用消毒纱布擦拭	若测肛温,用卫生纸擦净患者肛门处
	4.准确读数	评估体温是否正常
	5.记录	将体温记录在记录本上
	6.整理:协助取舒适卧位	协助患者穿衣、裤,取舒适体位,动作要轻柔
	7.消毒体温计	将体温计甩到35℃以下,体温计备用
	8.绘制体温单	体温曲线绘制到体温单上
评价	1.护患能有效沟通,患者配合操作,知道体温正常值及配合要点 2.护士操作方法、测量部位正确无误	

表 6-2 长期医嘱单

姓名:张× 性别:男 年龄:51岁 科室:呼吸内科 床号:3 诊断:肺炎 住院号/ID号:20160212

起 始		长 期 医 嘱	医生签名	护士签名	停 止		医生签名	护士签名
日期	时间				日期	时间		
2016.02.12	8:00	测量体温、脉搏、呼吸、血压	王×	石×				

表 6-3 生命体征执行单

姓名:张× 性别:男 年龄:51岁 科室:呼吸内科 床号:3 诊断:肺炎 住院号/ID号:20160212
日期:2016.02.12

序号	医 嘱	核对人签名	执行时间	护士签名
1	测量体温、脉搏、呼吸、血压	杨×	8:30	林×

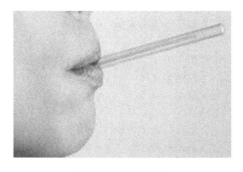

图 6-4 测量口温

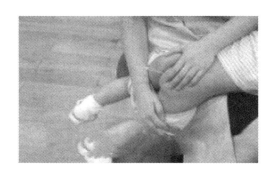

图 6-5 测量肛温

2.注意事项

(1)测温:前后要清点体温计数目,检查是否有破损。

（2）禁忌：①儿童、精神异常、昏迷、口鼻手术、呼吸困难及不合作者不可测口温。②消瘦、腋下有创伤或手术、炎症、肩关节受伤者，腋下出汗较多者不可测腋温。③腹泻、直肠或肛门手术者不可测肛温；心肌梗死患者不宜测肛温。④切忌把体温计放入热水中清洗或沸水中煮，以防爆裂。

（3）危重患者、婴幼儿、躁动患者，应设专人守护，防止意外事件发生。

（4）测口温时，当患者不慎咬破体温计时，首先马上清除玻璃碎屑，以免损伤唇、舌、口腔、食管、胃肠道黏膜；接着口服牛奶或蛋清，以延缓汞的吸收；若病情允许，可食用大量粗纤维食物（如韭菜），加速汞的排出。

（5）运动、进食、冷热饮、冷热敷、洗澡、坐浴、灌肠等都会影响到体温，应休息 30 分钟再测体温。

【本节小结】

本节的重点：体温的正常值；体温过高、体温过低的护理措施；稽留热、弛张热、间歇热、不规则热的特点；发热的三个过程；体温计常用的消毒剂种类。

【目标检测】

A1 型题

1.体温过低见于（　　）。

A.无菌性炎症　　　　　　　　　　B.大量失血性休克　　　　　　　　C.组织破坏

D.恶性肿瘤　　　　　　　　　　　E.免疫反应

2.体温上升期患者表现为（　　）。

A.畏寒、皮肤潮红、无汗　　　　　　　B.畏寒、皮肤苍白、无汗

C.畏寒、皮肤苍白、出汗　　　　　　　D.畏寒、皮肤潮湿、出汗

E.畏寒、皮肤潮红、出汗

3.体温高低不一，日差大于 1 ℃，但最低的温度仍然在正常水平以上的热型，称为（　　）。

A.稽留热　　　　B.不规则热　　　　C.间歇热　　　　D.弛张热　　　　E.超高热

A2 型题

4.患者，男，因病毒感染导致发热，患者主诉发冷、疲乏无力。体温 38.6 ℃。此时的特点为（　　）。

A.产热大于散热　　　　　　　　　B.产热等于散热

C.产热、散热不平衡　　　　　　　　D.体温在较高的水平趋于平衡

E.产热小于散热

5.患者，女，60 岁。测口腔温度时不慎咬碎体温计，护士应立即（　　）。

A.让患者服用韭菜　　　　　　　　B.让患者口服蛋清　　　　　　　　C.催吐

D.清除其口腔内玻璃碎屑　　　　　　E.洗胃

A3 型题

（6、7 题共用题干）

患者，男，15 岁，因头痛、鼻塞、发热入院，表现为发热无规律，持续时间不定，下午测腋温 39.3 ℃，先给予物理降温，30 分钟后测腋温 38.8 ℃。

6.该患者的发热类型属于（　　）。

A.稽留热　　　　B.弛张热　　　　C.间歇热　　　　D.不规则热　　　　E.热型不明

7.为该患者提供的护理措施，下列哪项不妥？（　　）

A.给予低脂肪、高蛋白质、高维生素饮食

B.鼓励多饮水

C.测体温，每 8 小时一次

D.保持床单整洁干燥

E.记录液体出入量

第二节　脉搏的评估与护理

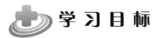 学习目标

(1)能正确说出脉率的正常值。
(2)能正确说出脉搏的生理变化。
(3)叙述异常脉搏的护理措施。
(4)能正确识别异常脉搏及异常脉搏常见的疾病。
(5)能正确测量和记录脉搏,且态度认真、操作规范、数值准确、关心患者。

案例导入

　　患者,王先生,61岁,诊断为"风湿性心脏病"入院,突然出现胸闷、胸痛、心律极不规则,心率快慢不一,心音强弱不等,心率102次/分,脉率76次/分。
　　请思考:
　　(1)该患者的脉搏是否正常?
　　(2)护士应如何正确测量该患者脉搏?

　　脉搏(P)是指在每个心动周期中,随着心脏节律的收缩和舒张,动脉血管壁会出现相应的扩张和回缩的搏动,动脉这种有节律的搏动,称为动脉脉搏,简称脉搏。在浅表动脉可触及。

一、正常脉搏及生理变化

(一)脉搏的评估

1.正常脉搏

　　(1)脉率:每分钟脉搏搏动的次数。在安静状态下,正常成人脉率为60～100次/分。在正常情况下脉率与心率一致,脉率微弱不易测得时,可测心率。

　　(2)脉律:脉搏的节律性。它反映的是左心室的收缩情况,正常脉律跳动均匀且规则,时间间隔相等。

　　(3)脉搏的强弱:正常情况下脉搏强弱一致。脉搏的强弱取决于动脉充盈程度、外周血管的阻力、脉压大小、心排血量、动脉壁的弹性。

　　(4)动脉管壁的情况:正常动脉管壁是光滑、柔软、富有弹性的。

2.脉搏的生理变化

　　(1)年龄差异:脉率随年龄的增长而逐渐降低,到老年时轻度增加。

　　(2)性别差异:女性脉率比男性稍快,一般相差7～8次/分。

　　(3)活动与情绪的影响:运动、兴奋、害怕、愤怒、焦虑等使脉率增快;休息、睡眠时脉率会减慢。

　　(4)饮食与药物:①进食、喝浓茶或咖啡能使脉率增快;禁食能使脉率减慢。②使用兴奋剂能使脉率增快;使用镇静剂、洋地黄类药物使脉率减慢。

二、异常脉搏的评估及护理

(一)异常脉搏的评估

1. 频率异常

(1)心动过速:简称速脉,是指成人在安静状态下脉率超过 100 次/分。常见于发热、甲状腺功能亢进(甲亢)、休克、心力衰竭、大出血等患者。一般体温每升高 1 ℃,成人脉率约增加 10 次/分,儿童脉率约增加 15 次/分。

(2)心动过缓:简称缓脉,是指成人在安静状态下脉率少于 60 次/分。常见于颅内压增高、房室传导阻滞、甲状腺功能减退(甲减)、阻塞性黄疸或服用了某些药物(地高辛)等。

2. 节律的异常

(1)间歇脉:又称为期前收缩,是指在一系列正常均匀的脉搏中,出现一次提前而较弱的脉搏,随后有一较正常延长的间歇(代偿间歇)。若每隔一个正常搏动后出现一次期前收缩,称二联律;每隔两个正常搏动后出现一次期前收缩称三联律。常见于各种器质性心脏病、洋地黄中毒者。正常人在过度疲劳、情绪激动时偶尔也会出现间歇脉。发生机制是由于窦房结以外的心脏异位起搏点过早地发生冲动,使心脏搏动提早出现。

(2)脉搏短绌:简称绌脉,是指在同一单位时间内脉率少于心率。其特点是脉搏细速,极不规则,心率快慢不一,听诊心律完全不规则,心音强弱不等。常见于心房纤颤的患者。发生机制是由于心肌收缩力强弱不等,有些心排血量少的搏动可发生心音,但不能引起周围血管的搏动,造成脉率少于心率。脉搏短绌越多,心律失常越严重,病情好转,绌脉可以消失。临床上遇到心房颤动有绌脉的患者,应由两名护士同时分别测量其心率与脉率。

3. 强弱异常

(1)洪脉:当心排血量增加,外周动脉阻力较小,动脉充盈度和脉压较大时,脉搏强而大而有力。常见于甲状腺功能亢进(甲亢)、高热、主动脉瓣关闭不全等患者。

(2)细脉:当心排血量减少,外周动脉阻力较大,动脉充盈度降低时,脉搏细弱无力,扪之如细丝。常见于大出血、休克、主动脉瓣狭窄、心功能不全等患者。

(3)交替脉:心室的收缩强弱交替时出现强弱交替的脉搏,为心肌损害的一种表现,常见于高血压心脏病、冠状动脉粥样硬化性心脏病等患者。

(4)水冲脉:当心排血量较大、脉压较大时,出现脉搏骤起骤降,急促而有力。常见于主动脉瓣关闭不全、甲状腺功能亢进(甲亢)等。

(5)奇脉:吸气时脉搏明显减弱或消失。常见于心包积液和缩窄性心包炎,是心包填塞的重要体征之一。

4. 动脉管壁异常 早期动脉硬化,表现为动脉管壁变硬,失去弹性,呈条索状如同按在琴弦上;严重时,出现动脉迂曲甚至有结节。其原因为动脉壁的弹力纤维减少,胶原纤维增多导致。见于动脉硬化的患者。

(二)异常脉搏的护理措施

1. 休息与活动 根据患者病情指导患者增加卧床休息的时间,适量活动,以减少心肌耗氧量。

2. 密切观察病情 观察脉搏的频率、节律、强弱、动脉管壁的弹性等有无异常改变;观察药物疗效和不良反应,给患者做好用药的指导。

3. 准备急救物品 抗心律失常药物、除颤器等随时处于完好状态。

4. 心理护理 进行心理护理,消除紧张、恐惧情绪。

5. 健康教育 指导患者进清淡易消化的合理饮食,戒烟限酒,善于控制情绪,勿用力排便,懂得脉搏监测的重要性和测量方法,学会自我观察药物的不良反应。

三、脉搏测量法

(一)测量的部位

脉搏测量的部位,多选用浅表、靠近骨骼的大动脉。临床上最常选择的测量部位是桡动脉。

(二)脉搏测量的目的(以桡动脉为例)

(1)判断脉搏有无异常;动态监测脉搏变化,间接了解心脏功能状况。

(2)为诊断、预防、治疗、康复、护理提供依据。

(三)脉搏测量的实施(以桡动脉为例)

1.实施程序

程　序	操 作 步 骤	要 点 说 明
评估	1.核对医嘱 2.患者的年龄、病情、意识、治疗情况、心理状态、合作程度、情绪变化、是否安装起搏器 3.解释:向患者及其家属解释脉搏测量的目的、方法、注意事项及配合要点	1.严格执行"三查八对"制度 2.确认患者意识状态 3.语言通俗易懂
计划	1.护士准备:洗手、戴口罩 2.用物准备:治疗盘内放有表、记录本、笔、手消液,必要时备听诊器 3.环境准备:安静、整洁、舒适	为测量脉搏做准备
实施	1.核对解释:携用物至患者床旁,核对床号姓名,解释操作目的并取得合作	1.确认患者 2.取得患者合作
	2.体位:卧位或坐位,手腕伸展,手臂放舒适	患者舒适,护士便于测量
	3.测量:护士以示指、中指、无名指的指端并拢按压在桡动脉处,按压力量适中,以能清楚测得脉搏搏动为宜(图6-6)	触摸不清的用听诊器测心率,测量时须注意脉律、脉搏强弱等情况
	4.计数:正常脉搏测30秒,乘以2即脉率。若发现患者脉搏短绌,应由2名护士同时测量,一人听心率,另一人测脉搏,由听心率者发出"起"或"停"口令,计时1分钟(图6-7)	为了获得正确的测量结果
	5.记录	1.将脉率记录在记录本上 2.脉搏短绌以分数式记录,记录方式为心率/脉率。如心率为180次/分,脉率为60次/分,则应写成180/60次/分
	6.整理、洗手、绘制脉率曲线	整理床单位,协助取舒适体位,脉搏异常时进行合理解释。脉率曲线绘制在体温单上
评价	1.护患能有效沟通,患者配合操作,知道脉率正常值及配合要点 2.护士操作方法、测量部位正确无误	

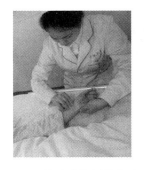

图 6-6 桡动脉的测量方法

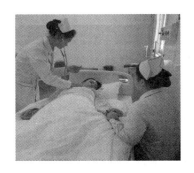

图 6-7 脉搏短绌的测量

2.注意事项

(1)诊脉前,患者情绪稳定。

(2)不可以用拇指诊脉,因拇指小动脉的搏动易与患者的脉搏相混淆。

(3)异常的脉搏应测 1 分钟,脉搏细弱难以触诊时,应测心尖搏动 1 分钟。为偏瘫或肢体有损伤的患者测量时应选择健侧肢体。

护考链接

A2 型题

患者,男,50 岁,以"风湿性心脏病"收住入院,突然出现胸闷胸痛、心律极不规则,心率快慢不一,心音强弱不等,心率 104 次/分,脉率 80 次/分。此脉搏属于( )。

A.洪脉　　　B.交替脉　　　C.奇脉　　　D.细脉　　　E.脉搏短绌

分析:从患者的临床表现心律极不规则,心率快慢不一,心音强弱不等,心率 104 次/分,脉率 80 次/分,符合脉搏短绌,故答案为 E。

【本节小结】

本节的重点是脉率的正常值;异常脉搏的种类及护理措施;测量脉搏的常用部位;影响脉搏的生理因素。

【目标检测】

A1 型题

1.测量脉搏的首选部位是( )。

A.颞动脉　　　B.肱动脉　　　C.股动脉　　　D.足背动脉　　　E.桡动脉

2.洋地黄中毒患者的脉搏为( )。

A.洪脉　　　B.细脉　　　C.间歇脉　　　D.水冲脉　　　E.缓脉

3.脉压减小主要见于( )。

A.心动过速　　　　　　B.心包积液　　　　　　C.动脉硬化

D.心肌梗死　　　　　　E.主动脉关闭不全

4.失血性休克患者的脉搏为( )。

A.脉搏短绌　　　B.洪脉　　　C.奇脉　　　D.细脉　　　E.速脉

A2 型题

5.患者,女,40 岁,护士为其测量脉搏时发现,每隔两个正常搏动后出现 1 次期前收缩,称为( )。

A.二联律　　　B.三联律　　　C.间歇脉　　　D.缓脉　　　E.绌脉

A3 型题

(6、7 题共用题干)

患者,女,58 岁,因"风湿性心脏病,心房颤动"收入院,主诉心悸、头晕、胸闷、四肢乏力,护士为其诊脉时发现脉搏细数,且极不规则,同一单位时间内心率大于脉率,听诊心率快慢不一,心律完全不规则,心音强弱不等。

6.此脉象称为(　　)。

A.缓脉　　　　　B.间歇脉　　　　　C.洪脉　　　　　D.细脉　　　　　E.绌脉

7.护士正确测量脉搏的方法是(　　)。

A.先测心率,后测脉率　　　　　　　B.先测脉率,后测心率

C.护士测脉率,医生测心率　　　　　D.一人测心率,一人测脉率,同时测 1 分钟

E.一人测脉率一人计时

第三节　呼吸的评估与护理

 学习目标

(1)能正确说出呼吸频率的正常值。

(2)能正确说出呼吸的生理变化。

(3)能正确识别异常呼吸。

(4)叙述异常呼吸的护理措施。

(5)能正确测量和记录呼吸,且态度认真、操作规范、数值准确、关心患者。

案例导入

患者,女,66 岁,肺源性心脏病 3 年。最近气候较冷,开始咳嗽、咳痰、心悸、呼吸困难,但神志清楚。查体:体温 38.6 ℃,脉率 106 次/分,呼吸 28 次/分,血压 141/80 mmHg。听诊:两肺可闻及湿啰音。请思考:

(1)该患者的呼吸是否正常?

(2)如何护理该患者?

一、正常呼吸及生理变化

1.正常呼吸　在安静状态下,正常成人呼吸频率为 16～20 次/分,节律规则,呼吸运动均匀无声,不费力。呼吸与脉搏的比例为 1∶4。一般男性、儿童多为腹式呼吸,女性多为胸式呼吸。

2.生理变化

(1)年龄:年龄越小,呼吸频率越快。如新生儿呼吸频率约为 44 次/分。

(2)性别:同年龄的女性呼吸比男性稍快。

(3)运动:休息、睡眠时呼吸减慢;剧烈运动可使呼吸加深加快。

(4)情绪：害怕、紧张、悲伤、恐惧、愤怒等强烈的情绪变化可刺激呼吸中枢,引起呼吸加快。

(5)血压：血压大幅度变动时,可以反射性地影响呼吸,血压降低,呼吸加快加强;血压升高,呼吸减慢减弱。

(6)其他：如气压的变化会影响呼吸;环境温度升高可使呼吸加深加快。

二、异常呼吸的评估及护理

(一)异常呼吸的评估

1.频率异常

(1)呼吸过速：也称气促或呼吸增快,指在安静状态下,成人呼吸频率超过 24 次/分。见于缺氧、发热、疼痛、甲亢等患者。一般体温每升高 1 ℃,呼吸频率约每分钟增加 3～4 次。

(2)呼吸过缓：又称呼吸缓慢,指安静状态下,成人呼吸频率少于 10 次/分。见于颅内压增高、巴比妥类药物中毒、颅脑疾病等患者。

2.深度异常

(1)深度呼吸(库斯莫尔呼吸)：一种深大而规则的呼吸,可伴有鼾声。多见于糖尿病、尿毒症等引起的代谢性酸中毒的患者。

(2)浅快呼吸：一种浅表而不规则的呼吸,有时呈叹息样。可见于濒死的患者。

3.节律异常

(1)潮式呼吸(陈-施呼吸)：一种周期性的呼吸异常。表现为呼吸由浅慢逐渐变为深快,再由深快转为浅慢,然后经一段呼吸暂停(5～20 秒)后,又开始重复以上过程的周期性变化,呼吸的运动犹如潮水起伏,故称为潮式呼吸。见于中枢神经系统疾病,如脑炎、脑膜炎、颅内压增高、酸中毒、巴比妥类药物中毒。

发生机制是由于呼吸中枢的兴奋性降低,导致二氧化碳积聚到一定程度,刺激呼吸中枢,使呼吸恢复或加强,当积聚的二氧化碳呼出后,呼吸中枢又失去有效的兴奋,呼吸又再次减弱继而暂停,从而形成了周期性呼吸。

(2)间断呼吸(比奥呼吸)：呼吸和呼吸暂停现象交替出现。特点为有规律的呼吸几次后,突然停止呼吸,间隔一个短时间后又开始呼吸,如此反复交替。发生机制同潮式呼吸,但比潮式呼吸更为严重,多在呼吸停止前出现。预后更为不良,常在临终前发生。多见于呼吸中枢衰竭、颅内病变等患者。

正常和异常呼吸见图 6-8。

4.声音异常

(1)蝉鸣样呼吸：吸气时产生一种高音调的似蝉鸣样声响,产生机制是由于声带附近有阻塞,使空气吸入发生困难所致。多见于喉头水肿、喉头异物等。

(2)鼾声呼吸：特点为呼气时发出一种粗大的鼾声,由气管或支气管内有较多的分泌物蓄积所致。多见于昏迷患者、脑出血、睡眠呼吸暂停综合征等患者。

5.呼吸困难　患者主观上感到空气不足、胸闷、不能平卧等;客观上表现为呼吸费力,可出现烦躁、发绀、鼻翼扇动、端坐呼吸等,可造成呼吸频率、深度、节律的异常。呼吸困难是一个常见的症状及体征,临床上可分为以下三种情况。

(1)吸气性呼吸困难：其特点是吸气显著困难,吸气时间显著长于呼气时间,有明显的三凹征(即吸气时胸骨上窝、锁骨上窝、肋间隙出现凹陷)。由于上呼吸道部分梗阻,气体不能顺利进入肺,呼吸肌收缩,肺内负压极度增高所致。常见于气管阻塞、气管异物、喉头水肿等。

(2)呼气性呼吸困难：其特点是呼气费力,呼气时间显著长于吸气时间,由下呼吸道部分梗阻,气体呼出不畅所致。常见于支气管哮喘、阻塞性肺气肿等。

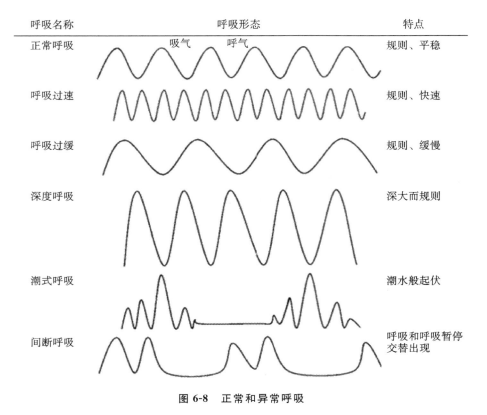

呼吸名称	呼吸形态	特点
正常呼吸	吸气　　呼气	规则、平稳
呼吸过速		规则、快速
呼吸过缓		规则、缓慢
深度呼吸		深大而规则
潮式呼吸		潮水般起伏
间断呼吸		呼吸和呼吸暂停交替出现

图 6-8　正常和异常呼吸

（3）混合性呼吸困难：其特点是吸气、呼气均感费力，呼吸频率加快而表浅。由肺部广泛性病变使呼吸面积减少，影响到换气功能所致。多见于重症肺炎、广泛性肺纤维化、大面积肺不张、大量胸水等患者。

（二）异常呼吸的护理措施

1. 严密观察病情　密切观察呼吸的频率、深度、节律、声音、深浅度有无异常；有无咳嗽、咳痰、咯血、发绀、呼吸困难及胸痛等表现。

2. 卧床休息　根据患者病情的需要，取半坐卧位或端坐位，卧床休息，减少耗氧量。保持室内空气清新。

3. 环境与饮食　提供舒适、整洁、安静的环境，温湿度适宜；选择营养丰富、易于咀嚼和吞咽的食物，适当饮水。

4. 保持呼吸道的通畅　及时清理呼吸道分泌物；有效咳嗽，体位引流；雾化吸入；必要时给予吸痰。

5. 改善缺氧状态　氧气吸入或使用人工呼吸机辅助呼吸。

6. 按医嘱给药　观察药物疗效和不良反应。

7. 心理护理　维持良好的护患关系，有安全感，稳定患者情绪，保持良好心态。

8. 健康教育　讲解有效咳嗽的重要性，教会患者呼吸训练的方法，如缩唇呼吸、腹式呼吸等。同时戒烟限酒，减少对呼吸道黏膜的刺激；养成良好的生活方式。

三、呼吸的测量

（一）目的

（1）判断呼吸有无异常，动态监测呼吸变化，了解患者呼吸功能情况。

（2）为预防、诊断、治疗、康复、护理提供依据。

（二）实施程序

程　序	操作步骤	要点说明
评估	1.核对医嘱 2.患者的年龄、病情、意识、治疗情况，心理状态及合作程度 3.解释:向患者及其家属解释呼吸测量的目的、方法、注意事项及配合要点	1.严格执行"三查八对"制度 2.确认患者意识状态 3.语言通俗易懂
计划	1.护士准备:洗手、戴口罩 2.用物准备 (1)治疗盘内备:表(有秒针)、记录本、笔 (2)必要时备棉花 3.环境准备:安静、整洁、光线适中	为患者测量呼吸做好充分的准备
实施	1.核对解释:携用物至患者床旁,核对床号,姓名,解释操作目的并取得合作	1.确认患者 2.取得患者合作
	2.体位舒适	放松精神
	3.方法:护士诊脉(姿势正确),并观察患者胸部或腹部的起伏情况,观察呼吸(一起一伏为一次呼吸)、深度、节律、音响、形态及有无呼吸困难	女性以胸式呼吸为主;男性和儿童以腹式呼吸为主
	4.读数正确的呼吸测30秒,再乘以2	异常者测1分钟
	5.洗手、记录	将呼吸频率记录在记录本上
	6.转记	转记到体温单上
评价	1.护患能有效沟通,患者配合操作,知道呼吸频率正常值及配合要点 2.护士操作方法、测量正确无误	

（三）注意事项

（1）呼吸受意识控制,因此在测量过程中要分散患者的注意力,使其呼吸状态自然,以保证测量的准确性。

（2）危重患者呼吸微弱,可用少许棉花置于患者鼻孔前,观察棉花被吹动的次数,计时应1分钟（图6-9）。

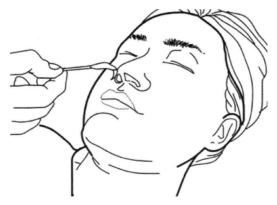

图 6-9　危重患者呼吸测量法

护考链接

A1 型题

有一位脑出血并行气管切开术后的患者并发肺部感染,气道分泌物较多,呼气时发出粗糙的鼾音,称为(　　)。

A.蝉鸣样呼吸　　B.鼾声呼吸　　C.深慢呼吸　　D.浅快呼吸　　E.间断呼吸

分析:由于气管或支气管内有较多的分泌物蓄积,使呼气时发出鼻鼾音。故答案为 B。

【本节小结】

本节重点是呼吸频率的正常值,异常呼吸的种类及护理措施;影响呼吸的生理因素。

【目标检测】

A1 型题

1.代谢性酸中毒患者的呼吸为(　　)。

A.浅快呼吸　　　　　　　　　　B.蝉鸣样呼吸　　　　　　　　　C.鼾声呼吸

D.叹息样呼吸　　　　　　　　　E.深大而规则的呼吸

2.喉头水肿、喉头有异物时,呼吸可呈(　　)。

A.潮式呼吸　　　　　　　　　　B.间断呼吸　　　　　　　　　　C.蝉鸣样呼吸

D.鼾声呼吸　　　　　　　　　　E.深度呼吸

A2 型题

3.王某,女,患糖尿病 3 年,近日出现糖尿病酮症酸中毒,其呼吸特点为(　　)。

A.呼吸频率异常　　　　　　　　B.呼吸节律异常　　　　　　　　C.呼吸声音异常

D.深度呼吸　　　　　　　　　　E.浮浅呼吸

4.李某,男,43 岁,患内源性哮喘,主诉呼吸费力,呼气时间显著长于吸气,该患者最可能出现哪一种呼吸异常?(　　)

A.潮式呼吸　　　　　　　　　　B.呼气性呼吸困难　　　　　　　C.吸气性呼吸困难

D.深度呼吸　　　　　　　　　　E.混合性呼吸困难

5.患者,男,66 岁,脑出血并行气管切开术后,患者并发肺部感染,气道分泌物较多,呼吸时发出粗糙的鼾声,称为(　　)。

A.蝉鸣音呼吸　　B.深慢呼吸　　C.浅快呼吸　　D.鼾声呼吸　　E.间歇呼吸

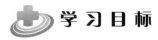
第四节　血压的评估与护理

学 习 目 标

(1)能正确说出血压的正常值。

(2)能正确说出血压的生理变化。

(3)叙述高血压、低血压的概念和护理措施。

(4)能正确测量和记录血压,且态度认真、操作规范、数值准确、关心患者。

案例导入

　　张女士,57 岁,患"原发性高血压"2 年。最近比较疲劳,感觉头痛、眩晕、耳鸣、心悸,测血压时,发现血压的波动比较大,到医院就诊。查体:体温 36 ℃,呼吸 18 次/分,脉率 95 次/分,血压 182/85 mmHg。
　　请思考:
　　张女士的生命体征正常吗?应如何护理?

　　血压(BP)是指血管内流动着的血液对单位面积血管壁的侧压力(压强)。血压分为动脉血压、静脉血压,一般指动脉血压。如无特别注明,一般指肱动脉血压。

　　收缩压是指在一个心动周期中,动脉血压随着心室的收缩和舒张而发生规律性的波动,在心室收缩时,动脉血压上升达到的最高值。

　　舒张压是指在心室舒张时动脉管壁弹性回缩,血液对动脉管壁的侧压力降至最低,称为舒张压。

　　脉压是指收缩压与舒张压的差值。

　　平均动脉压是指在一个心动周期中,动脉血压的平均值。

一、正常血压及生理变化

(一)正常血压

　　1. 正常的血压　正常血压测量(血压一般以肱动脉为标准)。安静状态下,正常成人的血压范围比较稳定,其正常范围为收缩压 90～139 mmHg,舒张压 60～89 mmHg,脉压 30～40 mmHg。

　　2. 血压的换算　血压的计量单位有千帕(kPa)和毫米汞柱(mmHg)两种,换算公式为 1 mmHg ＝ 0.133 kPa,1 kPa＝7.5 mmHg。

(二)血压的生理变化

　　正常成人的血压在一个较小的范围内波动,会保持相对恒定,但由于各种因素会影响到血压的变化。

　　1. 年龄　血压随年龄的增长而逐渐增高。收缩压的升高比舒张压的升高更为显著。

　　2. 性别　青春期前男女之间差异较小,女性在更年期前,血压低于男性,但更年期后,女性血压升高,男女差别较小。

　　3. 昼夜和睡眠　血压呈明显的昼夜波动。夜间血压最低,清晨起床活动后血压迅速升高。当人们安静休息时血压平稳,当人们睡眠不佳或过度劳累时,血压会略有升高。

　　4. 环境　在寒冷环境中,由于末梢血管收缩,血压可略有升高;在高温环境中,由于皮肤血管扩张,血压可略有下降。

　　5. 体型　高大、肥胖者的血压较高。

　　6. 体位　由于重力的关系,立位血压高于坐位血压,坐位血压高于卧位血压。对于长期卧床的患者,当由卧位变为立位时,可出现头晕、站立不稳甚至晕厥等现象,这是直立性低血压的表现。

　　7. 部位　右侧血压比左侧高 10～20 mmHg,其原因是左右肱动脉的解剖位置不同。下肢比上肢的血压要高,这与股动脉的管径较肱动脉粗,血流量大有关。下肢血压高于上肢 20～40 mmHg。

　　8. 其他　运动、情绪激动、恐惧、紧张、兴奋、吸烟可使血压升高。此外饮酒、摄盐过多、药物对血压也会有影响。

二、异常血压的评估及护理

（一）异常血压的评估

1.高血压 收缩压≥140 mmHg 和（或）舒张压≥90 mmHg。

2.低血压 血压低于 90/60 mmHg。常见于休克、大量失血、急性心力衰竭等。

3.脉压异常

（1）脉压增大：脉压＞40 mmHg。常见于主动脉硬化、主动脉瓣关闭不全、甲状腺功能亢进等。

（2）脉压减小：脉压＜30 mmHg。常见于心包积液、缩窄性心包炎、主动脉狭窄等。

（二）异常血压的护理措施

1.良好环境 安静、舒适、整洁、温湿度适宜、光线适中、通风良好的环境。

2.生活、饮食合理 养成良好的生活习惯，保证充足的睡眠；养成定时排便的习惯，注意保暖等，并在日常生活中保持良好的情绪；选择富含维生素、纤维素，易消化，低脂肪，低胆固醇，低盐食物。

3.坚持运动 适当的运动可改善血液循环，增强心血管功能。可以选择中等强度的运动，如散步、慢跑、游泳、练气功、打太极拳等，应注意持之以恒、循序渐进。

4.加强血压监测 对需密切观察血压者应做到"四定"，即定时间、定部位、定体位、定血压计；合理用药，注意药物疗效和不良反应的监测；观察有无并发症的发生；发现异常应及时与医生联系。

5.健康教育 介绍高血压的相关知识，教会患者正确测量血压和判断异常血压的方法，生活规律、作息有时、修身养性、合理营养、戒烟限酒；低血压患者适度活动，增强体力均衡营养、注意保暖。

三、血压的测量方法

（一）血压计的种类与构造

1.血压计的种类

（1）水银血压计（立式和台式两种，立式血压计可随意调节高度）（图 6-10）：优点是测得的数值准确可靠，是评价血压的标准工具；缺点是较笨重且玻璃管部分易破裂。

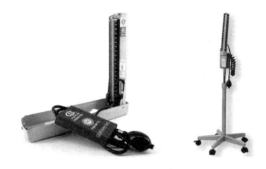

图 6-10　水银血压计

（2）无液血压计（图 6-11）：优点是携带方便；缺点是可信度差。

（3）电子血压计（图 6-12）：优点是操作方便，简单易学；缺点是准确性较差，尤其是电量不足时。

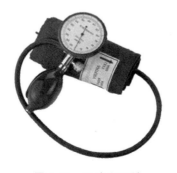

图 6-11　无液血压计

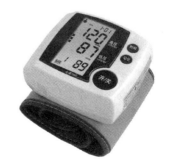

图 6-12　电子血压计

2.血压计的构造 血压计由输气球和压力活门、袖带、测压计三部分组成。

（1）输气球和压力活门　输气球可向袖带充气；压力活门可调节压力的大小。

（2）袖带　由长方形扁平的橡胶气囊和外层布套组成，袖带上有 2 根橡胶管，一根接输气球，另一根与压力表相通。

（3）测压计

①汞柱血压计：又称水银血压计，有立式和台式两种，由玻璃管、标尺、水银槽三部分组成。在盒盖内面固定一根玻璃管，管面左侧标有毫米汞柱（0～300 mmHg），右侧标明千帕，最小格为2 mmHg或0.5 kPa，玻璃管上端与大气相通，下端和水银槽（储有水银60 g）相连。

②无液血压计：又称弹簧式血压计或压力表式血压计。有一袖带与有刻度的圆盘表相连接，盘中央有一指针提示血压数值。

③电子血压计：袖袋内有一换能器，有自动采样，微电脑控制数字运算。自动放气数秒内可测得血压、脉率数值。

知识链接

血压计

血压计的发明与研制源于18世纪初的英国，至今有近200年的时间。人们测量血压是在动物身上做首次试验的。18世纪初，英国医生哈尔斯把高头大马作为测试血压的对象。他将一根9英尺（约2.74米）长的玻璃管与一根铜管的一端相连接，接着将铜管的另一端插入马腿的动脉内，然后使玻璃管垂直，让马腿动脉血管里的血顺着玻璃管上升，这样就测得马的血压为83英寸（约210.82厘米）的高度。这就是世界上的第一次血压测量。但这样测量血压既不安全，也不方便，特别是对血管的破坏更严重，是难以用于人类的。于是，到1896年，意大利人里瓦罗克西进行了深入的分析与研究并且不断地试验，终于改制成了一种不破坏血管的血压计。这种血压计由袖带、压力表和气球三个部分构成。测量方法科学、安全得多。但是，它也有很大的缺陷，只能测量动脉的收缩压，而且欠准确。大约10年后，俄国人尼古拉科洛特科夫对里瓦罗克西的血压计稍做改进，保持了血压计的基本构造不变，只是在测定血压时，另在袖带里面靠肘窝内侧动脉搏动处放上听诊器。在测量时，当听到听诊器中传出的第一个声音时，水银柱所达到的高度就是收缩压，接着水银柱下降，到脉搏跳动声音变弱时，此时水银柱所在的高度就是舒张压。大量临床应用证明，这种血压计测定血压的方法既科学，又安全、准确，一直沿用至今。

（二）血压测量的方法

1.目的

（1）判断血压有无异常。

（2）动态监测血压变化，间接了解循环系统的功能状况。

（3）协助诊断，为预防、治疗、康复、护理提供依据。

2.实施程序

程　序	操作步骤	要点说明
评估	1.核对医嘱 2.患者的年龄、病情、意识、治疗情况，心理状态及合作程度、情绪稳定与否 3.解释：向患者及其家属解释血压测量的目的、方法、注意事项及配合要点	1.严格执行"三查八对"制度 2.确认患者意识状态 3.语言通俗易懂
计划	1.护士准备：洗手、戴口罩 2.用物准备：治疗盘内放有记录本、笔、血压计、听诊器、手部消毒液 3.环境准备：安静整洁、舒适、安全	为测量血压做准备

右上角：续表

程　序	操作步骤	要点说明
实施	1.核对解释:携用物至患者床旁,核对床号姓名,解释操作目的并取得合作	1.确认患者,取得患者合作 2.测血压前,患者应20～30分钟无剧烈活动、紧张、恐惧等影响血压的因素
	2.测量血压 ▲肱动脉 (1)体位:手臂位置(肱动脉)与心脏呈同一水平(坐位平第四肋,仰卧位平腋中线) (2)手臂:卷袖,露臂,肘部伸直、手掌向上 (3)血压计:放平打开,垂直,开启水银槽开关	若肱动脉高于心脏水平,测得的血压偏低;肱动脉低于心脏水平,测得的血压偏高
	(4)缠袖带:驱尽袖带内空气,平整置于上臂中部,下缘距肘窝2～3 cm,松紧以能插入一指为宜	袖带缠得太松,充气后呈气球状,有效面积变窄,使血压测量值偏高;袖带缠得太紧,未注气就已受压,使血压测量值偏低
	(5)充气:触摸肱动脉搏动,将听诊器胸件置于肱动脉搏动最明显处(图6-13),一手固定,另一手握加压气球,关气门,充气至肱动脉搏动消失再升高20～30 mmHg	1.避免将听诊器胸件塞在袖带下,以免局部受压较大和听诊时出现干扰声。肱动脉搏动消失表示袖带内压力大于心脏收缩压,血流被阻断 2.充气不足或充气过度都会影响测量结果
	(6)放气:缓慢放气,速度以水银柱下降4 mmHg/s为宜,注意水银柱刻度和肱动脉声音的变化	1.放气太慢,使静脉充血,舒张压偏高;放气太快,未注意到听诊间隔,猜测血压值 2.视线保持与水银柱弯月面同一水平。视线低于水银柱弯月面读数偏高,反之,读数偏低
	(7)判断:听诊器出现的第一声搏动音时水银柱所指的刻度,即为收缩压;当搏动音突然变弱或消失,水银柱所指的刻度即为舒张压	第一声搏动音出现表示袖带内压力降至与心脏收缩压相等,血流能通过受阻的肱动脉,WHO规定成人应以动脉搏动音的消失作为判断舒张压的标准
	▲腘动脉 (1)体位:仰卧位、俯卧位、侧卧位 (2)患者:卷裤,卧位舒适 (3)缠袖带:袖带缠于大腿下部,其下缘距腘窝3～5 cm,听诊器置于腘动脉搏动最明显处 (4)其余操作同肱动脉 (5)整理血压计,排尽袖带内余气,扣紧压力活门,整理后放入盒内;血压计盒盖右倾45°,使全部水银流回槽内,关闭水银槽开关,盖上盒盖,平稳放置(图6-14) (6)恢复体位	1.一般不采用屈膝仰卧位,必要时脱一侧裤子,暴露大腿,以免过紧影响血流,影响血压测量值的准确性。袖带松紧适宜 2.避免玻璃管破裂,水银溢出 3.必要时协助穿衣、穿裤
	3.记录	测量血压值按收缩压/舒张压 mmHg(kPa),记录在记录本上,如120/84 mmHg
	4.转记	洗手后将血压值转记至体温单上

续表

程　序	操作步骤	要点说明
评价	1.护患能有效沟通,患者配合操作,知道血压正常值及配合要点 2.护士操作方法、测量部位正确无误	

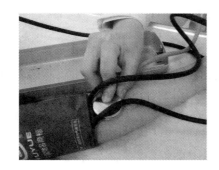

图 6-13　听诊器放置的部位

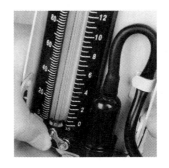

图 6-14　关闭水银槽开关

3.注意事项

(1)定期检测血压计、听诊器的性能,保证正常使用。

(2)做到"四定":"四定",即定时间、定部位、定体位、定血压计,以确保所测的血压的正确性和可比性。

(3)为偏瘫患者测血压:应选健侧肢体。当发现所测血压异常或搏动音听不清时,应重测,先把袖带内的气体驱尽,待水银柱降至"0"点时,稍等片刻再测量,一般连续测 2~3 次,取最低值。

(4)血压计、听诊器、测量者、受检者、测量环境等因素引起血压测量的误差,以保证测量血压的准确性。

(5)放气、充气不宜过快:充气太快或太高,患者会不舒适、水银会溢出;放气太快,有可能会听不清搏动音的变化。

🩺 护考链接

A2 型题

患者,男,55 岁。以"原发性高血压"入院,患者右侧肢体偏瘫,测量血压操作正确的是(　　)。

A. 固定专人测量　　　　　　　B. 袖带下缘平肘窝

C. 测量左上肢血压　　　　　　D. 充气至水银刻度达 150 mmHg

E. 听诊器胸件置于袖带内

分析:患侧可因血液循环障碍,不能真实地反映血压的变化。因此,偏瘫患者应选择健侧测量血压。故答案为 C。

【本节小结】

本节的重点是血压的正常值,高血压、低血压的概念和护理措施;血压测量的部位;影响血压的生理因素。

【目标检测】

A1 型题

1.测血压时当听到第一声搏动,此时(　　)。

A. 袖带的压力等于心脏收缩压　　　　　　B. 袖带的压力大于心脏收缩压

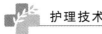

C. 袖带的压力小于心脏收缩压　　　　　　D. 袖带的压力等于心脏舒张压

E. 袖带的压力小于心脏舒张压

2. 成人生命体体征测量值,在正常范围内的一组是(　　)。

A. 体温 36.2 ℃　脉率 106 次/分　呼吸 24 次/分　血压 16/10 kPa

B. 体温 38.2 ℃　脉率 98 次/分　呼吸 24 次/分　血压 15/10 kPa

C. 体温 39.2 ℃　脉率 106 次/分　呼吸 18 次/分　血压 17/10 kPa

D. 体温 36.2 ℃　脉率 109 次/分　呼吸 13 次/分　血压 16/10 kPa

E. 体温 36.2 ℃　脉率 88 次/分　呼吸 20 次/分　血压 17/11 kPa

A2 型题

3. 张先生,62 岁。护士为其测血压,为与第一次测量血压辨别,需重复测量,下列何项做法错误?(　　)

A. 将袖带内气体驱尽　　　　　　　　　　B. 连续加压直到听清为止

C. 使汞柱降至 0 点　　　　　　　　　　　D. 稍等片刻后重测

E. 测量值先读收缩压,后读舒张压

4. 患者,男,患高血压入院,目前左侧肢体偏瘫,医嘱测血压 4 次/日,执行该医嘱时,错误的是(　　)。

A. 固定专人测量　　　　　　　　　　　　B. 固定血压计

C. 每日固定时间测量血压　　　　　　　　D. 测右上肢血压

E. 卧位测量时肱动脉平腋中线

5. 患者,男,50 岁。主诉头晕。测收缩压 140 mmHg,舒张压 95 mmHg,应考虑为(　　)。

A. 收缩压偏低　　　　　　　B. 低血压　　　　　　　　　　　C. 舒张压偏低

D. 高血压　　　　　　　　　E. 临界高血压

A3 型题

(6、7 题共用题干)

患者,男,40 岁。近日来头痛、恶心,有时呕吐,无发热,血压 20/12.6 kPa(150/97 mmHg),脉率 46 次/分,心率 55 次/分,呼吸 25 次/分。

6. 根据所得资料,该患者生命体征发生了哪些异常?(　　)

A. 缓脉、呼吸减慢　　　　　　　　　　　B. 高血压、脉搏短绌

C. 细脉、脉搏短绌　　　　　　　　　　　D. 高血压、间歇脉

E. 呼吸增快、速脉

7. 为该患者测量血压时,应做到(　　)。

A. 定时间、定部位、定体位、定血压计　　B. 定时间、定部位、定血压计、定人员

C. 定时间、定部位、定体位、定记录格式　D. 定时间、定体位、定部位、定听诊器

E. 定时间、定体位、定部位、定袖带

【目标检测答案】

第一节　1. B　2. B　3. D　4. A　5. D　6. D　7. C

第二节　1. E　2. C　3. B　4. D　5. B　6. E　7. D

第三节　1. E　2. C　3. D　4. B　5. D

第四节　1. A　2. E　3. B　4. A　5. D　6. B　7. A

第七章　饮食与营养

合理饮食与均衡营养是人体健康的重要物质保证,与我们的生活息息相关。而不良的饮食与营养可引起人体各种营养物质失衡,甚至会导致各种疾病的发生。当机体患病时,通过适当的途径给予患者合理的饮食以及充足的营养也是促进患者康复的有效手段。因此,护士应掌握饮食与营养方面的知识,才能正确评估患者的饮食和营养状况,制订科学合理的饮食治疗计划,促进患者尽快康复。

扫码看课件

第一节　医院饮食

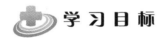 学习目标

(1)说出六大营养素的种类。
(2)列出医院饮食的类别及各类饮食的种类、原则及适用范围。

案例导入

患者,男,56岁,高热、右上腹剧痛,腹膜刺激征阳性,现患者需进一步做胆囊造影检查。请思考:

护士应为患者准备哪一种饮食,为什么?

为了维持生存和健康,人体需要从食物中获取营养素和热量。人体所需的营养素有六大类:蛋白质、脂肪、糖类、无机盐、维生素和水(膳食纤维虽然不是一种营养素,但是它有多方面的生理作用和健康效益,也是人体需要的)。人体热量的主要来源是蛋白质、脂肪、糖类。为适应患者的病情需要,医院饮食可分为基本饮食、治疗饮食、试验饮食。

一、基本饮食

基本饮食适合一般患者的饮食需要,是对营养素的种类及摄入量不做限制的一种饮食,包括普通饮食、软质饮食、半流质饮食、流质饮食(表7-1)。

表 7-1　基本饮食

饮食种类	适 用 范 围	饮 食 原 则	用　　法
普通饮食	无消化道疾病、病情较轻或疾病恢复期、无发热及无须限制饮食的患者	一般易消化、无刺激性的食物,营养平衡,美观可口。对油煎、强烈调味品及易胀气食物应限制	每日进餐 3 次,蛋白质 70~90 g/d,总热量 9.5~11 MJ/d
软质饮食	老、幼患者,咀嚼不便、低热患者、术后及肠道疾病恢复期的患者	以软烂无刺激性为主,易于咀嚼消化,如面条、软饭,菜和肉应切碎、煮烂	每日进餐 3~4 次,蛋白质60~80 g/d,总热量 8.5~9.5 MJ/d
半流质饮食	口腔及消化道疾病、吞咽咀嚼困难、中等发热、体弱、手术后的患者	食物呈半流质状,无刺激,易于咀嚼、吞咽、消化,膳食纤维含量少,营养丰富,少食多餐。如粥、面条、蒸鸡蛋、肉末、豆腐等	每日进餐 5~6 次,每次 300 mL;蛋白质 50~70 g/d,总热量 6.5~8.5 MJ/d
流质饮食	病情危重或全身衰竭、高热和各种大手术后,以及患者口腔疾病、吞咽困难和急性消化道疾病的患者	食物呈液状,易吞咽、易消化,如乳类、豆浆、米汤、稀藕粉、肉汁、菜汁、果汁等;需注意的是此饮食热量及营养素不足,只能短期使用	每日进餐 6~7 次,每次 200~300 mL,蛋白质 40~50 g/d,总热量 3.5~5.0 MJ/d

护考链接

A3 型题

(1、2 题共用题干)

患者,高某,45 岁,无意间发现颈部肿块,入院检查为甲状腺瘤,行患侧甲状腺大部切除术。

1.请问术后第 1 日,应给予该患者(　　　)。

A.普通饮食　　　　　　　　B.软质饮食　　　　　　　　C.半流质饮食

D.流质饮食　　　　　　　　E.高脂肪饮食

2.如果该患者病情允许可进半流质饮食,下面可供选择的食物不妥的是(　　　)。

A.米粥　　　　B.软烂面条　　　　C.蒸鸡蛋　　　　D.肉汁　　　　E.豆腐

分析:此题考查的知识点是基本饮食的适用范围及饮食原则。甲状腺手术患者术后第 1 天进半流质饮食;半流质饮食呈半流体状,而肉汁是呈流体状,故答案分别为 C、D。

二、治疗饮食

治疗饮食是指根据疾病治疗的需要,在基本饮食的基础上适当调节热量和营养素,以达到治疗或辅助治疗的目的,从而促进患者康复的一类饮食。治疗饮食的种类、适用范围、饮食原则见表 7-2。

表 7-2　治疗饮食

种　　类	适 用 范 围	饮 食 原 则
高热量饮食	热量消耗较高的患者,如甲状腺功能亢进、高热、大面积烧伤、结核、产妇、肝炎、胆道疾病及需要增加体重者	在基本饮食的基础上加餐两次,如普食者三餐之间可加牛奶、豆浆、鸡蛋、藕粉、蛋糕等;如为半流质或流质饮食者,可加浓缩食品如奶油、巧克力等。每日供给总热量 12.5 MJ(3000 kcal)

续表

种 类	适 用 范 围	饮 食 原 则
高蛋白质饮食	用于高代谢性疾病如结核、大面积烧伤、严重贫血、甲状腺功能亢进、大手术后及癌症晚期等患者；肾病综合征患者；低蛋白血症患者；孕妇	在基本饮食基础上增加含蛋白质丰富的食物，如肉类、鱼类、蛋类、乳类、豆类等，蛋白质供应按每千克体重 1.5～2 g/d 计，但总量不超过 120 g/d，总热量 10.5～12.5 MJ/d(2500～3000 kcal/d)
低蛋白质饮食	用于限制蛋白质摄入者，如急性肾炎、尿毒症、肝性昏迷等患者	限制蛋白质的摄入量，成人饮食中的蛋白质的摄入量应低于 40 g/d，病情需要时可低至 20～30 g/d。应多补充蔬菜和含糖高的食物，以维持正常热量。肾功能不全者应多摄入动物性蛋白，忌用豆制品；肝性昏迷者应以植物蛋白质为主
低脂肪饮食	用于肝、胆、胰疾病患者，以及高脂血症、动脉粥样硬化、冠心病、肥胖症及腹泻等患者	限制脂肪的摄入量，成人脂肪总量少于 50 g/d，肝、胆、胰疾病患者少于 40 g/d，尤其要限制动物脂肪的摄入，食物清淡、少油，禁食肥肉、蛋黄、动物脑等。高脂血症及动脉粥样硬化患者不必限制植物油(椰子油除外)
低胆固醇饮食	适用于动脉粥样硬化、高胆固醇血症、冠心病等患者	成人饮食中胆固醇含量应低于 300 mg/d，禁用或少用含胆固醇高的食物，如动物内脏、饱和脂肪、蛋黄、动物脑、鱼子等
低盐饮食	适用于心脏病、急性肾炎、慢性肾炎、肝硬化腹水、重度高血压但水肿较轻的患者	限制食盐的摄入量，成人食盐摄入不超过 2 g/d(含钠 0.8 g)，但不包括食物内自然存在的氯化钠。禁食一切腌制食品，如香肠、咸肉、咸菜、皮蛋、火腿等
无盐低钠膳食	同低盐饮食适用范围，但水肿较重的患者	无盐饮食，除食物内自然含钠量外，烹调时不放食盐。低钠饮食，除无盐外，还须控制食物中自然存在的含钠量(低于 0.5 g/d)，禁用腌制食品。对无盐和低钠者，还应禁用含钠多的食物和药物，如油条、挂面、汽水(含小苏打)等食物和碳酸氢钠等药物
高膳食纤维饮食	适用于便秘、肥胖、高脂血症、糖尿病等患者	选择含膳食纤维多的食物，如芹菜、韭菜、新鲜水果、粗粮、豆类等
少渣饮食	适用于伤寒、痢疾、腹泻、肠炎、食管及胃底静脉曲张、消化道手术的患者	吃含膳食纤维少的食物，如豆类、嫩豆腐等，忌膳食纤维多的蔬菜、水果，且少油，忌油煎食物，不用刺激性强的调味品
要素饮食	适用于严重烧伤、低蛋白血症、消化道瘘、大手术后胃肠道功能紊乱、非感染性严重腹泻、消化吸收不良、营养不良、急性胰腺炎、短肠综合征、晚期癌症等患者	要素饮食是一种化学组成明确的精制食品，含有全部人体生理需要的各种营养成分，无须经过消化过程即可直接被肠道吸收和利用。可口服、鼻饲或由造瘘口滴入，滴注温度保持在 38～40 ℃，滴速 40～60 滴/分，最多不超过 150 mL/h。已配制好的溶液应放在 4 ℃以下的冰箱内保存，24 小时内用完，以免变质。应用要素饮食期间需定期记录体重，并观察尿量、大便次数及性状，检查血糖、尿糖、血尿素氮、电解质、肝功能等指标，做好营养评估

护考链接

A2 型题

1. 患者,李某,因煤气爆炸伤势严重,经医院初步鉴定为身体 80% 烧伤,其中 40% 为深度烧伤,护士应给该患者提供何种饮食?(　　)

A. 高热量、低蛋白质　　　　B. 高维生素、低蛋白质　　　　C. 高蛋白质、高热量

D. 高脂肪、高蛋白质　　　　E. 高热量、低脂肪

分析:身体大面积烧伤的患者由于蛋白质大量丢失及机体的高消耗状态,及创面修复需要大量的蛋白质和热量,故答案为 C。

A3 型题

(2、3 题共用题干)

患者,男,50 岁,因右上腹突发剧烈绞痛入院,诊断为胆囊结石。手术后准备出院。

2. 护士应指导该患者选择下列哪种饮食?(　　)

A. 高热量饮食　　　　B. 低蛋白质饮食　　　　C. 高纤维饮食

D. 低脂肪饮食　　　　E. 低盐饮食

3. 哪种食物该患者不宜选择?(　　)

A. 蛋黄　　　B. 米饭　　　C. 芹菜　　　D. 豆浆　　　E. 鸡肉

分析:胆囊疾病的患者需进食低脂肪饮食,以免刺激和引起消化不良。而蛋黄的脂肪含量较高,故答案分别为 D、A。

三、试验饮食

试验饮食又称诊断饮食,是指在特定的时间内,通过对饮食内容的调整,达到协助诊断疾病和保证检查结果正确的目的。试验饮食的种类、适用范围、饮食要求见表 7-3。

表 7-3　试验饮食

饮食种类	适用范围	饮食要求
胆囊造影饮食	适用于需要进行造影检查有无胆囊、胆管、胆道疾病的患者	1. 造影前 1 天中午进高脂肪餐,使胆囊收缩,排空,有助于造影剂进入胆囊 2. 造影前 1 天晚餐进无脂肪、低蛋白质、高糖类、清淡饮食,以减少胆汁分泌。晚餐后服造影剂,禁食禁烟至第 2 天上午 3. 造影当日晨禁食,第一次摄 X 线片,如果胆囊显影良好,再让患者进食高脂肪餐,临床上常用油煎荷包蛋 2 个,脂肪量不低于 50 g。待 30 分钟后第二次摄 X 线片,观察胆囊的收缩情况
潜血试验饮食	适用于配合大便潜血试验,以协助诊断消化道有无出血	试验前三天禁食肉类、肝脏、动物血、含铁剂的药物及绿色蔬菜等,以免造成假阳性反应。可进牛奶、豆制品、土豆、白菜、米饭、马铃薯、馒头等食物
吸碘试验饮食 (甲状腺 I[131] 试验饮食)	适用于甲状腺功能检查的患者	检查或治疗前 7～60 天,禁食含碘量高的食物。需禁食 60 天的食物包括海带、海蜇、紫菜、淡菜、苔菜等;需禁食 14 天的食物包括海蜒、毛蚶、干贝、蛏子等;需禁食 7 天的食物包括带鱼、黄鱼、鲳鱼、目鱼、虾等

护考链接

A2 型题

患者,女,28 岁,准备下个月底做甲状腺吸碘测定,护士嘱咐该患者在检查前一个月忌
食(　　)。

A.河鱼　　　　　B.白菜　　　　　C.土豆　　　　　D.紫菜　　　　　E.鸡蛋

分析:要做吸碘试验的患者检查前 7~60 天应禁食含碘量高的食物,紫菜的含碘高,故答案为 D。

【本节小结】

医院饮食包括基本饮食(普通饮食、软质饮食、半流质饮食、流质饮食)、治疗饮食(高热量饮食、高蛋
白质饮食、低蛋白质饮食、低脂肪饮食、低胆固醇饮食、低盐饮食、无盐低钠饮食、高膳食纤维饮食、少渣饮
食、要素饮食)、试验饮食(胆囊照影饮食、潜血试验饮食、吸碘试验饮食)。

【目标检测】

A1 型题

1.属于医院基本饮食的是(　　)。

A.低盐饮食　　　　　　　　　　B.软质饮食　　　　　　　　　　C.高热量饮食

D.高蛋白质饮食　　　　　　　　E.糖尿病饮食

2.伤寒患者最适宜的饮食是(　　)。

A.低盐饮食　　　　　　　　　　B.少渣饮食　　　　　　　　　　C.高热量饮食

D.低胆固醇饮食　　　　　　　　E.高膳食纤维饮食

3.胆囊造影前一日晚餐应给予(　　)。

A.高脂肪、高蛋白质饮食　　　　　　　　B.高热量、高蛋白质饮食

C.高热量、低蛋白质饮食　　　　　　　　D.无脂肪、低蛋白质饮食

E.低蛋白质、低糖饮食

A2 型题

4.患者,女,30 岁,低热 3 个多月,咳嗽、盗汗、消瘦,入院诊断为肺结核,为配合治疗应给予(　　)。

A.高热量、高脂肪饮食　　　　　　　　B.高热量、高蛋白质饮食

C.高热量、低脂肪饮食　　　　　　　　D.低脂肪、高蛋白质饮食

E.高脂肪、高蛋白质饮食

5.患者,女,56 岁。因突发心梗入院,经治疗,症状好转,现处于恢复期。此时患者最适宜的饮食
是(　　)。

A.高热量、高蛋白质饮食　　　　　　　　B.高热量、低脂肪饮食

C.高维生素、低脂肪饮食　　　　　　　　D.高膳食纤维、高蛋白质饮食

E.高膳食纤维、高热量饮食

6.患者,女,43 岁,风湿性心脏病伴心功能不全,双下肢及身体下垂部位严重水肿,该患者每日饮食
中应控制的指标是(　　)。

A.摄入盐量不超过 5 g　　　　　　　　B.摄入盐量不超过 2 g

C.摄入盐量不超过 0.5 g　　　　　　　　D.摄入钠量不超过 2 g

E.摄入钠量不超过 0.5 g

7.患者,女,35 岁。突然出现大便为暗红色,遵医嘱做粪便隐血检查。患者检查前 3 天可以进食的
食物是(　　)。

A.血　　　　　B.肝　　　　　C.谷类　　　　　D.肉类　　　　　E.绿色蔬菜

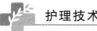

第二节　饮食护理

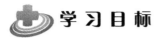
学习目标

(1)能够对患者的营养状况进行评估。
(2)列出影响患者饮食与营养的因素。
(3)能够应用一般饮食护理措施对患者进行饮食护理。

案例导入

李女士,68岁,回族,高热待查入院,消瘦,不思饮食,皮肤弹性差、无光泽、干燥。
请思考:
(1)护士应该从哪些方面对该患者进行营养评估?
(2)护士如何为该患者做好饮食护理?

对患者进行科学合理的饮食护理,是满足患者最基本生理需要的重要措施之一。护士应全面评估患者的营养状况及饮食情况,确认患者在营养方面存在的健康问题,并采取适当的护理措施,以改善患者的营养状况,促进患者早日康复。

一、患者的营养状况

(一)影响饮食与营养的因素评估

1. 生理因素

(1)年龄:人在生长发育过程中的不同阶段对热量及营养素的需求不同。如婴幼儿生长速度快,需要高蛋白质、高热量、高维生素、高矿物质饮食;青少年需摄入足够的蛋白质、维生素和微量元素等。老年人由于新陈代谢减慢,每日所需的热量减少,但对钙的需求增加。不同年龄的患者对食物质地的选择也有差异,如婴幼儿咀嚼及消化功能尚未发育完善,老年人的咀嚼及消化功能减退,应给予软质易消化的食物。此外,不同年龄的患者可有不同的饮食喜好。

(2)活动量:在不同的活动强度、工作性质、工作条件下,热量消耗也不同。活动量大的个体对热量及营养素的需求量较活动量小的个体大。

(3)特殊生理状况:妊娠期及哺乳期的女性对营养的需求量显著增加,同时还会有饮食习惯的改变。

2. 病理因素

(1)疾病及药物因素:多种疾病可影响患者对食物及营养的需要,主要表现在食欲,摄入量,食物的消化、吸收等方面发生改变。如口腔、胃肠道疾病可直接影响食物的摄取、消化和吸收;发热、烧伤、甲状腺功能亢进等高代谢性疾病或慢性消耗性疾病对热量的需求量较正常人增加。

(2)患病后的用药也会影响患者的饮食及营养。有些药物可以增进食欲,如胰岛素、类固醇类药物等;有些药物可以降低食欲,如非肠溶性红霉素、氯贝丁酯等。

3. 心理因素　焦虑、忧郁、恐惧、悲哀等不良情绪可引起交感神经兴奋,抑制胃肠蠕动和消化液的分泌,使其食欲降低,进食减少,甚至偏食、厌食等,而轻松、愉快的心理状态则会促进食欲增加。

4. 社会因素

(1)经济状况:经济状况的好坏直接影响人们的购买力以及人们对食物的选择,从而影响其营养状况。一般经济状况良好者须注意有无营养过剩,而经济状况较差者则应主要防止营养不良。

(2)饮食习惯:饮食习惯受民族、宗教信仰、文化习俗、地理位置及生活方式等的影响。每个人都有自己的饮食习惯,如食品的选择、烹调方法、饮食方式、饮食嗜好、进食时间等。不良的饮食习惯会导致营养失衡甚至疾病的发生。

(3)饮食环境:进食时的环境,食具的洁净,食物的色、香、味等都会影响人们对食物的选择及摄入量。

(4)营养知识:正确地理解和掌握有关营养方面的知识有助于人们摄入均衡的饮食和营养。如果患者不了解每日需要的营养素的量及食物的营养成分等基本知识,就可能会出现不同程度的营养失调。

(二)营养状况的评估

通过对患者的体重、外貌、皮肤、毛发、指甲、骨骼和肌肉等方面的评估可初步判断患者的营养状况(表 7-4)。

表 7-4　不同营养状况的身体征象

项　目	营 养 良 好	营 养 不 良
体重	正常范围	肥胖或低于正常体重
外貌	发育良好、精神、有活力	消瘦、发育不良、缺乏兴趣、倦怠、疲劳
毛发	浓密、有光泽	缺乏自然光泽,干燥稀疏
皮肤	皮肤有光泽、弹性良好	无光泽、干燥、弹性差、肤色过淡或过深
指甲	粉色、坚实	粗糙、无光泽、易断裂
口唇	柔润、无裂口	肿胀、口角裂、口角炎症
肌肉和骨骼	肌肉结实,皮下脂肪丰满、有弹性	肌肉松弛无力、皮下脂肪菲薄、肋间隙、锁骨上窝凹陷,肩胛骨和髂骨突出

知识链接

人体测量

人体测量的目的是通过个体的生长发育情况了解其营养状况。测量的项目包括身高、体重、头围、胸围、上臂围、小腿围及一些特定部位的皮褶厚度。其中最常用的是身高、体重、皮褶厚度和上臂围。

1.身高、体重　身高和体重是综合反映生长发育及营养状况的重要指标。

(1)我国常用的标准体重的计算公式为

$$男性标准体重(kg)=身高(cm)-105$$
$$女性标准体重(kg)=身高(cm)-105-2.5$$

(2)实测体重占标准体重的百分数计算公式:(实测体重-标准体重)/标准体重×100%

实测百分数占标准体重的百分数在±10%之内为正常范围,增加 10%~20% 为超重,超过 20% 为肥胖,减少 10%~20% 为消瘦,低于 20% 为明显消瘦。

(3)体重指数(BMI)即体重(kg)与[身高(m)]² 的比值。世界卫生组织的标准:体重指数≥25 为超重,体重指数≥30 为肥胖,体重指数<18.5 为消瘦。亚洲标准:体重指数≥23 为超重,体重

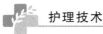

指数≥25为肥胖。中国标准：体重指数≥24为超重，体重指数≥28为肥胖。

2.皮褶厚度 皮褶厚度又称皮下脂肪厚度，是反映评价脂肪储备状态的指标，对判断消瘦或肥胖有重要意义。常用测量部位为肱三头肌部，然后将测量值与理想值比较。

3.上臂围 上臂围是测量上臂中点位置的周长，可反映肌蛋白储存和消耗程度，是快速而简便的评价指标，也可反映热量代谢的情况。我国男性上臂围平均为27.5 cm。测量值＞标准值90％为营养正常，90％～80％为轻度营养不良，80％～60％为中度营养不良，小于60％为严重营养不良。

二、患者饮食护理

患者入院后，由医生根据患者病情开出饮食医嘱，确定患者所需的饮食种类。护士遵医嘱填写入院饮食通知单，送交营养室，并在病区的饮食单上填写患者的饮食种类，同时在患者的床尾或床头做好相应标记，以方便分发饮食。患者因病情需要更改饮食种类，如半流质饮食改为软质饮食、手术前需要禁食或出院需要停止饮食等，需由医生开出医嘱，护士根据医嘱填写饮食更改通知单或饮食停止通知单，送交营养室，做出相应处理。

（一）进食前的护理

1.饮食指导 护士应根据患者所需的饮食种类进行解释和指导，明确可选用和不宜选用的食物以及进餐次数等。饮食指导时应尽量符合患者的饮食习惯，用一些患者容易接受的食物代替限制食物，使用替代的调味品或佐料，使患者适应饮食习惯的改变，逐渐纠正其不良饮食习惯。指导患者平衡膳食。

2.环境准备 患者进食的环境应以清洁、整齐、空气清新、气氛轻松愉快为原则。舒适的进食环境可使患者心情愉快，增进食欲。

（1）进食前应暂停非紧急的检查、治疗及护理工作。

（2）整理床单位，收拾床旁桌椅及床上不需要的物品，饭前半小时开窗通风，去除不良气味和避免不良视觉印象，如便器、呕吐等。

（3）病室内如有危重或呻吟的患者，应以屏风遮挡。如病情允许可安排在餐厅进餐。

3.患者准备

（1）减轻或去除各种不舒适因素：疼痛患者可遵医嘱给予适当的镇痛措施；高热者给予降温；检查敷料包扎松紧度是否合适；因固定的特定姿势引起疲劳时，应协助患者更换卧位或给予相应部位按摩。

（2）加强心理护理：焦虑、忧郁者给予心理指导；若条件许可，可允许患者家属陪伴患者进餐。

（3）协助患者洗手、漱口，必要时给予口腔护理，以促进食欲。

（4）协助患者取舒适的进食体位，如病情许可，可协助患者下床进食，不能下床者，可安排坐位或半坐卧位，并于床上摆放跨床小桌进餐；卧床患者可安排侧卧位或仰卧位（头偏向一侧）并给予适当支托。患者允许，可将治疗巾围于胸前，以保持清洁。

（二）进食中的护理

1.核对、分发食物 护士洗手，衣帽整洁。根据饮食单上的饮食要求，协助配餐员及时将饭菜准确无误地分发给每位患者。并将食物、餐具等放在患者易于取到的位置，对需禁食的患者应告知原因，以取得配合，在床头（尾）上挂标记。

2.协助患者进食

（1）观察：患者进食期间，护士应巡视病室，观察患者进餐情况，检查治疗饮食、试验饮食的实施情况，并适时给予督促，征求患者的意见，及时向营养室反映。对访客带来的食物，需经护士检查，符合患者的治疗护理原则方可食用，必要时协助加热。

（2）进食期间，护士可及时、有针对性地解答患者在饮食方面的问题，逐渐纠正其不良饮食习惯。

（3）对不能自行进食者，应耐心喂食，每匙量不可过多；注意速度适中，不要催促患者，以便于其咀嚼和吞咽。食物的温度要适宜，防止烫伤。喂食的顺序依据患者的饮食习惯，饭和菜、固体和液体食物应轮流喂食。进流质饮食者，可用吸管吸吮。

（4）对双目失明或眼睛被遮盖的患者，应告诉患者喂食内容，以增加其进食兴趣。如患者要求自己进食，可按时钟平面图放置食物，并告知方位、食品名称，以方便患者按顺序摄取，如图7-1所示。

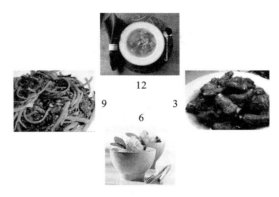

图7-1　食物放置时钟平面图

3. 特殊问题的处理　护士在巡视时应及时处理患者进食过程中的特殊问题。

（1）恶心：如患者在进食过程中出现恶心，可暂时停止进食并鼓励其做深呼吸。

（2）呕吐：如患者发生呕吐，应及时给予帮助。给患者提供盛装呕吐物的容器；将患者头偏向一侧，防止呕吐物进入气管内；及时清除呕吐物并更换被污染的被服等；开窗通风，去除室内不良气味；协助患者漱口或给予口腔护理，去除口腔异味；询问患者是否愿意继续进食，对不愿意继续进食者，可帮助其保存好剩下的食物；观察呕吐物的性质、颜色、量和气味等并做好记录。

（3）呛咳：告知患者在进食过程中应细嚼慢咽，进食时不要说话，以免发生呛咳。若患者发生呛咳，应帮助患者拍背；若异物进入喉部，应立即在腹部剑突下、肚脐上用手向上、向下推挤数次，促使异物排出，防止发生窒息。

（三）患者进食后的护理

（1）及时清理餐具，整理床单位，协助患者饭后洗手、漱口或为患者做口腔护理，以保持餐后的清洁与舒适。

（2）餐后根据需要做好记录，如进食的种类、量、患者进食时和进食后的反应等，以评价患者的进食是否达到营养需求。

（3）对暂需禁食或延迟进食的患者应做好交接班工作。

【本节小结】

患者的饮食将直接影响患者的健康状况和疾病的康复，影响患者饮食与营养的因素主要有生理、心理、疾病、治疗及社会文化等因素。护士在临床护理工作中应根据患者的具体情况选择合适的饮食类型，做好饮食护理，注重向患者进行健康教育，养成良好的饮食习惯。

【目标检测】

A1型题

1. 下列有关进食的叙述，不正确的是（　　）。

A. 创造轻松愉快的进食环境　　　　B. 指导患者进食

C. 与患者共同讨论有关营养的问题

D. 应每日进行口腔护理，催促患者尽快进食，以免食物变凉

E. 聊患者感兴趣的话题

A2 型题

2.患者,李某,29 岁,患有精神分裂症,坚信自己犯了错误而拒绝进食。护士有效的护理措施是(   )。

A.单独进食　　　B.喂食　　　C.集体进食　　　D.鼻饲　　　E.胃肠外营养支持

第三节　鼻　饲　法

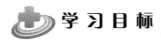学习目标

(1)说出鼻饲法的概念。
(2)说出鼻饲法的适应证、禁忌证及注意事项。
(3)学会规范地进行鼻饲法操作。
(4)学会正确地运用三种方法检查胃管是否在胃内。
(5)态度认真、关心体贴患者。

案例导入

患者,男,55 岁,5 天前因颅脑外伤颅骨骨折收住院,现患者仍呈昏迷状态,医嘱插鼻胃管,鼻饲流质。请思考:

(1)护士如何给该患者插胃管,插管时应注意什么?
(2)插管后如何证实胃管在胃内,有几种方法?

鼻饲法(图 7-2)是将胃管经一侧鼻腔插入胃内,从管内灌注流质食物、水分和药物的方法,以保证营养素的摄入,促进患者康复。

一、鼻饲法的目的

供给不能经口进食的患者流质食物、水分及药物。

二、鼻饲法的适应证和禁忌证

(一)适应证

(1)不能经口进食的患者,如昏迷、口腔疾病、食管狭窄、食管气管瘘、破伤风患者(不能张口)、某些手术后或肿瘤患者。
(2)拒绝进食的患者,如精神病患者。
(3)早产儿和病情危重的婴幼儿等。

(二)禁忌证

(1)消化道出血的患者。

（2）食管及胃底静脉曲张等患者。

（3）鼻腔、食管手术后及食管梗阻等患者。

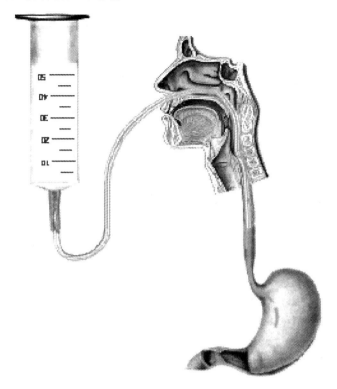

图 7-2　鼻饲法

护考链接

A1 型题

患有下列哪项疾病者不能进行鼻饲法？（　　　）

A. 食管气管瘘　　　　　　　B. 口腔疾病　　　　　　　C. 食管梗阻

D. 食管狭窄　　　　　　　　E. 拒绝进食的精神疾病

分析：食管梗阻的患者如强行插管会损伤食管黏膜，故答案为 C。

三、操作方法

1. 实施程序

程序	操作步骤	要点说明
评估	1. 核对长期医嘱单、执行单（表 7-5、表 7-6） 2. 了解病情：病情、意识状态、心理状态、合作态度 3. 鼻腔情况：鼻黏膜有无损伤、鼻中隔有无偏曲、有无炎症、息肉等 4. 告知：插管原因、注意事项、如何配合等	1. 严格执行查对制度 2. 注意有无插管禁忌证

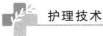

右上角：续表

程序	操作步骤	要点说明
计划	1.护士准备:洗手、戴口罩 2.用物准备 (1)治疗车上层:鼻饲包,内备治疗碗、镊子、止血钳、压舌板、纱布、治疗巾、胃管(一次性胃管另备),如图7-3所示。治疗盘(插管时用):50 mL注射器、液状石蜡、棉签、胶布、别针、夹子或橡皮圈、手电筒、听诊器、弯盘、鼻饲流食(38~40 ℃)、温开水适量。治疗盘(拔管时用):内备纱布、弯盘、棉签、松节油、酒精、手套,按需准备漱口或口腔护理用物 (2)治疗车下层:生活垃圾桶、医用垃圾桶 3.患者准备:了解鼻饲的目的、操作过程及注意事项,愿意配合 4.环境准备:环境清洁,无异味	胃管可根据鼻饲持续时间、患者的耐受程度选择橡胶胃管、硅胶胃管或新型胃管
实施	插管:	
	1.核对、解释:携用物至床旁,核对患者床号、姓名;解释鼻饲的目的和方法,以取得患者配合	严格执行查对制度,避免差错事故的发生
	2.安置体位 (1)有活动义齿者取下义齿 (2)能配合者取半坐卧位或坐位,无法坐起者取右侧卧位,昏迷患者取去枕平卧位,头向后仰。一次性胃管如图7-4所示	1.取下活动义齿,防止脱落、误咽 2.坐位有利于减轻患者咽反射,利于胃管插入;根据解剖原理,右侧卧位利于胃管插入,头向后仰有利于昏迷患者胃管插入
	3.铺治疗巾:将治疗巾铺于患者颌下,弯盘置于颌下	保护床单位
	4.检查清洁鼻腔:选择通畅的一侧鼻腔,用蘸取温开水的棉签清洁鼻腔	鼻腔通畅,便于插管
	5.检查、测量:打开鼻饲包,取出胃管(一次性胃管另备),注射器放包内,戴手套,检查胃管是否通畅;测量插管长度,并做好标记	1.一般成人插入长度为45~55 cm,测量方法:鼻→耳垂→剑突长或额际→剑突长 2.小儿插管长度:眉间→剑突与肚脐的中点的距离
	6.润滑胃管:将少许液状石蜡倒于纱布上,润滑胃管前端	润滑胃管前端可减少插入时的摩擦阻力
	7.插管 (1)一手持纱布托住胃管,一手持镊子夹住胃管前端,沿选定一侧鼻腔插入 (2)插入胃管至咽喉部(10~15 cm)时,如为清醒患者:嘱患者做吞咽动作,顺势将胃管向前推进,至预定长度。如为昏迷患者,将患者头托起,使下颌靠近胸骨柄,缓缓插入胃管至预定长度	1.插管时动作轻柔,镊子尖端勿触及患者鼻黏膜,以免成损伤 2.吞咽动作可帮助胃管迅速进入食管,减轻患者不适,护士应随患者的吞咽动作插管。必要时,可让患者饮少量温开水 3.下颌靠近胸骨柄,可以加大咽喉通道的弧度,利于胃管沿后壁滑行,顺利通过会咽部(图7-5) 4.若插入不畅,应检查口腔,了解胃管是否盘在口咽部,或将胃管抽出少许,再小心插入 5.若插管过程中患者出现恶心、呕吐,可暂停插管,并嘱患者做深呼吸。缓解后再插入,以减轻患者不适 6.若患者出现呛咳、呼吸困难、发绀等情况,表示胃管误入气管,应立即拔出胃管,休息片刻后重新插管

续表

程序	操作步骤	要点说明
实施	8.确认:确认胃管是否在胃内	确定胃管是否在胃内的方法(图7-6): (1)将胃管末端连接注射器回抽,能抽出胃液 (2)听气过水声:将听诊器放于患者胃部,用注射器快速经胃管向胃内注入10 mL空气,可听到气过水声 (3)将胃管末端放入盛有水的治疗碗中,无气泡逸出。如有大量气泡,说明已经误入气管
	9.固定:确定胃管在胃内后,用胶布将胃管固定在鼻翼及颊部	防止胃管移动或滑出
	10.灌注食物 (1)连接注射器于胃管末端,先回抽见有胃液抽出,再注入少量温开水 (2)再缓慢注入鼻饲液或药液 (3)鼻饲完毕后,再次注入少量温开水	1.每次灌注食物前均应抽吸胃液以确定胃管在胃内及胃管是否通畅 2.温开水可润滑管腔,防止鼻饲液黏附在管壁上 3.注入过程中,应询问患者感受,速度不宜过快 4.每次鼻饲量不超过200 mL,间隔时间大于2小时 5.每次抽吸胃液后应反折胃管末端,避免灌入空气,引起腹胀 6.鼻饲后喂水可冲净胃管,防止鼻饲液积存于管腔中变质造成胃肠炎或堵塞管腔
	11.处理胃管末端:将胃管末端反折,用纱布包好,用橡皮筋扎紧或用夹子夹紧,用别针固定于枕旁或患者衣领处	1.防止食物反流 2.防止胃管脱落
	12.整理:撤去弯盘和治疗巾;协助患者清洁口鼻,整理床单位,嘱患者维持体位20~30分钟,洗净鼻饲用的注射器备用	1.维持体位有助于防止呕吐 2.鼻饲用物应每天更换消毒
	13.洗手、记录	记录鼻饲的时间,鼻饲物的种类、量,患者反应等
实施	拔管:	用于停止鼻饲或长期鼻饲需要更换胃管时
	1.备齐用物:洗手、准备用物、携用物至床旁	
	2.核对、解释:解释拔管原因及配合方法	
	3.夹紧末端:将弯盘置于患者颌下,夹紧胃管末端,轻轻揭去固定的胶布	夹紧胃管,以免拔管时管内液体反流
	4.拔出胃管:戴手套,用纱布包裹近鼻孔处的胃管,嘱患者深呼吸,在患者呼气时拔管,到咽喉处时快速拔出	到咽喉处快速拔出,以防管内残留液体滴入气管
	5.整理、清洁:将胃管放入弯盘,移出患者视线;脱去手套,清洁患者口鼻、面部,擦去胶布痕迹,协助患者漱口,采取舒适体位;整理床单位,清理用物	1.避免污染床单位,减少患者的视觉刺激 2.可用松节油等消除胶布痕迹
	6.洗手、记录	记录拔管时间和患者反应
评价	1.患者及其家属理解、配合 2.护士操作动作轻稳,体贴关心患者,鼻饲过程中患者状态良好,无不适反应	

表 7-5　长期医嘱单

姓名:<u>王×</u>　性别:<u>男</u>　年龄:<u>55 岁</u>　科室:<u>神经外科</u>　床号:<u>2</u>　诊断:<u>脑出血</u>　住院号/ID 号:<u>20151122</u>

起　　始		长 期 医 嘱	医生签名	护士签名	停　　止		医生签名	护士签名
日期	时间				日期	时间		
2015.12.13	8:00	插胃管并留置	李×	张×				
2015.12.13	8:00	流质饮食(鼻饲)	李×	张×				

表 7-6　执行单

姓名:<u>王×</u>　性别:<u>男</u>　年龄:<u>55 岁</u>　科室:<u>神经外科</u>　床号:<u>2</u>　诊断:<u>脑出血</u>　住院号/ID 号:<u>20151122</u>
日期:<u>2015.12.13</u>

序号	医　　嘱	核对人签名	执行时间	护士签名
1	插胃管并留置,鼻饲	谢×	8:30	赵×

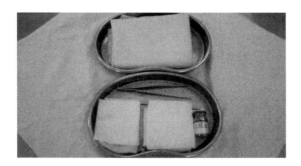

图 7-3　鼻饲包

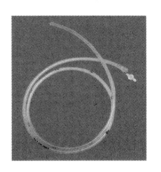

图 7-4　一次性胃管

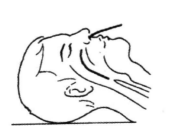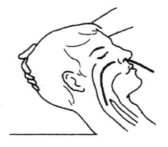

图 7-5　插管

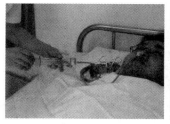
(a) 抽吸胃液

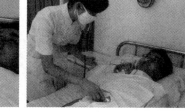
(b) 听气过水声

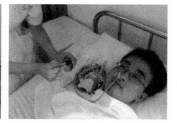
(c) 看气泡

图 7-6 证实胃管在胃内

2. 注意事项

(1)插管前:护患之间有效沟通,取得患者及其家属的理解,使其愿意配合。

(2)插管时动作应轻、稳,避免损伤食管黏膜,尤其是在通过食管的 3 个狭窄部位(环状软骨水平处、平气管分叉处、食管通过膈肌处)时。

(3)每次鼻饲前均应先证实胃管在胃内且通畅后,用少量温水润滑管后再进行喂食,鼻饲完毕后再次注入少量温开水,防止黏附在管壁的残液变质,造成胃肠炎和堵塞管腔。

(4)鼻饲液温度应保持在 38～40 ℃,避免过冷或过热;新鲜果汁与奶液应分别注入,防止产生凝块;每次鼻饲量不超过 200 mL,间隔时间大于 2 小时。

(5)通过鼻饲给药时,应先核对药物,将药片研碎、溶解后注入。

(6)长期鼻饲者应每天进行口腔护理 2 次,并定期更换胃管,普通胃管每周更换 1 次,硅胶胃管每月更换 1 次。方法是晚上最后一次喂食后拔出胃管,次日早晨从另一侧鼻腔插入。

护考链接

A3 型题

(1、2 题共用题干)

患者,男,16 岁,诊断为再生障碍性贫血,病情危重,极度消瘦,不思饮食,需要插胃管补充营养。

1.在给患者插胃管时下列哪项不妥?(　　)

A.向患者做解释　　　　　　B.协助患者取半坐卧位　　　　　　C.插管前测量长度

D.插管时患者有呛咳,呼吸困难,嘱其张口做深呼吸

E.插入一定长度后检查胃管是否在胃内

2.检查胃管是否在胃内的最好方法是(　　)。

A.用注射器抽出胃内容物

B.用注射器向胃内注入 10 mL 空气听气过水声

C.用注射器向胃内注入 10 mL 水听气过水声

D.将胃管末端放入盛水碗中观察有无气泡逸出

E.让患者活动身体感觉是否在胃内

分析:插管过程中患者出现恶心、呕吐,可暂停插管,并嘱患者做深呼吸。若出现呛咳、呼吸困难、发绀等情况,表示胃管误入气管,应立即拔出胃管,休息后重新插管。确定胃管在胃内的方法有三种:抽胃液法、听诊法、呼气法。抽胃液法即将注射器连接胃管末端回抽,能抽出胃液,故答案分别为 D、A。

知识链接

胃管种类

（1）橡胶胃管：由橡胶制成，管壁厚，管腔小，质量重，对鼻咽黏膜刺激性强。可重复灭菌使用，价格便宜。可用于留置时间短于 7 天，经济困难的一般胃肠道手术患者。

（2）硅胶胃管：由硅胶制成，质量轻，弹性好，无异味，与组织相容性好；管壁柔软，刺激性小；管壁透明，便于观察管道内情况；管道前端侧孔较大。价格较低廉。适用于留置胃管时间较长的患者。

（3）DRW 胃管：由无毒医用高分子材料精制而成，前端钝化，经硅化处理，表面光滑，无异味，易顺利插入，不易损伤食管及胃黏膜；管壁显影、透明，刻度明显，易于掌握插入深度。尾端有多用接头，可与注射器、吸引器等紧密连接，置管时间可达 15 天。

【本节小结】

鼻饲法是指将胃管经一侧鼻腔插入胃内，从管内灌注流质饮食、水和药物的方法。适用于不能经口进食者、拒绝进食者及早产儿和病情危重的婴幼儿等。但有消化道出血，食管及胃底静脉曲张。食管梗阻等患者不能鼻饲。护士应熟练掌握鼻饲法的操作流程及注意事项。

【目标检测】

A1 型题

1.测量鼻饲管插入长度的方法为（　　　）。

A.耳垂到鼻尖的长度　　　　　　　　B.鼻尖到胸骨的长度

C.鼻尖到剑突的长度　　　　　　　　D.前额发际到剑突的长度

E.口唇到剑突的长度

A2 型题

2.患者，女，42 岁，急性肠梗阻术后第 3 天，患者已排气，医嘱"停胃肠减压"，护士为其拔胃管时不正确的操作是（　　　）。

A.向患者解释以取得合作　　　　　　B.夹紧胃管末端并置于弯盘内

C.拔管前轻轻前后移动胃管　　　　　D.待患者慢慢吸气时拔管

E.胃管拔到咽喉处要快速

A3 型题

（3～5 题共用题干）

患者，男，45 岁。脑外伤昏迷 2 周，为其插鼻饲管协助进食，以满足营养需要。

3.在为该患者行鼻饲插管时，为提高插管成功率，应重点采取的措施是（　　　）。

A.患者取平卧位，利于胃管插入　　　B.先稍向上而后平行再向后下缓慢轻轻地插入

C.插管时动作要准确，让胃管快速通过咽部　　D.插入 15 cm 时，托起患者头部使下颌靠近胸骨柄

E.边插边用注射器抽吸有无胃液，检验胃管是否在胃内

4.每次为该患者注入鼻饲液的量和间隔时间要求分别是（　　　）。

A.≤200 mL；≥2 小时　　　　　　　B.≤200 mL；≥4 小时

C.>200 mL；<4 小时　　　　　　　D.>200 mL；≥4 小时

E.>200 mL；≥2 小时

5.通过鼻饲注入流质饮食后，再注入少量温开水的目的是（　　　）。

A.使患者温暖舒适　　　　　　　　　B.准确记录液体出入量

C.防止患者呕吐　　　　　　　　　　D.冲净胃管，避免鼻饲液积存

E.保证足够的水分摄入

【目标测评答案】

第一节　1.B　2.B　3.D　4.B　5.C　6.E　7.C

第二节　1.D　2.D

第三节　1.D　2.D　3.D　4.A　5.D

第八章 冷、热疗法

冷、热疗法是临床上常用的物理治疗方法。冷、热疗法是利用冷或热作用于人体的局部或全身,从而达到止血、镇痛、消炎、降温和增进舒适的目的,护士是冷、热疗法的实施者,应了解冷、热疗法的效应,掌握正确的使用方法,防止发生不良反应,确保患者的安全。

扫码看课件

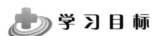

第一节　概　　述

学习目标

(1)能正确陈述冷、热疗法的生理效应和继发效应。
(2)能正确叙述冷、热疗法效果的影响因素。
(3)能正确描述并解释下列概念:冷、热疗法,继发效应。

案例导入

患者,男,40 岁,农民。近两天发热,头痛,全身肌肉酸痛,食欲减退来院就诊。门诊以"发热待查"收入院。体格检查:神志清楚,面色潮红,皮肤灼热,体温 39.8 ℃,脉率 110 次/分,呼吸24 次/分,血压 100/70 mmHg,咽部充血,两肺呼吸音稍粗糙,但未闻及啰音,心律齐,腹软,肝脾未触及。医生下医嘱给该患者物理降温。请思考:

(1)护士应选择何种物理降温措施?
(2)护士应掌握哪些操作要点才能有效地为患者降温?
(3)降温的过程应注意哪些问题?

一、冷、热疗法的概念

冷、热疗法是利用低于或高于人体温度的物质作用于体表皮肤,通过神经传导引起皮肤和内脏器官血管的收缩或舒张,以改变机体局部和全身血液循环及新陈代谢,达到治疗目的的方法。

人体皮肤分布着多种感受器,能产生各种感觉,如冷觉感受器、温觉感受器和痛觉感受器等。冷觉感受器位于真皮上层,温觉感受器位于真皮下层。当温觉感受器及冷觉感受器受到强烈刺激时,痛觉感受器也会兴奋,就会感觉到疼痛。

当皮肤感受器感受温度或疼痛刺激时，神经末梢发出冲动，经过传入神经纤维传到大脑皮层，位于大脑皮层皮质的感觉中枢对冲动进行识别，再通过传出神经纤维发出指令，使机体产生反应。

二、冷、热疗法的效应

冷、热疗法虽然只是作用于皮肤表面，但可以引起机体产生局部或全身的反应，包括生理效应和继发效应。

（一）生理效应

冷、热疗法的生理效应见表 8-1。

表 8-1 冷、热疗法的生理效应

生 理 指 标	热 疗	冷 疗
血管	扩张	收缩
细胞代谢率	增加	减少
需氧量	增加	减少
毛细血管通透性	增加	减少
血液黏度	降低	增加
血液流动速度	增快	减慢
淋巴流动速度	增快	减慢
结缔组织伸展性	增强	减弱
神经传导速度	增快	减慢
体温	上升	下降

（二）继发效应

冷疗或热疗超过一定时间，就会产生与生理效应相反的作用，这种现象称为继发效应。如热疗可使血管扩张，但持续用热 30～45 分钟，则血管收缩；持续冷疗 30～60 分钟，则血管扩张，这是机体避免长时间冷疗或热疗造成对组织的损伤而引起的防御反应。因而在进行冷、热治疗时，时间要适当，以 20～30 分钟为宜，如需反复使用，中间须间隔一小时的时间，让组织有一个复原过程，防止产生继发效应而抵消生理效应。

三、影响冷、热疗法效果的因素

（一）方式

应用冷疗、热疗法的方式不同，产生的效果也不同。冷疗分为干冷及湿冷，热疗分为干热及湿热。由于水是一种良好的导体，其传导能力及渗透力比空气强。因此，在同样的温度条件下，湿冷、湿热的效果优于干冷、干热。在临床应用中，应根据病变部位和病情特点进行选择，同时注意防止冻伤、烫伤。

（二）面积

冷疗、热疗的效果与冷疗、热疗面积成正比。冷疗、热疗面积越大，冷疗、热疗的效果就越强；反之则越弱。但要注意，冷疗、热疗的面积越大，患者的耐受性越差，且会引起全身反应。

（三）时间

冷疗、热疗的时间不与冷、热疗法的效果成正比。在一定时间内其效果随着时间的增加而增强，但如果时间过长，会产生继发效应从而抵消治疗效应，甚至还可引起不良反应，如疼痛、皮肤苍白、冻伤、烫伤等。

（四）温度

冷疗、热疗的温度与体表的温度相差越大,机体的反应就越强;反之,则越小。其次,环境温度也可影响冷、热疗法效果,如环境温度高于或等于身体温度时热疗,热疗效果会增强;而在冷环境中冷疗,冷疗效果会增强。

（五）部位

皮肤的厚薄程度不同对冷、热疗法反应的效果也不同,皮肤较厚的区域,如脚、手,对冷、热的耐受性大,冷、热疗法效果比较差;而皮肤较薄的区域,如前臂内侧、颈部,对冷、热的敏感性强,冷、热疗法效果比较好。血液循环状况也会影响冷热疗法的效果,血液循环良好的部位,可增强冷、热疗法的效果。因此,临床上为高热患者进行物理降温,将冰袋、冰囊放置在颈部、腋下、腹股沟等体表大血管流经处,以增加散热效果。

（六）个体差异

患者的年龄、性别、身体状况、居住环境、肤色不同,对冷、热疗的耐受力不同,反应也不同。例如,婴幼儿由于神经系统发育尚未成熟,对冷、热刺激的耐受性较低;老年人由于感觉功能减退,对冷、热刺激的反应比较迟钝。女性较男性对冷、热刺激更为敏感。昏迷、血液循环障碍、血管硬化、感觉迟钝等患者对冷、热的敏感性降低,要注意防止烫伤与冻伤。长期居住在热带地区者对热的耐受性较高,而长期居住在寒冷地区者对冷的耐受性较高。肤色浅者比肤色深者对冷、热的反应更强烈,而肤色深者对冷、热刺激更为耐受。

【本节小结】

冷、热疗法是临床上常用的物理治疗方法。冷、热疗法的效应有生理效应和继发效应,冷、热疗法的方式、面积、温度、时间、部位及个体差异都可以影响冷、热疗法的效果。

【目标检测】

A1 型题

影响冷、热疗法效果的因素中,下列哪项表述不正确?（　　　　）

A.湿冷湿热比干冷干热穿透力强　　　　B.个体对冷热的耐受性有所不同
C.热效应与热敷面积成正比　　　　D.冷效应与冷敷时间成正比
E.室温过低,热效应相应减低

第二节　冷、热疗法的应用

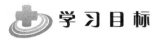 学习目标

(1)能正确理解冷、热疗法的作用和禁忌。
(2)能正确比较各种冷、热疗法。
(3)能运用所学知识,正确选择并实施冷、热疗法,操作规范,关爱患者。

冷、热疗法是临床中常用的护理技术。在临床护理工作中,应了解各种冷、热疗法的特点,熟悉冷、热疗法的目的、方法、禁忌,确保安全有效地使用冷、热疗法。

一、冷疗

(一)作用

1.减轻局部充血或出血 冷疗可使局部血管收缩,毛细血管通透性降低,减轻局部充血;还可使血流减慢,血液黏度增加,有利于血液凝固而控制出血。冷疗适用于局部软组织损伤的初期(48 小时内)、扁桃体摘除术后、鼻出血等。

2.减轻疼痛 冷疗可抑制细胞活动,减慢神经冲动的传导,降低神经末梢的敏感性而减轻疼痛;可使血管收缩,毛细血管的通透性降低,渗出减少,减轻由于组织肿胀压迫神经末梢所引起的疼痛。冷疗适用于急性损伤初期(踝关节扭伤)、牙痛、烫伤等。

3.控制炎症扩散 冷疗可使局部血管收缩,血流减少,细胞的新陈代谢和细菌的活力降低,从而抑制炎症扩散。冷疗适用于炎症早期。

4.降低体温 冷疗直接与皮肤接触,通过传导与蒸发的物理作用,使体温降低,适用于高热、中暑患者。同时可以减少脑细胞的需氧量,有利于脑细胞功能的恢复,适用于脑外伤、脑缺氧的患者。

(二)禁忌证

1.血液循环障碍 冷疗可使血管进一步收缩,加重血液循环障碍,导致局部组织缺血缺氧而变性坏死。因此冷疗不适用于大面积组织受损、全身微循环障碍、休克、周围血管病变、糖尿病、水肿等的患者。

2.慢性炎症或深部化脓病灶 冷疗可使局部血流减少,妨碍炎症的吸收。

3.组织损伤、破裂或有开放性伤口处 冷疗可使血液循环障碍加重,增加组织损伤,且影响伤口愈合,尤其是大范围组织损伤,应禁止冷疗。

4.对冷过敏者 冷疗可出现红斑、荨麻疹、关节疼痛、肌肉痉挛等过敏症状。

5.冷疗的禁忌部位

(1)枕后、耳廓、阴囊处:冷疗易引起冻伤。

(2)心前区:冷疗可引起反射性心率减慢、心房纤颤或心室纤颤及房室传导阻滞。

(3)腹部:冷疗易引起腹泻。

(4)足底:冷疗可引起反射性末梢血管收缩影响散热或引起一过性冠状动脉收缩。

(三)方法

常用的冷疗法分为局部冷疗法和全身冷疗法。其中局部冷疗法包括冰袋(冰囊)、冰帽、冰槽及冷湿敷等;全身冷疗法有乙醇擦浴、温水擦浴等。

1.冰袋、冰囊

(1)目的:降温、止血、镇痛、消炎。

(2)实施程序。

程 序	操 作 步 骤	要 点 说 明
评估	1.核对临时医嘱单、治疗单(表 8-2、表 8-3) 2.评估患者的年龄、病情、意识、体温、治疗情况、局部皮肤状况(如皮肤有无硬结、有无颜色及温度变化、有无淤血等)、活动能力和合作程度 3.解释:向患者及其家属解释使用冰袋、冰囊的目的、方法、注意事项及配合要点	1.严格执行"三查八对"制度 2.确认患者用冰袋、冰囊的目的

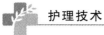

续表

程 序	操作步骤	要点说明
计划	1.护士准备:洗手、戴口罩 2.用物准备:治疗盘内备冰袋或冰囊(图 8-1)、布套、毛巾。治疗盘外备冰块、脸盆及冷水、勺子,手消毒液 3.患者准备:了解冰袋使用的目的、方法、注意事项及配合要点。体位舒适、愿意合作 4.环境准备:室温适宜,酌情关闭门窗,避免对流风直吹患者	
实施	1.准备冰袋 (1)备冰:将小冰块放入脸盆内用水冲去冰的棱角 (2)装袋:将冰块装袋至容积的 1/2～2/3 (3)排气:排出冰袋内空气并夹紧袋口 (4)检查:用毛巾擦干冰袋,倒提,检查 (5)加套:将冰袋装入布套	1.避免棱角引起患者不适及损坏冰袋 2.利于冰袋与皮肤接触 3.检查冰袋有无破损、漏水 4.避免冰袋与患者皮肤直接接触,也可吸收冷凝水汽
	2.核对:携用物至患者床旁,核对患者床号、姓名	确认患者姓名
	3.放置位置:高热降温置冰袋于前额、头顶部和体表大血管流经处(颈部两侧、腋窝、腹股沟等);扁桃体摘除术后将冰囊置于颈前颌下;鼻部冷敷时置于鼻根部	放置鼻部时应将冰袋悬吊在支架上,以减轻局部压力
	4.放置时间:不超过 30 分钟	1.防止产生继发效应 2.用于降温,30 分钟后测体温
	5.观察效果与反应	局部皮肤出现发紫,有麻木感,则停止使用
	6.操作后处理:撤去治疗用物,协助患者取舒适体位,整理床单位,对用物进行处理	倒空冰袋内冰水,倒挂晾干吹入少量空气,夹紧袋口备用;布袋送洗
	7.洗手、记录:记录冷疗的部位、时间、效果、反应	降温后的体温记录在体温单上
评价	1.护患沟通有效,满足患者身心需要 2.操作方法正确,达到治疗目的,患者感觉舒适、安全,无不良反应	

表 8-2 临时医嘱单

姓名:江× 性别:女 年龄:56 岁 科室:外科 床号:1 住院号/ID 号:20151111

起 始		临 时 医 嘱	医生签名	护士签名	停 止		医生签名	护士签名
日期	时间				日期	时间		
2016.04.12	8:00	使用冰袋	李×	方×				

表8-3　治疗单

序号	床号	姓名	医　嘱	患者签名	执　行		护士签名
					日期	时间	
1	1	江×	使用冰袋	江×	2016.04.12	8:30	龙×

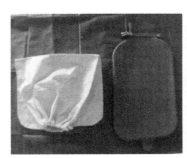 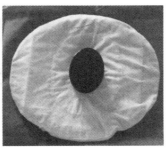

图8-1　冰袋及冰囊

(3)注意事项。

①随时观察、检查冰袋有无漏水,是否夹紧。冰块融化后应及时更换,保持布袋干燥。

②观察用冷部位局部情况,防止冻伤。倾听患者主诉,有异常立即停止冷疗。

③如为高热患者降温,冰袋使用后30分钟需测体温,当体温降至39 ℃以下时,应取下冰袋,并在体温单上做好记录。

护考链接

A2型题

患者,男,35岁,右外踝软组织损伤半天,局部青紫、肿胀。目前应采取的措施是(　　)。

A. 热湿敷　　　　　　　　B. 冰袋冷敷　　　　　　　　C. 红外线灯照射

D. 局部按摩　　　　　　　E. 早期功能锻炼

分析:局部软组织损伤的初期(48小时内)冷疗可减轻局部充血或出血,故答案为B。

2. 冰帽、冰槽

(1)目的:头部降温,预防脑水肿。

(2)实施程序。

程　序	操 作 步 骤	要 点 说 明
评估	1.核对临时医嘱单、治疗单(表8-4、表8-5) 2.评估:患者的年龄、病情、意识、治疗情况、头部状况、心理状态及合作程度 3.解释:向患者及其家属解释使用冰帽、冰槽的目的、方法、注意事项及配合要点	1.严格执行"三查八对"制度 2.确认患者用冰帽、冰槽的目的

续表

程　序	操 作 步 骤	要 点 说 明
计划	1.护士准备:洗手、戴口罩 2.用物准备:冰帽或冰槽、冰块、盆及冷水、水桶、肛表,手消毒液,医疗垃圾桶,治疗车。若使用冰槽降温备不脱脂棉球及凡士林纱布 3.患者准备:了解冰帽、冰槽使用的目的、方法、注意事项及配合要点。体位舒适、愿意合作 4.环境准备:室温适宜,酌情关闭门窗,必要时用屏风或床帘遮挡	
实施	1.备冰(同冰袋法)	
	2.核对:携用物至患者床旁,核对患者床号、姓名	确认患者
	3.降温 (1)冰帽降温:头部置于冰帽中,后颈部、双耳廓垫海绵;排水管放水桶内 (2)冰槽降温:头部置于冰槽中,双耳塞不脱脂棉球,双眼覆盖凡士林纱布	1.防止枕后、外耳冻伤 2.防止冰水流入耳内,保护耳廓
	4.观察效果与反应	维持肛温在 33 ℃左右,不可低于 30 ℃,以防心室纤颤等并发症出现
	5.操作后处理:撤去治疗用物,协助患者取舒适体位,整理床单位,对用物进行处理	1.冰帽:处理方法同冰袋 2.冰槽:将冰水倒空后备用
	6.洗手、记录:记录冷疗的部位、时间、效果、反应	便于评价
评价	1.护患沟通有效,能满足患者身心需要 2.操作方法正确,达到治疗目的,患者感觉舒适,安全,无不良反应	

表 8-4　临时医嘱单

姓名:江× 性别:女 年龄:56 岁 科室:外科 床号:1 住院号/ID 号:20151111

起 始		临时医嘱	医生签名	护士签名	停 止		医生签名	护士签名
日期	时间				日期	时间		
2016.04.12	8:00	使用冰帽	李×	方×				

表 8-5　治疗单

序号	床号	姓名	医　嘱	患者签名	执 行		护士签名
					日期	时间	
1	1	江×	使用冰帽	江×	2016.04.12	8:30	龙×

(3)注意事项。

①观察冰帽有无破损、漏水,冰帽或冰槽内的冰块融化后,应及时更换或添加。

②用冷时间不得超过 30 分钟,以防产生继发效应。

③加强观察,观察皮肤色泽,注意监测肛温,肛温不得低于 30 ℃。

3.冷湿敷

(1)目的:止血、消炎、消肿、止痛。

(2)实施程序。

程序	操 作 步 骤	要 点 说 明
评估	1.核对临时医嘱单、治疗单(表 8-6、表 8-7) 2.评估:患者的年龄、病情、意识、体温、治疗情况、局部皮肤状况、活动能力、心理状态和合作程度 3.解释:向患者及其家属解释使用冷湿敷的目的、方法、注意事项及配合要点	1.严格执行"三查八对"制度 2.确认患者用冷湿敷的目的
计划	1.护士准备:洗手、戴口罩 2.用物准备:治疗盘内备敷钳(2 把)、敷布(2 块)、凡士林、纱布、棉签、一次性治疗巾。治疗盘外备:盛放冰水的容器,手消毒液,医疗垃圾桶,治疗车。必要时备屏风、换药用物 3.患者准备:了解冷湿敷使用目的、方法、注意事项及配合要点,体位舒适、愿意合作 4.环境准备:室温适宜,酌情关闭门窗,必要时用屏风或床帘遮挡	
实施	1.核对:将用物携至患者床旁,核对患者床号、姓名	确认患者
	2.患处准备:指导或协助患者取舒适体位,暴露患处,垫一次性治疗巾于受敷部位下,受敷部位涂凡士林,上盖一层纱布	1.保护皮肤及床单位 2.必要时用屏风或床帘遮挡,保护患者隐私
	3.冷敷 (1)将敷布浸入冰水中,用敷钳夹起拧至半干 (2)抖开敷于患处 (3)每 3~5 分钟更换一次敷布,持续 15~20 分钟	1.敷布须浸透,以拧至不滴水为宜 2.如冷敷部位为开放性伤口,伤口须按无菌技术处理 3.确保冷敷效果,以防产生继发效应
	4.观察局部皮肤变化及患者反应	
	5.操作后处理 (1)擦干冷敷部位,擦掉凡士林,协助患者取舒适体位,整理床单位 (2)用物处理	消毒后备用
	6.洗手、记录:记录冷敷的部位、时间、效果、患者的反应等	便于评价
评价	1.护患沟通有效,能满足患者身心需要 2.操作方法正确,达到治疗目的,患者感觉舒适,无不良反应发生	

表 8-6　临时医嘱单

姓名:<u>江×</u>　性别:<u>女</u>　年龄:<u>56 岁</u>　科室:<u>外科</u>　床号:<u>1</u>　住院号/ID 号:<u>20151111</u>

起　　始		临时医嘱	医生签名	护士签名	停　　止		医生签名	护士签名
日期	时间				日期	时间		
2016.04.12	8:00	热湿敷止痛	李×	方×				

表 8-7　治疗单

序号	床号	姓名	医　嘱	患者签名	执　行		护士签名
					日期	时间	
1	1	江×	热湿敷止痛	江×	2016.04.12	8:30	龙×

(3)注意事项。

①注意观察局部皮肤情况及患者反应。

②敷布湿度以不滴水为宜。

③若为降温,使用冷湿敷 30 分钟后应测量体温,并将体温记录在体温单上。

4.温水拭浴或乙醇拭浴

(1)目的:为高热患者降温。乙醇是一种挥发性液体,拭浴时在皮肤上迅速蒸发,吸收和带走机体大量的热量,而且乙醇具有刺激皮肤使血管扩张的作用,散热能力较强。温水拭浴是用低于患者皮肤温度的温水为患者擦拭身体,使机体通过传导散热。

(2)实施程序。

程序	操 作 步 骤	要 点 说 明
评估	1.核对临时医嘱单、治疗单(表 8-8、表 8-9) 2.评估:患者年龄、病情、体温、意识、治疗情况、有无乙醇过敏史、皮肤状况、活动能力、合作程度及心理反应 3.解释:向患者及其家属解释乙醇拭浴的目的、方法、注意事项及配合要点	1.严格执行"三查八对"制度 2.确认患者用乙醇拭浴的目的及有无乙醇过敏
计划	1.护士准备:洗手、戴口罩 2.用物准备:治疗盘内备大毛巾、小毛巾、热水袋及套、泳袋及套。治疗盘外备:治疗碗内盛放 32~34 ℃,25%~35%乙醇 200~300 mL,手消毒液,治疗车。必要时备干净衣裤、屏风、便器 3.患者准备:了解乙醇拭浴的目的、方法、注意事项及配合要点。体位舒适、愿意合作,按需排尿 4.环境准备:室温适宜,酌情关闭门窗,必要时用屏风或床帘遮挡	
实施	1.核对:携用物至患者床旁,核对患者床号、姓名	确认患者,避免差错
	2.松被尾、脱衣:松开床尾盖被,协助患者脱去上衣	便于擦拭

续表

程序	操 作 步 骤	要 点 说 明
实施	3.置冰袋、热水袋:将冰袋置于头部,热水袋置于足底	冰袋置于头部,以助降温并防止头部充血引起头痛;热水袋置于足底,以促进足底血管扩张而减轻头部充血,并使患者感到舒适
	4.拭浴:协助患者脱去衣裤,大毛巾垫擦拭部位下,小毛巾浸入乙醇中,拧至半干,缠于手上成手套状,以离心方向拭浴,拭浴毕,用大毛巾擦干皮肤。拭浴的顺序: (1)双上肢:患者取仰卧位,按顺序擦拭:①颈部外侧—肩—上臂外侧—前臂外侧—手背;②侧胸—腋窝—上臂内侧—前臂内侧—手心 (2)腰背部:协助患者取侧卧位,从颈下肩部到臀部,擦拭毕,穿好上衣 (3)双下肢:协助患者取仰卧位,按顺序擦拭:①髂骨—下肢外侧—足背;②腹股沟—下肢内侧—内踝;③臀下—大腿后侧—腘窝—足跟 拭浴的时间:每侧(四肢、背腰部)3分钟,全过程20分钟以内	1.保护床单位,毛巾套拭浴有舒适感 2.擦至腋窝、肘窝、手心处稍用力并延长停留时间,以促进散热 3.擦至腹股沟、腘窝处稍用力并延长停留时间,以促进散热 4.以防产生继发反应
	5.观察:患者有无出现寒战、面色苍白、脉搏及呼吸异常	出现异常,停止拭浴,及时处理
	6.操作后处理 (1)拭浴毕,取下热水袋,根据需要更换干净衣裤,协助患者取舒适体位 (2)整理床单位,开窗,拉开床帘或撤去屏风 (3)用物处理	用物处理后备用
	7.洗手、记录:记录时间、效果、患者的反应等	1.便于评价 2.拭浴后30分钟测量体温,若低于39℃,取下头部冰袋,降温后体温记录在体温单上
评价	1.护患沟通有效,能满足患者身心需要 2.操作方法正确,达到治疗目的,患者感觉舒适,安全,无不良反应	

表8-8　临时医嘱单

姓名:江×　性别:女　年龄:56岁　科室:外科　床号:1　住院号/ID号:20151111

起始		临时医嘱	医生签名	护士签名	停止		医生签名	护士签名
日期	时间				日期	时间		
2016.04.12	8:00	乙醇拭浴降温	李×	方×				

表8-9　治疗单

序号	床号	姓名	医嘱	患者签名	执行		护士签名
					日期	时间	
1	1	江×	乙醇拭浴降温	江×	2016.04.12	8:30	龙×

（3）注意事项。

①拭浴过程中,注意观察局部皮肤情况及患者反应。

②胸前区、腹部、后颈、足底为拭浴的禁忌部位。新生儿及血液病高热患者禁用乙醇拭浴。

③拭浴时,以拍拭(轻拍)方式进行,避免用摩擦方式,因摩擦易生热,影响降温效果。

> **知识链接**
>
> ### 其他冷疗法
>
> （1）化学制冷袋:可代替冰袋,维持时间 2 小时,具有方便、实用的特点。化学制冷袋有两种:一种是一次性的,它是将两种化学制剂分别装在特制密封的聚乙烯塑料袋内,使用时将两种化学制剂充分混合后便可使用。在使用过程中,需观察有无破损、漏液现象,如有异常,需立即更换,以防损伤皮肤。另一种可反复使用,又称超级冷袋。它是内装凝胶或其他冰冻介质的冷袋,将其放入冰箱内 4 小时,其内容物由凝胶状态变为固态,使用时取出,在常温下吸热,又由固态变为凝胶状态(可逆过程),使用后,冷袋外壁用消毒液擦拭,置于冰箱内,可再次使用。
>
> （2）冰毯机:医用冰毯全身降温仪,简称冰毯机,分为单纯降温法和亚低温治疗法两种。前者用于高热患者降温,后者用于重型颅脑损伤患者。冰毯机是利用半导体制冷原理,将水箱内蒸馏水冷却后通过主机与冰毯内的水进行循环交换,促进与毯面接触的皮肤进行散热,达到降温的目的。使用时,在毯面上覆盖中单,协助患者脱去上衣,整个背部贴于冰毯上。冰毯机上连有肛温传感器,可设置肛温上、下限,根据肛温变化自动切换"制冷"开关,将肛温控制在设定范围。冰毯机使用过程中应注意监测肛温、传感器是否固定在肛门内、水槽内水量是否足够等。
>
> （3）半导体降温帽:利用半导体温差的制冷技术,造成帽内局部的低温环境,从而降低脑代谢率。多用于脑外伤、脑缺氧、脑水肿、颅内压增高等。该机由冰帽和整流电源两部分组成;帽内温度由整流电源输出电流调节,在环境温度不高于 35 ℃时,帽内温度在 0～25 ℃连续可调。与传统冰帽比较,具有降温时间持久,操作简便、能随意控制温度等特点。

二、热疗

（一）作用

1. 减轻深部组织的充血　热疗可使皮肤血管扩张,血流量增多,全身循环血量重新分布,使深部血流量减少。常用于深部组织的充血。

2. 减轻疼痛　热疗可降低痛觉神经兴奋性,改善血液循环,加速致痛物质排出和炎性渗出物吸收,解除对神经末梢的刺激和压迫,因而可减轻疼痛。同时热疗可使肌肉、肌腱以及韧带松弛,减轻肌肉痉挛、僵硬,关节强直所致的疼痛。适用于腰肌劳损、肾绞痛、胃肠痉挛、睑腺炎(麦粒肿)、乳腺炎等患者。

3. 促进炎症的消散和局限　热疗可使局部血管扩张,血液循环速度加快,血量增多,促进组织中的毒素、废物的排出;同时,白细胞数量增多,吞噬能力增强和新陈代谢增加,可使机体局部或全身的抵抗力和修复力增强。因而炎症早期用热疗,可促进炎性渗出物吸收与消散;炎症后期用热疗,可促进白细胞释放蛋白溶解酶,溶解、清除坏死组织,使炎症局限。适用于睑腺炎(麦粒肿)、乳腺炎等患者。

4. 保暖与舒适　热疗可使局部血管扩张,促进血液循环,并使患者感到舒适。适用于年老体弱、早产儿、危重、末梢循环不良患者。

（二）禁忌证

1. 未明确诊断的急性腹痛　热疗虽能减轻疼痛,但易掩盖病情真相,贻误诊断和治疗,有引发腹膜炎的危险。

2. 面部危险三角区的感染　面部危险三角区血管丰富,面部静脉无静脉瓣,且与颅内海绵窦相通,热疗可使血管扩张,血流增多,导致细菌和毒素进入血液循环,使炎症扩散,易造成颅内感染和败血症。

3. 各种脏器出血、出血性疾病　热疗可使局部血管扩张,增加脏器的血流量和血管通透性而加重出血。血液凝固障碍的患者,热疗会增加出血的倾向。

4. 软组织损伤或扭伤的初期(48小时内)　热疗可促进血液循环,加重皮下出血、肿胀和疼痛。挫伤、扭伤早期忌用热疗。

5. 其他

(1)心、肝、肾功能不全者:大面积热疗使皮肤血管扩张,内脏器官的血液供应减少,加重病情。

(2)皮肤湿疹:热疗可加重皮肤受损,使患者痒感增强。

(3)急性炎症(如牙龈炎、中耳炎、结膜炎):热疗可使局部温度升高,有利于细菌繁殖及分泌物增多,加重病情。

(4)孕妇:热疗可影响胎儿的生长。

(5)金属移植物部位、人工关节:金属是热的良好导体,用热疗易造成烫伤。

(6)恶性病变部位:热疗可使正常与异常细胞加速新陈代谢而加重病情,同时又促进血液循环而使肿瘤扩散、转移。

(7)麻痹、感觉异常者、婴幼儿、老年人慎用,易发生烫伤。

(8)睾丸:热疗会抑制精子发育并破坏精子,影响生育。

(三)方法

1. 热水袋

(1)目的:保暖、解痉、镇痛。

(2)实施程序。

程　序	操作步骤	要点说明
评估	1.核对临时医嘱单、治疗单(表8-10、表8-11) 2.评估:患者的年龄、病情、体温、意识、治疗情况、局部皮肤状况、活动能力、心理状态及合作程度 3.解释:向患者及其家属解释使用热水袋的目的、方法、注意事项及配合要点	1.严格执行"三查八对"制度 2.确认患者用热水袋的目的
计划	1.护士准备:洗手、戴口罩 2.用物准备:治疗盘内备热水袋(图8-2)及布套、水温计、毛巾。治疗盘外备盛水容器、热水,手消毒液 3.患者准备:了解热水袋使用的目的、方法、注意事项及配合要点。体位舒适、愿意合作 4.环境准备:室温适宜,酌情关闭门窗,避免对流风直吹患者	
实施	1.测量、调节水温	成年人为 60~70 ℃;昏迷、老年人、婴幼儿、感觉迟钝,循环不良等患者,水温应低于 50 ℃,以防烫伤

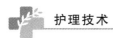

续表

程 序	操 作 步 骤	要 点 说 明
实施	2.备热水袋 (1)灌水:放平热水袋、去塞、一手持袋口边缘,一手灌水。灌水至热水袋容积的 1/2～2/3 (2)排气:热水袋缓慢放平,排出袋内空气并拧紧塞子 (3)检查:用毛巾擦干热水袋,倒提,检查 (4)加套:将热水袋装入布套	1.边灌边提高热水袋,保证水不溢出 2.灌水过多,热水袋膨胀变硬,柔软舒适感下降 3.排气有利于热的传导 4.检查热水袋有无破损,以防漏水 5.布套可避免热水袋与患者皮肤直接接触,增进舒适
	3.核对:携用物至患者床旁,核对患者床号、姓名	确认患者,避免差错
	4.放置:放置所需部位,袋口朝身体外侧	谨慎小心,避免烫伤
	5.时间:不超过 30 分钟	防产生继发效应
	6.观察:效果与反应、热水温度等	1.如皮肤出现潮红、疼痛,应停止使用,局部涂凡士林以保护皮肤 2.保证热水温度,达到治疗效果
	7.操作后处理:撤去治疗用物,协助患者取舒适体位,整理床单位,对用物进行处理	1.保养:热水倒空,倒挂,晾干,吹气,旋紧塞子,放阴凉处 2.布袋洗净,以备用
	8.洗手、记录:记录部位、时间、效果、患者反应	便于评价
评价	1.护患沟通有效,能满足患者身心需要 2.操作方法正确,达到治疗目的,患者感觉舒适,安全,无不良反应	

表 8-10 临时医嘱单

姓名:江× 性别:女 年龄:56 岁 科室:外科 床号:1 住院号/ID 号:20151111

起 始		临 时 医 嘱	医生签名	护士签名	停 止		医生签名	护士签名
日期	时间				日期	时间		
2016.04.12	8:00	热水袋消肿	李×	方×				

表 8-11 治疗单

序号	床号	姓名	医 嘱	患者签名	执 行		护士签名
					日期	时间	
1	1	江×	热水袋消肿	江×	2016.04.12	8:30	龙×

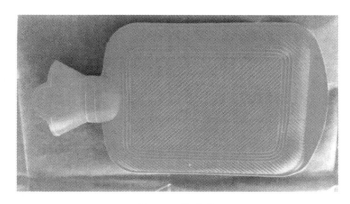

图 8-2　热水袋

（3）注意事项。

①注意检查热水袋有无破损，热水袋与塞子是否配套，以防漏水。

②炎症部位热敷，热水袋灌水至容积的 1/3，以免压力过大，引起疼痛。

③特殊患者使用热水袋时，应再包一块大毛巾或放于两层毯子之间，以防烫伤。

④加强巡视，定期检查局部皮肤情况，必要时床边交班。

2. 红外线灯及烤灯　可由红外线灯或鹅颈型烤灯（普通灯泡）提供辐射热，适用于婴儿红臀、会阴部伤口及植皮供皮区等的照射治疗。

（1）目的：消炎、镇痛、解痉，促进创面干燥结痂，利于肉芽组织生长，促进伤口愈合。

（2）实施程序。

程　序	操　作　步　骤	要　点　说　明
评估	1. 核对临时医嘱单、治疗单（表 8-12、表 8-13） 2. 评估：患者的年龄、病情、意识、治疗情况，局部皮肤状况，活动能力、心理状态及合作程度 3. 解释：向患者及其家属解释使用烤灯的目的、方法、注意事项及配合要点	1. 严格执行"三查八对"制度 2. 确认患者用红外线灯及烤灯的目的
计划	1. 护士准备：洗手、戴口罩 2. 用物准备：红外线灯或鹅颈灯，手消毒液。必要时备有色眼镜、屏风 3. 患者准备：了解烤灯使用的目的、方法、注意事项及配合要点。体位舒适、愿意合作 4. 环境准备：室温适宜，酌情关闭门窗	
实施	1. 核对：携用物至患者床旁，核对患者床号、姓名	确认患者，避免差错
	2. 暴露：暴露患处，体位舒适，清洁局部治疗部位	必要时屏风或床帘遮挡，以维护患者隐私
	3. 调节灯距、温度：一般灯距为 30～50 cm，以患者感觉温热为宜，可以用手试温	防止烫伤

护理技术

168

续表

程　序	操　作　步　骤	要　点　说　明
实施	4.照射：时间 20～30 分钟，注意保护眼睛	1.以防产生继发效应 2.前胸、面颈照射时应戴有色眼镜或用纱布遮盖，以保护眼睛
	5.观察：每 5 分钟观察治疗效果与反应	1.皮肤出现桃红色均匀红斑为合适照射剂量 2.若出现紫红色应立即停止照射，并涂上凡士林保护皮肤
	6.操作后处理：撤去治疗用物，协助患者取舒适体位，整理床单位，对用物进行处理	将烤灯及红外线灯擦拭整理后备用
	7.洗手、记录：记录部位、时间、效果、患者反应	便于评价
评价	1.护患沟通有效，能满足患者身心需要 2.操作方法正确，达到治疗目的，患者感觉舒适，安全，无不良反应发生	

表 8-12　临时医嘱单

姓名:江×　性别:女　年龄:56 岁　科室:外科　床号:1　住院号/ID 号:20151111

起　始		临　时　医　嘱	医生签名	护士签名	停　止		医生签名	护士签名
日期	时间				日期	时间		
2016.04.12	8:00	红外线灯照射	李×	方×				

表 8-13　治疗单

序号	床号	姓名	医　嘱	患者签名	执　行		护士签名
					日期	时间	
1	1	江×	红外线灯照射	江×	2016.04.12	8:30	龙×

（3）注意事项。

①根据治疗部位大小选择不同功率的灯泡:胸、腹、腰、背 500～1000 W,手、足部 250 W(鹅颈灯 40～60 W)。

②由于眼睛内含有较多的液体,对红外线吸收较强,一定强度的红外线直接照射可引发白内障。因此在前胸、面颈照射时,应戴有色眼镜或用纱布遮盖眼睛。

③意识不清、局部感觉障碍、血液循环障碍、瘢痕者,治疗时应加大灯距,防止烫伤。

护考链接

3.热湿敷

(1)目的:解痉、消炎、消肿、止痛。

(2)实施程序。

程序	操作步骤	要点说明
评估	1.核对临时医嘱单、治疗单(表 8-14、表 8-15) 2.评估:患者的年龄、病情、意识、治疗情况,局部皮肤、伤口状况,活动能力、心理状态及合作程度 3.解释:向患者及其家属解释热湿敷的目的、方法、注意事项及配合要点	1.严格执行"三查八对"制度 2.确认患者用热湿敷的目的
计划	1.护士准备:洗手、戴口罩 2.用物准备:治疗盘内备敷钳 2 把、敷布 2 块、凡士林、纱布、棉签、一次性治疗巾、棉垫、水温计。治疗盘外备热水瓶,脸盆内盛放热水,手消毒液,医疗垃圾桶、治疗车。必要时备大毛巾、热水袋、屏风、换药用物 3.患者准备:了解热湿敷使用的目的、方法、注意事项及配合要点,体位舒适、愿意合作 4.环境准备:室温适宜,酌情关闭门窗,必要时屏风或床帘遮挡	
实施	1.核对携用物至患者床旁,核对患者床号、姓名	确认患者,避免差错
	2.患处准备:暴露患处,垫一次性治疗巾于受敷部位下,受敷部位涂凡士林,上盖一层纱布	1.保护皮肤及床单位 2.必要时用屏风或床帘遮挡,以保护患者隐私
	3.热湿敷 (1)将敷布浸入热水中,用敷钳夹起拧至半干 (2)抖开,折叠敷布敷于患处,上盖棉垫 (3)每 3~5 分钟更换一次敷布,持续 15~20 分钟	1.水温为 50~60 ℃,拧至不滴水为宜,放在手腕内侧试温,以不烫手为宜 2.若患者感觉过热,可掀起敷布一角散热 3.若热敷部位有伤口,须按无菌技术进行操作,按换药法处理伤口,以防产生继发效应
	4.观察效果及反应	观察皮肤颜色,全身情况,以防烫伤

续表

程序	操作步骤	要点说明
实施	5.操作后处理:敷毕,轻轻拭干热湿敷部位,协助患者取舒适体位,整理床单位,对用物进行处理	1.勿用摩擦方法擦干,因皮肤长时间处于湿热气中容易破损 2.消毒后备用
	6.洗手、记录:记录部位、时间、效果、患者反应	便于评价
评价	1.护患沟通有效,能满足患者身心需要 2.操作方法正确,达到治疗目的,患者感觉舒适,安全,无不良反应	

表 8-14　临时医嘱单

姓名:江×　性别:女　年龄:56岁　科室:外科　床号:1　住院号/ID 号:20151111

起　始		临 时 医 嘱	医生签名	护士签名	停　止		医生签名	护士签名
日期	时间				日期	时间		
2016.04.12	8:00	热湿敷	李×	方×				

表 8-15　治疗单

序号	床号	姓名	医　嘱	患者签名	执　行		护士签名
					日期	时间	
1	1	江×	热湿敷	江×	2016.04.12	8:30	龙×

(3)注意事项。

①若患者热湿敷部位不忌压迫,可用热水袋放置在敷布上再盖以大毛巾,以维持温度。

②面部热敷者,治疗结束后须间隔 30 分钟方可外出,以防感冒。

4.热水坐浴

(1)目的:消炎、消肿、止痛,适用于会阴部、肛门疾病及手术后。

(2)实施程序。

程序	操作步骤	要点说明
评估	1.核对临时医嘱单、治疗单(表 8-16、表 8-17) 2.评估:患者的年龄、病情、意识、治疗情况,局部皮肤、伤口状况、活动能力、心理状态及合作程度 3.解释:向患者及其家属解释热水坐浴的目的、方法、注意事项及配合要点	1.严格执行"三查八对"制度 2.确认患者用热水坐浴的目的
计划	1.护士准备:洗手、戴口罩 2.用物准备:坐浴椅、消毒坐浴盆、热水瓶、水温计、药液(遵医嘱配制)、毛巾、无菌纱布,手消毒液,医疗垃圾桶、治疗车。必要时备屏风、换药用物 3.患者准备:了解热水坐浴的目的、方法、注意事项及配合要点。排尿、排便,并清洗局部皮肤 4.环境准备:室温适宜,酌情关闭门窗,必要时用屏风或床帘遮挡	

续表

程序	操作步骤	要点说明
实施	1.配药、调温:遵医嘱配制药液置于浴盆内,达浴盆容积的1/2,调节水温	1.水温为40～45 ℃,避免烫伤 2.若为高锰酸钾溶液,其配比为1:5000
	2.核对:携用物至患者床旁,核对患者床号、姓名	确认患者,避免差错
	3.浴盆置于坐浴椅上	
	4.遮挡、暴露:用床帘或屏风遮挡,暴露患处	保护患者隐私
	5.坐浴 (1)协助患者裤子脱至膝盖部后取坐姿 (2)开始时若患者不适应水温,嘱患者用纱布蘸药液清洗外阴部皮肤 (3)待适应水温后,坐入浴盆中,持续15～20分钟	1.便于操作,促进舒适 2.臀部完全泡入水中 3.随时调节水温,尤其冬季注意室温与保暖,防止患者着凉
	6.观察效果与反应	若患者出现面色苍白、脉搏加快、晕眩、软弱无力,应立即停止坐浴
	7.操作后处理 (1)坐浴毕,用纱布擦干臀部,协助穿裤,卧床休息 (2)开窗、拉开床帘或撤去屏风、整理床单位,用物处理	1.患者感觉舒适 2.用物消毒后备用
	8.洗手、记录:记录坐浴的时间、药液、效果、患者反应	便于评价
评价	1.护患沟通有效,能满足患者身心需要 2.操作方法正确,达到治疗目的,患者感觉舒适,安全,无不良反应发生	

表 8-16 临时医嘱单

姓名:江× 性别:女 年龄:56 岁 科室:外科 床号:1 住院号/ID 号:20151111

起 始		临 时 医 嘱	医生签名	护士签名	停 止		医生签名	护士签名
日期	时间				日期	时间		
2016.04.12	8:00	热水坐浴	李×	方×				

表 8-17 治疗单

序号	床号	姓名	医 嘱	患者签名	执 行		护士签名
					日期	时间	
1	1	江×	热水坐浴	江×	2016.04.12	8:30	龙×

(3)注意事项。

①热水坐浴前先排尿、排便,因热水可刺激肛门、会阴部易引起排尿、排便反射。

②坐浴部位有伤口,坐浴盆、溶液及用物必须无菌;坐浴后应用无菌技术处理伤口。

③女性患者月经期、妊娠后期、产后2周内、阴道出血和盆腔急性炎症不宜坐浴。

④坐浴过程中,注意观察患者面色、脉搏、呼吸,倾听患者主诉,有异常时应停止坐浴,扶患者上床

休息。
5.热水浸泡
(1)目的:消炎、镇痛、清洁、消毒创口,用于手、足、前臂、小腿部感染。
(2)实施程序。

程 序	操 作 步 骤	要 点 说 明
评估	1.核对临时医嘱单、治疗单(表8-18、表8-19) 2.评估:患者的年龄、病情、意识、治疗情况,局部皮肤、伤口状况、活动能力、心理状态及合作程度 3.解释:向患者及其家属解释温水浸泡的目的、方法、注意事项及配合要点	1.严格执行"三查八对"制度 2.确认患者用温水浸泡的目的
计划	1.护士准备:洗手、戴口罩 2.用物准备:治疗盘内备长镊子、纱布。治疗盘外备热水瓶、药液(遵医嘱)、浸泡盆(根据浸泡部位选用)、手消毒液,医疗垃圾桶、治疗车。必要时备换药用物 3.患者准备:了解热水浸泡的目的、方法、注意事项及配合要点,坐姿舒适、愿意合作 4.环境准备:室温适宜,酌情关闭门窗	
实施	1.核对:携用物至患者床旁,核对患者床号、姓名	确认患者,避免差错
	2.配药、调温:配制药液置于浸泡盆内,至其容积的1/2,调节水温	水温为40~45 ℃
	3.暴露:患处,取舒适体位	便于操作,舒适
	4.浸泡:将肢体慢慢放入浸泡盆,必要时用长镊子夹纱布轻擦创面,使之清洁	使患者逐渐适应
	5.持续时间:30分钟	以防发生继发效应
	6.观察:效果与反应	1.局部皮肤有无发红、疼痛等现象 2.如水温不足,应先移开肢体后加热水,以免烫伤 3.如有伤口,按无菌技术处理
实施	7.操作后处理 (1)浸泡毕擦干浸泡部位 (2)撤去治疗用物,协助患者取舒适体位,整理床单位,对用物进行处理	用物消毒后备用
	8.洗手、记录:记录浸泡时间、药液、效果、患者反应	便于评价
评价	1.护患沟通有效,能满足患者身心需要 2.操作方法正确,达到治疗目的,患者感觉舒适,安全,无不良反应	

表 8-18 临时医嘱单

姓名:江× 性别:女 年龄:56 岁 科室:外科 床号:1 住院号/ID 号:20151111

起 始		临 时 医 嘱	医生签名	护士签名	停 止		医生签名	护士签名
日期	时间				日期	时间		
2016.04.12	8:00	热水浸泡	李×	方×				

表 8-19 治疗单

序号	床号	姓名	医 嘱	患者签名	执 行		护士签名
					日期	时间	
1	1	江×	热水浸泡	江×	2016.04.12	8:30	龙×

(3)注意事项。

①浸泡部位有伤口,浸泡盆、药液及用物必须无菌;浸泡后应用无菌技术处理伤口。

②浸泡过程中,注意观察局部皮肤,倾听患者主诉,随时调节水温。

知识链接

其他热疗法

1. 化学加热袋 化学加热袋是密封的塑料袋,内盛两种化学物质,使用时,将化学物质充分混合,使袋内的两种化学物质发生反应而产热。化学物质反应初期热温不足,以后逐渐加热并有一高峰期,化学加热袋最高温度可达 76 ℃,平均温度为 56 ℃,可持续使用 2 小时左右。化学加热袋使用方法与热水袋相同,一定要加布套或包裹后使用。必要时可加双层布包裹使用。

2. 透热法 透热法是利用高频电流来提供组织深部的强热,主要应用于类风湿关节炎、变形性关节疾病、创伤、肌肉痉挛、筋膜炎等的物理治疗。应用时注意身体不可有金属物,尤其是金属移植物等,以免烫伤。

【本节小结】

冷、热疗法是临床上常用的物理治疗方法,为确保安全,在临床运用中须掌握使用的适应证和禁忌证,操作方法以及注意事项。

【目标检测】

A1 型题

1. 冷疗的作用不包括( )。

A. 促进炎症的消散　　　　B. 减轻出血　　　　C. 减轻疼痛

D. 降低体温　　　　E. 减轻局部充血

2. 乙醇拭浴时,置冰袋于头部是为了( )。

A. 防止反射性心律失常　　　　B. 防止脑水肿

C. 减轻头部充血防止头痛　　　　D. 提高脑细胞对缺氧的耐受性

E. 有利于脑细胞功能恢复

3. 禁忌冷疗的部位不包括( )。

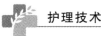

A.心前区　　　　　B.枕后　　　　　C.腹部　　　　　D.腋窝　　　　　E.足底

4.牙痛时冷疗的原理是(　　)。

A.促进炎症消散　　　　　　　　　　　B.放松肌肉、韧带、肌腱等组织,解除疼痛

C.保暖,促进血液循环　　　　　　　　D.促使白细胞释放蛋白溶解,溶解坏死组织

E.降低毛细血管通透性,减轻组织充血肿胀

5.不宜热水坐浴的患者是(　　)。

A.肛周脓肿　　　　　　　　　　B.肛裂感染　　　　　　　　　　C.会阴水肿

D.急性盆腔炎　　　　　　　　　E.痔疮术后

A2 型题

6.患者,李某,女,18 岁。跳绳比赛时不慎将踝部扭伤。应立即给予(　　)。

A.局部按摩　　　　　　　　　　B.红外线照射　　　　　　　　　C.红花油涂擦

D.局部冷湿敷　　　　　　　　　E.放置热水袋

7.急性白血病患者,近期持续发热,体温 39.5 ℃,给予降温护理时应避免(　　)。

A.冷敷　　　　　　　　　　　　B.输液　　　　　　　　　　　　C.多吃水果

D.乙醇拭浴　　　　　　　　　　E.多饮水

8.患儿,黄某,9 岁,扁桃体摘除术后伤口局部有少量出血,可在颌下(　　)。

A.放置热水袋　　　　　　　　　B.放置冰囊

C.用乙醇纱布湿敷　　　　　　　D.进行红外线照射

E.用 50％硫酸镁进行热湿敷

A3 型题

(9～11 题共用题干)

李某,男,30 岁,因颅脑外伤入院。患者处于昏迷状态,查体:体温 39.8 ℃,脉率 120 次/分,呼吸 22 次/分,血压 108/70 mmHg,遵医嘱给予降温。

9.护士给予降温方式最适宜的是(　　)。

A.前额放置冰袋　　　　　　　　B.乙醇拭浴　　　　　　　　　　C.头部冰帽

D.温水拭浴　　　　　　　　　　E.腹股沟放置冰囊

10.采用此法给予降温的目的是(　　)。

A.减轻局部出血　　　　　　　　B.降低神经末梢的敏感性

C.减轻对脑细胞的损害　　　　　D.减轻疼痛

E.促进炎症消散

11.为防止心房颤动、心室纤颤,维持肛温在(　　)。

A.30 ℃　　　　　B.32 ℃　　　　　C.33 ℃　　　　　D.35 ℃　　　　　E.37 ℃

【目标检测答案】

第一节　D

第二节　1.A　2.C　3.D　4.E　5.D　6.D　7.D　8.B　9.C　10.C　11.C

第九章　排泄护理

排泄是机体将新陈代谢的产物排出体外的生理过程,是人体的基本生理需要,也是维持生命的必要条件。排泄可将机体新陈代谢的产物及废物排出体外,维持身体内环境的协调与平衡。人体排泄的途径有皮肤、呼吸道、消化道及泌尿道,其中消化道和泌尿道是主要的排泄途径。许多因素可影响人体的排泄功能,而个体的排泄状态又各有差异。因此,护士应掌握与排泄有关的护理知识和技术,帮助或指导人们维持正常的排泄功能,满足其排泄的需要,并保持舒适状态。

扫码看课件

第一节　排尿护理

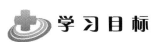 学习目标

(1)能正确说出多尿、少尿、无尿、尿潴留、尿失禁的概念。

(2)识别尿液的异常变化。

(3)阐述尿潴留、尿失禁患者的护理措施。

(4)阐述导尿术的目的和注意事项。

(5)阐述留置导尿患者的护理措施。

(6)能熟练掌握导尿术、导尿管留置术的操作。

(7)关心、尊重患者,动作轻稳,严格遵循无菌操作原则。

案例导入

患者,李某,女,52 岁。主诉:反复右上腹腹痛 2 年。诊断:慢性胆囊炎伴胆囊结石。在全麻下行"腹腔镜胆囊切除术",术毕返回病房,现为术后第 2 天,患者诉排尿困难,护理体检:耻骨联合上膨隆,可触及一囊性包块。管床护士采取听流水声、针灸、按摩、会阴温水冲洗等方法均未奏效。护士根据医嘱给患者行导尿术,导尿后患者以上症状得到缓解。请思考:

(1)患者出现了什么情况? 哪些因素可以影响患者排尿?

(2)如何为患者导尿? 导尿时应注意些什么?

一、排尿概述

(一)排尿的解剖与生理

1.排尿的解剖　泌尿系统由肾脏、输尿管、膀胱及尿道组成(图9-1)。

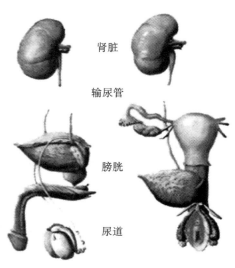

图9-1　男性、女性泌尿生殖系统解剖结构

肾脏是成对的实质性器官,尿液通过肾脏的过滤、重吸收和分泌作用经输尿管连续不断地流入膀胱内。

输尿管为连接肾脏和膀胱的细长肌性管道,左右各一,将尿液由肾脏输送至膀胱,此时尿液是无菌的。

膀胱位于小骨盆内、耻骨联合的后方。空虚时,其顶部不超过耻骨联合上缘。膀胱为储存尿液的囊状肌性器官,其形状、大小、位置均随尿液充盈程度的变化而变化。

尿道是尿液排出体外的通道,始于膀胱的尿道内口,末端出口止于体表。男、女性尿道有很大差异。男性尿道长18~20 cm,有三个狭窄,即尿道内口、膜部和尿道外口;两个弯曲,即耻骨下弯和耻骨前弯。耻骨下弯恒定、无变化,而耻骨前弯则随阴茎位置的不同而变化,如将阴茎向上提起,耻骨前弯即可消失(图9-2)。女性尿道长4~5 cm,较男性尿道粗、短、直,富有扩张性,尿道外口位于阴蒂下方,呈矢状裂,与阴道口、肛门相邻,比男性容易发生尿路感染(图9-3)。

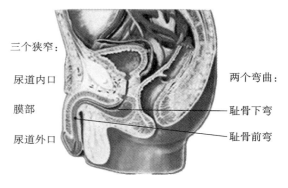

图9-2　男性尿道

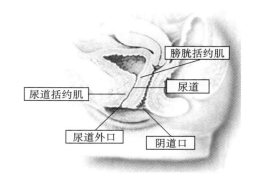

图9-3　女性尿道

2.排尿的生理　排尿活动是一种受大脑皮质控制的反射活动。当膀胱内尿量达400~500 mL时,膀胱壁的牵张感受器受压力的刺激而兴奋,冲动沿盆神经传入脊髓骶段的排尿反射初级中枢;同时冲动也上传到大脑皮质,产生排尿欲。如果条件允许,排尿反射进行,出现排尿;如果环境不适宜排尿,排尿反射将受抑制,暂不排尿。

(二)影响排尿的因素

1.心理因素　心理因素对排尿有很大影响,当情绪紧张、焦虑、恐惧或剧烈疼痛时,可能会促使排尿或抑制排尿。排尿还受暗示影响,如有些人听到流水声便产生尿意,听见口哨声尿意更加强烈。

2.环境因素　排尿应该在隐蔽的场所进行。当个体在缺乏隐蔽的环境中时,就会产生许多压力,从而影响正常排尿。

3.个人习惯　排尿与个人习惯有关,如大多数人习惯于起床后和睡前排尿。另外,排尿的姿势、排尿的时间是否充裕及环境是否合适也会影响排尿。

4. 饮食、饮水 液体的摄入量直接影响尿量和排尿的频率。如大量饮水和摄入含水分多的食物,尿量会增加;咖啡、茶、酒类饮料有利尿作用,可使排尿增多;摄入含盐较高的饮料、食物则会造成水钠潴留,使尿量减少。

5. 气候因素 夏季炎热,出汗多,导致尿液浓缩,尿量减少;冬季外周血管收缩,体内水分相对增加,反射性抑制抗利尿激素的分泌,使尿量增加,排尿次数增加。

6. 疾病因素 神经系统的损伤和病变,使排尿反射的神经传导和排尿的意识控制发生障碍,出现尿失禁;肾脏的病变使尿液生成障碍,出现少尿或无尿;泌尿系统的肿瘤、结石或狭窄也可导致排尿障碍,出现尿潴留。老年男性因前列腺肥大压迫尿道,可出现排尿困难。

7. 治疗及检查 外科手术、外伤可导致失血、失液,若补液不足,则尿量减少。手术中使用麻醉药物可干扰排尿反射,导致尿潴留。某些诊断性检查前要求患者禁食禁水,也影响尿量。某些药物直接影响排尿,如利尿剂可使尿量增加,镇痛药、镇静剂影响神经传导干扰排尿。

8. 其他因素 婴儿因大脑发育不完善,其排尿不受意识控制,2～3 岁才能自我控制。妇女在妊娠时,可因子宫增大压迫膀胱致使排尿次数增多。老年人因膀胱肌肉张力减弱,出现尿频。

二、排尿的评估

（一）排尿状态的评估

正常情况下,排尿受意识支配,无痛、无障碍,可自主随意进行。

扫码看彩图

1. 排尿的次数及量 一般成人白天排尿 3～5 次,夜间 0～1 次。正常情况下每次尿量 200～400 mL,24 小时尿量 1000～2000 mL,平均 1500 mL。

2. 颜色 正常新鲜尿液呈淡黄色或深黄色,是由于尿胆原和尿色素所致。当尿液浓缩时尿的颜色呈深黄色。尿液的颜色还受食物或药物的影响。在病理情况下,尿的颜色可有以下变化(图 9-4)。

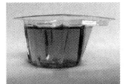 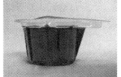 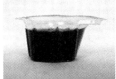 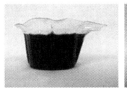 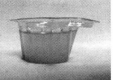

(a) 正常尿　　(b) 血尿　　(c) 血红蛋白尿　　(d) 胆红素尿　　(e) 乳糜尿

图 9-4　尿液颜色

(1)血尿:尿液颜色的深浅与尿液中所含红细胞量的多少有关,尿液中含红细胞多时呈洗肉水样。常见于急性肾小球肾炎、输尿管结石、泌尿系统结核及肿瘤等患者。

(2)血红蛋白尿:主要由各种原因导致大量红细胞在血管内被破坏所致。一般尿液呈酱油色或浓茶色。常见于血型不合所致的溶血、恶性疟疾和阵发性睡眠性血红蛋白尿等患者。

(3)胆红素尿:尿中含有胆红素,一般尿液呈深黄色或黄褐色,振荡尿液后泡沫也呈黄色。见于阻塞性黄疸和肝细胞性黄疸等患者。

(4)乳糜尿:尿中含有淋巴液,排出的尿液呈乳白色,见于丝虫病等患者。

3. 透明度 正常新鲜尿液澄清透明。当泌尿系统感染时,尿液中含有大量的脓细胞、红细胞、上皮细胞、细菌或炎性渗出物,排出的新鲜尿液即呈白色絮状混浊。

4. 酸碱性 正常人尿液呈弱酸性,pH 为 4.5～7.5,平均为 6。饮食的种类可影响尿液的酸碱性,如进食大量蔬菜时,尿液可呈碱性,进食大量肉类时,尿液可呈酸性。酸中毒患者的尿液可呈强酸性,严重呕吐患者的尿液可呈强碱性。

5. 比重 尿比重的高低主要取决于肾脏的浓缩功能。成人在正常情况下,尿比重波动于 1.015～1.025,一般尿比重与尿量成反比。若尿比重经常固定于 1.010,提示肾功能严重障碍。

6. 气味 正常尿液气味来自尿内挥发性酸,久置后尿素分解产生氨,故有氨臭味;新鲜尿有氨臭味常

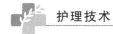
见于尿路感染;糖尿病酮症酸中毒时,因尿中含有丙酮,故有烂苹果气味。

（二）异常排尿的评估

1. 多尿   24 小时尿量超过 2500 mL 者称多尿,正常情况下常见于饮用大量液体、妊娠;病理情况下常见于糖尿病、尿崩症、急性肾功能不全(多尿期)等患者。

2. 少尿   24 小时尿量少于 400 mL 或每小时尿量少于 17 mL 者称少尿。常见于发热,液体摄入过少,休克及心脏、肾脏、肝脏功能衰竭患者。

3. 无尿或尿闭   24 小时尿量少于 100 mL 或 12 小时内无尿,称无尿或尿闭,常见于严重休克、急性肾功能衰竭、药物中毒等患者。

4. 膀胱刺激征   主要表现为尿频、尿急、尿痛。尿频是指单位时间内排尿次数增多。尿急是指患者突然有强烈尿意,不能控制需立即排尿。尿痛是指排尿时膀胱区及尿道有疼痛感。产生膀胱刺激征的原因主要有膀胱、尿道炎症和机械性刺激。膀胱刺激征时常伴有血尿。

5. 尿潴留   尿液大量存留在膀胱内而不能自主排出者称尿潴留。当尿潴留时,膀胱容积可增至 3000～4000 mL,膀胱高度膨胀,可至脐部。患者主诉下腹部胀痛,排尿困难。体格检查可见耻骨上膨隆,扪及囊样包块,叩诊呈实音,有压痛。尿潴留见于各种原因引起的尿道或膀胱颈部阻塞(机械性梗阻)和排尿神经反射障碍、麻醉(腰麻最多见)。

6. 尿失禁   排尿失去意识控制,尿液不自主流出者称尿失禁。尿失禁可分为真性尿失禁、假性尿失禁、压力性尿失禁三种。

（1）真性尿失禁:膀胱的神经功能障碍或受损,使膀胱尿道括约肌失去功能,尿液不自主地流出,膀胱完全不能储存尿液,表现为持续滴尿,见于昏迷、瘫痪的患者。

（2）假性尿失禁:又叫充溢性尿失禁。膀胱内储存部分尿液,当充盈到一定压力时,即不自主溢出少量尿液,膀胱内压力降低时,排尿停止。主要原因是脊髓排尿中枢活动受到抑制,如脊髓损伤的患者。

（3）压力性尿失禁:由于膀胱、尿道括约肌张力降低,骨盆底部肌肉及韧带松弛,当咳嗽、喷嚏或运动时,腹肌收缩,腹内压升高,导致不自主地排出少量尿液(排尿量少于 50 mL)。多见于经产妇。

护考链接

A1 型题

尿色与疾病不符的一项是（　　　）。

A. 丝虫病尿呈乳白色 　　　　B. 黄疸性肝炎尿呈黄褐色 　　　　C. 溶血时尿呈暗红色

D. 尿道化脓性炎症尿呈白色混浊 　　E. 膀胱肿瘤尿呈红色

分析:溶血患者为血红蛋白尿,呈酱油色或浓茶色,故答案为 C。

A2 型题

刘先生,58 岁。尿毒症,留置导尿管 12 小时引出尿液 180 mL,正确的护理评估是（　　　）。

A. 尿量正常 　　　　　　　B. 多尿 　　　　　　　　C. 少尿

D. 尿潴留 　　　　　　　　E. 尿崩症

分析:正常尿量为 24 小时 1000～2000 mL;24 小时尿量超过 2500 mL 为多尿;24 小时尿量少于 400 mL 或每小时尿量少于 17 mL 为少尿;24 小时尿量少于 100 mL 或 12 小时内无尿,称无尿或尿闭。故答案为 C。

三、排尿异常患者的护理措施

（一）尿潴留患者的护理

（1）心理护理:安慰患者,消除其焦虑和紧张情绪。

（2）提供隐蔽的排尿环境：关闭门窗，用屏风或窗帘遮挡，请无关人员回避。适当调整治疗和护理时间，使患者安心排尿。

（3）调整体位和姿势：取适当体位，病情许可协助患者以习惯姿势排尿，如扶患者坐起或抬高上身。对需绝对卧床休息或某些手术患者，应事先有计划地训练床上排尿，避免术后不习惯卧床排尿而造成尿潴留。

（4）诱导排尿：利用条件反射（如让患者听流水声或用温水冲洗会阴）诱导排尿；亦可采用中医方法如针灸刺激排尿；热敷下腹部，以解除肌肉紧张，促进排尿；在病情许可的情况下，还可用手轻轻按摩腹部协助排尿。

（5）药物排尿：必要时根据医嘱肌内注射卡巴胆碱。尿潴留患者禁用利尿剂。

（6）健康教育：指导患者养成定时、及时排尿的习惯，教会患者自我放松的正确方法。

（7）经上述处理无效时，可遵医嘱采用导尿术。

（二）尿失禁患者的护理

1. 心理护理　患者常感到羞涩、焦虑、自卑，护士要理解、尊重患者，主动关心问候患者，提供必要的帮助，使其树立信心，积极配合治疗和护理。

2. 皮肤护理　注意保持皮肤清洁干燥。床上铺橡胶单和中单，也可使用尿垫或一次性纸尿裤。经常用温水清洗会阴部皮肤，勤换衣裤、床单、尿垫。根据皮肤情况，定时按摩受压部位，防止压疮的发生。

3. 室内环境　定时开门窗通风换气，保持空气清新。

4. 外部引流　必要时应用接尿装置引流尿液。男性患者可用尿壶接尿，也可用阴茎套连接集尿袋接尿，但此法不宜长期使用，每日定时取下阴茎套和尿壶，清洗会阴部和阴茎，并将局部暴露于空气中。女性患者可用女式尿壶紧贴外阴部接尿。

5. 重建正常的排尿功能

（1）尿失禁的患者不愿多喝水，结果可能导致尿路感染加重病情。护士应向患者说明饮水的重要性，如病情允许，指导患者每天白天摄入液体 2000～3000 mL。因多喝水可以促进排尿反射，还可预防泌尿系统感染。入睡前限制饮水，减少夜间尿量，以免影响患者休息。

（2）观察排尿反应，定时使用便器，建立规则排尿习惯。刚开始每 1～2 小时使用便器一次，以后间隔时间可以逐渐延长，以促进排尿功能的恢复。使用便器时，用手按压膀胱，协助排尿，注意用力要适度。

（3）指导患者进行盆底肌的锻炼，以增强控制排尿的能力。具体方法是患者取立位、坐位或卧位，试做排尿（排便）动作，先慢慢收紧盆底肌肉，再缓缓放松，每次 10 秒左右，连续 10 次，每日进行数次，以不觉疲乏为宜。

6. 留置导尿管　对长期尿失禁的患者，可行导尿术留置导尿管，避免尿液浸渍皮肤，并定时夹闭和引流尿液，锻炼膀胱壁肌肉张力，重建膀胱正常功能。

 护考链接

A1 型题

尿失禁患者的护理，错误的措施是（　　　　）。

A. 用接尿器接尿　　　　　　　　　B. 保持皮肤清洁干燥，预防压疮

C. 必要时留置导尿管　　　　　　　D. 控制患者饮水，减少尿量

E. 理解、安慰、鼓励患者

分析：对尿失禁患者除有禁忌外，应鼓励保证每天液体摄入量达 2000～3000 mL。故答案为 D。

A2 型题

潘先生,60 岁。"血尿待查",主诉排尿困难,下腹疼痛难忍,B 超提示尿道结石。护士应(   )。

A. 注射利尿剂   B. 立即导尿

C. 轻轻按摩、热敷下腹部   D. 耐心鼓励患者自行排尿

E. 与医生联系,对症处理

分析:该患者尿潴留是由于尿道结石引起,为机械性梗阻,要排除结石才能彻底解决尿潴留问题。A、B、C、D 项是非机械性梗阻引起的尿潴留的护理措施。故答案为 E。

四、与排尿有关的护理技术

(一)导尿术

导尿术是指在严格无菌操作下,用无菌导尿管自尿道插入膀胱引出尿液的方法。导尿术容易引起医源性感染,如果医护人员违反操作规程或缺乏责任心,则易引起泌尿系统感染。因此,为患者导尿时必须严格遵守无菌操作原则及操作规程,避免增加患者的痛苦。

1. 目的

(1)为尿潴留患者放出尿液,以减轻其痛苦。

(2)协助临床诊断:如留取未污染的尿标本做细菌培养;测膀胱容量、压力及检查残余尿量;进行尿道或膀胱造影等。

(3)为膀胱肿瘤患者进行膀胱化疗。

2. 导尿术的实施

(1)女性患者导尿术的实施。

程　序	操作步骤	要点说明
评估	1. 核对临时医嘱单、治疗单(表 9-1、表 9-2) 2. 患者:患者的性别、年龄、病情、排尿情况、意识状况、心理状态、合作程度;会阴部的清洁情况,皮肤黏膜情况,膀胱充盈程度 3. 环境:隐蔽、安全	1. 严格执行"三查八对"制度 2. 确认患者导尿的目的 3. 环境隐蔽
计划	1. 护士准备:洗手、戴口罩 2. 用物准备 (1)治疗车上层:一次性导尿包(生产厂商提供的灭菌导尿用物包,包括初步消毒用物、再次消毒用物和导尿用物。初步消毒用物:小方盘,内盛数个消毒液棉球袋,镊子、纱布、手套(图 9-5)。再次消毒用物及导尿用物:方盘,气囊导尿管,镊子(2 把),自带无菌液体的 10 mL 注射器,标本瓶,纱布,内盛 4 个消毒液棉球袋,润滑油棉球袋,弯盘,集尿袋,孔巾,手套,外包治疗巾(图 9-6))。手消毒液,一次性垫巾或小橡胶单和治疗巾(1 套),浴巾 (2)治疗车下层:便盆及便盆巾,生活垃圾桶、医疗垃圾桶 3. 患者准备:了解导尿的目的、过程及配合要点;清洁外阴,做好导尿的准备 4. 环境准备:酌情关闭门窗,设置隐蔽环境,调节室温,光线充足或有足够的照明	1. 一次性导尿包在有效期内,包装完好,无漏气 2. 根据环境情况酌情准备屏风

续表

程　序	操　作　步　骤	要　点　说　明
实施	1.核对解释:携用物至患者床旁,核对床号,姓名,解释操作目的并取得合作	1.确认患者 2.取得患者合作
	2.准备:移床旁椅至床尾,将便盆放床旁椅上,打开便盆巾,松开床尾盖被	方便操作,节时、节力
	3.安置体位:协助患者取仰卧屈膝位,脱去对侧裤腿,盖在近侧腿上并盖上浴巾,对侧腿用盖被遮盖,两腿略外展	1.防止患者受凉 2.方便护士操作
	4.垫巾开包:将一次性垫巾(或小橡胶单和治疗巾)垫于臀下,打开一次性导尿包,外包装袋放床尾,取出初步消毒用物置于近外阴处,左手戴手套,将消毒液棉球倒入小方盘内	保护床单不被污染
	5.初步消毒:操作者右手持镊子夹取消毒棉球依次消毒阴阜、大阴唇,戴手套的左手拇指、示指分开大阴唇,消毒小阴唇和尿道口,污棉球置床尾外包装袋上;消毒完毕,脱下手套置小方盘内,将小方盘移至床尾外包装袋上	1.平镊不可接触肛门区域 2.每个棉球限用一次 3.消毒顺序由外向内,自上而下
	6.打开导尿包:将导尿包放在患者两腿之间,按无菌技术操作原则打开治疗巾	嘱患者勿动肢体,保持安置体位,避免无菌区污染
	7.戴无菌手套,铺孔巾:取出无菌手套,按无菌技术操作原则戴好手套,取出孔巾,铺在患者的外阴处并暴露会阴部	孔巾和治疗巾内层形成一连续无菌区,扩大无菌区域,利于无菌操作,避免污染
	8.整理用物,润滑导尿管:按操作顺序整理好用物,取出导尿管,用润滑液棉球润滑导尿管前段,根据需要将导尿管和集尿袋的引流管连接,取消毒液棉球放于弯盘内	1.方便操作 2.润滑尿管可减轻导尿管对黏膜的刺激和插管时的阻力
	9.再次消毒:弯盘置于外阴处,左手拇、示指分开并固定小阴唇,右手持镊子夹消毒液棉球,分别消毒尿道口、小阴唇(先对侧,再近侧)、尿道口(图9-7),消毒毕,污棉球、镊子放弯盘内移至床尾	1.再次消毒,顺序由内向外再向内,由上至下 2.每个棉球限用一次,避免已消毒的部位再污染
	10.导尿:左手继续固定小阴唇,右手将方盘移至孔巾口旁,嘱患者张口呼吸,用另一镊子夹持导尿管对准尿道口轻轻插入尿道4~6 cm,见尿液后再插入1 cm(图9-8)	1.张口呼吸可使患者肌肉和尿道括约肌松弛,有助于插管 2.插管时,动作要轻,避免损伤尿道黏膜
	11.固定接尿:松开固定小阴唇的左手下移固定导尿管,将尿液引入集尿袋或方盘内	防止导尿管脱出
	12.取标本:如需做尿培养,用无菌标本瓶接取中段尿5 mL,盖好瓶盖,放置合适处	

续表

程 序	操作步骤	要点说明
实施	13.夹管倒尿:当方盘内尿液盛至容积的2/3时,夹闭导尿管尾端,将尿液倒入便盆内,再打开导尿管继续放尿;或将尿液引流入集尿袋内至合适量	注意观察患者的反应并询问其感觉
	14.拔管整理:导尿毕,轻轻拔出导尿管,放入方盘内,擦净外阴,撤下洞巾,收拾导尿用物放在治疗车下层。撤出臀下一次性垫巾(或橡胶单和治疗巾)放治疗车下层。脱去手套,协助患者穿裤,整理床单位。询问患者感受,交代注意事项,致谢	1.使患者舒适 2.保护患者隐私
	15.记录送检:测量尿量,洗手,记录导尿的时间、导出尿量、尿液性状及患者反应	标本及时送检,避免污染
评价	1.患者及其家属理解导尿目的,配合操作 2.护士能维护患者自尊,保护患者隐私,关心体贴患者,动作轻柔,符合无菌要求,导尿操作过程顺利、安全,患者痛苦减轻,护患沟通有效,达到导尿目的 3.用后物品处置符合消毒技术规范	

表 9-1　临时医嘱单

姓名:刘× 　性别:女　年龄:52 岁　科室:神经内科　床号:2　诊断:脑出血　住院号/ID 号:20151018

起 始		长 期 医 嘱	医生签名	护士签名	执行时间
日期	时间				
2015.10.18	8:00	一次性导尿	李×	张×	8:00

表 9-2　导尿执行单

姓名:刘× 　性别:女　年龄:52 岁　科室:神经内科　床号:2　诊断:脑出血　住院号/ID 号:20151018
日期:2016.10.18

序 号	医 嘱	核对人签名	执行时间	护士签名
1	一次性导尿	王×	8:30	卢×

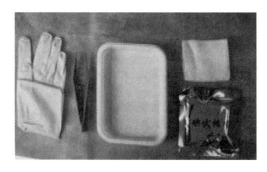

图 9-5　初步消毒用物

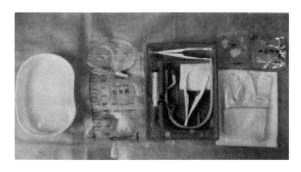

图 9-6　导尿用物

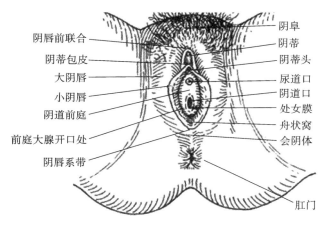

图 9-7 女性会阴部解剖名称

阴唇前联合
阴蒂包皮
大阴唇
小阴唇
阴道前庭
前庭大腺开口处
阴唇系带

阴阜
阴蒂
阴蒂头
尿道口
阴道口
处女膜
舟状窝
会阴体
肛门

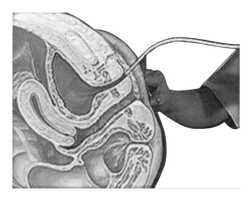

图 9-8 女性患者导尿管插入

知识链接

导尿管的种类

导尿管的种类:一般分为单腔导尿管(用于一次性导尿)、双腔导尿管(用于留置导尿)、三腔导尿管(用于膀胱冲洗或向膀胱内滴药)三种。其中双腔导尿管和三腔导尿管均有一个气囊,以达到将导尿管头端固定在膀胱内防止脱落的目的。根据患者情况选择合适大小的导尿管(图 9-9)。

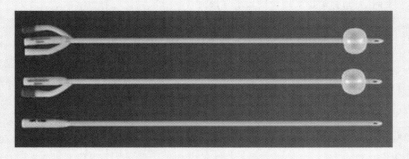

图 9-9 不同种类的导尿管

(2)男性患者导尿术的实施。

程 序	操 作 步 骤	要 点 说 明
评估	1.核对医嘱单、治疗单 2.患者:患者的性别、年龄、病情、排尿情况、意识、心理状态、合作程度;会阴部的清洁情况及皮肤黏膜情况、膀胱充盈程度 3.环境:隐蔽、安全	1.严格执行"三查八对"制度 2.确认患者导尿的目的
计划	1.护士准备:洗手、戴口罩 2.用物准备 (1)治疗车上层:一次性导尿包(生产厂商提供的灭菌导尿用物包,包括初步消毒、再次消毒和导尿用物。初步消毒用物:小方盘,内盛数个消毒液棉球袋,镊子、纱布、手套。再次消毒及导尿用物:方盘,气囊导尿管,镊子(2 把),自带无菌液体的 10 mL 注	1.一次性导尿包在有效期内,包装完好,无漏气 2.根据环境情况酌情准备屏风

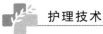
续表

程 序	操 作 步 骤	要 点 说 明
计划	射器,标本瓶,纱布,内盛 4 个消毒液棉球袋,润滑油棉球袋,弯盘,集尿袋,孔巾,手套,外包治疗巾)。手消毒液,一次性垫巾或小橡胶单和治疗巾 1 套,浴巾 (2)治疗车下层:便盆及便盆巾,生活垃圾桶、医疗垃圾桶 3.患者准备:患者了解导尿的目的、过程及配合要点;清洁外阴,做好导尿准备 4.环境准备:酌情关闭门窗,设置隐蔽环境,调节室温,光线充足或有足够的照明	
实施	1.核对解释:携用物至患者床旁,核对床号,姓名,解释操作目的并取得合作	确认患者,取得患者合作
	2.准备:移床旁椅至床尾,将便盆放床旁椅上,打开便盆巾,松开床尾盖被	方便操作,节时、节力
	3.安置体位:协助患者取仰卧屈膝位,脱去对侧裤腿,盖在近侧腿上并盖上浴巾,对侧腿用盖被遮盖,两腿略外展	1.防止患者受凉 2.方便护士操作
	4.垫巾开包:将一次性垫巾(或小橡胶单和治疗巾)垫于臀下,打开一次性导尿包,外包装袋放在床尾,取出初步消毒用物置于近外阴处,左手戴手套,将消毒液棉球倒入小方盘内	保护床单不被污染
	5.初步消毒:操作者右手持镊子夹取消毒棉球依次消毒阴阜、阴茎、阴囊。戴手套的左手取无菌纱布包住阴茎,将包皮向后推,充分暴露尿道口及冠状沟,由尿道口向外向后旋转擦拭消毒尿道口、龟头及冠状沟数次。污棉球置床尾外包装袋上;消毒完毕将纱布、镊子置小方盘,脱下手套,将小方盘移至床尾	1.每个棉球限用一次 2.自阴茎根部向尿道口消毒 3.包皮和冠状沟易藏污垢,应注意仔细擦拭,预防感染
	6.打开导尿包:将一次性导尿包放在患者两腿之间,按无菌技术操作原则打开治疗巾	嘱患者勿动肢体,保持安置体位,避免无菌区污染
	7.戴无菌手套,铺孔巾:取出无菌手套,按无菌技术操作原则戴好手套,取出孔巾,铺在患者的外阴处并暴露会阴部	孔巾和治疗巾内层形成一连续无菌区,扩大无菌区域,利于无菌操作,避免污染
	8.整理用物,润滑尿管:按操作顺序整理好用物,取出导尿管,用润滑液棉球润滑导尿管前段,根据需要将导尿管和集尿袋的引流管连接,取消毒液棉球放于弯盘内	1.方便操作 2.润滑尿管可减轻尿管对黏膜的刺激和插管时的阻力
	9.再次消毒:将弯盘移至近外阴处,左手用无菌纱布包住阴茎,将包皮向后推,充分暴露尿道口,再次消毒尿道口、龟头、冠状沟。污棉球放弯盘内,消毒完毕将镊子放弯盘内,弯盘移至床尾	1.再次消毒,顺序由内向外 2.每个棉球限用一次,避免已消毒的部位再污染
	10.插管导尿:左手继续持无菌纱布固定阴茎并提起,使之与腹壁成 60°角(图 9-10),将方盘移至孔巾口旁,嘱患者张口呼吸,用另一镊子夹持导尿管对准尿道口轻轻插入尿道 20～22 cm(图 9-11),见到尿液后再插入 1～2 cm,将尿液引入集尿袋内或方盘内	1.使耻骨前弯消失,利于插管 2.张口呼吸可使患者肌肉和尿道括约肌松弛,有助于插管 3.插管时,动作要轻,男性尿道有三个狭窄,切忌用力过猛而损伤尿道黏膜

续表

程　序	操作步骤	要点说明
实施	11.取标本:如需做尿培养,用无菌标本瓶接取中段尿 5 mL,盖好瓶盖,放置合适处	
	12.夹管倒尿:当方盘内尿液盛至2/3后,夹闭导尿管尾端,将尿液倒入便盆内,再打开导尿管继续放尿;或将尿液引流入集尿袋内至合适量	注意观察患者的反应并询问其感觉
	13.拔管整理:导尿毕,轻轻拔出导尿管,放入方盘内,擦净外阴,撤下洞巾,收拾导尿用物放在治疗车下层。撤出臀下一次性垫巾(或橡胶单和治疗巾)放治疗车下层。脱去手套,协助患者穿裤,整理床单位。询问患者感受,交代注意事项	1.使患者舒适 2.保护患者隐私
	14.记录送检:测量尿量,洗手,记录导尿的时间、导出尿量、尿液性状及患者反应	标本及时送检,避免污染
评价	1.患者及其家属理解导尿目的,配合操作 2.维护患者自尊,保护患者隐私,关心体贴患者,动作轻柔,符合无菌要求,导尿操作过程顺利、安全,患者痛苦减轻,护患沟通有效,达到导尿目的 3.用后物品处置符合消毒技术规范	

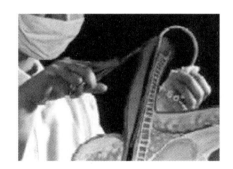

图 9-10　阴茎与腹壁成 60°角

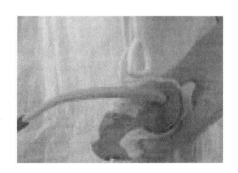

图 9-11　男性患者导尿管插入

3.注意事项

(1)严格执行无菌操作原则,预防尿道感染。

(2)老年女性尿道口回缩,插管时应仔细辨认。导尿管如误入阴道,应立即拔出,更换导尿管重新插入。

(3)选择粗细适宜的导尿管,插入导尿管和拔出导尿管时,动作要轻柔以免损伤尿道黏膜。

(4)注意保护患者隐私,操作时注意使用遮挡物。

(5)对膀胱高度膨胀且极度虚弱的患者,第一次导尿量不可超过 1000 mL。以防大量放尿导致腹腔内压突然降低,使大量血液滞留于腹腔血管内,造成血压下降,产生虚脱;亦可因膀胱突然减压,导致膀胱黏膜急剧充血,引起血尿。

(6)为男性患者插导尿管时,如遇阻力,可稍停片刻,嘱患者深呼吸后,再慢慢插入。

护考链接

A3 型题

(1～3 题共用题干)

患者,女,56 岁。卵巢癌术后,拔出导尿管 7 小时后未能自行排尿。查体:耻骨上部膨隆,叩诊呈实音,有压痛,考虑尿潴留。

1.为患者实施导尿时,第 2 次消毒的顺序是(   )。

A.自上而下,由外向内   B.自下而上,由外向内

C.自下而上,由内向外   D.自上而下,由内向外

E.自上而下,由内向外再向内

2.首次导出尿液不应超过(   )。

A.1000 mL   B.1200 mL   C.1500 mL   D.1700 mL   E.2000 mL

3.如果首次导出的尿液过多,将会发生(   )。

A.膀胱挛缩   B.加重不舒适感   C.血尿和虚脱

D.诱发膀胱感染   E.膀胱反射功能恢复减慢

分析:女性患者在实施导尿时第 2 次消毒的顺序是自上而下,由内向外再向内,依次消毒尿道口、两侧小阴唇、尿道口。故第 1 题答案为 E。对膀胱高度膨胀而极度虚弱的患者,第 1 次导尿时导出的尿液不应超过 1000 mL。故第 2 题答案为 A。如果首次导出的尿液超过 1000 mL,可导致腹腔内压突然降低,大量血液滞留于腹腔血管内,造成血压下降,产生虚脱;亦可因膀胱突然减压,导致膀胱黏膜急剧充血,引起血尿。故第 3 题答案为 C。

五、留置导尿术

 案例导入

患者,李某,男,62 岁,主诉:"CT 检查发现'胰腺占位性病变'3 日。入院后予完善相关检查,拟行"腺体尾＋脾切除术"。医嘱:术前留置导尿。

留置导尿术是指导尿后将导尿管留在膀胱内,以引流尿液的方法。可避免反复插管而引起感染。

(一)目的

(1)抢救休克、危重患者时,准确测量每小时尿量、测量尿比重,以密切观察患者的病情变化。

(2)盆腔手术前留置导尿管,使膀胱在术中保持空虚状态,避免术中误伤膀胱。

(3)某些泌尿系统疾病术后留置导尿管,便于引流和冲洗,并可减轻手术切口的张力,促进切口愈合。

(4)尿失禁或会阴部有伤口的患者引流尿液,保持会阴部的清洁干燥。

(5)为尿失禁患者进行膀胱功能训练。

（二）留置导尿术的实施

程　序	操作步骤	要点说明
评估	1.核对长期医嘱单、导尿执行单(表9-3、表9-4) 2.患者:患者的性别、年龄、病情、排尿情况、意识、心理状态、合作程度;会阴部皮肤黏膜情况及膀胱充盈程度 3. 环境:隐蔽、安全。	严格执行"三查八对"制度;确认患者了解留置导尿术的目的;环境隐蔽
计划	1.护士准备:洗手、戴口罩 2.用物准备:同导尿术 3.患者准备:患者及其家属了解留置导尿术的目的、过程和注意事项,学会在活动时防止导尿管脱落的方法等,清洁外阴,做好导尿的准备 4.环境准备:同导尿术	
实施	1.核对解释:携用物至患者床旁,核对床号,姓名,解释操作目的并取得合作	确认患者;取得患者合作
	2.消毒插管:同导尿术	严格按无菌操作进行,防止泌尿系统感染
	3.固定导尿管:见尿液流出后再插入 7～10 cm。夹住导尿管尾端或连接集尿袋,连接注射器,根据导尿管上注明的气囊容积向气囊注入等量的无菌生理盐水,轻拉导尿管有阻力感时,即证实导尿管已固定于膀胱内(图9-12)	气囊导尿管,因导尿管前端有气囊,当向气囊注入一定量的气体或液体时,气囊膨大可将导尿管头端固定于膀胱内,以防止导尿管滑脱
	4.固定集尿袋:留置导尿成功后,夹闭引流管,撤下孔巾,擦净外阴,用安全别针将集尿袋的引流管固定于床单上,集尿袋固定于床沿下,开放导尿管(图 9-13、图 9-14)	1.集尿袋妥善地固定在低于膀胱的高度 2.别针固定要稳妥,既避免伤害患者,又不能使引流管滑脱 3.引流管要留足够的长度,以防止患者翻身牵拉使导尿管滑脱 4.防止尿液逆流造成泌尿系统感染
	5.整理记录:收拾导尿用物放在治疗车下层。撤出臀下一次性垫巾(或橡胶单和治疗巾)放治疗车下层。脱去手套,协助患者穿裤,整理床单位。询问患者感受,交代注意事项,致谢。洗手,记录	1.使患者舒适 2.保护患者隐私 3.记录留置导尿管的时间,患者的反应等
评价	1.尿液引流通畅,局部皮肤清洁干燥,未发生泌尿系统感染,导尿管固定稳妥 2.拔管后,患者能自行排尿,无留置导尿管引起的排尿功能障碍	

表 9-3 长期医嘱单

姓名:<u>李×</u> 性别:<u>男</u> 年龄:<u>62 岁</u> 科室:<u>外科</u> 床号:<u>9</u> 诊断:<u>胰腺癌</u> 住院号/ID 号: <u>20160118</u>

起 始		长 期 医 嘱	医生签名	护士签名	停 止		医生签名	护士签名
日期	时间				日期	时间		
2016.01.18	8:00	插导尿管并留置	刘×	邓×				

表 9-4 导尿执行单

姓名:<u>李×</u> 性别<u>男</u> 年龄:<u>62 岁</u> 科室:<u>外科</u> 床号:<u>9</u> 诊断:<u>胰腺癌</u> 住院号/ID 号:<u>20160118</u> 日期:<u>2016.01.18</u>

序 号	医 嘱	核对人签名	执行时间	护士签名
1	插导尿管并留置	王×	8:30	卢×

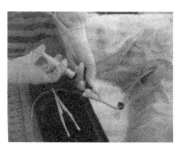 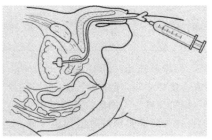

图 9-12 气囊导尿管固定法

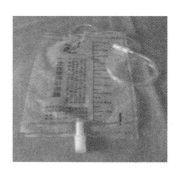

图 9-13 集尿袋

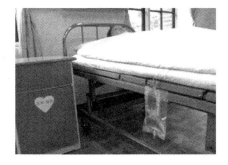

图 9-14 集尿袋固定

(三)注意事项

(1)向患者及其家属解释留置导尿术的目的及护理方法,鼓励其主动参与护理。

(2)向患者及其家属说明摄取足够水分和适当的活动对预防泌尿系统感染的重要性。每日尿量应维持在 2000 mL 以上,可达到自然冲洗尿道,预防尿路结石形成的目的。

(3)保持尿液引流通畅。避免因导尿管受压、扭曲、堵塞等导致泌尿系统感染。

(4)气囊导尿管固定时要注意不能过度牵拉导尿管,以防膨胀的气囊卡在尿道内口,压迫膀胱壁或尿道,导致黏膜组织的损伤。

(5)离床活动时,应将导尿管远端固定在大腿上,以防导尿管脱出。集尿袋不得超过膀胱高度并避免挤压,防止尿液反流,导致感染的发生。

（四）留置导尿管患者的护理

1. 防止逆行感染的措施

（1）保持尿道口清洁，女性患者用消毒液棉球擦拭外阴及尿道口，男性患者用消毒液棉球擦拭尿道口、龟头及包皮，每日 1～2 次。排便后及时清洗肛门及会阴部皮肤。

（2）集尿袋的更换：每日定时更换，排空集尿袋，记录尿量。

（3）导尿管的更换：每周更换导尿管 1 次，硅胶导尿管可酌情延长更换时间。

（4）留置导尿管期间，如病情允许，应鼓励患者多饮水，达到冲洗尿道的目的。

2. 训练膀胱功能　可采用间歇性夹管方式，夹闭导尿管阻断引流，每 3～4 小时开放一次，使膀胱定时充盈和排空，促进膀胱功能的恢复。

3. 密切观察尿液情况　注意倾听患者主诉并观察尿液情况，发现尿液混浊、沉淀、有结晶时，应及时进行膀胱冲洗并送检尿标本。每周检查尿常规 1 次。

 护考链接

A1 型题

长期留置导尿管后，尿液混浊沉淀或结晶应（　　）。

A.多饮水，膀胱冲洗　　　　　B.经常更换卧位　　　　　C.膀胱内滴药

D.热敷下腹部　　　　　E.经常清洁尿道口

分析：长期留置导尿管的患者应观察尿液情况，发现尿液混浊、沉淀等应多饮水、做膀胱冲洗。故答案为 A。

六、膀胱冲洗术

膀胱冲洗术是利用三通的导尿管，将无菌溶液灌入膀胱内，再利用虹吸原理将灌入的液体引流出来的方法。

（一）目的

（1）对留置导尿管的患者，保持引流通畅，预防感染。

（2）清洁膀胱：清除膀胱内的血凝块、黏液、细菌等异物。

（3）治疗某些膀胱疾病，如膀胱炎、膀胱肿瘤。

（二）膀胱冲洗术的实施

程　序	操作步骤	要点说明
评估	1.核对长期医嘱单、执行单（表 9-5、表 9-6） 2.患者：病情，临床诊断，意识状态，生命体征，膀胱冲洗的目的，患者的心理状况、合作理解程度	1.严格执行"三查八对"制度 2.确保患者安全
计划	1.护士准备：洗手、戴口罩 2.用物准备（密闭式膀胱冲洗术） （1）治疗车上层：按留置导尿术准备的导尿用物，遵医嘱准备的冲洗液、无菌膀胱冲洗器 1 套，消毒液，无菌棉签，医嘱执行本，手消毒液。 （2）治疗车下层：便盆及便盆巾，生活垃圾桶，医用垃圾桶 3.环境准备：酌情屏风遮挡	常用冲洗溶液：生理盐水、0.02%呋喃西林溶液、3%硼酸溶液及 0.1%新霉素溶液。灌入溶液的温度：38～40 ℃；若为前列腺肥大摘除术后患者，用 4 ℃左右的 0.9%氯化钠溶液灌洗

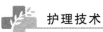

续表

程 序	操 作 步 骤	要 点 说 明
实施	1.核对解释:携用物至患者床旁,核对床号,姓名,解释操作目的	确认患者;取得患者合作
	2.导尿、固定:按留置导尿术插好并固定导尿管	
	3.排空膀胱	便于冲洗液顺利滴入膀胱;有利于药液与膀胱内壁充分接触,并保持有效浓度
	4.膀胱冲洗准备:①按输液法消毒瓶塞,打开膀胱冲洗装置,将针头插入瓶塞,溶液倒挂于输液架上,排气后关闭冲洗管。②分开导尿管和集尿袋引流管接头连接处,分别消毒导尿管尾端开口和引流管接头,分别与"Y"形管的两个分管连接,主管与冲洗导管连接(图9-15)	若导尿时使用的为三腔导尿管,直接将冲洗管与导尿管中冲洗腔连接(图9-16);若导尿时使用的为单腔导尿管或双腔导尿管,需用"Y"形接管连接
	5.冲洗膀胱:①夹闭引流管,开放冲洗管,使溶液流入膀胱,调节滴速60～80滴/分,待患者有尿意或滴入溶液200～300 mL后,夹闭冲洗管,放开引流管,将冲洗液全部引流出来后,再关闭引流管。②按需要如此反复冲洗	1.瓶内液面距床面约60 cm,以便产生一定的压力,使液体能够顺利滴入膀胱 2.滴速不宜过快,以免引起患者强烈尿意,迫使冲洗液从导尿管侧溢出尿道 3.若患者出现不适或有出血情况,立即停止冲洗,并与医生联系 4.冲洗过程中,注意询问患者的感受,观察患者的反应及引流液的性状
	6.消毒固定:冲洗完毕,取下冲洗管,消毒导尿管口和引流管接头并连接,清洁外阴,固定好导尿管	减少外阴部细菌感染
	7.整理记录:协助患者取舒适卧位,整理床单位,清理物品。洗手,记录	记录冲洗液名称、量,引流液量,引流液性质,冲洗过程中患者反应等
评价	1.操作正确、熟练,操作过程无污染,注意保护关心患者 2.达到操作目的,患者安全 3.护患沟通有效,健康教育正确,患者乐于配合	

表 9-5 长期医嘱单

姓名:李× 性别:男 年龄:62 岁 科室:外科 床号:9 诊断:胰腺癌 住院号/ID 号:20160118

起 始		长 期 医 嘱	医生签名	护士签名	停 止		医生签名	护士签名
日期	时间				日期	时间		
2016.01.18	8:00	插导尿管并留置	刘×	邓×				
2016.01.21	10:00	0.02%呋喃西林液 500 mL膀胱冲洗,每日 1 次	刘×	邓×				

表 9-6　执行单

姓名:<u>李×</u>　性别:<u>男</u>　年龄:<u>62 岁</u>　科室:<u>外科</u>　床号:<u>9</u>　诊断:<u>胰腺癌</u>　住院号/ID 号:<u>20160118</u>　日期:<u>2016.01.21</u>

序号	医　　嘱	核对人签名	执行时间	护士签名
1	0.02%呋喃西林液 500 mL 膀胱冲洗,每日 1 次	王×	8:30	卢×

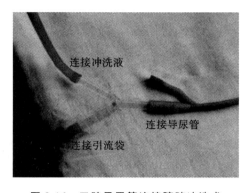

图 9-16　三腔导尿管连接膀胱冲洗术

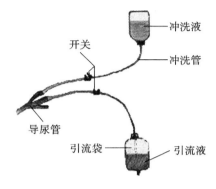

图 9-15　"Y"形管连接膀胱冲洗术

(三)注意事项

(1)严格执行无菌操作,防止医源性感染。

(2)避免用力回抽导尿管造成黏膜损伤。若引流液量少于灌入的液体量,应考虑是否有血块或脓液堵塞,可增加冲洗次数或更换导尿管。

(3)冲洗时嘱患者深呼吸,尽量放松,以减少疼痛,若患者出现腹痛、腹胀、膀胱剧烈收缩等情况,应暂停冲洗。

(4)冲洗后如出血较多或血压下降,应立即报告医生,并准确记录冲洗液量及性状。

(5)如果滴入药液,须在膀胱内保留 30 分钟后再引流。

知识链接

孙思邈与留置导尿术

孙思邈出生于北周时代,他一生以解除患者痛苦为唯一职责,对于其他则"无欲无求"。他是我国医德思想的创始人,被西方称为"医学论之父",是与希波克拉底齐名的世界三大医德名人之一,是中国古代当之无愧的著名科学家和思想家。

据传,曾经有一位尿闭症患者找到孙思邈,因其肚子胀得实在难受,尿脬(膀胱)都快要胀破了,十分痛苦。孙思邈仔细观察这位患者,只见他的腹部高高隆起,双手捂着肚子,呻吟不止。孙思邈见状心里非常难过,他想:尿液流不出来,大概是排尿口不畅。尿脬盛不下这么多尿,吃药恐怕来不及了。如果想办法从尿道插进一根管,尿液也许能排出来。于是,孙思邈决定试一试。可是,尿道很窄,到哪儿去找这种又细又软、能插进尿道的管呢?正为难时,他忽然瞥见邻居家的小孩拿着一根葱管吹着玩。孙思邈眼睛一亮:"葱管细软而中空,我不妨用它来试试。"于是,他找来一根细葱管,切下尖头,小心翼翼地插入患者尿道,并像那小孩一样,鼓足两腮,用劲一吹。果然,患者的尿液从葱管里缓缓流了出来,待尿液放得差不多后,他将葱管拔了出来。患者转危为安,并将孙思邈用葱管导尿成功的消息传遍古镇,人们翘手称之为"神术"。孙思邈崇高的医德和高超的技术让人钦佩。

【本节小结】

本节是护士执业资格考试的重点内容,要求掌握男性、女性尿道的解剖生理特点,排尿的评估及排尿异常患者的护理,导尿术、留置导尿术的操作要点及注意事项。

【目标检测】

A1 型题

1.排尿观察属异常的是( )。

A.24 小时尿量 900 mL   B.尿液呈淡黄色   C.尿比重 1.015~1.025

D.夜间排尿少于或等于 1 次   E.新鲜尿液有氨臭味

2.尿潴留患者第一次排出的尿液不应超过( )。

A.500 mL   B.800 mL   C.1000 mL   D.1200 mL   E.1500 mL

3.为防止逆行感染,留置导尿管期间导尿管应( )。

A.每天更换一次   B.每周更换两次   C.每周更换一次

D.每 2 周更换一次   E.每 3 周更换一次

4.为女性患者导尿时,导尿管误入阴道时应立即( )。

A.嘱患者休息片刻再插入   B.更换导尿管,重新插入   C.拔出导尿管,重新插入

D.重新消毒外阴,更换导尿管插入   E.重新更换导尿包后再插入

5.关于女性患者导尿的操作,错误的是( )。

A.患者取仰卧屈膝位

B.脱下近侧裤腿盖到对侧腿上

C.初次消毒外阴的顺序为自上而下,由外向内

D.第二次消毒外阴的顺序为自上而下,由内向外

E.导尿管插入尿道 4~6 cm,见尿液流出后再插入 1~2 cm

A2 型题

6.周某,女,32 岁,今行子宫肌瘤切除术,术前为其导尿的目的是( )。

A.避免手术中出现尿潴留   B.避免手术中误伤膀胱

C.避免手术中出现尿失禁   D.便于肿瘤切除

E.保护肾脏

7.张某,女,38 岁,因外伤瘫痪致尿失禁采用留置导尿管,引流通畅,但尿液色黄、混浊,医嘱行抗感染治疗,护士在为其护理时应注意( )。

A.鼓励患者多饮水,并进行膀胱冲洗   B.观察尿量并记录   C.及时更换导尿管

D.经常清洗尿道口   E.指导患者锻炼膀胱充盈和排空

8.患者,女,53 岁,诊断为尿毒症,精神萎靡,食欲差,24 小时尿量为 80 mL,下腹部无胀满,无胀痛,护士诊断患者目前的排尿状况是( )。

A.尿潴留   B.蛋白尿   C.少尿   D.无尿   E.多尿

A3 型题

(9~10 题共用题干)

患者,李某,男,45 岁,尿潴留,遵医嘱为该患者进行留置导尿术。

9.导尿管插入尿道的深度为( )。

A.12~14 cm   B.14~16 cm   C.16~18 cm   D.18~20 cm   E.20~22 cm

10.为防止逆行感染及尿盐沉积阻塞管腔,留置导尿管应( )。

A.每日更换一次   B.每周更换两次   C.每周更换一次

D.第 2 周更换一次   E.每 3 周更换一次

第二节　排便护理

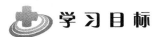 学习目标

(1)解释便秘、腹泻、大便失禁、肠胀气、灌肠法的概念。

(2)识别粪便的异常变化。

(3)说出影响排便活动的因素。

(4)叙述便秘、腹泻、大便失禁、肠胀气患者的护理措施。

(5)针对患者情况进行有关排便方面的健康教育。

(6)能进行各种灌肠法、肛管排气法操作。

(7)关心、尊重患者,动作轻稳。

案例导入

患者,李某,女,52岁。入院前3天未排便,以"腹胀、腹痛1天"入院。入院后,管床护士小张进行护理体检:腹部较硬且紧张,可触及包块,肛诊可触及粪块。

请思考:

(1)该患者可能出现了什么情况?

(2)护士小张应如何护理该患者?

粪便主要是食物经过消化吸收后,由肠道排出体外的食物残渣。护士对患者粪便及排便活动的观察,有助于疾病的诊断、治疗和护理;同时,对排便异常的患者,还应采取有效的护理措施,使患者尽快康复。

一、与排便有关的解剖和生理

(一)大肠的解剖

参与人体排便运动的主要器官是大肠。大肠全长约1.5 m,起自回肠末端,止于肛门,包括盲肠、结肠(分为升结肠、横结肠、降结肠和乙状结肠)、直肠(约12 cm)和肛管(3~4 cm)(图9-17)。

(二)大肠的生理功能

(1)吸收水分、无机盐和维生素。

(2)形成和排出粪便,也排出少量气体。

(3)利用肠内细菌制造维生素。

(4)分泌碱性黏液,润滑肠黏膜。

(三)大肠的运动

1.袋状往返运动　袋状往返运动是空腹时最常见的一种运动形式,主要由环形肌无规律的收缩所致,它使结肠袋中肠内容物向前后两个方向做短距离移动,但并不向前推进。

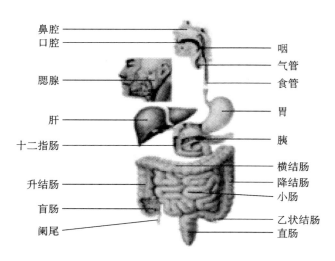

图 9-17 消化系统概观

2. 分节或多袋推进运动 分节或多袋推进运动是进食后较多见的一种运动形式,由一个结肠袋或一段结肠收缩,使肠内容物推移至下一结肠段。

3. 蠕动 蠕动是一种推进运动,由一些稳定向前的收缩波组成,波前面的肌肉舒张,波后面的肌肉则保持收缩状态,迫使这段肠管闭合并排空。蠕动对排便起着重要作用。

4. 集团蠕动 集团蠕动是一种进行很快,且前进很远的蠕动。通常开始于横结肠,可将一部分肠内容物推送至降结肠或乙状结肠。每天有 2～3 次这种集团蠕动,常发生在餐后 60 分钟内,由胃-结肠反射和十二指肠-结肠反射刺激引起,这两种反射对排便有重要意义。

(四)排便

直肠内通常无粪便。当肠蠕动将粪便推入直肠时,刺激直肠壁内感受器,兴奋冲动经盆神经和腹下神经传至脊髓腰骶段的初级排便中枢,上传到大脑皮层,引起便意和排便反射。如果环境条件允许,大脑皮层发出下行冲动到初级排便中枢,通过盆神经传出冲动,使降结肠、乙状结肠和直肠收缩,肛门内括约肌舒张;同时,阴部神经冲动减少,肛提肌收缩,肛门外括约肌舒张;此外,由于支配腹肌、膈肌的神经兴奋,腹肌、膈肌收缩,腹内压增加,共同促使粪便排出体外。

二、排便的评估

(一)粪便状态的评估

1. 排便次数 由于生活习惯不同,排便次数也不完全相同。一般情况下,成人每天排便 1～3 次,婴幼儿每天排便 3～5 次。成人每天排便多于 3 次或每周少于 3 次应视为排便异常,如腹泻、便秘。

2. 排便量 每天排便量与膳食的种类、量及消化器官的功能有关。正常成人每天排便量为 100～300 g。进食低纤维、高蛋白质等精细食物,粪便量少而细腻。进食大量蔬菜、水果等粗粮者则粪便量较多。当消化器官功能出现紊乱时,排便量也会发生改变。

3. 粪便的性状

(1)形状和软硬度:正常成人粪便柔软、成形。消化不良或急性肠炎可为稀便或水样便,不成形;便秘时,水分在肠道内被过量吸收,使大便干结坚硬,呈栗子样;直肠、肛门狭窄呈扁条状或带状。

(2)颜色:正常成人粪便因有粪胆素,故呈黄褐色。婴儿粪便呈黄色或金黄色。食物和药物可影响其颜色,如食用大量绿色蔬菜,粪便可呈暗绿色;摄入动物血、含铁制剂或肝类食物,粪便可呈无光样黑色。如果粪便颜色改变与上述情况无关,表示消化系统有病理变化。柏油样便,提示上消化道出血;暗红色便,提示下消化道出血;陶土样便,提示胆道梗阻;果酱样便,提示阿米巴痢疾、肠套叠;粪便呈淡黄色混有泡沫,提示脂肪吸收不良;粪便表面有鲜红色或便后有鲜血滴出,提示有直肠息肉、肛裂和痔疮;粪便呈

"米泔水"样,见于霍乱、副霍乱。

(3)气味:正常粪便因含有蛋白质分解产物而有臭味,强度由腐败菌的活动性和动物蛋白量而定,肉食者粪便气味重,素食者粪便气味轻。消化不良时粪便为酸臭味;直肠溃疡,直肠癌者粪便为腐臭味;继发感染时,粪便有恶臭味;上消化道出血时粪便为腥臭味。

(4)内容物:粪便内容物主要是食物残渣、脱落的上皮细胞、细菌和机体新陈代谢产物。正常粪便混有少量黏液,肉眼不易察见。若粪便混有大量黏液,多见于肠炎;粪便中伴有脓血,多见于痢疾、直肠癌;肠道寄生虫感染者,粪便可有蛔虫、蛲虫等寄生虫。

(二)异常排便的评估

1.便秘　便秘指排便次数减少,粪便干硬,排便不畅,甚至排便困难,常伴有腹胀、食欲不振、乏力、嗜睡。常见原因:机体活动减少;肠蠕动减弱;生活无规律或排便习惯改变;食入粗纤维少,饮水量减少;肛肠手术、器质性病变;中枢神经系统功能障碍;某些药物的副作用等。

2.腹泻　腹泻指肠蠕动增快,排便次数增多,粪便稀薄不成形,甚至呈水样便,常伴有恶心、呕吐、腹痛、里急后重。主要由肠蠕动加快,肠黏膜吸收水分障碍,使肠内容物迅速通过消化道,水分在肠道内不能被吸收所致。持续严重的腹泻,可导致大量水分和胃肠液的丢失,发生水、电解质和酸碱平衡紊乱。长期慢性腹泻,可致机体营养不良,出现消瘦、体重下降等。常见的原因:饮食不当,胃肠道炎症,消化系统功能紊乱,情绪紧张,使用泻剂不当等。

3.粪便嵌塞(粪结石)　粪便嵌塞(粪结石)指粪便持久滞留堆积在直肠内,坚硬不能排出。原因是粪便滞留在直肠内,水分被持续吸收。同时,从乙状结肠下来的粪便又不断加入直肠内的粪块中,最终粪便变得又硬又大,坚硬如石,堆积在直肠内,无法从肛门生理性排出,引起机械性肠梗阻。粪便嵌塞常发生于慢性便秘患者。

4.大便失禁　大便失禁指肛门括约肌不受意识控制,而不自主地排便。常见原因:神经肌肉病变或损伤(如瘫痪);肛肠疾患、损伤;精神障碍;情绪失调等。

5.肠胀气　肠胀气指胃肠道内有过量气体积聚,不能排出。胃肠道内通常含有气体约 150 mL,其中胃内约 50 mL,肠道内约 100 mL。肠内气体的主要来源:经口吞咽时带入;肠内食物发酵;血液的气体弥散。正常情况下,胃内气体由口腔嗝出,肠道内气体部分被小肠吸收,其余部分经肛门排出体外,不会产生不适。若不能排出则产生肠胀气,患者常有腹胀,痉挛性疼痛,呃逆,肛门排气过多,视诊腹部膨隆,叩诊为鼓音。当肠胀气压迫膈肌和胸腔时,则可出现呼吸困难。

(三)影响排便因素的评估

1.心理因素　心理因素是影响排便的重要因素。精神抑郁时,躯体活动减少,肠蠕动减弱,可致便秘;情绪紧张、焦虑可使迷走神经兴奋,肠蠕动加强,可致吸收不良,发生腹泻。

2.社会文化因素　社会文化教育影响个人的排便观念。排便是个人隐私的观念,已被大多数社会文化所接受。当个体因排便问题需要他人帮助而丧失隐私时,可能压抑排便的需要,而造成排便功能的异常。

3.排便习惯　许多人都有自己固定的排便时间、姿势。如果排便时间紊乱,总是忽略便意,则无法建立规律的排便习惯;姿势体位的改变也可能影响正常排便。

4.液体摄入量　粪便中的含水量将影响其软硬度,含水量越少,粪便越硬。因此,每天应保证摄入充足的水分。

5.饮食　高纤维饮食有利于排便。低纤维饮食则使粪团的体积减小,趋于减少排便反射,易致便秘。

6.活动　长期卧床或缺乏运动,会导致肌张力下降,影响粪便在肠道内运行,造成水分吸收过多,使大便干硬不易排出。

7.药物　麻醉药物、止痛药物等可使肠蠕动减弱而导致便秘;预防便秘药物使用剂量不当时,可引起腹泻或加重便秘。

8.治疗和检查　腹部、肛门手术后,由于局部肠壁肌肉暂时麻痹和伤口疼痛可导致排便困难;胃肠 X 线检查,常需灌肠或服用钡剂,可影响排便。

护考链接

A2 型题

患者刘某,男,平素喜饮酒。肝硬化合并上消化道出血,经对症治疗后出血停止。出血期间,患者为以下哪种大便?(　　)

　A.黄褐色便　　　　B.果酱样便　　　　C.柏油样便　　　　D.陶土色便　　　　E.鲜红色便

分析:上消化道出血超过 50 mL,出血速度不快,会有柏油样便(黑粪)。这是由于血中的红细胞在肠道内分解,血红蛋白铁在胃酸和肠道细菌的作用下,与粪便中的硫化物结合成为黑色的硫化铁,使粪便变黑,而且硫化铁刺激肠壁,使黏膜分泌大量黏液,故大便呈现柏油似的油性光泽。故答案为 C。

三、排便异常患者的护理

(一)腹泻患者的护理

1.卧床休息　减少肠蠕动和体力消耗。为患者提供安静、舒适的环境,注意保暖。

2.饮食调理　鼓励患者多饮水,给予清淡易消化的流质或半流质饮食。腹泻严重患者应禁食,以减轻肠道负担,有利其功能恢复。忌辛辣、粗纤维和油腻食物。

3.遵医嘱给药　如止泻药,抗感染药,口服补盐液或静脉输液,以维持水、电解质平衡。

4.皮肤护理　粪便通常呈酸性,含有消化酶。肛周皮肤受其刺激易发生红肿、疼痛,表皮脱落。每次排便后,用软纸轻擦肛门,用温水清洗肛周皮肤,并在肛门周围涂油膏,以保护局部皮肤。

5.观察并记录　观察和记录粪便的性质、次数和量等。需要时留取标本送检。病情危重者,注意生命体征、意识、尿量等变化。疑似传染病者,则按隔离原则护理。

6.心理支持　粪便臭味及被污染的被服、便器都会给患者带来不适。因此,要给予患者安慰和支持。协助患者更换被污染的被服、清洗沐浴,使患者舒适。将便器清洗干净后,放到患者易取处,保证患者能迅速而且容易地取用便器。使病室空气流通、无臭味。

7.健康教育　向患者讲解有关腹泻的知识,指导其注意饮食卫生,养成良好的卫生习惯。告知患者多饮水,饮食宜清淡,预防脱水。教会患者观察排便情况,异常时应及时与护士联系。

(二)便秘患者的护理

1.心理护理　给予解释和指导,减轻患者的紧张情绪和思想顾虑。

2.提供环境　排便时用屏风、窗帘遮挡。避开查房、治疗、护理和进餐时间。给予足够时间,使其安心排便。

3.选取适宜的姿势　尽可能采用患者惯用的姿势。床上使用便器时,除非有特别禁忌,最好采用坐姿或抬高床头。病情允许时,协助患者下床,上厕所排便。

4.腹部按摩　排便时,用手自右沿结肠解剖位置向左(由近心端向远心端)环形按摩,可促使降结肠内容物向下移动,并可增加腹压,促进排便。

5.用缓泻剂　遵医嘱指导患者正确使用缓泻剂。对老人、小孩应选用较缓和的泻药;慢性便秘采用酚酞片、番泻叶、大黄等泻剂。

6.使用简易通便剂　指导患者正确使用开塞露或甘油栓等。这类简易通便剂的作用机制是软化粪便、润滑肠壁、刺激肠蠕动、促进排便。

(1)开塞露法:开塞露是用甘油和山梨醇制成的。使用时将封口端剪去,先挤出少许液体润滑开口处。患者取左侧卧位,嘱其张口呼吸,轻轻插入肛门后将药液全部挤入直肠内(图 9-18),嘱患者忍耐 5～

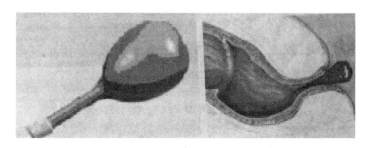

图 9-18 简易通便法

10 分钟再排便。

（2）甘油栓法：甘油栓是用甘油和明胶制成的栓剂。操作时，护士戴手套，一手捏住甘油栓底部，轻轻插入肛门至直肠内，抵住肛门处轻轻按摩，嘱患者保留 5～10 分钟再排便。

（3）肥皂栓法：将普通肥皂削成圆锥形（底部直径约 1 cm，长 3～4 cm），护士戴手套后将肥皂栓蘸热水后将前端轻轻插入患者肛门。如有肛裂、肛门剧痛、肛门黏膜溃疡者，则不宜使用肥皂栓通便。

7．必要时灌肠 上述方法无效时，遵医嘱给予灌肠。

8．健康教育

（1）向患者讲解有关排便的知识，养成定时排便的习惯。

（2）合理安排膳食：食物中应有足够的纤维素。若病情允许，每日液体摄入量不少于 2000 mL。适当食用油脂类食物。

（3）运动：帮助患者拟定有规律的活动计划（如散步、做操等）。卧床患者可进行床上活动。

（4）训练：对需要绝对卧床休息者或某些手术者，有计划地训练其在床上使用便器。

（三）大便嵌塞患者的护理

（1）早期可使用栓剂、口服缓泻剂来润肠通便。

（2）必要时，先做油类保留灌肠，2～3 小时后，行清洁灌肠。

（3）人工取便：上述两种方法无效时使用。术者戴上手套，将涂润滑剂的手指慢慢插入患者直肠内，触到硬物时，轻轻破碎后，一块一块地取出。操作时动作轻柔，以防损伤直肠黏膜。操作过程中，患者如有心悸、头昏等不适，立即停止操作。

（4）健康教育：向患者及其家属讲解有关排便的知识，协助其建立合理的膳食结构，养成良好的排便习惯，防止便秘。

（四）大便失禁患者的护理

（1）心理护理：应尊重、理解患者，给予安慰和支持，消除紧张所致的窘迫、自卑和忧郁，帮助患者树立信心，配合护理和治疗。

（2）皮肤护理：床上铺橡胶单和中单。每次便后，用温水洗净肛门周围及臀部皮肤，保持清洁干燥。必要时，肛门周围涂软膏以保护皮肤，防破损、感染。注意观察骶尾部皮肤的变化，定时按摩受压部位，预防压疮发生。

（3）帮助患者重建控制排便的能力：掌握患者排便规律，定时给便器，促进患者按时排便。教会患者进行肛门括约肌及盆底肌的锻炼。指导患者先缓慢收缩肌肉，再慢慢放松，每次 10 秒钟左右，连续 10 次。每次练习 20～30 分钟，每日数次。以患者不感觉疲劳为宜。

（4）病情允许，保证每天摄入足够液体。

（5）保持病室整洁、无臭味：应勤整理、更换，定时通风换气，保持病室整洁、空气清新。

（五）肠胀气患者的护理

（1）指导患者养成良好的饮食习惯，如进食时细嚼慢咽。

（2）去除引起肠胀气的原因。如不吃产气食物和饮料，治疗肠道疾病等。

（3）鼓励患者适当活动。病情允许，可协助患者下床活动；卧床患者可在床上活动或变换体位。

(4)轻微肠胀气时,可进行腹部热敷或腹部按摩。严重者,遵医嘱给予药物治疗或行肛管排气。

护考链接

四、灌肠法及肛管排气法

灌肠法是将一定量的液体由肛门经直肠灌入结肠,以刺激肠蠕动,清除肠腔内粪便、积气或由肠道供给药物的方法。

根据灌肠的目的不同,灌肠法可分为保留灌肠法和不保留灌肠法。不保留灌肠法又分为大量不保留灌肠法、小量不保留灌肠法和清洁灌肠法。

(一)大量不保留灌肠法

1. 目的

(1)解除便秘和肠胀气。

(2)清洁肠道:为肠道手术、检查或分娩做准备。

(3)排除肠内毒物,减轻中毒。

(4)为高热患者降温。

2. 大量不保留灌肠法的实施

(1)实施程序。

程序	操作步骤	要点说明
评估	1. 核对临时医嘱单、灌肠执行单(表 9-7、表 9-8) 2. 患者临床诊断、病情、意识状态、自理能力、排便情况、肛门部位皮肤及黏膜情况 3. 患者的心理反应及合作程度 4. 向患者解释操作目的,取得患者配合	
计划	1. 护士准备:洗手、戴口罩 2. 用物准备 (1)治疗车上层:洗手液、临时医嘱执行单、灌肠筒一套(橡胶管 120 cm 和玻璃接管,筒盛灌肠液)、肛管(24～26 号)、血管钳(或液体调节开关)、量杯、棉签、润滑剂、弯盘、水温计、卫生纸、手套、橡胶单、治疗巾及手巾(或备一次性灌肠器包一个,内有灌肠袋、引流管和肛管一套,手套、孔巾、垫巾、肥皂冻 1 包,纸巾数张) (2)治疗车下层:便盆及便盆巾,生活垃圾桶、医用垃圾桶 (3)灌肠液及液量遵医嘱,输液架 3. 环境准备:关门窗,拉窗帘或用屏风遮挡患者 4. 患者准备:患者了解大量不保留灌肠法的目的、过程和注意事项,愿意配合。嘱其解小便,排空膀胱	1. 灌肠液常用 0.1%～0.2% 肥皂液、生理盐水。成人每次用量为 500～1000 mL,小儿根据年龄酌情减少,为 200～500 mL;灌肠液常用温度 39～41 ℃,降温时 28～32 ℃,中暑用 4 ℃生理盐水 2. 必要时备屏风

续表

程序	操作步骤	要点说明
	1.核对、解释:物品备齐,携至床旁,核对床号、姓名及灌肠液,解释操作目的,请患者配合,确认患者已排尿	正确选用灌肠液,掌握溶液的温度、浓度和量
	2.环境、体位:关门窗,拉窗帘或屏风遮挡。患者取左侧卧位,双膝屈曲,褪裤至膝部,臀部移至床沿盖好被子,只露臀部	1.该姿势使降结肠、乙状结肠处于下方,利用重力作用使灌肠液顺利流入降结肠和乙状结肠 2.保暖,维护患者隐私
	3.垫巾:垫橡胶单和治疗巾(或包内一次性治疗巾)于臀下,露出肛门,放弯盘和卫生纸于臀边	不能自我控制排便的患者可取仰卧位,臀下垫便盆
	4.挂筒、排气:将灌肠筒或灌肠袋(倒液体于一次性灌肠袋)挂于输液架上,灌肠筒(袋)内液面高出肛门 40～60 cm;戴手套,润滑肛管前端,排气后夹管(图 9-19)	1.保持一定灌注压力和速度,灌肠筒过高压力过大,液体流入速度过快,不易保留,而且易造成肠损伤 2.防止气体进入直肠
	5.插管、固定:左手垫卫生纸分开臀部,暴露肛门,嘱患者深呼吸,右手持肛管轻轻插入直肠 7～10 cm,用手固定肛管	1.使患者放松,便于插入肛管 2.勿用力,以防损伤肠黏膜 3.小儿插入深度 4～7 cm
	6.灌液:打开管夹,使液体缓缓流入	
实施	7.观察:灌入液体过程中,密切观察筒内液面下降情况和患者的情况	1.如液面下降过慢或停止,多由肛管前端被粪块堵塞所致,可移动或挤捏肛管,使堵塞管孔的粪便脱落 2.如患者有便意和腹胀,可嘱其深呼吸并降低灌肠筒(袋)高度以减慢流速或暂停片刻 3.如患者出现脉速、面色苍白、出冷汗、剧烈腹痛,应立即停止灌肠,与医生联系,及时处理
	8.拔管:待溶液即将流尽时夹管。用卫生纸包裹肛管轻轻拔出,分离肛管放入弯盘内。擦净肛门,移去弯盘,脱下手套	避免拔管时空气进入肠道及灌肠液和粪便随管流出
	9.保留灌肠液:协助其取舒适的卧位,嘱患者尽可能保留 5～10 分钟再排便	使灌肠液在肠中有足够的作用时间,有利于软化粪便
	10.协助排便:扶助能下床的患者上厕所排便	对不能下床的患者,给予便盆,将卫生纸、呼叫器放于易取处
	11.整理用物:排便后及时取出便盆,撤出橡胶单和治疗巾,协助取舒适卧位休息,整理床单位。开窗通风。按要求处理相关用物	1.保持病房的整齐,去除异味 2.防止病原微生物传播
	12.记录结果:洗手,在体温单大便栏内记录灌肠结果	灌肠(enema)缩写符号为"E",如灌肠后排便 1 次,用 1/E 表示;灌肠后无大便,用 0/E 表示;自行排便 1 次,灌肠后又排便 1 次,用 1^1/E 表示

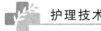

续表

程序	操作步骤	要点说明
评价	1.严格遵守查对和消毒隔离制度,用物处理符合要求 2.护患沟通有效,患者配合操作,对服务满意 3.操作方法正确,达到目的,无并发症发生	

表 9-7　临时医嘱单

姓名:冯× 性别:女 年龄:52 岁 科室:内科 床号:9 诊断:肝硬化 住院号/ID 号:20160117

起始		长期医嘱	医生签名	护士签名	执行时间
日期	时间				
2016.01.18	8:00	0.9%氯化钠溶液 500 mL 不保留灌肠	韦×	汪×	8:00

表 9-8　灌肠执行单

姓名:冯× 性别:女 年龄:52 岁 科室:内科 床号:9 诊断:肝硬化 住院号/ID 号:20160117 日期:2016.01.18

序号	医嘱	核对人签名	执行时间	护士签名
1	0.9%氯化钠溶液 500 mL 不保留灌肠	黄×	8:30	卢×

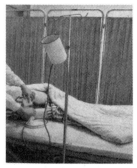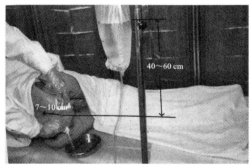

(a) 灌肠筒法　　　　　(b) 一次性灌肠袋法

图 9-19　大量不保留灌肠

(2)注意事项。

①认真做好查对,防止出现差错;做好解释,消除患者的顾虑,取得合作。

②遵医嘱正确选择灌肠液,注意其温度和量。如肝昏迷者禁用肥皂水,以减少氨的产生和吸收;水钠潴留者禁用生理盐水。

③伤寒患者灌肠压力宜低。液面与肛门的距离小于 30 cm,液体量不超过 500 mL。

④以降温为目的的灌肠,嘱患者保留灌肠液 30 分钟后再排便,排便后 30 分钟再测体温。

⑤观察粪便性质、颜色、量,必要时送检,交待注意事项。

⑥灌肠过程中要观察患者的反应,如果出现心慌、气促、脉速、面色苍白、出冷汗、腹痛等,应立即停止灌肠,与医生联系,配合医生及时处理。

⑦禁忌证:急腹症、消化道出血、妊娠和严重心血管疾病。

护考链接

A3 型题

(1~4 题共用题干)

患者,女,30 岁,主诉:腹胀、腹痛,5 天未排便。触诊腹部较硬且紧张,可触及包块,肛诊可触及粪块。

1.患者出现便秘,遵医嘱为患者提供的主要护理措施是(　　)。

A.清洁灌肠　　　　　　　　B.保留灌肠　　　　　　　　C.调整排便姿势

D.腹部环形按摩　　　　　　E.大量不保留灌肠

2.灌肠筒内液面高出肛门(　　)。

A.10~20 cm　　B.20~30 cm　　C.30~40 cm　　D.40~60 cm　　E.60~80 cm

3.肛管插入直肠的深度是(　　)。

A.3~6 cm　　　B.7~10 cm　　　C.11~13 cm　　　D.14~16 cm　　　E.18~20 cm

4.灌肠中若患者出现脉速、面色苍白、出冷汗、腹痛等,正确的处理措施是(　　)。

A.移动肛管　　　　　　　　B.停止灌肠　　　　　　　　C.挤捏肛管

D.调整灌肠筒高度　　　　　E.嘱患者放松长呼气

分析:该患者无大量不保留灌肠的禁忌证,遵医嘱提供的主要护理措施应是行大量不保留灌肠;无伤寒病史,灌肠筒内液面高出肛门 40~60 cm;肛管插入直肠的深度是 7~10 cm;患者出现脉速、面色苍白、出冷汗、腹痛等,正确的处理措施是立即停止灌肠,与医生联系,并配合医生及时处理。故 1~4 题答案分别为 E、D、B、B。

(二)清洁灌肠法

清洁灌肠法指反复多次进行大量不保留灌肠的方法。

1.目的　彻底清除滞留在结肠中的粪便,为结肠、直肠检查和手术做好肠道准备。

2.操作要点　第一次用肥皂水,以后用等渗盐水灌洗数次,直至排出液澄清无粪质为止。灌肠时压力要低,灌肠筒内液面高出肛门的距离不超过 40 cm。注意每次灌肠后应让患者休息片刻。其余内容同"大量不保留灌肠法"。

(三)小量不保留灌肠法

1.目的　解除便秘和肠胀气。小量不保留灌肠法适用于腹部或盆腔手术后的患者、年老体弱者、小儿、危重患者和孕妇。

2.小量不保留灌肠法的实施

(1)实施程序。

程序	操作步骤	要点说明
评估	1.核对临时医嘱单、灌肠执行单(表 9-9、表 9-10) 2.患者临床诊断、病情、意识状态、自理能力、排便情况、肛门部位皮肤及黏膜情况 3.患者的心理反应及合作程度	

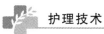

续表

程序	操 作 步 骤	要 点 说 明
计划	1.护士准备:洗手、戴口罩 2.用物准备:与大量不保留灌肠法不同之处在于,灌肠筒(灌肠袋)一套为小容量灌肠筒或注洗器、量杯;肛管细(20~22号);灌肠溶液常用"1,2,3"溶液;另备温开水5~10 mL。也可选用一次性灌肠器 3.环境准备:关门窗,拉窗帘或用屏风遮挡患者 4.患者准备:患者了解小量不保留灌肠法的目的、过程和注意事项,愿意配合。嘱其解小便,排空膀胱	灌肠溶液:"1,2,3"溶液(50%硫酸镁30 mL,甘油60 mL,温开水90 mL)或油剂(甘油或液体石蜡50 mL加等量温开水)溶液温度为38 ℃
实施	1.核对、解释:物品备齐,携至床旁,核对床号、姓名及灌肠液,解释操作目的	确认患者
	2.环境、体位、垫巾:关门窗,拉窗帘或屏风遮挡。患者取左侧卧位,双膝屈曲,褪裤至膝部,臀部移至床沿。垫橡胶单和治疗巾于臀下,弯盘放于臀边,戴手套	利用重力作用使灌肠液顺利流入乙状结肠
	3.吸液、排气:抽吸溶液或药液,连接肛管,润滑肛管前端,排气后夹管	减少插管时的阻力和对黏膜的刺激
	4.插肛管:左手垫卫生纸分开臀部,暴露肛门,嘱患者深呼吸,右手持肛管轻轻插入直肠7~10 cm	使患者放松,便于插入肛管
	5.注入灌肠液:固定肛管,松开血管钳,缓缓注入溶液,注毕夹管,取下注洗器再吸取溶液,松夹后再行灌洗。如此反复直至灌肠液注入完毕,最后注入5~10 mL温开水(图9-20、图9-21)	1.注入速度不得过快过猛,以免刺激肠黏膜,引起排便反射 2.如用小容量灌肠筒,液面距肛门不能超过30 cm 3.注意观察患者反应
	6.拔管:血管钳夹肛管尾端或反折肛管尾端,用卫生纸包裹肛管轻轻拔出,分离肛管放入弯盘内,擦净肛门,移去弯盘	
	7.保留灌肠液:协助患者取舒适的卧位,嘱其尽量保留灌肠液10~20分钟再排便	充分软化粪便,利于排便
	8.协助排便:协助患者排便	对不能下床的患者,给予便盆,将卫生纸、呼叫器放于易取处
	9.整理用物:整理床单位,清理用物,开窗通风	
	10.洗手记录	记录灌肠时间,灌肠溶液的种类、量,患者的反应
评价	1.严格遵守查对和消毒隔离制度,用物处理符合要求 2.护患沟通有效,患者配合操作,对服务满意 3.操作方法正确,达到目的	

表 9-9　临时医嘱单

姓名:<u>吴×</u>　性别:<u>女</u>　年龄:<u>62 岁</u>　科室:<u>外科</u>　床号:<u>9</u>　诊断:<u>高血压</u>　住院号/ID 号:<u>20151017</u>

起　　　　始		长 期 医 嘱	医生签名	护士签名	执行时间
日　期	时　间				
2015.10.18	8:00	"1,2,3"溶液不保留灌肠	韦×	汪×	8:00

表 9-10　灌肠执行单

姓名:<u>吴×</u>　性别:<u>女</u>　年龄:<u>62 岁</u>　科室:<u>外科</u>　床号:<u>9</u>　诊断:<u>高血压</u>　住院号/ID 号:<u>20151017</u>　日期:2015.10.18

序　　　号	医　　　嘱	核对人签名	执行时间	护士签名
1	"1,2,3"溶液不保留灌肠	黄×	8:30	卢×

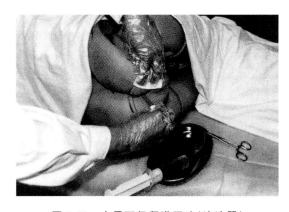

图 9-20　小量不保留灌肠法(注洗器)

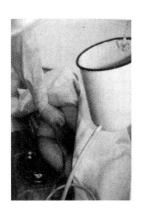

图 9-21　小量不保留灌肠法(灌肠筒)

(2)注意事项。

①灌肠时插管深度为 7~10 cm,压力宜低,灌肠液注入的速度不得过快。

②每次抽吸灌肠液时应反折肛管尾端,防止空气进入肠道,引起腹胀。

(四)保留灌肠法

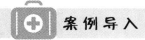 **案例导入**

　　患者,徐某,男,45 岁,因"反复腹泻,黏液血便 12 个多月"入院,神清,消瘦。患者每天排黏液血便数次。肠镜检查提示乙状结肠上段黏膜糜烂,溃疡形成。诊断:溃疡性结肠炎。医嘱:0.9%氯化钠 150 mL＋地塞米松磷酸钠注射液 5 mg＋美沙拉秦缓释颗粒 1 g 保留灌肠,每晚一次。

保留灌肠法是将药液灌入直肠或结肠内,通过肠黏膜的吸收达到治疗疾病的目的的方法。

1. 目的　用于镇静、催眠和治疗肠道感染。

2. 保留灌肠法的实施

(1)实施程序。

程序	操作步骤	要点说明
评估	1.核对临时医嘱单、灌肠执行单(表9-11、表9-12) 2.患者临床诊断、病情、意识状态、肠道病变部位、排便情况、肛门部位皮肤及黏膜情况 3.患者的心理状态及合作程度	
计划	1.护士准备:洗手、戴口罩 2.用物准备 (1)治疗车上层:注洗器、治疗碗(内盛遵医嘱备的灌肠液)、肛管(20号以下)、温开水(5~10 mL)、止血钳、润滑剂、棉签、手套、弯盘、卫生纸、橡胶或塑料单、治疗巾、小垫枕、手消毒液 (2)治疗车下层:便盆和便盆巾,生活垃圾桶,医用垃圾桶 3.环境准备:关门窗,拉窗帘或用屏风遮挡患者 4.患者准备:了解保留灌肠法的目的、过程和注意事项,愿意配合。嘱其排空大小便	常用溶液:药液及剂量遵医嘱准备,灌肠溶液量不超过200 mL。溶液温度为38 ℃。①镇静、催眠用10%水合氯醛;②肠道感染用2%小檗碱、0.5%~1%新霉素或其他抗生素溶液
实施	1.核对、解释:物品备齐,携至床旁,核对床号、姓名及灌肠液,解释操作目的	确认患者;保留灌肠以晚上睡前灌肠为宜,因为此时活动减少,药液易于保留吸收
	2.环境、体位:关门窗,拉窗帘或屏风遮挡。根据病情选择卧位,双膝屈曲,褪裤至膝部,臀部移至床沿	慢性细菌性痢疾,病变部位多在乙状结肠和直肠,取左侧卧位;阿米巴痢疾病变多在回盲部,取右侧卧位,以提高疗效
	3.抬高臀部:将小垫枕、橡胶单和治疗巾垫于臀下,使臀部抬高约10 cm,弯盘放于臀边,戴手套	抬高臀部以防止药液溢出
	4.吸液、排气:抽吸溶液或药液,连接肛管,润滑肛管前端,排气后夹管	
	5.插管、注液:左手垫卫生纸分开臀部,暴露肛门,嘱患者深呼吸,右手持肛管轻轻插入直肠15~20 cm,缓缓注入药液	
	6.拔管:药液注入完毕,再注入温开水5~10 mL,抬高肛管尾端,使管内溶液全部注入。拔出肛管放入弯盘内,用卫生纸在肛门处轻轻按揉擦干,移去弯盘、橡胶单和治疗巾,脱手套	
	7.保留药液:协助患者取舒适的卧位,嘱患者尽量忍耐,使药液保留1小时以上	1.使药液充分被吸收,达到治疗目的 2.注意观察患者反应
	8.整理用物:整理床单位,清理用物	
	9.洗手记录	记录灌肠时间,灌肠液的种类、量,患者的反应
评价	1.护患沟通有效,患者配合操作,对服务满意 2.操作方法正确,达到保留灌肠的目的	

表 9-11　临时医嘱单

姓名:徐×　性别:男　年龄:45 岁　科室:内科　床号:20　诊断:溃疡性结肠炎　住院号/ID 号:20160120

起　　始		长　期　医　嘱	医生 签名	护士 签名	执行时间
日期	时间				
2016.01.20	8:00	0.9%氯化钠 150 mL＋地塞米松磷酸钠注射 液 5 mg＋美沙拉秦缓释颗粒 1 g 保留灌肠,每晚一次	韦×	汪×	8:00

表 9-12　灌肠执行单

姓名:徐×　性别:男　年龄:45　科室:内科　床号:20　诊断:溃疡性结肠炎　住院号/ID 号:20160120
日期:2016.01.20

序号	医　　嘱	核对人签名	执行时间	护士签名
1	0.9%氯化钠 150 mL＋地塞米松磷酸钠注 射液 5 mg＋美沙拉嗪缓释颗粒 1 g 保留灌肠,每晚一次	黄×	8:30	卢×

(2)注意事项。

①保留灌肠前嘱患者排便,了解保留灌肠的目的和病变部位,以确定患者的卧位和插入肛管的深度。

②保留灌肠时应选择稍细的肛管,插入要深,注入药液要慢,量要少,液面高出肛门不超过 30 cm,使灌入药液能保留较长时间,以利于肠黏膜充分吸收,达到治疗目的。

③肠道抗感染治疗以晚上睡前灌肠为宜,有利于保留药物,以达到治疗目的。

④肛门、直肠、结肠等手术后的患者和排便失禁者不宜做保留灌肠。

知识链接

口服高渗溶液清洁灌肠

高渗溶液在肠道内形成高渗环境,使肠道内水分增加,软化粪便并增加肠内容物的容积,刺激肠蠕动,加速排便从而达到清洁肠道的目的。口服高渗溶液清洁灌肠适用于术前肠道准备、直肠、结肠检查等。常用溶液有甘露醇、硫酸镁。

1.甘露醇法　患者术前 3 天进半流质饮食,术前 1 天进流质饮食,术前 1 天下午 2:00—4:00 口服甘露醇溶液 1500 mL(20%甘露醇 500 mL＋5%葡萄糖 1000 mL 混合即可)。一般服用后 15~20 分钟即可反复自行排便。

2.硫酸镁法　患者术前 3 天进半流质饮食,每晚口服 50%硫酸镁 10~30 mL。术前 1 天进流质饮食。术前 1 天下午 2:00—4:00 口服 25%硫酸镁 200 mL(50%硫酸镁 100 mL＋5%葡萄糖盐水 100 mL)后再口服温开水 100 mL。一般服后 2~3 小时可排便 2~5 次。

(五)肛管排气法

肛管排气法是将肛管从肛门插入直肠,以排除肠腔内积气,减轻腹胀的方法。

1. 目的　帮助患者排出肠腔内积气,以减轻腹胀。

2. 肛管排气法的实施

(1)实施程序。

程序	操作步骤	要点说明
评估	1.核对临时医嘱单、灌肠执行单(表9-13、表9-14) 2.患者临床诊断、病情、意识状态、生命体征、腹胀情况等 3.患者的心理状态及合作程度	
计划	1.护士准备:洗手、戴口罩 2.用物准备 (1)治疗车上层:肛管、玻璃接头、橡胶管、玻璃瓶(内盛水 3/4 满,瓶口系带)、润滑油、棉签、胶布(1 cm×15 cm)、清洁手套、卫生纸适量、手消毒液 (2)治疗车下层:生活垃圾桶、医用垃圾桶 3.环境准备:关门窗,拉窗帘或用屏风遮挡患者 4.患者准备:了解肛管排气法的目的、过程和注意事项,愿意配合	
实施	1.核对、解释:物品备齐,携至床旁,核对床号、姓名,解释操作目的	确认患者
	2.环境、体位:关门窗,拉窗帘或屏风遮挡。协助患者取左侧卧位。双膝屈曲,褪裤至膝部,露出臀部	1.此体位有利于肠腔内气体排出 2.保暖,维护患者自尊
	3.连接排气装置:将玻璃瓶系于床边,橡胶管一端插入玻璃瓶液面下,另一端与肛门相连	防止空气进入直肠内,加重腹胀。观察气体排出量
	4.插管:戴手套,润滑肛管前段,嘱患者深呼吸,将肛管轻轻插入直肠 15～18 cm,用胶布将肛管固定于臀部,再将橡胶管固定在床单上(图9-22)	1.减少肛管对直肠的刺激 2.便于患者翻身
	5.观察:观察排气情况。排气通畅,瓶内液面下有气泡逸出;如排气不畅,瓶中气泡很少或没有	1.若有气体排出,可见瓶内液面下有气泡逸出 2.变换体位或按摩腹部可以促进排气
	6.拔管:肛管保留不超过 20 分钟,拔出肛管,清洁肛门,取下手套	1.长时间留置肛管,会降低肛门括约肌的反应,甚至导致肛门括约肌永久性松弛 2.需要时,2～3 小时再行肛管排气
	7.整理用物:协助患者取舒适卧位,整理床单位,清理用物	
	8.洗手,记录	记录排气时间及效果、患者的反应
评价	1.护患沟通有效,患者能配合操作。操作方法正确 2.患者腹胀减轻或消失,感觉舒适,无并发症发生	

表 9-13　临时医嘱单

姓名:李×　性别:男　年龄:62 岁　科室:外科　床号:9　诊断:胰腺癌　住院号/ID 号:20160118

起　　始		长 期 医 嘱	医生签名	护士签名	执行时间
日期	时间				
2016.01.18	8:00	肛管排气	刘×	邓×	8:00

表 9-14　灌肠执行单

姓名:李×　性别:男　年龄:62 岁　科室:外科　床号:9　诊断:胰腺癌　住院号/ID 号:20160118
日期:2016.01.18

序　　号	医　　嘱	核对人签名	执行时间	护士签名
1	肛管排气	王×	8:30	卢×

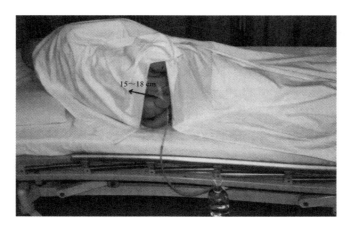

图 9-22　肛管排气

(2)注意事项。

①排气不畅时,沿结肠解剖位置做离心按摩或协助患者更换卧位,以促进排气。

②长时间留置肛管会导致肛门括约肌功能降低,甚至出现肛门括约肌永久性松弛。必要时,可隔2~3 小时再插管排气。

【本节小结】

本节掌握排便的评估、异常排便的护理、三种灌肠方法的操作要点及注意事项。

【目标检测】

A1 型题

1.上消化道出血患者的粪便呈(　　　)。

A.黄褐色　　　　　B.暗红色　　　　　C.黄绿色　　　　　D.鲜红色　　　　　E.柏油样

2.阿米巴痢疾患者的粪便呈(　　　)。

A.米泔样　　　　　B.鲜血　　　　　C.柏油样　　　　　D.陶土样　　　　　E.果酱样

3.肛管排气时,肛管插入肛门的长度为(　　　)。

A.7~10 cm　　　　B.10~15 cm　　　　C.15~20 cm　　　　D.15~18 cm　　　　E.10~20 cm

A2 型题

4.患者,男,40岁。粪便呈果酱样,初步诊断为慢性阿米巴痢疾,遵医嘱用甲硝唑灌肠治疗,护理措施正确的是(   )。

A.灌肠前臀部抬高 20 cm   B.液面高出肛门 40~60 cm

C.灌肠时患者取右侧卧位   D.灌入药液量应少于 500 mL

E.灌入药液后保留 30 分钟

5.患者,女,50岁。体温持续 39 ℃以上,遵医嘱给予 0.9%氯化钠大量不保留灌肠降温。护士为其实施灌肠操作中,不正确的操作要点是(   )。

A.让患者取左侧卧位   B.灌肠液 800 mL,温度 35 ℃

C.插管深度 7~10 cm   D.液面高出肛门 40 cm

E.嘱患者保留灌肠液 5~10 分钟再排便

6.患者,女,36岁,阑尾炎切除术后。术后 3 天患者无排气,腹胀明显。护士采取的最简单有效的措施是(   )。

A.鼓励患者下床活动   B.胃肠减压   C.腹部热敷

D.肛管排气   E.腹部环形按摩

7.患者,女,37岁,子宫肌瘤术后 4 天,出现腹胀、便秘,遵医嘱用"1,2,3"灌肠溶液灌肠。正确的配方是(   )。

A.30%硫酸镁 30 mL,甘油 60 mL,温开水 90 mL

B.33%硫酸镁 30 mL,甘油 60 mL,温开水 90 mL

C.50%硫酸镁 30 mL,甘油 60 mL,温开水 90 mL

D.50%甘油 30 mL,温开水 60 mL,硫酸镁 90 mL

E.55%甘油 30 mL,硫酸镁 60 mL,温开水 90 mL

A3 题型

(8、9 题共用题干)

患者,李某,男,70岁。肝性脑病前期,表现为意识错乱、睡眠障碍、行为失常,3 天未排便。

8.因严重便秘,需行大量不保留灌肠,禁用的灌肠液是(   )。

A.生理盐水   B."1,2,3"灌肠液   C.肥皂水   D.0.9%氯化钠   E.油剂

9.其原因是(   )。

A.防止发生腹胀   B.防止对肠黏膜的刺激

C.减少氨的产生及吸收   D.以免引起顽固性腹泻

E.防止发生酸中毒

【目标检测答案】

第一节   1.E   2.C   3.C   4.B   5.B   6.B   7.A   8.D   9.E   10.C

第二节   1.E   2.E   3.D   4.C   5.B   6.D   7.A   8.C   9.C

第十章　给 药 技 术

药物在预防、诊断和治疗疾病的过程中起着重要的作用。药物疗法是临床最常用的一种治疗方法。在临床护理工作中,护士是药物治疗的直接执行者,又是患者用药安全的监护者。为保证患者准确、安全、有效地用药,护士必须了解用药的基本知识,熟练掌握正确的给药技术,指导患者安全用药,并观察用药后的疗效与反应。

扫码看课件

第一节　给药的基本知识

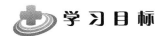

学 习 目 标

(1)阐述给药原则。

(2)叙述药物的保管原则,临床常用外文缩写及中文译意,口服给药的注意事项。

(3)熟悉药物的种类、领取和给药的途径。

一、药物的种类、领取与保管

(一)药物的种类

常用药物的种类依据给药的途径不同可分为如下四种。

(1)内服药:分为固体剂型和液体剂型。固体剂型有片剂、丸剂、散剂、胶囊等;液体剂型有口服液、合剂、酊剂等。

(2)注射药:有水溶液、粉剂、结晶、混悬液、油剂等。

(3)外用药:有软膏、酊剂、洗剂、滴剂、搽剂、涂膜剂等。

(4)新型制剂:有粘帖敷片、胰岛素泵、植入慢溶片等。

由于药物的制剂不同,生物利用度不同,药物作用的强度、速度也不同。就吸收速度而言,一般情况下吸收速度顺序:注射液＞溶解剂＞散剂＞颗粒剂＞胶囊＞片剂。

(二)药物的领取

通常,门诊患者按医生处方在门诊药房自行领取药物;住院患者药物的领取方法各医院的规定不一,大致包括如下两种。

(1)病区:病区内设有药柜,且备有一定基数的常用药物,根据消耗量填写领药单,定期到药房领取补充;患者使用的贵重药物和特殊药物须凭医生的处方领取;贵重药、剧毒药、麻醉药等,病区内有固定数量,使用后须凭医生处方领取补充。

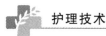

（2）中心药房:医院内设有中心药房,由中心药房的人员负责查对、配药、核对,病区护士负责核对领回,再次进行核对,无误后按时给患者使用。

（三）药物的保管原则

1. 药柜放置符合要求　药柜应放在通风、干燥、光线明亮处,避免阳光直射,由专人负责并保持其整洁。

2. 药物分类放置　药物应按注射、内服、外用、剧毒等分类放置。注意药物的有效期,先领先用,以防失效。麻醉药、剧毒药应有明显标记,管理要实行"五专制度":专人负责、专柜加锁、专用账册、专用处方、专册登记,并列入交班内容。

3. 药瓶标签明显　药瓶应贴有明显的标签,一般内服药用蓝色标签,外用药用红色标签,剧毒药、麻醉药用黑色标签。标签上的药名字迹清晰,有中、英文对照,并标明浓度和剂量。凡没有标签或标签辨认不清的药品均不得使用。

4. 药物质量须保证　药物使用前按规定检查药品的质量和有效期,如药物发生混浊、沉淀、变色、发霉、潮解、异味、超过有效期等情况,均不得使用。

5. 药物妥善保存

1）根据药物的性质妥善保存

（1）易氧化和遇光变质类药物:口服药如氨茶碱、维生素 C 等,应装在有色瓶中盖紧,放于阴凉处;针剂类药如氢化可的松、盐酸肾上腺素、硝普钠等,应放在黑纸遮光的盒内。

（2）易挥发、潮解或风化的药物:如糖衣片、干酵母、乙醇、碘酊等,须装瓶、盖紧瓶盖。

（3）易被热破坏的药物:如疫苗、胎盘球蛋白、抗毒血清、青霉素皮试液等生物制品须放在 $2\sim10\ ℃$ 的冰箱内冷藏。

（4）易燃易爆的药品:如乙醇、乙醚等,应远离明火处放置,以防意外。

2）患者专用药物　应单独存放,并注明床号、姓名,医护人员不可随意借用他人。

二、给药原则

给药过程与患者健康、生命安全密切相关。护士在执行药物治疗时,应严格执行查对制度,严格遵守给药的原则,确保患者安全有效用药。

（一）根据医嘱给药

给药属于非独立性的护理操作,必须严格根据医嘱给药。对有疑问的医嘱,须向医生了解清楚方可给药,切不可机械执行,也不可擅自更改医嘱。

（二）严格执行查对制度

"三查":药物治疗操作前、操作中、操作后查"八对"的内容。

"八对":核对床号、姓名、药名、浓度、剂量、用法、时间、有效期。

（三）正确安全给药

1. 准确给药　护士在给药操作过程中做到"六准确",即准确的患者、准确的药物、准确的剂量、准确的浓度、准确的时间、准确的途经。

2. 及时给药　药物配好后要及时分发使用,避免药物久置引起污染或药效降低。

3. 注意配伍禁忌　两种或两种以上药物配伍使用时,注意配伍禁忌,避免发生药源性疾病。

4. 做好过敏试验　对易发生过敏反应的药物,使用前了解用药史、过敏史、家族过敏史,按要求做过敏试验。

（四）观察疗效与反应

注意观察药物的疗效及不良反应。对易引起过敏及毒副反应较大的药物,更应加强用药前的询问和用药后的观察,必要时做好记录。

(五)指导患者用药

护士应用熟练的技术及相应的沟通技巧,指导患者用药,介绍相关用药知识及自我保护措施。

三、给药途径

给药途径应根据药物的性质、剂型、病变部位、组织对药物的吸收、患者的病情等情况而定。常用的给药途径有口服、舌下含化、注射(皮内、皮下、肌内、静脉注射)、吸入、直肠给药、外敷等。

机体对药物的吸收速度顺序:静脉注射＞吸入＞舌下含化＞直肠给药＞肌内注射＞皮下注射＞口服＞外敷。有些药物的给药途径不同,产生的药物效应也不同,如硫酸镁口服产生导泻和利胆作用,而注射则产生镇静和降压作用。

四、给药时间及时间间隔

为了维持血液中有效药物浓度,发挥最大药效,根据药物的半衰期确定给药次数与间隔时间。例如,磺胺嘧啶半衰期为13小时,每日给药2次。药物治疗和护理工作中,常用外文缩写来表示用药次数与间隔时间。医院常用的外文缩写及中文译意见表10-1,给药时间缩写与时间安排见表10-2。

表 10-1　医院常用的外文缩写及中文译意

外 文 缩 写	中 文 译 意	外 文 缩 写	中 文 译 意
qd	每日 1 次	qod	隔日 1 次
bid	每日 2 次	biw	每周 2 次
tid	每日 3 次	qm	每晨 1 次
qid	每日 4 次	qn	每晚 1 次
q1h	每 1 小时 1 次	am	上午
q2h	每 2 小时 1 次	pm	下午
q3h	每 3 小时 1 次	st	立即
q4h	每 4 小时 1 次	DC	停止
q6h	每 6 小时 1 次	prn	需要时(长期)
hs	临睡前	sos	需要时(临时)
ac(po)	饭前(口服)	aa	各
pc(po)	饭后(口服)	ID	皮内注射
12 n	中午 12 点	H	皮下注射
12 mn	午夜 12 点	IM 或 im	肌内注射
gtt	滴	IV 或 iv	静脉注射

表 10-2　给药时间缩写与给药时间安排

给药时间缩写	给药时间安排
qm	6:00
qd	8:00

续表

给药时间缩写	给药时间安排
bid	8:00,16:00
tid	8:00,12:00,16:00
qid	8:00,12:00,16:00,20:00
q2h	6:00,8:00,10:00,12:00,14:00,16:00…
q3h	9:00,12:00,15:00,18:00…
q4h	8:00,12:00,16:00,20:00…
q6h	8:00,14:00,20:00,2:00
qn	20:00

护考链接

A2 型题

患者,女,28 岁。咽炎,医嘱:复方新诺明 1.0 g po bid,护士指导患者服药时间,正确的是(　　)。

A. 8 am B. 8 pm C. 8 am、4 pm

D. 8 am、12 n、4 pm E. 8 am、12 n、4 pm、8 pm

分析:本题考核的是给药时间缩写与时间安排,给药时间为 bid,给药时间安排为 8:00,16:00。故答案为 C。

【本节小结】

药物治疗是临床最常用的治疗方法,护士必须掌握正确的给药技术和药物保管方法。在给药的操作过程中,严格执行给药原则,确保患者能安全、正确地用药。

【目标检测】

A1 型题

1. 下列哪项药品的保管原则是错的?(　　)

A. 药物按有效日期先后顺序有计划地使用 B. 药瓶上应有明显的标签

C. 外用药用红色边作标签 D. 剧毒药用蓝色边作标签

E. 无标签或标签字迹模糊不能使用

2. 按照药物保管要求,应置于 2~10 ℃冰箱内的药品是(　　)。

A. 白蛋白 B. 氨茶碱 C. 维生素 C D. 酵母片 E. 苯巴比妥钠

3. 下列外文缩写表示"每晚 1 次"的是(　　)。

A. qd B. qid C. qn D. tid E. qod

4. 发挥药效最快的给药途径是(　　)。

A. 静脉注射 B. 皮下注射 C. 口服 D. 外敷 E. 吸入

A2 型题

5. 封某,糖尿病,医嘱皮下注射普通胰岛素 8 U,ac30 分,ac 的执行时间是(　　)。

A. 早上 8:00 B. 晚上 8:00 C. 临睡前 D. 饭前 E. 必要时

第二节 口服给药法

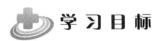 学习目标

（1）掌握取药、配药的操作程序。
（2）学会正确实施口服给药法，并会按药物性能指导患者服药。
（3）操作过程中严格遵守查对制度，关心、同情患者。

案例导入

患者，兰某，因咽喉疼痛伴有咳嗽、咳痰，医生开了抗生素、止咳糖浆等药物。请思考：
护士应如何指导患者正确服用药物？

口服给药法是指药物经患者口服后，被胃肠道黏膜吸收进入血液循环，达到局部和全身治疗的目的。此法是临床上最常用、方便、安全的给药方法。但口服给药吸收较慢，药物产生疗效的时间较长，不适用于急救、意识不清、呕吐不止、禁食等患者。

一、目的

药物经胃肠道吸收而产生疗效，达到减轻症状、协助诊断、预防和治疗疾病的作用。

二、口服给药法实施

1. 实施程序

程　序	操作步骤	要点说明
评估	1.核对长期医嘱单、服药本（表10-3、表10-4） 2.患者的年龄、病情、治疗情况 3.患者的意识状态、遵医行为、合作程度 4.患者有无吞咽困难、呕吐，有无口腔、食道疾病	确认患者
计划	1.护士准备：仪表端庄、着装规范、修剪指甲、洗手、戴口罩 2.用物准备：服药本、小药卡、药盘、常用药物、药杯、药匙、量杯、滴管、研钵、湿纱布、吸水管、治疗巾、水壶、发药车等 3.患者准备：明确用药目的，配合方法，取舒适卧位，必要时洗手 4.环境准备：环境安静、整洁，温湿度适宜	

续表

程　序	操　作　步　骤	要　点　说　明
实施	1.严格查对:①核对服药本与小药卡,按床号将小药卡插入药盘内,放好药杯。②对照服药本上的信息进行配药	严格执行查对制度
	2.正确取药:①固体药用药匙取出所需药量,放入药杯(图10-1、图10-2)。②液体药先摇匀药液,用量杯量取。一手拇指置于所需刻度,并使之与护士视线平齐,另一手持药瓶,瓶签向上(掌心),倒出所需药量(图10-3)。③油剂或不足1 mL(按滴计算)的药液,可先加入少量温开水,再用滴管吸取药液(1 mL以15滴计算)(图10-4)	1.将液体药倒入药杯后,用湿纱布擦净瓶口,盖好瓶盖放回原处 2.更换品种药液时,应洗净量杯再用;同时服用几种药液者,应分别放置
	3.配药:配药完毕,物归原处。重新核对,发药前与另一护士核对	根据服药本核对
	4.分发:准备分发药物,准备温开水等用物	发药前了解患者的有关情况
	5.核对解释:携用物至患者旁,核对床号及姓名,无误后发药。协助患者取舒适卧位	给予患者用药指导
	6.协助服药:协助患者服药。为鼻饲患者给药时,应将药物研碎溶解后,由胃管注入。确认患者已服药后方可离开	1.特别是催眠药、抗肿瘤药等更要仔细 2.观察患者服药效果及不良反应。若有异常及时汇报医生,酌情处理
	7.消毒整理:①患者服药后,收回药杯放入消毒液浸泡,消毒备用。油剂药杯先去油污,再做上述处理。②一次性药杯用后,先消毒,再做毁形处理	
	8.洗手,记录	便于评价
评价	1.患者理解服药的目的,主动配合 2.患者感觉舒适,达到治疗目的 3.护患有效沟通,患者满意	

表 10-3　长期医嘱单

姓名:方× 性别:女 年龄:48岁 科室:呼吸内科 床号:2 诊断:肺炎 住院号/ID号:20151109

起　　始		长 期 医 嘱	医生签名	护士签名	停　　止		医生签名	护士签名
日　期	时　间				日　期	时　间		
2015.11.13	8:00	盐酸左氧氟沙星胶囊 0.2 g pobid	李×	邓×				

表 10-4　服药本

序号	床号	姓名	医　嘱	患者签名	执　行 日期	时间	护士签名
1	2	方×	盐酸左氧氟沙星 胶囊 0.22 g po bid	方×	2015.11.13	8:30	赵×

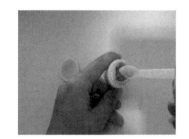

图 10-1　取固体药

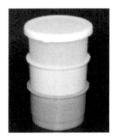

图 10-2　药杯

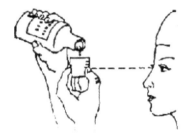

图 10-3　取液体药

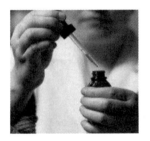

图 10-4　滴管吸取药液

2. 注意事项

(1)严格执行查对制度,每次不能取出两位患者的药物,以防止差错事故的发生,保证患者用药安全。

(2)发药前了解患者的有关情况,如因特殊检查或手术须禁食或患者不在时,暂不发药,并做好交接班;如患者突然呕吐,应查明情况,再行处理;不能自行服药的危重患者应喂服;小儿、上消化道出血者或口服固体药困难者,应将药物研碎后再服用;鼻饲者将药研碎,用温开水溶解后,从胃管内灌入,再注入少量温开水冲净胃管;沟通障碍的患者(如患者听力障碍或语言不通),要求发药护士除进行药物查对外,必须确认患者,采用非语言沟通技巧帮助患者服药。

(3)发药时如患者提出疑问时,应认真听取,重新核对,确认无误后给予解释,再给患者服下。增加或停用某种药物时,应及时告知患者。

(4)根据药物不同的特性进行用药指导。

①对牙齿有腐蚀作用和使牙齿染色的药物,如酸剂、铁剂,服用时应避免与牙齿接触。可用吸管吸入药液,服药后及时漱口。服用铁剂药物时忌饮茶,以免影响铁剂的吸收。

②缓释片、肠溶片、胶囊吞服时不可嚼碎;舌下含片应放舌下或两颊黏膜与牙齿之间待其溶解。

③健胃及刺激食欲的药物宜饭前服,因其刺激舌味觉感受器,使胃液分泌,可以增进食欲。助消化药及对胃黏膜有刺激的药物宜饭后服,以便使药物和食物均匀混合,有助于消化食物或减少对胃壁的刺激。驱虫药宜在空腹或半空腹时服用。

④止咳糖浆对呼吸道黏膜有安抚作用,口服时勿稀释,服后不宜立即饮水,以免冲淡药液,降低疗效。若同时服用多种药物,应最后服用止咳糖浆。

⑤服强心苷类药物前应先测脉率(心率)及脉律(心律)。脉率低于 60 次/分或节律异常,应停服,并报告医生。

⑥抗生素及磺胺类药物需在血液内保持有效浓度,应准时服药。

⑦某些磺胺类药和退热药,服后宜多饮水。前者饮水为防止尿少时析出磺胺结晶,使肾小管堵塞;后者起发汗降温作用,多饮水可增加药物疗效。

⑧对特殊药物,如麻醉药、催眠药、抗肿瘤药,待患者服下后,方可离开。

⑨有配伍禁忌的药物不能同时服用。如呋喃妥因(呋喃旦啶)与碳酸氢钠等。

(5)发药后随时观察患者服药效果及不良反应。若发现异常,应及时和医生联系,酌情处理。

护考链接

A1 型题

护士为患者分发口服药后将一次性药杯收回,正确的处理方法是(　　　)。

A. 直接丢弃　　　　　　　　B. 消毒后销毁　　　　　　　　C. 清洗后销毁

D. 消毒后备用　　　　　　　E. 清洗后备用

分析:药杯之所以设计成一次性,是怕传染病原体,一次性医疗用品使用后,统一回收,集中消毒、毁形,由卫生行政部门指定机构回收,做无害化处理,严禁重复使用和流回市场。答案为B。

【本节小结】

口服给药法是临床最常用、最方便,较安全的给药途径。护士在取药、配药、发药时,都必须严格执行查对制度,并告知口服药物的注意事项,确保患者能安全、正确地用药。

【目标检测】

A1 型题

1. 对呼吸道黏膜有安抚作用的药物,服用后应(　　　)。

A. 立即饮水　　　　　B. 少量饮水　　　　　C. 不饮水　　　　　D. 不宜立即饮水　　　　　E. 多喝水

2. 尿少时易析出结晶的药物是(　　　)。

A. 阿司匹林　　　　　B. 溴化铵　　　　　C. 磺胺类药　　　　　D. 糜蛋白酶　　　　　E. 发汗药

3. 应用饮水管吸取的口服药液是(　　　)。

A. 稀盐酸　　　　　　　　　　　B. 止咳糖浆　　　　　　　　　　　C. 磺胺合剂

D. 颠茄合剂　　　　　　　　　　E. 胃蛋白酶合剂

4. 发药时,当患者提出疑问时应(　　　)。

A. 弃去药物,重新配药　　　　　B. 报告护士长　　　　　　　　　C. 报告医生

D. 重新核对,确认无误,解释后再给药　　　　　E. 安慰患者不会配错放心服用

5. 护士为某患者发口服药时恰逢其外出,此时正确的做法是(　　　)。

A. 等候患者　　　　　B. 将药交给陪护　　　　　C. 将药置于床头柜上

D. 暂缓发药　　　　　E. 交给患者同室病友

A2 型题

6. 患者,女性,50岁,因患呼吸系统疾病,需同时服用几种药物,应最后服用的药物是(　　　)。

A. 维生素 C　　　　　　　　　　B. 罗红霉素　　　　　　　　　　C. 维生素 B$_1$

D. 复方甘草口服液　　　　　　　E. 乙酰半胱氨酸胶囊

7. 患者,女性,60岁,因充血性心力衰竭住院,遵医嘱口服地高辛 0.25 mg,每日 1 次,护士发药时应特别注意(　　　)。

A. 研碎药片再喂服　　　　　　　B. 服药后不宜多饮水

C. 给药前测量脉率　　　　　　　D. 叮嘱患者按时服药

E. 患者服药后先离开

第三节　雾化吸入法

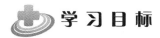

学习目标

(1)说出超声波雾化吸入和氧气雾化吸入的目的。
(2)说出超声波雾化吸入的常用药物及其作用。
(3)正确实施超声波雾化吸入法和氧气雾化法。
(4)操作中认真负责,同情、关心患者。

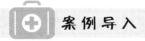

案例导入

患者,周某,45 岁,为哮喘发作患者,医生开医嘱行超声波雾化吸入治疗。请思考:
作为护士,如果该患者家属询问进行超声波雾化吸入治疗的作用,你应该如何解释?

雾化吸入法是指用雾化装置将药液吹散成细小的雾滴,经口腔或鼻腔吸入呼吸道,以达到湿化呼吸道黏膜、祛痰、解痉、抗炎的目的。常用的雾化吸入方法有超声波雾化吸入法、氧气雾化法。

一、目的

(1)治疗呼吸道感染:消除炎症,减轻呼吸道黏膜水肿,稀释痰液,帮助祛痰。常用于肺炎、肺脓肿等患者。
(2)改善通气功能:解除支气管痉挛,保持呼吸道通畅。常用于支气管哮喘患者。
(3)湿化呼吸道:常用于呼吸道湿化不足者,也配合人工呼吸器,气管切开术后使用,使呼吸道湿化。
(4)预防呼吸道感染:用于胸部手术前后的患者。

二、常用药物

(1)抗生素:常用庆大霉素、卡那霉素。可控制呼吸道感染,消除炎症。
(2)祛痰药:常用 α-糜蛋白酶、乙酰半胱氨酸(痰易净)。可稀释痰液,帮助祛痰。
(3)平喘药:常用氨茶碱、沙丁胺醇(舒喘灵)。可使支气管扩张,解除支气管痉挛。
(4)糖皮质激素:常用地塞米松,与抗生素同用。可增加抗炎效果,减轻呼吸道黏膜水肿。

三、常用方法

(一)超声波雾化吸入法

超声波雾化吸入法是应用超声波声能,使药液变成细微的雾滴,由呼吸道吸入而产生疗效的方法。超声波雾化吸入器(图 10-5)由超声波发生器、水槽、晶体换能器、雾化罐、透声膜、螺纹管和口含嘴或面罩组成。其原理是超声波发生器通电后,输出高频电能,使水槽底部晶体换能器发生超声波声能,声能透过雾化罐底部的透声膜,作用于罐内的药液,破坏药液的表面张力,使药液成为微细雾滴喷出,通过导气管随患者吸气进入呼吸道。其特点是雾量大小可以调节,雾滴小而均匀(直径在 5 μm 以下)。药液可随深而慢的吸气到达终末细支气管和肺泡。雾化器电子部分产热,能对雾化液加温,可使患者感觉温暖舒适。

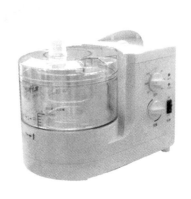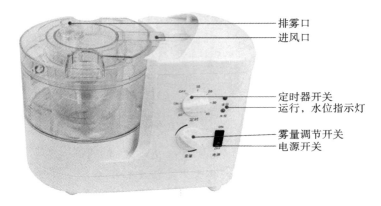

排雾口
进风口
定时器开关
运行,水位指示灯
雾量调节开关
电源开关

图 10-5　超声波雾化吸入器

1.实施程序

程序	操作步骤	要点说明
评估	1.核对长期医嘱单、治疗单(表 10-5、表 10-6) 2.患者的病情、呼吸系统功能状况、自理能力 3.患者的心理反应及合作程度	确认患者
计划	1.护士准备:仪表端庄、着装规范、剪指甲、洗手、戴口罩 2.患者准备:明确治疗目的、配合方法,主动配合 3.用物准备:超声雾化吸入器、治疗盘内放药液、生理盐水、冷蒸馏水、水温计、50 mL 注射器、弯盘 4.环境准备:环境安静、整洁、温湿度适宜	
实施	1.连接、加水、加药:将超声波雾化吸入器主机与各附件连接;在水槽内加入冷蒸馏水,要求浸没雾化罐底部的透声膜。将药液用生理盐水稀释至 30~50 mL,加入雾化罐内,盖紧水槽盖,连接管道	1.治疗前检查机器各部件性能,有无松动、脱落等异常情况,确保性能良好,连接正确,机器各部件的型号一致 2.水槽底部晶体换能器和雾化罐底部的透声膜薄而脆,易破碎。安放时,动作要轻,以免损坏
	2.核对、解释:携用物至患者旁,核对床号、姓名,解释目的,协助患者取舒适卧位	确认患者
	3.调节:打开电源开关,指示灯亮后,预热 3~5 分钟,调整定时开关至 15~20 分钟处,调节雾量开关(大档雾量 3 mL/min、中档雾量 2 mL/min、小档雾量 1 mL/min)	治疗时间不宜过长,一般每次雾化时间为 15~20 分钟
	4.吸入:气雾喷出后,将口含嘴放入患者口中(也可用面罩,将面罩罩住患者口鼻),指导患者用口做深而慢的吸气,用鼻呼气	在雾化过程中注意观察,水温高于 50 ℃或水量不足时,应关机换冷蒸馏水

续表

程序	操作步骤	要点说明
实施	5.关闭机器:治疗完毕,取下口含嘴或面罩,先关雾化罐开关,再关电源开关,以防损坏电子管;协助患者擦干面部,取舒适卧位,感谢患者合作	
	6.整理消毒:倒净水槽内余水并擦干,雾化罐、螺纹管、口含嘴浸泡于消毒液中1小时,再洗净晾干后备用	
	7.洗手,记录	记录雾化开始时间及持续时间,患者的反应及效果等
评价	1.护患沟通有效,患者理解治疗的目的,主动配合,患者满意 2.患者感觉舒适,达到治疗目的 3.操作正确,机器性能良好	

表 10-5　长期医嘱单

姓名:<u>邓×</u>　性别:<u>女</u>　年龄:<u>48岁</u>　科室:<u>呼吸内科</u>　床号:<u>3</u>　诊断:<u>肺炎</u>　住院号/ID 号:<u>20151110</u>

起始		长期医嘱	医生签名	护士签名	停止		医生签名	护士签名
日期	时间				日期	时间		
2015.11.13	8:00	0.9%氯化钠注射液 8 mL	李×	李×				
		注射用庆大霉素 8 万 U	李×	李×				
		注射用糜蛋白酶 4000 U	李×	李×				
		超声波雾化吸入 bid	李×	李×				

表 10-6　治疗单

姓名:<u>邓×</u>　性别:<u>女</u>　年龄:<u>48岁</u>　科室:<u>呼吸内科</u>　床号:<u>3</u>　诊断:<u>肺炎</u>　住院号/ID 号:<u>20151110</u>　日期:<u>2015.11.13</u>

序号	医嘱	核对人签名	执行时间	护士签名
1	0.9%氯化钠注射液 8 mL	谢×	8:30	赵×
	注射用庆大霉素 8 万 U	谢×	8:30	赵×
	注射用糜蛋白酶 4000 U	谢×	8:30	赵×
	超声波雾化吸入 bid	谢×	8:30	赵×

2.注意事项

(1)护士熟悉雾化器性能,在水槽内无足够冷水及雾化罐内无药液的情况下不能开机。

(2)水槽和雾化罐内切忌加温水或开水。连续使用时,应间隔30分钟。使用时,注意测量水温,水温高于 50 ℃或水量不足时,应关机换冷蒸馏水。

(3)治疗过程中需加药液时,不必关机,直接从盖上小孔内添加药液即可;若要加水入水槽,必须关机操作。

(4)治疗中密切观察患者有无呛咳、支气管痉挛等不适反应。

(5)雾量不宜过大,以免引起头晕、胸闷、气短等不良反应。

(二)氧气雾化吸入法

氧气雾化吸入法是利用高速的氧气气流,将药液形成气雾,随吸气进入呼吸道而产生疗效的方法。

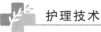

護理技術

1. 实施程序

程 序	操 作 步 骤	要 点 说 明
评估	同超声波雾化吸入法	
计划	1.护士准备:同超声波雾化吸入法 2.患者准备:同超声波雾化吸入法 3.用物准备:氧气雾化吸入器(图 10-6)、氧气装置一套(湿化瓶内不加水)、药液、生理盐水、5 mL 注射器、弯盘等 4.环境准备:同超声波雾化吸入法	
实施	1.安装氧气:将氧气表安装在氧气筒上,检查氧气流出是否通畅	使用前检查雾化器连接气源端是否漏气,保证安全有效治疗
	2.加药:按医嘱将药液稀释至 5 mL,注入雾化器内	严格执行查对制度
	3.核对、解释:携用物至患者旁,核对床号、姓名,解释目的,协助患者取舒适卧位,向患者讲解并示范操作方法	确认患者
	4.连接雾化器:连接雾化器的接气口于氧气装置的输氧管上	
	5.调节氧流量:调节氧流量 6~8 L/min	检查雾化吸入器连接是否完好,有无漏气
	6.指导吸入:嘱患者手持雾化器,将口含嘴放入患者口中,吸气时,示指堵住出气口,紧闭嘴唇深吸气,用鼻呼气,呼气时,示指松开。如此反复,直至将药液吸完为止	深长吸气,使药液充分到达细支气管和肺内,屏气 1~2 秒,再轻松呼气,可提高治疗效果
	7.整理消毒:治疗完毕,取下雾化器,关闭氧气开关,协助患者擦干面部,取舒适卧位,感谢患者配合,整理用物	用物处理按消毒隔离原则进行
	8.记录:洗手、记录	记录内容同超声波雾化吸入法
评价	同超声波雾化吸入法	

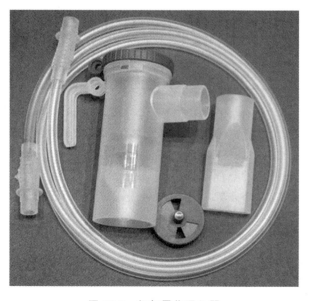

图 10-6　氧气雾化吸入器

2.注意事项

(1)氧气湿化瓶内不能放水,以防液体进入雾化器影响药液浓度,降低疗效。

(2)指导患者做深吸气动作,呼气时,将手指移开,以防药液丢失。

(3)操作时注意用氧安全,室内避免火源。

护考链接

A1型题

1.超声波雾化治疗结束后,先关雾化罐开关再关电源开关,是防止损坏(　　)。

A.电晶片　　　　　B.透声膜　　　　　C.电子管　　　　　D.雾化罐　　　　　E.晶体管

分析:超声波雾化治疗完毕,取下口含嘴或面罩,先关雾化罐开关,再关电源开关,以防损坏电子管。故答案为C。

2.使用超声波雾化吸入器,水槽内应加(　　)。

A.冷蒸馏水　　　B.自来水　　　　　C.温水　　　　　D.热水　　　　　E.5%葡萄糖溶液

分析:使用超声波雾化吸入器,水槽内应加冷蒸馏水。故答案为A。

【本节小结】

雾化给药法常用的有超声波雾化吸入法和氧气雾化吸入法。要求护士严格执行查对制度,指导患者进行雾化治疗,确保患者用药安全。

【目标检测】

A1型题

1.氧气雾化吸入时,下述步骤哪一项不妥?(　　)

A.患者吸入前漱口　　　　　　　　　　B.药物用蒸馏水稀释在5 mL以内

C.湿化瓶内不能放水　　　　　　　　　D.嘱患者吸气时松开出气口

E.氧流量用6~8 L/min

2.下列有关超声雾化吸入的目的,不正确的叙述是(　　)。

A.预防感染　　　　B.解除痉挛　　　　C.消除炎症　　　　D.稀释痰液　　　　E.缓解缺氧

A2型题

3.患者,女,46岁,因慢阻肺需要行雾化吸入,医嘱使用氨茶碱,其目的是(　　)。

A.消除炎症　　　　　　　　　　　　　B.减轻黏膜水肿

C.解除支气管痉挛　　　　　　　　　　D.保持呼吸道湿润

E.稀释痰液使其易于咳出

第四节　注射给药法

案例导入

患者,唐某,女,62岁,2型糖尿病患者,给予胰岛素治疗,近1个月以来,患者出现左侧前臂疼痛,皮肤有轻度麻木感,经检查,为糖尿病并发周围神经病变。医嘱:维生素B₁₂0.5 mg肌内

注射,每日 1 次。请思考:
　　(1)护士为患者注射药物应遵守哪些操作规程?
　　(2)护士应做好哪些注射前的准备工作?

　　注射给药法是将无菌药液或生物制剂注入人体组织或血管内,达到预防、诊断、治疗疾病目的的技术。在临床上常用的注射给药法有皮内注射法、皮下注射法、肌内注射法、静脉注射法。注射给药法的优点是药物吸收快,血药浓度迅速升高,适用于需要药物迅速发挥作用、因各种原因不宜口服给药、某些药物易受消化液影响而失效或不能经胃肠黏膜吸收的患者。但注射给药法会造成患者一定程度的组织损伤,引起疼痛,产生感染等潜在并发症。

一、注射原则

(一)严格遵守无菌操作原则
　　1.环境　清洁、干燥、宽敞,无尘埃飞扬,符合无菌操作的基本要求。
　　2.护士　注射前必须洗手、戴口罩,保持衣帽整洁,注射后护士应洗手。
　　3.注射器　注射器空筒内壁、活塞体、乳头和针头的针梗、针尖、针栓内壁必须保持无菌。
　　4.注射部位　按要求进行消毒,并保持无菌。皮肤常规消毒用棉签蘸取 2％碘酊,以注射点为中心向外螺旋式涂擦消毒,直径在 5 cm 以上。待干后,用 75％乙醇以同样的方法脱碘,范围略大于碘酊消毒的范围,乙醇待干后,方可注射。另外,还可以用 0.5％碘伏或安尔碘以同样的方法消毒两次,无须脱碘。

(二)严格执行查对制度
　　(1)严格执行"三查、八对、六准确"制度。
　　(2)仔细检查药物质量,发现药物有变质、变色、混浊、沉淀、过期或安瓿有裂痕等现象,不可使用。
　　(3)如同时注射几种药物,应注意药物有无配伍禁忌,确认无配伍禁忌才可备药。

(三)选择合适的注射器及针头
　　根据药物的剂量、刺激性的强弱和黏度选择合适的注射器和针头。注射器应完好无损,不漏气;针头应锐利、无钩、无弯曲、型号合适;注射器和针头的衔接紧密;一次性注射器的包装密封无破损,在有效期内。

(四)注射药物现用现配
　　注射药物按规定应临时抽取,现用现配,及时注射,防止药效下降或被污染。

(五)排尽空气
　　注射前应排尽注射器内的空气,尤其是动、静脉注射,防止形成空气栓塞。排气时,注意防止药液浪费和针头污染。

(六)选择合适的注射部位
　　选择注射部位应避开神经和血管(动、静脉注射除外),不能在化脓感染、局部皮肤有炎症、瘢痕、硬结及患皮肤病处进针。需长期注射的患者应经常更换注射部位。

(七)掌握合适的进针角度和深度
　　各种注射法分别有不同的进针角度和深度要求,进针时不可把针梗全部刺入注射部位(图 10-7)。

(八)检查回血
　　进针后、注射药液前,抽动注射器活塞,检查有无回血。动、静脉注射必须见到回血才能推药。皮下、肌内注射时,如回抽有回血,须拔出针头重新进针,切不可将药液注入血管内。

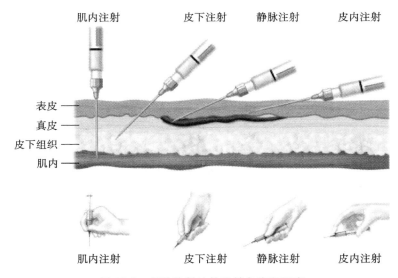

图 10-7 各种注射法的进针角度和深度

(九)掌握无痛技术

(1)解除患者思想顾虑,分散其注意力。

(2)指导并协助患者取正确、舒适的体位使肌肉放松,易于进针。注射时做到"两快一慢"(进针快、拔针快、推药慢),推药速度要均匀。

(3)注射刺激性较强的药物时,应选择粗长针头,作深部注射。如需同时注射几种药物时,应先注射无刺激性或刺激性弱的药物,再注射刺激性强的药物,以减轻疼痛。

(十)严格执行消毒隔离制度

注射时做到一人一套物品,包括注射器、针头、小垫枕、止血带,避免交叉感染;所用物品须按消毒隔离制度和一次性用物品处理原则进行处理,不可随意丢弃。

二、注射用物

(一)治疗车上层

基础注射盘。置于治疗车上层常规放置下列物品。

1. 皮肤消毒液 常用 2％碘酊、75％乙醇、0.5％碘伏等。

2. 无菌持物镊 放于灭菌后的干燥容器中。

3. 其他物品 无菌治疗巾或无菌纱布、无菌棉签、砂轮、启瓶器、弯盘等。静脉注射时,加止血带、小垫枕、胶布。

(二)注射器和针头

1. 注射器和针头的规格 注射器和针头的规格见表 10-7。

表 10-7 注射器和针头的规格

注 射 法	注 射 器	针 头
皮内注射	1 mL	4～5 号
皮下注射	1 mL、2 mL	5～6 号
肌内注射	2 mL、5 mL	6～7 号
静脉注射	5 mL、10 mL、20 mL、30 mL、50 mL 或 100 mL	6～9 号或头皮针
静脉采血	5 mL、10 mL、20 mL、30 mL、50 mL 或 100 mL	6～16 号

2. 注射器和针头的构造　注射器由乳头、空筒、活塞(包括活塞体、活塞轴、活塞柄)构成。其中乳头、空筒的内壁、活塞体,应保持无菌,不得用手触摸;针头分针尖、针梗和针栓三部分,除针栓外壁外,其余部分应保持无菌,不得用手触摸。目前广泛使用一次性注射器(图 10-8)。

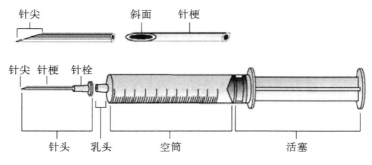

图 10-8　注射器和针头的构造

(三)注射药物

根据医嘱准备。常用的注射药剂型有溶液、油剂、混悬剂、结晶、粉剂。结晶和粉剂需溶解后使用。

(四)注射本或注射卡

根据医嘱准备注射本或注射卡,是注射给药的依据,便于查对,以避免给药错误的发生。

(五)治疗车下层

污物桶 1 个,放置感染性废物(用过的注射器等);利器盒 1 个,放置损伤性废物(用过的注射器针头)。

知识链接

注射废物的分类收集

使用过的注射器,不要套针帽,也不要用手分离针头,应针尖向下伸入利器盒,将针头和注射器分离,针头落入利器盒,用后的安瓿等利器也放入利器盒。一次性注射器收集于 1 个黄色包装袋内,其他废物如棉签、密封瓶等收集于另一黄色包装袋内,按医疗废物转运程序运行。

三、药液抽吸技术

1. 目的　遵医嘱准确抽吸药液,为注射做准备。

2. 实施程序

程　序	操 作 步 骤	要 点 说 明
评估	1. 给药目的、药物性能及给药方法 2. 治疗室内的环境是否清洁、光线是否充足	
计划	1. 护士准备:着装整洁,洗手,戴口罩 2. 用物准备:基础注射盘,注射器和针头,注射卡和药物(按医嘱准备) 3. 环境准备:清洁,光线充足,符合无菌操作的要求	

续表

程 序	操 作 步 骤	要 点 说 明
实施	1.查对药物:核对药物名称与注射卡,检查药物质量及有效期,抽吸药液	严格执行查对制度,遵守无菌操作原则
	2.吸取药液	
	1)自安瓿内吸取药液	
	(1)消毒、折断安瓿:将安瓿顶端的药液弹至体部,用砂轮在安瓿颈部划一锯痕,用75%乙醇棉签消毒安瓿及拭去玻璃细屑,折断安瓿	安瓿颈部若有蓝色标记,则无须划痕,用75%乙醇棉签消毒颈部,折断
	(2)抽吸药液:检查并取出注射器和针头,将针尖斜面向下放入安瓿内的液面下,持活塞柄抽动活塞,吸取药液(图10-9,图10-10)	1.吸药时手不能触及注射器和针头的无菌部位;不可将针栓插入安瓿内,以防污染药液 2.针头在进入和取出安瓿时,针尖、针梗不可触及安瓿口外缘。针尖斜面向下,利于吸药
	2)自密封瓶内吸取药液	
	(1)消毒瓶塞:用启瓶器除去铝盖中心部分,常规消毒瓶塞,待干	
	(2)溶解粉剂、结晶药:用无菌等渗盐水或注射用水或专用溶媒将粉剂、结晶药充分溶解	如为流体剂型则省去此步骤
	(3)注入空气:检查注射器后,注射器吸入与所需药量等量的空气,示指固定针栓将针头刺入瓶内,注入空气	以增加瓶内压力,利于吸药
	(4)吸药:倒转药瓶,使针头斜面在液面下,吸取所需药液量,以示指固定针拴,拔出针头(图10-11)	
	3.排尽空气:将针头垂直向上,先回抽活塞,使针头内的药液流入注射器内,并使气泡集中在乳头根部,再轻推活塞,排尽空气(图10-12)	如注射器乳头偏向一边,排气时,使注射器乳头向上倾斜,使气泡集中于乳头根部,排出气体
	4.保持无菌:将原空安瓿(密封瓶/针头保护套)套在针头上。再次核对后,放于无菌巾内备用	
	5.整理:整理治疗台,清理用物,洗手	
评价	1.严格按照操作程序抽吸药液,操作规范,手法正确,药量准确 2.吸药过程中,无污染和差错发生	

3.注意事项

(1)严格执行查对制度,遵守无菌操作原则。

(2)抽药时不能握住活塞体部,以免污染药液;排气时,示指固定针栓,不可触及针梗;轻推活塞柄排气,不可浪费药液以免影响药量的准确性。

(3)吸取混悬液应先摇匀再立即吸取。

(4)油剂可稍加温或双手对搓瓶(药液遇热易破坏者除外)后,用稍粗的针头吸取。

(5)药液最好是现用现抽吸,避免药液污染和效价降低。

(6)抽尽药液的安瓿或空药瓶不可立即丢弃,以备查对。

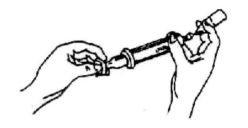

图 10-9　自小安瓿内吸药

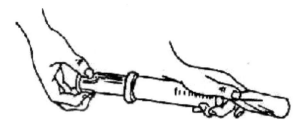

图 10-10　自大安瓿内吸药

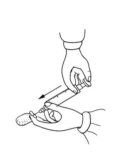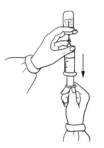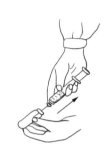

图 10-11　自密封瓶内吸药

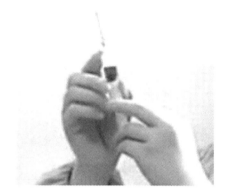

图 10-12　排尽空气

四、常用注射技术

(一)皮内注射法(ID)

皮内注射法是将小剂量药液或生物制剂注射于表皮与真皮之间的技术。

1.目的及部位

(1)各种药物过敏试验:在前臂掌侧的下段内侧。因该处皮肤较薄,易于注射;且皮肤色泽浅,便于观察药物过敏的皮肤反应。

(2)预防接种:常选用上臂三角肌下缘,如卡介苗预防接种。

(3)局部麻醉的先驱步骤:实施局部麻醉处的皮肤。

2.实施程序

程　序	操作步骤	要点说明
评估	1.核对医嘱单、执行单(表 10-8、表 10-9) 2.患者的病情、治疗情况及"三史"(用药史、过敏史、家族史) 3.患者的意识状态、心理状态,对用药的认知及合作程度 4.患者注射部位的皮肤情况,有无红肿、硬结、瘢痕等异常 5.环境是否清洁,光线是否充足	确认患者
计划	1.护士准备:着装整洁,洗手、戴口罩 2.用物准备:基础注射盘,1 mL 注射器、4.5 号针、注射卡和注射用物(按医嘱准备),如做药物过敏试验,需备 0.1%盐酸肾上腺素及 2 mL 注射器 3.环境准备:清洁、安静、光线充足 4.患者准备:了解皮内注射的目的、方法、注意事项、配合要点;取舒适体位并暴露注射部位	

续表

程　序	操 作 步 骤	要 点 说 明
实施	1.备药:核对医嘱单及执行单,检查药液质量并吸取药液	严格执行查对制度和无菌操作原则
	2.核对解释:携用物至床旁,核对患者床号、姓名,查对无误后,解释操作目的和过程	确认患者
	3.选择部位:协助患者取合适的体位,选择并暴露注射部位	
	4.消毒:75%乙醇消毒注射部位皮肤,待干	禁用含碘消毒剂,防止脱碘不彻底或患者对碘过敏,影响对局部反应的观察
	5.再次核对:再次进行核对,排尽空气	操作中查对
	6.进针:左手绷紧皮肤,右手以持锥法持注射器,示指固定针栓,针头斜面向上与皮肤成5°角刺入皮内(图10-13)	进针角度不宜过大,否则会注入皮下
	7.推药:左手拇指固定针栓,右手推注药液0.1 mL,使局部隆起呈半球状皮丘,皮肤发白并显露毛孔(图10-14)	注入的剂量要准确
	8.拔针、核对:注药毕,快速拔针。再次核对床号、姓名	1.操作后查对 2.嘱患者勿离开病室,20分钟后观察结果
	9.指导患者:告知患者注意事项	
	10.整理:清理用物,协助患者取舒适体位,致谢	按消毒隔离原则处理用物
	11.记录:密切观察患者用药后反应,洗手,记录	记录皮试结果
评价	1.护士操作技术熟练,进针深度、选择部位以及注入药物剂量准备,皮丘符合要求 2.患者理解皮内注射的目的,能积极配合,无不适,护患沟通有效	

表 10-8　医嘱单

姓名:张×　性别:女　年龄:48岁　科室:呼吸内科　床号:7　诊断:肺炎　住院号/ID号:20151210

起　　始		长 期 医 嘱	医生签名	护士签名	停　　止		医生签名	护士签名
日期	时间				日期	时间		
2015.12.13	8:00	青霉素钠 320 万 U 0.9%氯化钠注射液 500 mL iv drip qd	李×	李×				

表 10-9　执行单(注射单)

姓名:张×　性别:女　年龄:48岁　科室:呼吸内科　床号:7　诊断:肺炎　住院号/ID号:20151210
日期:2015.12.13

序号	医　　嘱	核对人签名	执行时间	护士签名
1	0.9%氯化钠注射液 10 mL 青霉素钠 320 万 U AST(　　)	谢×	8:30	赵×

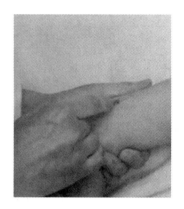

图 10-13　皮内注射进针

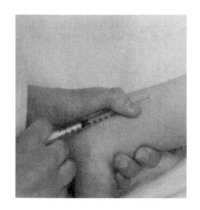

图 10-14　皮内注射推药

3. 注意事项

(1)做药物过敏试验前,必须询问患者的"三史"(用药史、过敏史、家族史),并备好急救药品,以防意外发生。如对所用药过敏,严禁做药物过敏试验并与医生联系,做好标记。

(2)药物过敏试验禁用含碘消毒剂,防止脱碘不彻底或患者对碘过敏,影响对局部反应的观察。

(3)进针深度不宜过大,以免将药物注入皮下,影响药物作用的效果及对局部反应的观察和判断。

(4)拔针后切勿按揉局部,以免影响结果的判断。

(5)试验结果不确定时,可做对照试验。在另一前臂相同部位注射 0.1 mL 的生理盐水,20 分钟后对照观察反应。

(二)皮下注射法(H)

皮下注射法是将少量药液或生物制剂注入皮下组织的方法。

1. 目的

(1)用于某些不宜口服给药而需在短时间内发挥药效的药物治疗,如胰岛素、肾上腺素。

(2)局部给药,如局部麻醉用药。

(3)各种疫苗、菌苗的预防接种。

2. 实施程序

程　序	操 作 步 骤	要 点 说 明
评估	1.核对医嘱单、治疗单(表 10-10、表 10-11) 2.患者病情、治疗情况、意识状态、肢体活动能力,对药物治疗的认知与合作程度 3.注射部位皮肤和皮下组织情况 4.环境是否清洁,光线是否充足	根据注射目的选择部位。 常选用上臂三角肌下缘,也可选上臂外侧(中 1/3)、后背、臀部、大腿前侧与外侧(图 10-15)

续表

程　序	操作步骤	要点说明
计划	1.护士准备:着装整洁,洗手,戴口罩	
	2.用物准备:基础注射盘;1～2 mL 注射器、5～6 号针头;治疗单、药物	药物须按医嘱准备
	3.环境准备:清洁、安静、温度适宜,光线充足	
	4.患者准备:了解皮下注射的目的、方法、药物作用、注意事项及配合要点;取舒适体位并暴露注射部位	
实施	1.备药:核对医嘱单及治疗单,检查药液质量并吸取药液	严格执行查对制度和无菌操作原则
	2.核对解释:携用物至床旁,核对患者床号、姓名,查对无误后,解释操作目的和过程	确认患者
	3.选择部位:协助患者取合适的体位,选择并暴露注射部位	
	4.消毒:常规消毒注射部位皮肤,待干	
	5.再次核对:再次进行核对,无误后排尽空气	操作中查对
	6.进针:左手拇指向下绷紧皮肤,夹一干棉签于无名指与小拇指之间,右手以持锥法持注射器,示指固定针栓,针头斜面向上与皮肤成30°～40°角,快速刺入皮下(图10-16)	1.进针不宜过深,以免进入肌层 2.一般将针梗的 1/2～2/3 刺入皮下,勿全部刺入以免不慎断针增加处理难度
	7.抽回血:右手保持原姿势,松开左手,用左手抽动活塞	确保针头未刺入血管内
	8.推药:如无回血,缓慢、均匀注入药液(图10-17)	推药速度宜缓慢、均匀以减轻疼痛
	9.拔针、核对:注药毕,用干棉签轻压穿刺点,快速拔针后按压片刻。再次核对床号、姓名	1.压迫至不出血为止 2.操作后查对
	10.指导患者:告知患者注意事项	
	11.整理:清理用物,协助患者取舒适体位,致谢	按消毒隔离原则处理用物
	12.记录:密切观察患者用药后全身和局部反应,洗手,记录	记录注射时间,药物名称、浓度、剂量,患者的反应
评价	1.护士操作技术熟练规范,进针深度、选择部位以及注入药物剂量准确,注射部位未出现硬结、感染 2.患者理解皮下注射的目的及药物作用相关知识,能积极配合,无不适,护患沟通有效	

表 10-10　医嘱单

姓名:兰×　性别:女　年龄:48 岁　科室:内分泌科　床号:8　诊断:糖尿病　住院号/ID 号:20151213

起　始		长 期 医 嘱	医生签名	护士签名	停　止		医生签名	护士签名
日期	时间				日期	时间		
2015.12.14	8:00	胰岛素注射液 3 mL:300 U　8 U tidH	张×	兰×				

续表

起 始		长 期 医 嘱	医生 签名	护士签名	停 止		医生 签名	护士 签名
日期	时间				日期	时间		

表 10-11　治疗单

姓名:兰×　性别:女　年龄:48 岁　科室:内分泌科　床号:8　诊断:糖尿病　住院号/ID 号:20151213
日期:2015.12.14

序号	医　　嘱	核对人签名	执行时间	护士签名
1	胰岛素注射液 3 mL:300 U　8 U tid H	谢×	8:30	赵×

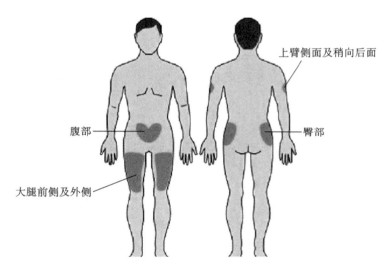

上臂侧面及稍向后面

腹部

臀部

大腿前侧及外侧

图 10-15　皮下注射部位

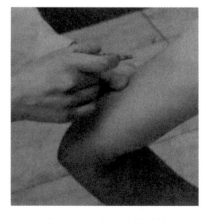

图 10-16　皮下注射进针

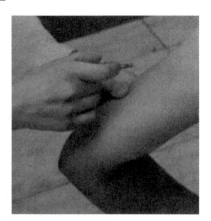

图 10-17　皮下注射推药

3. 注意事项

（1）针头刺入角度不宜大于 45°，以免刺入肌层。

（2）尽量避免使用对局部组织刺激性强或剂量较大的药物做皮下注射。

（3）需要长期皮下注射者，应有计划地更换注射部位，轮流注射，以促进药物充分吸收，利于局部组织的修复（如糖尿病患者胰岛素治疗时）。

（4）注射少于 1 mL 的药液时，应选择 1 mL 注射器，以保证注入药液剂量准确。

（三）肌内注射法（IM 或 im）

肌内注射法是将一定量的药液注入肌肉组织的方法。

1. 目的

（1）不宜或不能口服或静脉注射，且要求短时间内迅速发挥疗效者。

（2）注射刺激性较强或药量较大的药物，不宜皮下注射者。

2. 部位　注射部位一般选择肌肉丰厚且距大血管、神经较远处，避免表面有炎症、瘢痕、损伤等部位。其中最常用的部位为臀大肌，其次为臀中肌、臀小肌、股外侧肌及上臂三角肌（图 10-18）。

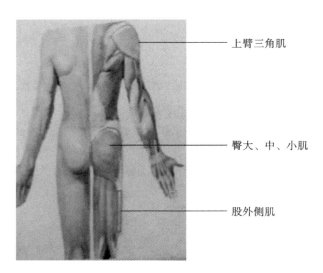

图 10-18　常见肌内注射部位

1）臀大肌注射定位法　具体定位方法有以下两种。

（1）十字法：从臀裂顶点向左或向右划一水平线，然后从髂嵴最高点做一垂线，将一侧臀部分为四个象限，其外上象限避开内角（髂后上棘与股骨大转子连线），即为注射部位（图 10-19）。

（2）连线法：取髂前上棘与尾骨连线的外上 1/3 处为注射部位（图 10-20）。

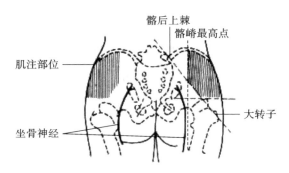

图 10-19　臀大肌注射定位法（十字法）

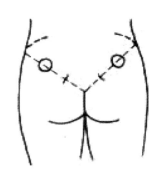

图 10-20　臀大肌注射定位法（连线法）

2)臀中肌、臀小肌注射定位法　此处血管、神经较少,脂肪组织也较薄,可用于小儿、危重或不能翻身的患者,此方法目前使用日趋广泛。定位方法有两种。

(1)三横指法:髂前上棘外侧三横指处(以患者自体手指宽度为标准)。

(2)示指、中指定位法:掌根置于股骨大转子上,示指尖和中指尖尽量分开,分别置于髂前上棘和髂嵴下缘处,在示指、中指和髂嵴之间构成一个三角区域,此区域即为注射部位(图10-21)。

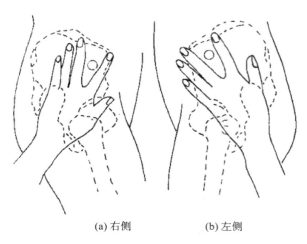

(a) 右侧　　　　(b) 左侧

图 10-21　臀中肌、臀小肌注射定位法(示指、中指定位法)

3)股外侧肌注射定位法　此方法的注射范围为大腿中段外侧,膝关节上 10 cm,髋关节下 10 cm,宽约 7.5 cm 的范围(图10-22)。此处范围较广,较少有大血管、神经干通过。此法适用于多次注射者,尤其适用于 2 岁以下幼儿。

4)上臂三角肌注射定位法　上臂外侧,肩峰下 2～3 横指处(图10-23)。此处肌肉较薄,只能做小剂量注射。

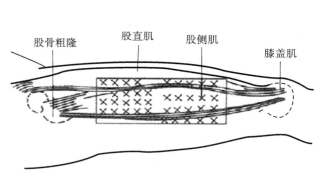

图 10-22　股外侧肌注射定位法

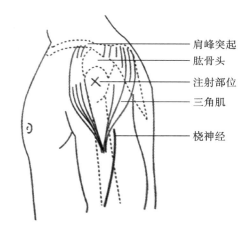

图 10-23　上臂三角肌注射定位法

3.体位　为了使注射部位肌肉放松,减轻疼痛与不适,肌内注射时患者可采用以下体位。

(1)侧卧位:上腿伸直,下腿稍弯曲,使注射一侧臀部肌肉放松。

(2)俯卧位:足尖相对,足跟分开,头偏向一侧。

(3)仰卧位:自然平卧,肌肉放松。常用于危重及不能翻身的患者,采用臀中、小肌注射较为方便。

(4)坐位:为门诊患者接受注射时常用的体位。可供上臂三角肌或臀部肌肉注射,如为后者,患者坐的位置要稍高一些,便于操作。

4. 实施程序

程 序	操 作 步 骤	要 点 说 明
评估	1. 核对医嘱单、治疗单(表 10-12、表 10-13) 2. 患者病情、意识状态、肢体活动能力、治疗情况、用药史、过敏史和家族史,对药物治疗的认知及合作程度 3. 患者注射部位皮肤及肌肉组织状况 4. 环境是否清洁,光线是否充足	
计划	1. 护士准备:着装整洁,洗手、戴口罩	
	2. 用物准备:选用 2~5 mL 注射器,6~7 号针头;药物按医嘱准备;其余同皮下注射法	
	3. 环境准备:清洁、安静、温度舒适,光线充足。必要时,以屏风或围帘遮挡	
	4. 患者准备:了解肌内注射的目的、方法、药物的作用、注意事项及配合要点;取舒适体位并暴露注射部位	
实施	1. 备药:核对医嘱单及治疗单,检查药液质量并吸取药液	严格执行查对制度和无菌操作原则
	2. 核对解释:携用物至床旁,核对患者床号、姓名,查对无误后,解释操作目的和过程	
	3. 选择部位:协助患者取合适的体位,选择并暴露注射部位	
	4. 消毒:常规消毒注射部位皮肤,待干	
	5. 再次核对、排气:再次进行核对,无误后,排尽空气	操作中查对
	6. 进针:左手无名指与小指之间夹一干棉签,拇指和示指绷紧皮肤,右手握笔式持注射器,中指固定针栓,针头与皮肤成 90°角,快速刺入 2.5~3 cm(相当于针梗的 2/3)(图 10-24)	消瘦者及患儿进针深度酌减
	7. 抽回血:右手中指固定针栓,松开左手抽动活塞	
	8. 推药:如无回血,缓慢、均匀注入药液	确保未刺入血管内
	9. 拔针:注射完毕,用干棉签轻压穿刺点,快速拔针后按压片刻,再次核对床号、姓名	操作后查对
	10. 整理:清理用物,协助患者取舒适卧位,致谢	按消毒隔离原则处理用物
	11. 记录:密切观察患者用药后全身和局部反应,洗手,记录	记录注射时间,药物名称、浓度、剂量,患者的反应
评价	1. 护士操作技术熟练规范,进针深度、选择部位以及注入药物剂量准确,能按无痛注射法进行操作 2. 护士无菌观念强,注射部位未出现硬结、感染 3. 患者理解肌内注射的目的及药物作用相关知识,能积极配合,护患沟通有效	

表 10-12 医嘱单

姓名:<u>兰×</u> 性别:<u>女</u> 年龄:<u>48 岁</u> 科室:<u>血液科</u> 床号:<u>8</u> 诊断:<u>巨幼红细胞贫血</u> 住院号/ID 号:<u>20151013</u>

起 始		长 期 医 嘱	医生签名	护士签名	停 止		医生签名	护士签名
日期	时间				日期	时间		
2015.12.14	9:00	维生素 B_{12} 100 μg IMqd	韦×	张×				

表 10-13 治疗单

姓名:<u>兰×</u> 性别:<u>女</u> 年龄:<u>48 岁</u> 科室:<u>血液科</u> 床号:<u>8</u> 诊断:<u>巨幼红细胞贫血</u> 住院号/ID 号:<u>20151013</u>
日期:<u>2015.12.14</u>

序号	医 嘱	核对人签名	执行时间	护士签名
1	维生素 B_{12} 100 μg IM qd	兰×	9:30	韦×

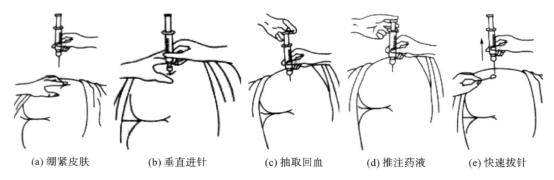

(a) 绷紧皮肤   (b) 垂直进针   (c) 抽取回血   (d) 推注药液   (e) 快速拔针

图 10-24 肌内注射法

5. 注意事项

(1)两种药液同时注射时,注意配伍禁忌。

(2)2 岁以下婴幼儿不宜选用臀大肌注射。因婴幼儿在独立行走之前,臀部肌肉发育不完善,进行臀大肌注射时有损伤坐骨神经的危险,一般应选用臀中肌、臀小肌处进行注射。

(3)需长期肌内注射者,应经常更换注射部位,并注意观察局部对药物的吸收情况。如吸收差,有硬结者可做局部热敷、理疗等处理。

(4)勿把针梗全部刺入,以免发生断针。若针梗折断,应先稳定患者情绪,嘱患者保持原体位不动,防止断针移动,迅速用无菌血管钳取出断针。如断端全部埋入肌肉内,应速请外科处理。

(四)静脉注射法(IV 或 iv)

静脉注射法是指将一定量的无菌药液注入静脉的方法。药液直接进入血液循环,是发挥药效最快的给药方法。

1. 目的

(1)药物不适于口服、皮下、肌内注射,或需迅速发挥药效时。

(2)静脉输液、输血或静脉高营养治疗。

(3)由静脉注入造影剂做诊断性检查,如对肝、肾、胆囊做造影检查。

2. 部位　一般选择粗、直、弹性好、相对固定的静脉,避开关节及静脉瓣。

(1)四肢浅静脉:上肢常用手背浅静脉及肘部浅静脉(贵要静脉、肘正中静脉、头静脉);下肢常用大隐静脉、小隐静脉和足背静脉(图 10-25)。

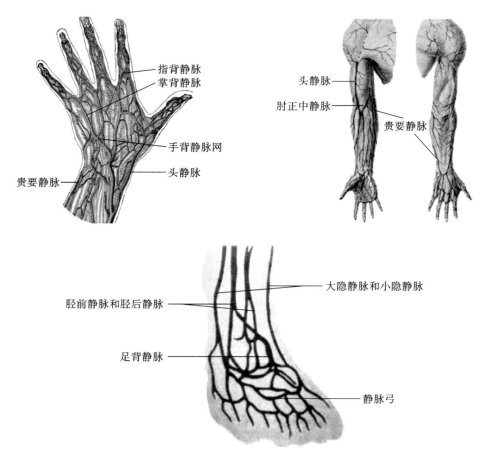

指背静脉
掌背静脉
手背静脉网
贵要静脉
头静脉

头静脉
肘正中静脉
贵要静脉

胫前静脉和胫后静脉
大隐静脉和小隐静脉
足背静脉
静脉弓

图 10-25　四肢浅静脉

(2)头皮静脉:小儿头皮静脉极为丰富,分支甚多,互相沟通交错成网,且静脉表浅易见,易于固定,方便患儿肢体活动,故患儿静脉注射多采用头皮静脉。临床常用的头皮静脉有颞浅静脉、额前正中静脉、耳后静脉和枕后静脉。

(3)股静脉:股静脉位于股三角内,髂前上棘和耻骨结节连线的中点为股动脉起始处定位,股动脉的内侧 0.5 cm 处为股静脉(图 10-26)。

3. 实施程序

程　序	操 作 步 骤	要 点 说 明
评估	1. 核对医嘱单、治疗单(表 10-14、表 10-15) 2. 患者病情、意识状态、肢体活动能力、治疗情况、用药史、过敏史和家族史,对药物治疗的认知及合作程度 3. 注射部位的皮肤情况、静脉充盈度和静脉管壁弹性等 4. 环境是否清洁,光线是否充足	

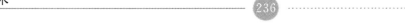

右上角：续表

程　序	操　作　步　骤	要　点　说　明
计划	1.护士准备:着装整洁,洗手、戴口罩 2.用物准备:注射器(规格视药量而定)、6～9号针头或头皮针;其余同肌内注射法 3.环境准备:清洁、安静、温度舒适,光线充足。必要时,以屏风或围帘遮挡 4.患者准备:了解静脉注射药物的目的、注意事项并愿意配合	
实施	▲四肢浅静脉注射法	
	1.备药:核对医嘱及注射卡,检查药液质量并吸取药液	严格执行查对制度和无菌操作原则
	2.核对解释:携用物至床旁,核对患者床号、姓名、药名、剂量等("八对"),查对无误后,解释操作目的和过程	确认患者
	3.选择静脉:选择合适静脉,将小垫枕放于穿刺部位下,在穿刺点上方6～10 cm处扎止血带,嘱患者握拳	1.以手指探明静脉走向及深浅 2.选择粗、直、弹性好、相对固定的静脉,避开关节及静脉瓣 3.需长期静脉注射者,要有计划地使用和保护静脉,应由小到大,由远心端向近心端选择静脉 4.止血带末端向上,以防污染无菌区
	4.消毒:常规消毒皮肤,待干	
	5.再次核对:再次进行核对,无误后排尽空气	操作中查对
	6.穿刺:左手绷紧静脉下端皮肤,右手持锥法持注射器,示指固定针栓,针头斜面向上与皮肤成15°～30°角自静脉的上方或侧方刺入皮下,再沿静脉的走向潜行刺入静脉	穿刺时应沉着,切勿乱刺,一旦出现局部血肿,立即松开止血带,拔出针头,按压局部,另选其他静脉穿刺
	7.抽回血:右手保持原姿势,松开左手,用左手抽动活塞	
	8.推药:见回血后进针少许,松开止血带,嘱患者松拳,示指固定针栓,缓慢推注药液(图10-27)	
	9.拔针:注药完毕,用干棉签沿血管走向轻压穿刺点及静脉进针点,快速拔针,按压3～5分钟(或嘱患者屈肘3～5分钟)至不出血即可,再次核对	操作后核对
	▲股静脉注射法	股静脉注射法常用于患者急救时紧急穿刺,注入药物、加压输液、输血或采集血标本

续表

程 序	操 作 步 骤	要 点 说 明
实施	1.备药、核对、解释:同四肢浅静脉注射法	
	2.安置体位:协助患者取仰卧位,两腿伸直、略外展、外旋,必要时在穿刺侧腹股沟下垫一沙袋或软枕	
	3.消毒:常规消毒局部皮肤及操作者左手示指、中指。再次进行核对,无误后排尽空气	操作中查对
	4.穿刺:左手示指、中指扣及股动脉,右手持锥法或握笔法持注射器,针头与皮肤成45°或90°角,在股动脉内侧0.5 cm处刺入,左手抽动活塞,见有暗红色血液,提示进入静脉	
	5.推药:右手示指固定针栓,左手推注药物	
	6.拔针:注药完毕,快速拔针,用无菌纱布按压局部3~5分钟。再次核对床号、姓名及药物	1.以免引起出血或血肿 2.操作后核对
	7.整理:清理用物,协助患者取舒适体位,致谢	
	8.记录:密切观察患者用药后全身和局部反应,洗手,记录	
评价	1.护士严格按照注射原则进行,操作技术熟练,一次性注射成功,注射部位无渗出、肿胀,未发生感染 2.能分析静脉注射失败的常见原因,并进行处理。根据患者情况提高静脉穿刺成功率 3.患者理解静脉注射的目的及药物作用相关知识,能积极配合,护患沟通有效	

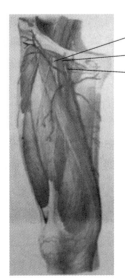
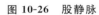

图 10-26 股静脉

股神经
股动脉
股静脉

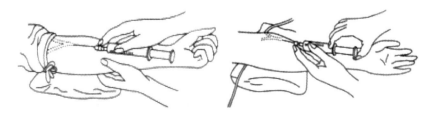

图 10-27 静脉注射(进针、推药)

表 10-14 医嘱单

姓名:兰× 性别:女 年龄:35 岁 科室:产科 床号:8 诊断:先兆子痫 住院号/ID 号:20150911

起 始		长 期 医 嘱	医生签名	护士签名	停 止		医生签名	护士签名
日期	时间				日期	时间		
2015.09.14	9:00	硫酸镁注射液 2.5 g	韦×	张×				
		25% 葡萄糖注射液 20 mL	韦×	张×				
		静脉注射 qd	韦×	张×				

表 10-15 治疗单

姓名:兰× 性别:女 年龄:35 岁 科室:产科 床号:8 诊断:先兆子痫 住院号/ID 号:20150911

日期:2015.09.14

序号	医 嘱	核对人签名	执行时间	护士签名
1	硫酸镁注射液 2.5 g	周×	9:30	兰×
	25% 葡萄糖注射液 20 mL	周×	9:30	兰×
	静脉注射 qd	周×	9:30	兰×

4. 注意事项

(1)严格执行查对制度、无菌操作原则和消毒隔离原则。

(2)根据患者的病情、年龄和药物的性质,掌握推注药物的速度。并注意倾听了解患者的主诉,观察局部情况及病情变化。

(3)注射对组织有强烈刺激性的药物时,应另备装有生理盐水的注射器和头皮针,先用生理盐水注射器穿刺成功,确认针头在静脉内后,再更换吸有药物的注射器进行注射,防止药物溢出血管而造成组织坏死。

(4)股静脉穿刺时,如抽出鲜红色血液,提示针头刺入股动脉,应立即拔出针头,用无菌纱布紧压穿刺处 5～10 分钟,直至不出血。

5. 静脉穿刺常见的失败原因及处理措施

(1)针头未完全进入血管(较浅):针尖斜面一半在血管内,一半在血管外。抽吸虽有回血,但推药时部分药液溢出至皮下,局部肿胀并有痛感。此时,应沿静脉走向再进针少许,试抽有回血,患者无疼痛感,方可注药。

(2)针头刺破血管下壁进入深层组织(过深):抽吸无回血,注入少量药物局部无隆起,主诉疼痛。此时应拔出针头,重新选择血管穿刺。

(3)针头刺破对侧血管下壁(较深):针头刺入较深,针尖斜面一半穿破对侧血管壁,注药时部分药物溢出至深层组织,抽吸有回血,推注少量药液时局部可无隆起,但患者有疼痛感。此时应拔出针头,重新选择血管穿刺。

(4)针头刺入静脉过少(过浅):针头未刺入血管。表现为抽吸无回血,推注药物后局部隆起,患者有疼痛感(图 10-28)。

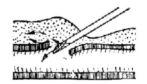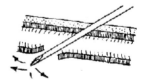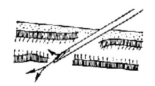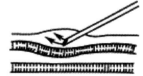

图 10-28 静脉穿刺常见的失败原因

知识链接

特殊患者静脉穿刺要点

1.肥胖患者　肥胖患者皮下脂肪较厚,静脉较深,难以寻找,但相对固定。注射前先摸清血管走向,然后由静脉上方进针,进针角度稍加大(30°～40°)。

2.水肿患者　水肿患者皮下组织积液,静脉难以辨识。注射前可沿静脉解剖位置,用手按揉局部,以暂时驱散皮下水分,使静脉充分显露后再行穿刺。

3.脱水患者　脱水患者血管充盈不良,穿刺困难。注射前,可在局部从远心端向近心端方向反复推揉、按摩,或局部热敷,待静脉充盈后再穿刺。

4.老年患者　老年患者皮下脂肪较少,血管易滑动且脆性大,针头难以刺入静脉或易穿破血管对侧。注射时,可用手指分别固定穿刺段静脉上下两端,在静脉的上方进针,角度稍减小,同时注意穿刺不可过猛,以防血管破裂。

(五)动脉注射法

动脉注射法是将无菌药液注入动脉的方法,常见注射位置有股动脉、颈总动脉、锁骨下动脉等。

1.目的

(1)用于抢救重度休克,尤其是创伤性休克患者。

(2)用于施行某些特殊检查。如脑血管造影、下肢动脉造影等。

(3)经动脉注射抗癌药物,做区域化治疗。

2.实施程序

程　序	操 作 步 骤	要 点 说 明
评估	1.核对医嘱单、治疗单 2.患者病情、意识状态、肢体活动能力、治疗情况、用药史、过敏史和家族史,对药物治疗的认知及合作程度 3.注射部位的皮肤情况、静脉充盈度和静脉管壁弹性等 4.环境是否清洁,光线是否充足	
计划	1.护士准备:同肌内注射法 2.用物准备:基础注射盘、注射器(规格视药量而定)、6～9号针头或头皮针、止血带、小垫枕、胶布,按医嘱备药及注射卡 3.环境准备:清洁、安静,温度适宜,光线充足。必要时,用屏风遮挡患者 4.患者准备:了解动脉注射的目的、方法、药物作用、注意事项及配合要点;取舒适体位,并暴露注射部位	
实施	1.备药:核对医嘱及注射卡,检查药液质量并吸取药液	严格执行查对制度
	2.核对解释:核对患者床号、姓名、药名、剂量等("八对");解释操作目的及方法	确认患者
	3.摆好体位:协助患者取舒适体位	以股动脉为例:患者平卧,下肢伸直略外展外旋,以充分暴露穿刺部位
	4.消毒:用2%碘酊和75%乙醇消毒皮肤,直径大于5 cm;常规消毒左手示指和中指	

续表

程序	操作步骤	要点说明
实施	5.再次核对:再次核对,并排尽空气	操作中查对
	6.穿刺推药:用左手示指和中指固定所选动脉,另一手持注射器,垂直刺入动脉(股动脉多用)或与动脉走向成40°角刺入。见有鲜红色血液涌入注射器时,即以一手固定好穿刺针,同时用另一手以尽可能快的速度推注药	股动脉穿刺点在腹股沟股动脉搏动明显处
	7.按压拔针:注药完毕,迅速拔出针头,局部用无菌纱布按压5~10分钟	无菌纱布按压5~10分钟直至无出血为止
	8.再次核对患者及药物("八对")	操作后查对
	9.整理:清理用物,协助患者取舒适体位,致谢	
	10.记录:密切观察患者用药后全身和局部反应,洗手,记录	
评价	1.护士严格按照注射原则进行,操作技术熟练,一次性注射成功,注射部位无渗出、肿胀,未发生感染 2.患者理解动脉注射的目的及药物作用相关知识,能积极配合,护患沟通有效	

3. 注意事项

(1)新生儿不宜选择股动脉注射,进针时易损伤髋关节,多选用桡动脉注射。

(2)凝血功能障碍患者禁忌采用股动脉注射。

(六)电脑微量注射泵的应用

电脑微量注射泵为临床急救、治疗和护理的常用设备,可将药液持续、均匀、定量输入人体静脉或动脉内,目前广泛应用于临床各科。

1. 目的

(1)方便进行动脉、静脉给药,长时间、微量、精确、均匀地给药,如手术后镇痛剂的缓慢注射。

(2)肿瘤患者的治疗。

2. 实施程序

程序	操作步骤	要点说明
评估	1.患者病情、意识状态、肢体活动能力、治疗情况。对药物治疗的认知及合作程度 2.注射部位的皮肤情况、血管充盈度及管壁弹性 3.注射泵的性能	
计划	1.护士准备:同静脉注射法 2.用物准备:除按静脉注射的用物准备外,另备电脑微量注射泵(图10-29)、注射泵延长管,按医嘱准备药液 3.环境准备:同静脉注射法 4.患者准备:了解注射给药的目的、方法、注意事项及配合要点,取舒适体位,并暴露注射部位	

续表

程序	操作步骤	要点说明
实施	1. 连接电源:按机器要求连接电源	
	2. 检测:打开电脑微量注射泵电源开关,机器自动进行检测	
	3. 固定:将吸好药液的注射器稳妥地固定在机器上	
	4. 设定流量:通过置数键调节所需流量	根据医嘱调整好注射速度和注射时间
	5. 连接:将注射器与静脉穿刺针连接	
	6. 静脉穿刺:选择静脉,常规消毒皮肤,进行静脉穿刺,固定针头,按下启动运行键(RUN),注射泵开始注射	
	7. 观察:注射泵注射药物的过程中,随时观察注射泵的运行、药物输入的情况和患者反应	
	8. 停止运行:药液注射完毕,按下停止运行键(STOP)	
	9. 拔出针头:拔出针头或松开注射器与静脉穿刺针的连接	
	10. 取出注射器:取出注射器,关闭注射泵,切断电源	
	11. 整理:清理用物,协助患者取舒适卧位,致谢	用过的物品按要求分类处理
	12. 记录:洗手,记录	
评价	1. 患者理解使用注射泵的目的,能积极配合 2. 护士能正确使用电脑微量注射泵,使药液有计划、顺利地输入患者体内,保持均匀、恒定的速度	

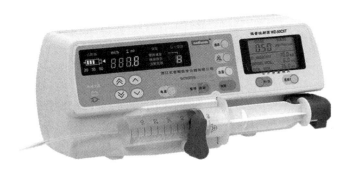

图 10-29　电脑微量注射泵

3. 注意事项

(1)在使用电脑微量注射泵期间,应随时观察药液输入情况及患者的反应。

(2)密切观察注射泵的运行状态,遇有故障及时排除。

【本节小结】

临床上常用的注射法包括皮内注射、皮下注射、肌内注射和静脉注射。在各种注射技术中护士均应严格贯彻注射原则,掌握抽吸药液的方法和各种注射技术。

【目标检测】

A1 型题

1. 灭菌注射器及针头,下列手可接触的是(   )。

A. 乳头、针栓   B. 活塞、针梗   C. 空筒、针尖

D. 活塞轴、针梗   E. 活塞柄、针栓

2. 接种卡介苗的部位和方法是(   )。

A. 股外侧肌,皮下注射   B. 三角肌,肌内注射   C. 三角肌下缘,皮内注射

D. 三角肌下缘,皮下注射   E. 前臂掌侧下端,皮内注射

3. 关于皮下注射,下述错误的是(   )。

A. 药液量少于 1 mL,需用 1 mL 注射器抽吸

B. 注射部位要常规消毒

C. 持针时,右手示指固定针栓

D. 针头和皮肤成 50°角刺入

E. 进针长度为针梗的 2/3 长

4. 臀大肌注射法的部位是(   )。

A. 髂后上棘和尾骨连线的外上 1/3 处   B. 髂前上棘和尾骨连线的外上 1/3 处

C. 髂前上棘和尾骨连线的外上 1/4 处   D. 髂前上棘和尾骨连线的外下 1/3 处

E. 髂前上棘和尾骨连线的外上 1/5 处

5. 用皮内注射法做药物过敏试验,不正确的是(   )。

A. 详细询问有无过敏史,有过敏史者不能做

B. 前臂掌侧下段皮肤用 2% 碘酊消毒后,再用 70% 乙醇脱碘后待干

C. 针头斜面向上穿刺进皮内

D. 推注药液 0.1 mL,局部形成圆形皮丘

E. 拔出外头,切勿按揉

A2 型题

6. 患者,男,45 岁,护士为其静脉注射 25% 葡萄糖溶液时,患者自述疼痛,推注时稍有阻力,推注部位局部隆起,抽无回血,此情况应考虑的是(   )。

A. 静脉痉挛   B. 针头部分阻塞   C. 针头滑出血管外

D. 针头斜面紧贴血管壁   E. 针头斜面部分穿透血管壁

7. 患儿,女,1 岁。因淋巴结核住院,医嘱肌内注射数种药物。护士为该患儿肌内注射时,不恰当的操作是(   )。

A. 宜选用肌肉肥厚的臀大肌   B. 注射时应固定好肢体,防止折针

C. 注意药物的配伍禁忌   D. 注意经常更换注射部位

E. 切勿将针梗全部刺入

A3 型题

(8~11 题共用题干)

患者,男,68 岁。患 2 型糖尿病 8 年。胰岛素 6 U 治疗,餐前 30 分钟,H, tid。

8. "H"译成中文的正确含义是(   )。

A. 皮内注射   B. 皮下注射   C. 肌内注射   D. 静脉注射   E. 静脉点滴

9. 给药次数为(   )。

A. 每日 1 次   B. 每日 2 次   C. 每日 3 次   D. 每日 4 次   E. 每晚 1 次

10. 合适的注射部位是(   )。

A. 腹部   B. 臀小肌   C. 臀中肌   D. 臀大肌   E. 骨外侧肌

11.患者出院时,护士对其进行胰岛素使用方法的健康指导,错误的内容是(　　　　)。

A.不可在发炎、有瘢痕、硬结处注射　　　B.注射部位要经常更换

C.注射时进针的角度为 $30°\sim40°$ 　　　D.注射区皮肤要消毒

E.进针后回抽要有回血

第五节　药物过敏试验法

 学习目标

(1)阐述青霉素过敏反应的预防、青霉素过敏性休克的抢救措施及破伤风抗毒素脱敏注射法。

(2)叙述各种药物过敏反应的临床表现。

(3)熟悉各种药物过敏反应的原因。

(4)学会青霉素、链霉素、破伤风抗毒素、头孢菌素类、碘、普鲁卡因和细胞色素 C 的试验方法和结果判断。

(5)能配合医生实施青霉素过敏性休克的抢救。

(6)严格按照操作规程操作,认真观察,正确判断结果。

案例导入

患者,女,48 岁,因发热以"肺部感染"住院治疗。护士于 10 分钟前按医嘱予以青霉素皮试,现患者诉胸闷,气促,面色苍白,出冷汗。查体:血压 86/60 mmHg,脉率 102 次/分,呼吸 24 次/分。患者曾使用青霉素,无青霉素过敏史,无家族过敏史。请思考:

(1)该患者出现什么问题?如何预防?

(2)对该患者应采取哪些护理措施?

一、青霉素过敏试验技术

青霉素是临床常用的抗生素之一,主要作用于敏感的革兰阳性球菌、革兰阴性球菌和螺旋体感染。青霉素疗效高、毒性较低,但易发生过敏反应,其过敏反应发生率在各种抗生素中最高,为 $3\%\sim6\%$ 。多数发生于多次接受青霉素治疗者,偶见初次用药患者。

青霉素任何年龄、任何途径、任何剂型和剂量、任何给药时间均可发生过敏反应,因此,使用前必须先做过敏试验,结果为阴性者方可给药。

(一)相关知识

青霉素本身不具有抗原性,其降解产物(青霉噻唑酸和青霉烯酸)为半抗原,进入机体后与组织蛋白结合形成全抗原(青霉噻唑蛋白),刺激机体产生特异性抗体 IgE。IgE 黏附在某些组织,如皮肤、鼻、咽喉、声带、支气管黏膜下微血管周围的肥大细胞上和血液中的白细胞表面,使机体处于致敏状态。当机体再次接受该抗原刺激时,抗原即与 IgE 结合,发生抗原抗体反应,导致细胞破裂,释放组胺、缓激肽、5-羟

色胺等血管活性物质。这些物质分别作用于效应器官,引起平滑肌痉挛、微血管扩张、毛细血管通透性增加、腺体分泌增多等,从而产生一系列过敏反应的临床表现(图 10-30)。

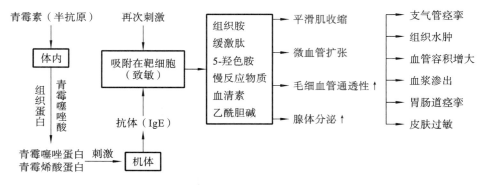

图 10-30　青霉素过敏反应原因

(二)青霉素过敏试验的实施

1. 实施程序

程序	操作步骤	要点说明
评估	1.核对医嘱单、注射单(表 10-16、表 10-17) 2.询问"三史":用药史、过敏史、家族过敏史 3.了解病情:病情、治疗情况、用药情况、心理状态、意识状态,对青霉素过敏试验的认识程度、合作态度 4.是否空腹:尽量不要在空腹时进行皮试 5.局部皮肤情况:有无皮疹、硬结、瘢痕、感染等 6.告知:皮试原因、注意事项、如何配合等	1.严格执行"三查八对"制度 2.体质虚弱、情绪紧张者宜采取卧位,以防晕针 3.有过敏史者通知医生
计划	1.护士准备:洗手、戴口罩 2.用物准备:注射用物、急救用物(0.1%肾上腺素) 3.患者准备:排大小便,避免空腹 4.环境准备:符合无菌技术操作要求、方便抢救	1.急救物品放在病床旁,以备随时应用 2.必要时准备氧气、吸痰等用物
实施	1.核对检查:双人核对医嘱单、注射单、药物,检查质量、有效期	
	2.青霉素皮试液配制。皮试液浓度:每毫升含青霉素 200～500 U 80 万 U 青霉素 ＋4 mL 生理盐水(1 mL 含 20 万 U) 取 0.1 mL＋生理盐水至 1 mL(含 2 万 U) 取 0.1 mL＋生理盐水至 1 mL(含 2000 U) 取 0.25 mL＋生理盐水至 1 mL(含 500 U)	皮试液浓度要精确
	3.核对、解释:携用物至床旁,双人核对,解释,取舒适体位 4.选择部位:前臂掌侧下段 5.皮内注射:75%乙醇消毒皮肤,皮内注射青霉素皮试液 0.1 mL(含青霉素 20～50 U),使局部形成一皮丘,拔针 6.整理、记录:核对,交代注意事项(不离开现场、不用手抓、如有不舒服及时告知);整理病床单位,洗手、记录(注射时间、批号、签名)	1.忌用碘类消毒剂,对乙醇过敏者可选用其他皮肤消毒剂 2.进针角度不宜过大,注入剂量要准确 3.勿按压进针处及按揉局部皮肤

程　序	操　作　步　骤	要　点　说　明
实施	7.结果观察:20 分钟后观察结果 (1)阴性:皮丘大小无改变,周围无红肿,无红晕,无自觉症状,无不适表现 (2)阳性:皮丘隆起增大,出现红晕硬块,直径大于 1 cm,周围有伪足、局部有痒感。可有头晕、心慌、恶心,严重时发生过敏性休克	1.应严密观察患者反应,20 分钟内不能离开 2.患者有过敏反应须及时处理或抢救 3.对皮试结果有怀疑,应在对侧前臂皮内注射 0.9%氯化钠溶液 0.1 mL,作为对照
实施	8.结果记录及处理:将青霉素皮试结果在体温单、医嘱单、注射卡、护理记录等处做好记录 9.如患者皮试结果为阳性: (1)禁用青霉素,告知医生 (2)在体温单、医嘱单、病历卡、床头卡、门诊卡、注射卡上醒目注明 (3)告知患者及其家属,并做好用药指导	
评价	1.患者明确试验目的及注意事项,并主动配合 2.护患沟通有效,患者有安全感,无不良反应	

表 10-16　医嘱单

姓名:李×　性别:女　年龄:48 岁　科室:呼吸内科　床号:2　诊断:肺炎　住院号/ID 号:20151112

起 始		长 期 医 嘱	医生签名	护士签名	停 止		医生签名	护士签名
日期	时间				日期	时间		
2015.11.13	8:00	青霉素钠 320 万 U 0.9%氯化钠注射液 500 mL iv drip qd	李×	邓×				

表 10-17　注射单

姓名:李×　性别:女　年龄:48 岁　科室:呼吸内科　床号:2　诊断:肺炎　住院号/ID 号:20151112　日期:2015.11.13

序号	医 嘱	核对人签名	执行时间	护士签名
1	0.9%氯化钠注射液 10 mL 青霉素钠 320 万 U AST(　　)	谢×	8:30	赵×

2.注意事项

(1)严格执行查对制度和无菌操作原则。

(2)过敏试验前询问用药史、过敏史、家族史,有过敏史者禁做过敏试验,并与医生联系,更换其他药物;如有其他药物过敏史或变态反应性疾病者应慎用。

(3)凡初次使用青霉素或停药 3 天后再用时,或在用药过程中更换批号时需做过敏试验,试验结果阴性者方可用药。

（4）皮试液现用现配，防止产生降解产物导致过敏反应，浓度剂量要准确。

（5）青霉素过敏试验和注射前均要做好急救准备，备好盐酸肾上腺素及注射器等抢救药品及物品。

（6）局部皮肤忌用碘酊消毒。

（7）注射剂量准确，在规定时间内观察结果；皮试结果阳性者禁用青霉素，应告知患者及其家属，并报告医生，同时在体温单、医嘱单、病历、床头卡、门诊病历上醒目注明。

（8）皮试结果不能确定时，可在对侧臂皮内注射 0.9％氯化钠溶液 0.1 mL，20 分钟后观察结果，对比结果确认为阴性方可使用。

（9）首次注射青霉素后观察 30 分钟，防止发生迟缓性过敏反应。

护考链接

A1 型题

1.以下哪种情况禁做青霉素过敏试验？（　　）

A.从未用过青霉素　　　　B.直系亲属对青霉素过敏　　　C.曾用过青霉素现已停药 5 日

D.对青霉素有过敏史者　　　E.对磺胺类药物过敏者

分析：使用青霉素前必须做皮肤过敏试验，试验前应详细询问患者的用药史、过敏史、家族史；患者如有青霉素过敏史，应禁止做过敏试验；患者已进行青霉素治疗，如停药 3 日后再用，或用药中更换药物批号，均应重新做过敏试验，结果阴性方可使用。故答案为 D。

A2 型题

2.护士为张某做青霉素过敏试验，20 分钟后观察，其结果是局部皮丘隆起，出现红晕，直径 1.5 cm，应判断为（　　）。

A.阳性　　　B.弱阳性　　　C.强阳性　　　D.阴性　　　E.假阳性

分析：试验结果的判断。①阴性：皮丘大小无改变，周围不红肿，无红晕，无自觉症状，无不适表现。②阳性：局部出现皮丘隆起、红晕硬块，直径大于 1 cm 或周围有伪足、局部有痒感，严重时可出现过敏性休克。故答案为 A。

（三）青霉素过敏反应的临床表现

1. 过敏性休克　这是最严重的反应，可发生在试验过程中或注射后，一般数秒或数分钟内呈闪电式发生，也有的发生在半小时后，极少数患者发生在连续用药过程中。其主要临床表现如下。

（1）呼吸道阻塞症状：由喉头水肿、肺水肿引起，表现为胸闷、气促、发绀、呼吸困难、喉头阻塞伴濒死感。

（2）循环衰竭症状：周围血管扩张和通透性增加，导致循环血容量不足，表现为面色苍白、出冷汗、脉细弱、血压急剧下降。

（3）中枢神经系统症状：由于脑组织缺血缺氧，表现为头晕眼花、面部及四肢麻木、躁动不安、抽搐、意识丧失、大小便失禁等。

（4）皮肤过敏症状：由于毛细血管通透性增加引起，有皮肤瘙痒、荨麻疹及其他皮疹。

以上症状常以呼吸道症状或皮肤瘙痒最早出现，故必须耐心倾听患者的主诉。

2. 血清病型反应　一般用药后 7～12 天发生，患者有发热、皮肤瘙痒、荨麻疹、腹痛、关节肿痛、全身淋巴结肿大等症状。

3. 各器官或组织的过敏反应

（1）皮肤过敏反应：皮肤瘙痒、皮疹、荨麻疹、皮炎，严重者可发生剥脱性皮炎。

（2）呼吸道过敏反应：可引起哮喘或诱发原有哮喘。

（3）消化系统过敏反应：可引起过敏性紫癜，出现腹痛、便血。

(四)青霉素过敏性休克的急救配合

(1)立即停药,平卧,保暖,报告医生,就地抢救。

(2)按医嘱皮下注射 0.1% 盐酸肾上腺素 0.5～1 mL,小儿酌减。症状不缓解,可每隔半小时皮下或静脉注射该药 0.5 mL,直至脱离危险期。此药可收缩血管、增加外周阻力、兴奋心肌、增加心排血量、松弛支气管平滑肌,是抢救过敏性休克的首选药。

(3)纠正缺氧,给予氧气吸入。如呼吸受抑制,立即进行人工呼吸,按医嘱给予尼可刹米、洛贝林等呼吸兴奋剂。喉头水肿影响呼吸时,应配合医生准备气管插管或行气管切开术。

(4)根据医嘱用药。

①静脉注射地塞米松 5～10 mg 或氢化可的松 200～400 mg 加入 5%～10% 葡萄糖溶液 500 mL 内静脉滴注。

②按病情使用多巴胺、间羟胺等升压药。

③应用抗组胺类药及纠正酸中毒药物。

(5)若发生呼吸或心搏骤停,立即进行复苏抢救。

(6)密切观察病情,记录生命体征、意识和尿量等变化。病情未稳定不宜搬动。

二、头孢菌素类过敏试验技术

(一)相关知识

头孢菌素类药物是一类高效、低毒、广谱的抗生素,因有致敏作用,故用药前需做皮肤过敏试验。此外,应注意头孢菌素和青霉素之间可呈现不完全的交叉过敏反应,对青霉素过敏者有 10%～30% 对头孢菌素过敏,而对头孢菌素过敏者绝大多数对青霉素过敏。下面以头孢他啶(0.5 克/瓶)为例介绍过敏试验法。

(二)头孢他啶过敏试验的实施

1.实施程序

程 序	操 作 步 骤	要 点 说 明
评估	同青霉素过敏试验	同青霉素过敏试验
计划	同青霉素过敏试验,药物为头孢他啶	同青霉素过敏试验
实施	1.核对检查:同青霉素过敏试验	皮试液浓度要精确
	2.头孢他啶皮试液配制。皮试液浓度:每毫升含头孢他啶 500 μg 0.5 g 头孢他啶 ＋ 2 mL 生理盐水(1 mL 含 250 mg) 取 0.2 mL＋生理盐水至 1 mL(含 50 mg) 取 0.1 mL＋生理盐水至 1 mL(含 5 mg) 取 0.1 mL＋生理盐水至 1 mL(含 500 μg)	
	3.核对、解释:同青霉素过敏试验	同青霉素过敏试验
	4.选择部位:同青霉素过敏试验	
	5.皮内注射:乙醇消毒皮肤,皮内注射头孢他啶皮试液 0.1 mL(含头孢他啶 50 μg),使局部形成一皮丘,拔针	
	6.整理、记录:同青霉素过敏试验	
	7.结果观察:同青霉素过敏试验	
	8.结果记录及处理:同青霉素过敏试验	
评价	同青霉素过敏试验	

2. 注意事项

（1）凡既往使用头孢菌素类药物发生过敏反应者，不得再做该药的过敏试验。

（2）皮试阴性者，用药后仍有发生过敏反应的可能，故在用药期间应密切观察。如有过敏反应，应立即停药，并通知医生，处理方法同青霉素过敏反应。

（3）头孢菌素类药物可致交叉过敏。凡对某一种头孢菌素过敏者，一般不可再使用其他品种的头孢菌素类药物。

（4）若患者对青霉素类药物过敏，但病情确实需要头孢菌素类药物时，要在严密观察下做药物过敏试验，并做好抗过敏性休克的急救准备。青霉素过敏性休克者，绝对禁止使用头孢菌素。

三、链霉素过敏试验技术

（一）相关知识

链霉素主要对革兰阴性菌和结核分枝杆菌有较强的抗菌作用，其不良反应以对第Ⅷ对脑神经的损害为多见。链霉素可类似于青霉素的过敏反应，其过敏性休克发生率虽较青霉素低，但反应更严重、死亡率更高。故使用链霉素时，必须做药物过敏试验，实验结果阴性方可用药。

（二）链霉素过敏试验的实施

1. 实施程序

程 序	操 作 步 骤	要 点 说 明
评估	同青霉素过敏试验	同青霉素过敏试验
计划	同青霉素过敏试验，药物为链霉素	同青霉素过敏试验
实施	1. 核对检查：同青霉素过敏试验	
	2. 链霉素皮试液配制。皮试液浓度：每毫升含链霉素 2500 U 100 万 U 链霉素 ＋ 3.5 mL 生理盐水至 4 mL（1 mL 含 25 万 U） 取 0.2 mL＋生理盐水至 1 mL　　　　　（含 2.5 万 U） 取 0.1 mL＋生理盐水至 1 mL　　　　　（含 2500 U）	皮试液浓度要精确
	3. 核对、解释：同青霉素过敏试验	
	4. 选择部位：同青霉素过敏试验	
	5. 皮内注射：乙醇消毒皮肤，皮内注射链霉素皮试液 0.1 mL（含链霉素 250 U），使局部形成一皮丘，拔针	同青霉素过敏试验
	6. 整理、记录：同青霉素过敏试验	
	7. 结果观察：同青霉素过敏试验	
	8. 结果记录及处理：同青霉素过敏试验	
评价	同青霉素过敏试验	

2. 注意事项 同青霉素过敏试验。

（三）链霉素过敏反应的临床表现

链霉素的过敏反应临床较少见，其表现与青霉素过敏反应大致相同。轻者表现为发热、皮疹、荨麻疹，重者可致过敏性休克。链霉素的毒性反应较其过敏反应更常见、更严重，可出现全身麻木、肌肉无力、耳鸣、耳聋、眩晕等症状。

（四）链霉素过敏反应的急救处理

除采取青霉素过敏反应的抢救措施外，还应静脉注射 10% 葡萄糖酸钙或 5% 氯化钙溶液。由于钙离子可与链霉素络合，从而减轻中毒症状。若出现肌肉无力、呼吸困难，遵医嘱皮下注射新斯的明 0.5～

1 mg，必要时给予 0.25 mg 静脉注射。

四、破伤风抗毒素过敏试验及脱敏注射技术

（一）相关知识

破伤风抗毒素是一种特异性抗体，能中和患者体液中的破伤风抗毒素，使机体产生被动免疫。临床上常用于救治破伤风患者，也用于破伤风疾病的预防。破伤风抗毒素是一种免疫马血清，对人体是一种异体蛋白，具有抗原性，注射后容易引起过敏反应。主要反应为发热、速发型或迟缓型血清病，反应一般不严重，但偶尔可见过敏性休克，抢救不及时可导致死亡。因此，在首次使用破伤风抗毒素前，必须做过敏试验，曾用过破伤风抗毒素停用超过 7 天者，如再次使用，还须重做过敏试验。试验结果阴性，方可将所需剂量一次性注射完。

（二）破伤风抗毒素过敏试验的实施

1. 实施程序

程 序	操 作 步 骤	要 点 说 明
评估	同青霉素过敏试验	同青霉素过敏试验
计划	同青霉素过敏试验，药物为破伤风抗毒素	同青霉素过敏试验
实施	1.核对检查：同青霉素过敏试验	
	2.破伤风抗毒素皮试液的配制。皮试液浓度：每毫升含破伤风抗毒素 150 IU。 取每毫升含 1500 IU 的药液 0.1 mL，加 0.9％氯化钠溶液至 1 mL 即为标准皮试液	皮试液浓度要精确
	3.核对、解释：同青霉素过敏试验	同青霉素过敏试验
	4.选择部位：同青霉素过敏试验	
	5.皮内注射：乙醇消毒皮肤，皮内注射破伤风抗毒素皮试液 0.1 mL（含破伤风抗毒素 15 IU），使局部形成一皮丘，拔针	
	6.整理、记录：同青霉素过敏试验	
	7.结果观察：20 分钟后观察结果 （1）阴性：皮丘大小无改变，周围无红肿，无红晕，无自觉症状，无不适表现 （2）阳性：皮丘隆起增大，出现红晕硬块，直径大于 1.5 cm，红晕直径超过 4 cm，周围有伪足、局部有痒感。可有头晕、心慌、恶心，严重时发生过敏性休克	1.应严密观察患者反应，患者 20 分钟内不能离开 2.患者有过敏反应须及时处理或抢救 3.如试验结果不能确定时，应在另一手的前臂内侧用生理盐水做对照试验
	8.结果处理： （1）对照试验为阴性者，将需要的剂量一次进行肌内注射 （2）对照试验结果为阳性者，应行破伤风抗毒素脱敏注射（表 10-18）。在脱敏注射前应按抢救过敏性休克的需要准备好急救物品，注射过程中应密切观察，如发现患者有气促、发绀、荨麻疹等全身反应或发生过敏性休克时应立即停止注射。如反应轻微，待反应消退后，酌情增加注射次数，减少每次注射剂量，以达到顺利注入所有药量的目的	
评价	同青霉素过敏试验	

表 10-18　破伤风抗毒素脱敏注射

次　数	破伤风抗毒素/mL	加生理盐水/mL	注射途径	间隔时间/分钟
1	0.1	至 1	肌内注射	20
2	0.2	至 1	肌内注射	20
3	0.3	至 1	肌内注射	20
4	余量	至 1	肌内注射	20

2. 注意事项　同青霉素过敏试验。

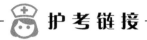护考链接

A1 型题

破伤风抗毒素皮试液的标准是每毫升皮试液中含破伤风抗毒素（　　）。

A. 50 IU　　　　　B. 100 IU　　　　　C. 150 IU　　　　　D. 1500 IU　　　　　E. 15000 IU

分析：破伤风抗毒素皮试液浓度为每毫升含破伤风抗毒素 150 IU。故答案为 C。

五、普鲁卡因过敏试验技术

（一）相关知识

普鲁卡因是一种常用局部麻醉药,可用于浸润麻醉、传导麻醉、腰麻及硬膜外麻醉。偶可引起过敏反应。当首次因手术用药或特殊检查需用普鲁卡因时,须先做过敏试验,结果阴性才可使用。

（二）普鲁卡因过敏试验的实施

1. 实施程序

程　序	操 作 步 骤	要点说明
评估	同青霉素过敏试验	同青霉素过敏试验
计划	同青霉素过敏试验,药物为普鲁卡因	同青霉素过敏试验
实施	1. 核对检查:同青霉素过敏试验	
	2. 普鲁卡因皮试液配制。皮试液浓度:每毫升含普鲁卡因 2.5 mg。 具体配制方法应根据普鲁卡因原液浓度而异,如为 1% 的普鲁卡因原液, 则取 0.25 mL 药液加生理盐水至 1 mL 即可;如为 2% 的普鲁卡因原液, 则取 0.1 mL 药液加生理盐水至 0.7 mL 即配成	皮试液浓度要精确
	3. 核对、解释:同青霉素过敏试验	同青霉素过敏试验
	4. 选择部位:同青霉素过敏试验	
	5. 皮内注射:乙醇消毒皮肤,取 0.25% 普鲁卡因液皮内注射 0.1 mL(含普鲁卡因 0.25 mg),使局部形成一皮丘,拔针	
	6. 整理、记录:同青霉素过敏试验	
	7. 结果观察:同青霉素过敏试验	同青霉素过敏试验
	8. 结果处理及处理:同青霉素过敏试验	
评价	同青霉素过敏试验	

2.注意事项 同青霉素过敏试验。

六、细胞色素C过敏试验技术

（一）相关知识

细胞色素C是一种细胞呼吸激活剂，常作为组织缺氧治疗的辅助用药，偶尔过敏反应发生，用药前须做过敏试验。

（二）细胞色素C过敏试验的实施

1.实施程序

程 序	操 作 步 骤	要 点 说 明
评估	同青霉素过敏试验	同青霉素过敏试验
计划	同青霉素过敏试验,药物为细胞色素C	同青霉素过敏试验
实施	1.核对检查:同青霉素过敏试验	
	2.细胞色素C皮试液的配制。皮试液浓度:每毫升含细胞色素C 0.75 mg。取细胞色素C(原液每支2 mL含15 mg)0.1 mL,加生理盐水稀释至1 mL(0.75 mg/ml)	皮试液浓度要精确
	3.核对、解释:同青霉素过敏试验	同青霉素过敏试验
	4.选择部位:同青霉素过敏试验	
	5.试验方法: (1)皮内注射法:取细胞色素C皮试液0.1 mL(含细胞色素C 0.075 mg)皮内注射 (2)划痕试验法:在前臂掌侧下段内侧,用75%乙醇常规消毒皮肤,取细胞色素C原液(每毫升含7.5 mg)1滴,滴于皮肤上,用无菌针头在表皮上划痕两道,长度约为0.5 cm,深度以有微量渗血为度	
	6.整理、记录:同青霉素过敏试验	
	7.结果观察:局部红肿,直径大于1 cm,有丘疹者为阳性	同青霉素过敏试验
	8.结果处理及处理:同青霉素过敏试验	
评价	同青霉素过敏试验	

2.注意事项 同青霉素过敏试验。

七、碘过敏试验技术

（一）相关知识

临床上常用碘化物造影剂做肾脏、胆囊、膀胱、心血管、脑血管等造影，此类药物也可发生过敏反应。凡首次用药者应在碘造影前1～2天做过敏试验，结果为阴性时方可做碘造影检查。

（二）碘过敏试验的实施

1.实施程序

程 序	操 作 步 骤	要 点 说 明
评估	同青霉素过敏试验	同青霉素过敏试验
计划	同青霉素过敏试验,药物为碘液	同青霉素过敏试验

续表

程 序	操 作 步 骤	要 点 说 明
实施	1.核对检查:同青霉素过敏试验	
	2.核对、解释:同青霉素过敏试验	
	3.试验方法 (1)口服法:检查前3天开始口服5%~10%碘化钾5 mL,每日3次,观察结果 (2)皮内注射法:取碘造影剂0.1 mL皮内注射。观察20分钟后,判断结果 (3)静脉注射法:取碘造影剂(30%泛影葡胺)1 mL静脉注射。观察5~10分钟,判断结果。但必须先做皮内试验,阴性后再做静脉试验,两者均为阴性,方可造影 4.整理、记录:同青霉素过敏试验	同青霉素过敏试验
	5.结果观察 (1)口服法:如出现流泪、流涕、口麻、头晕、心慌、恶心、呕吐、荨麻疹等症状为阳性 (2)皮内注射法:局部有硬块、红肿,直径超过1 cm为阳性 (3)静脉注射法:出现恶心、呕吐、手足麻木,血压、脉搏、呼吸和面色改变者则为阳性反应	
	6.结果处理:同青霉素过敏试验	
评价	同青霉素过敏试验	

2.注意事项

(1)凡首次用药者应做碘过敏试验,结果为阴性方可行造影检查。

(2)各种碘过敏试验并非绝对可靠,少数患者过敏试验虽为阴性,但在注射碘造影剂过程中仍可发生过敏反应。偶有在过敏试验过程中出现过敏性休克,故造影前应做好准备,并密切观察,以便需要时及时采取急救措施(表10-19)。

表10-19 各种药物过敏试验比较

药 物	试验方法	皮试注射量	操作特殊点
青霉素	皮内注射	20~50 U	阳性者禁用,在体温单、医嘱单、病历、床头卡、门诊病历醒目注明
头孢菌素类	皮内注射	50 μg	同青霉素
链霉素	皮内注射	250 U	同青霉素,用钙剂减轻毒性反应
破伤风抗毒素	皮内注射	15 IU	同青霉素,阳性者行脱敏法注射
普鲁卡因	皮内注射	0.25 mg	同青霉素
细胞色素C	皮内注射或划痕试验	0.075 mg或原液1滴	同青霉素
碘造影剂	口服、皮内注射、静脉注射	5%~10%碘化钾5 mL口服;0.1 mL皮内注射;1 mL静脉注射	皮内试验阴性再行静脉注射试验,两者均为阴性,方可静脉造影

护考链接

A1 型题

做碘过敏试验的时间应在碘化物造影检查前（　　）。

A. 2 周　　　　　　　B. 1 周　　　　　　　C. 3～5 天　　　　　D. 2～3 天　　　　　E. 1～2 天

分析：凡首次用药者应在碘造影前 1～2 天做过敏试验，结果为阴性时方可做碘造影检查。故答案为 E。

【本节小结】

药物过敏试验以青霉素过敏试验为代表，从过敏试验的预防、实施及过敏反应的处理等方面进行阐述。头孢菌素类、链霉素、破伤风抗毒素、普鲁卡因、细胞色素 C、碘造影剂等药物也可因个人体质不同而引起过敏反应，使用前须做过敏试验。

【目标检测】

A1 型题

1. 破伤风抗毒素的作用是（　　）。

A. 中和游离的毒素　　　　　　　　B. 消除毒素来源　　　　　　　　C. 控制惊厥

D. 防治并发症　　　　　　　　　　E. 镇静催眠

2. 青霉素过敏引起的血清病型反应的表现是（　　）。

A. 胸闷气促

B. 面色苍白、脉细弱、血压下降

C. 头晕眼花、四肢麻木

D. 发热、关节肿痛、全身淋巴结肿大

E. 意识丧失、大小便失禁

3. 发生青霉素过敏性休克时，临床最早出现的症状是（　　）。

A. 烦躁不安、血压下降

B. 四肢麻木、头晕眼花

C. 腹痛、腹泻

D. 意识丧失、尿便失禁

E. 皮肤瘙痒、呼吸道症状

4. 不符合破伤风抗毒素皮试结果阳性的表现是（　　）。

A. 局部皮丘红肿扩大

B. 硬结直径为 1 cm

C. 红晕直径大于 4 cm

D. 皮丘周围有伪足、痒感

E. 患者出现气促、发绀、荨麻疹

5. 关于碘过敏试验，正确的是（　　）。

A. 静脉注射造影剂前，不必做皮内注射试验

B. 碘过敏试验的方法有口服法、皮内注射法、静脉注射法、眼结膜试验法

C. 皮内注射试验时皮丘直径超过 2 cm 即可判断为阳性

D. 静脉注射后出现眩晕、心慌等表现即可判断为阳性

E. 过敏试验阴性者，造影时不会发生过敏反应

6. 皮试液 1 mL 含量错误的是（　　）。

A. 青霉素 500 U

B. 链霉素 2500 U

C. 破伤风抗毒素 150 IU

D. 细胞色素 C 7.5 mg

E. 普鲁卡因 2.5 mg

A2 型题

7.患者,李某,注射青霉素过程中觉头晕、胸闷、面色苍白,查体脉细弱,血压下降。应立即注射的药物是（　　）。

　　A.盐酸肾上腺素　　　　　　　　　　B.氢化可的松　　　　　　　　　　C.异丙嗪

　　D.去甲肾上腺素　　　　　　　　　　E.尼可刹米

8.患者,男,38 岁。因肺部感染来院,医嘱行青霉素皮试。皮试 3 分钟后患者突然出现呼吸困难,脉搏细弱,面色苍白,意识丧失。护士应立即采取的措施是（　　）。

　　A.通知家属　　　　　　　　　　　　B.报告医生

　　C.行心肺复苏术　　　　　　　　　　D.将患者送入抢救室

　　E.皮下注射盐酸肾上腺素

9.患者,女,17 岁。行破伤风抗毒素过敏试验。20 分钟后结果显示局部皮丘红肿,硬结大于 1.5 cm,红晕大于 4 cm,自述有痒感。应采取的处理措施是（　　）。

　　A.将破伤风抗毒素分成 4 等份,分次注射　　　B.在对侧前臂做对照试验后再注射

　　C.将破伤风抗毒素稀释,分 2 次注射　　　　　D.待患者痒感消失后再全量注射

　　E.将破伤风抗毒素分 4 次逐渐增加剂量注射

10.患者,女,41 岁,切菜时不慎割伤手指。医嘱予注射破伤风抗毒素。患者破伤风抗毒素过敏试验阳性,正确的处理是（　　）。

　　A.停止注射破伤风抗毒素　　　　　　　　　　B.采用脱敏疗法注射破伤风抗毒素

　　C.再次做过敏试验并做对照试验　　　　　　　D.注射肾上腺素等药物抗过敏

　　E.先准备好抢救器械,然后直接注射破伤风抗毒素

11.患者,女,23 岁。使用青霉素 10 天后出现发热、关节肿痛、荨麻疹、全身淋巴结肿大、腹痛等症状,该患者可能出现（　　）。

　　A.过敏性休克　　　　　　　　　　　B.血清病型反应

　　C.皮肤过敏反应　　　　　　　　　　D.呼吸道过敏反应

　　E.消化系统过敏反应

12.患者,女,48 岁。诊断为"肺结核",应用链霉素抗结核治疗。皮试时出现链霉素过敏反应,为减轻链霉素毒性,可应用（　　）。

　　A.氯化钾　　　　　B.氯化镁　　　　　C.氯化钙　　　　　D.维生素 C　　　　　E.维生素 D

13.某患儿玩耍时不慎割破手指,医嘱:立即肌内注射破伤风抗毒素。患儿行破伤风抗毒素过敏试验 20 分钟后皮丘为 2 cm,正确的处理是（　　）。

　　A.禁用破伤风抗毒素注射

　　B.先准备好抢救物品,然后直接注射破伤风抗毒素

　　C.再做过敏试验并在对侧手臂做 0.9％氯化钠溶液对照试验

　　D.吸氧,注射抗过敏药物

　　E.采用脱敏疗法注射破伤风抗毒素

A3 型题

(14～16 题共用题干)

患者,男,36 岁,因咳嗽发热前来就诊,医嘱给予青霉素 80 万 U 肌内注射,每日 2 次。

14.护士为患者首先进行青霉素皮试,操作时错误的是（　　）。

　　A.在皮试盘内准备盐酸肾上腺素和注射器等急救药品

　　B.皮试前详细询问用药史,过敏史

　　C.因常温下易降解,所以皮试液一定要现配现用

　　D.配制青霉素皮试液用注射用水进行稀释

E.按皮内注射的要求在前臂掌侧下段注射皮试液 0.1 mL

15.0.1 mL 的青霉素皮试液含青霉素(　　)。

A.10 U 　　　　　B.50 U 　　　　　C.100 U 　　　　D.200 U 　　　　E.300 U

16.皮试后 3 分钟,患者出现胸闷,气急伴濒死感,面色苍白,出冷汗,皮肤瘙痒。该患者出现了(　　)。

A.青霉素过敏性休克 　　　　　　　　B.血清病型反应

C.青霉素毒性反应 　　　　　　　　　D.呼吸道过敏反应

E.皮肤过敏反应

【目标检测答案】

第一节　1.D　2.A　3.C　4.A　5.D

第二节　1.D　2.C　3.A　4.D　5.D　6.D　7.C

第三节　1.D　2.E　3.C

第四节　1.E　2.C　3.D　4.B　5.B　6.C　7.A　8.B　9.C　10.A　11.E

第五节　1.A　2.D　3.E　4.B　5.E　6.D　7.D　8.E　9.E　10.B　11.B　12.C　13.E
　　　　14.D　15.B　16.A

第十一章　静脉输液和输血技术

静脉输液和输血是临床常用的基础护理操作,也是医院治疗抢救的一种重要手段。机体在患有疾病和发生创伤时,水、电解质及酸碱平衡会发生紊乱,如不及时纠正,将导致严重后果。静脉输液和输血可以纠正水、电解质及酸碱失衡,增加血容量,改善微循环,维持血压。此外,静脉输注药物还可以治疗疾病。因此,护士必须熟练掌握有关输液、输血的理论知识和技能,使患者获得安全有效的治疗,促进健康。

扫码看课件

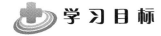

第一节　静脉输液

🏥 学习目标

(1)阐述静脉输液的定义、目的、原理。

(2)列出静脉输液常用溶液,并说明其作用。

(3)熟悉静脉输液速度的调节原则和计算方法。

(4)学会正确实施周围静脉输液的方法,严格执行无菌操作和查对制度。

(5)列出常见的输液故障及排除方法。

(6)叙述静脉输液反应的原因、临床表现及预防护理措施。

🧰 案例导入

患者,刘某,男,75岁,因慢性阻塞性肺气肿住院治疗。当日上午9时起开始静脉输入5%葡萄糖溶液500 mL,9时40分已输完,此时患者突然呼吸困难,端坐呼吸,气促咳嗽,面色苍白、出冷汗、心前区有压迫感,咳粉红色泡沫样痰,两肺可闻及湿啰音。请思考:

(1)根据患者的临床表现,此患者可能出现了哪种情况?

(2)护士应立即采取的措施是什么?

静脉输液是利用大气压和液体静压形成的输液系统内压高于人体静脉压的原理,将大量无菌溶液输入静脉内的一种治疗方法。

一、静脉输液的目的

(1)补充水和电解质,维持酸碱平衡:常用于各种原因引起的体液丢失、酸碱平衡失调患者,如腹泻、频繁剧烈呕吐、大手术后的患者。

（2）增加血容量，改善微循环，维持血压：常用于大面积烧伤、各种原因导致的大出血、休克患者。

（3）输入药物，治疗疾病：如输入抗生素控制感染；输入脱水剂降低颅内压；输入解毒药物达到解毒目的。

（4）补充营养，供给热量，促进组织修复：常用于各种大手术后、慢性消耗性疾病、胃肠功能吸收障碍及不能经口进食（如禁食、昏迷、口腔疾病）的患者。

二、静脉输液常用的溶液及作用

（一）晶体溶液

晶体溶液分子小，在血管内存留时间短，对维持细胞内外水分的相对平衡起着重要作用，有纠正体内电解质失调的显著效果。常用的晶体溶液包括如下几种。

（1）葡萄糖溶液：用于供给水分和热能，临床上常用5％葡萄糖溶液和10％葡萄糖溶液。

（2）等渗电解质溶液：用于补充水分和电解质，维持体液容量和渗透压平衡。常用0.9％氯化钠溶液、5％葡萄糖氯化钠溶液、复方氯化钠溶液（林格氏液）等。

（3）碱性溶液：用于纠正酸中毒，调节酸碱平衡。常用5％碳酸氢钠溶液、1.4％碳酸氢钠溶液、11.2％乳酸钠溶液、1.84％乳酸钠溶液。

（4）高渗溶液：用于利尿、脱水、提高血浆渗透压、消肿、降低颅内压，常用20％甘露醇溶液、25％山梨醇溶液和25％～50％葡萄糖溶液。

（二）胶体溶液

胶体溶液分子量大，在血管内存留时间长，对维持血浆胶体渗透压，增加血容量，升高血压效果显著。常用的胶体溶液包括如下几种。

（1）右旋糖酐溶液：常用的有中分子右旋糖酐和低分子右旋糖酐溶液。中分子右旋糖酐溶液有提高血浆胶体渗透压和扩充血容量的作用；低分子右旋糖酐溶液能降低血液黏度，预防血栓形成，改善血液循环和组织灌注量。

（2）代血浆：其作用与低分子右旋糖酐溶液相似，扩容效果良好，输入后可增加血浆胶体渗透压和循环血量，在体内停留的时间较低分子右旋糖酐长，且过敏反应少，急性大出血时可与全血共用。常用溶液有羟乙基淀粉（706代血浆）、聚明胶肽、聚维酮等。

（3）血液制品：输入后能提高胶体渗透压，补充蛋白质和抗体，促进组织修复。常用溶液有5％白蛋白和血浆蛋白等。

（三）静脉高营养液

静脉高营养液能供给热能，补充蛋白质，维持正氮平衡，并补充维生素和矿物质。常用溶液有复方氨基酸、脂肪乳剂、维生素等。

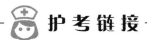

护考链接

A2型题

患者，吴某，女，40岁，休克。监测结果：中心静脉压0.196 kPa，血压75/55 mmHg，心率120次/分，尿量10 mL/h。为提高胶体渗透压及循环血量，可选用的溶液是（　　）。

A.低分子右旋糖酐溶液　　　　B.复方氯化钠溶液　　　　C.5％碳酸氢钠溶液

D.高渗盐水　　　　　　　　　E.中分子右旋糖酐溶液

分析：中分子右旋糖酐溶液分子量大，可以提高血浆胶体渗透压及循环血量，故答案为E。

知识链接

静脉输液的原则

1.先晶后胶　一般先输入一定量的晶体溶液进行扩容,可以起到改善微循环的作用,但晶体溶液的扩容作用较短暂,而胶体溶液分子量大,扩容作用较晶体溶液持久。所以在查明患者情况后应及时补充胶体溶液。

2.先盐后糖　一般先输入无机盐等渗溶液,再输入葡萄糖溶液。先盐有利于稳定细胞外渗透压和恢复细胞外液容量。而糖溶液中糖经体内代谢后成为低渗液,扩容作用相对减弱。所以一般补液原则为先盐后糖。

3.先快后慢　为及时纠正体液失衡,早期阶段输液速度宜快,病情平稳后逐步减慢。但需根据患者病情、年龄、心肺功能给予调整。

4.宁少勿多　一般先补充丢失量,然后继续补液直到水、电解质和酸碱失衡被完全纠正。测定每小时尿量和尿比重,作为估计补液量是否足够的指标。每小时尿量 30～40 mL,尿比重1.018表示补液量合适。

5.见尿补钾,补钾四不宜　静脉补钾应遵守补钾四不宜原则:①不宜过早,见尿补钾;②不宜过浓,浓度不超过 0.3%;③不宜过快,成人每分钟 30～40 滴(小儿酌减);④不宜过多,成人每日不应超过 5 g,小儿 0.1～0.3/(kg·d),也应稀释为 0.1%～0.3%浓度。

三、常用输液部位

静脉输液时,应根据患者的病情缓急、溶液的性质和量、病程长短、年龄、神志、体位、即将进行的手术部位等情况选择输液部位。常用的输液部位如下。

(一)周围静脉

一般成人多选四肢浅表静脉进行输液,这类静脉比较表浅而且安全。上肢静脉常用手背静脉网、贵要静脉、头静脉、肘正中静脉。手背静脉网是成人静脉输液的首选部位;贵要静脉、头静脉、肘正中静脉可以作为采集血标本、静脉推注药液或经外周中心静脉置管(PICC)的穿刺部位。下肢静脉常用足背静脉网、大隐静脉、小隐静脉等(图 11-1)。由于下肢活动限制,且下肢静脉有静脉瓣,容易形成血栓,危险性高,因此下肢静脉较少使用,不作为静脉输液时的首选部位。

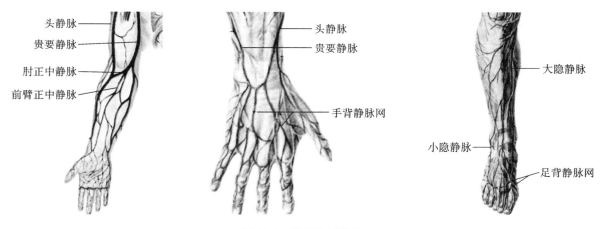

图 11-1　常用外周静脉

(二)头皮静脉

头皮静脉多用于婴幼儿输液,因为小儿头皮有较多的浅层静脉,易固定且活动不受限。较大的头皮静脉有颞浅静脉、额前静脉、耳后静脉和枕静脉(图 11-2)。

(三)颈外静脉、锁骨下静脉

需要长期持续输液或需要静脉高营养的患者多选此部位。颈外静脉、锁骨下静脉常用于进行中心静脉置管(图 11-3)。

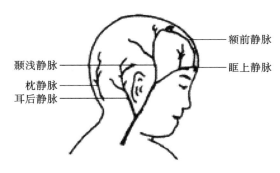

图 11-2　头皮静脉

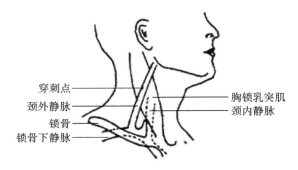

图 11-3　颈外静脉

护士在进行静脉输液前为患者选择穿刺部位时的注意事项如下。

(1)老年人和小儿避开易活动或凸起的静脉,如手背静脉。

(2)避开皮肤表面有感染、渗出或血栓的部位。

(3)避免使用血管透析的端口或瘘管的端口进行输液。

(4)长期输液,应注意有计划地更换输液部位,以保护静脉。通常静脉输液部位的选择应从四肢远心端静脉开始穿刺,逐渐向近心端移动。

护考链接

A1 型题

成人使用头皮针长期输液时,首先的部位是( )。

A.头静脉　　　B.肘正中静脉　　C.手背静脉网　　D.贵要静脉　　　E.大隐静脉

分析:成人长期输液时,多选四肢浅静脉,使用头皮针时首选手背静脉网。故答案为 C。

四、静脉输液技术

按照进入血管通道器材所到达的位置,静脉输液法分为周围静脉输液法和中心静脉输液法。按照输入的液体是否与大气相通,静脉输液法分为密闭式静脉输液法和开放式静脉输液法。

(一)密闭式周围静脉输液法

1.头皮针静脉输液法实施程序

程　序	操　作　步　骤	要　点　说　明
评估	1.两人核对长期医嘱单、注射单(表 11-1、表 11-2) 2.患者的年龄、病情及意识状态、心肺功能状况等 3.患者穿刺部位的皮肤血管状况 4.输液目的、药物性质、作用及不良反应 5.患者对输液的心理反应及配合程度等	严格执行"三查八对"制度

程　序	操 作 步 骤	要 点 说 明
计划	1.护士准备:着装整齐、洗手、戴口罩 2.患者准备:了解头皮针静脉输液的目的、配合要点及注意事项,排空大小便,取舒适体位 3.用物准备 (1)遵医嘱准备液体和药物,核对无误 (2)密闭式一次性输液器,加药用注射器及针头、消毒止血带、一次性手套、无菌棉签、弯盘、开瓶器、胶布(或输液敷贴)、瓶套、输液标签、输液卡、小垫枕、砂轮、手消毒液、治疗巾、输液巡视卡、输液执行单。必要时备止血钳或小夹板及绷带等物品 (3)治疗车下放:锐器收集盒、医疗垃圾桶和生活垃圾桶 4.环境准备:安静、整洁、舒适、光线适宜,符合无菌操作要求	
实施	1.核对检查 (1)核对药液瓶签(药名、浓度、剂量)及给药时间和给药方法 (2)检查药液和无菌物品的有效期等	1.操作前查对:根据医嘱严格执行查对制度,避免差错事故发生 2.检查药液是否过期,瓶盖有无松动,瓶身有无裂痕。将输液瓶上下摇动,对光检查溶液有无混浊、沉淀及絮状物等
	2.加药、粘贴输液卡 (1)套上瓶套 (2)用开瓶器启开输液瓶铝盖的中心部分(或拉开输液袋的易拉环),需要时套瓶套,常规消毒瓶塞 (3)按医嘱加入药物 (4)根据病情有计划地安排输液顺序 (5)将根据医嘱抄好的输液卡倒贴于输液瓶上	1.消毒范围至铝盖下端瓶颈部 2.注意药物之间的配伍禁忌 3.注意输液卡勿覆盖原有的标签
	3.插输液器:检查输液器质量(名称、有效期、包装完整性),无问题后取出输液器,将输液器的插头插入瓶塞直至插头根部	1.检查输液器是否过期,包装有无破损 2.插管时注意保持无菌
	4.核对患者:携用物至患者床旁,核对患者床号、姓名,告知药名和作用	操作前查对:保证将正确的药物给予正确的患者,避免差错事故的发生
	5.告知患者配合的方法,协助患者取舒适体位	态度亲切
	6.挂瓶、排气 (1)固定针栓和护针帽,关闭调节器,将输液瓶挂于输液架上 (2)使茂菲滴管内充满液体(茂菲管内的液面达到滴管容量的1/2～2/3),打开调节器,排气,检查滴管下段输液管内无气泡,将带有护针帽的针头妥善固定在输液架上	1.高度适中,保证液体压力超过静脉压,以促使液体进入静脉 2.输液前排尽输液管及针头内的气体,防止发生空气栓塞 3.如茂菲滴管下端的输液管内有小气泡不易排除时,可以轻弹输液管,将气泡弹至茂菲滴管内 4.注意保持整个过程无菌

续表

程　序	操作步骤	要点说明
	7.扎止血带、消毒 (1)选择合适的穿刺部位,将小垫枕置于穿刺肢体下方,铺治疗巾,在穿刺点上方6～8 cm处扎止血带(图11-4) (2)常规消毒皮肤两次(消毒范围超过5 cm),待干,备胶布	1.根据选择静脉的原则选择静脉穿刺部位 2.注意使止血带的尾端向上,止血带的松紧度以能阻断静脉血流而不阻断动脉血流为宜 3.如静脉充盈不良,可以采取以下方法:按摩血管,嘱患者进行握、松拳几次;用手指轻拍血管等
	8.再次核对:核对患者床号、姓名,所用药液的药名、浓度、剂量,给药时间和给药方法	操作中查对:避免差错事故的发生
实施	9.静脉穿刺、固定 (1)打开调节器,再次排气,关闭调节器并检查针头及输液管内有无气泡 (2)穿刺:取下护针帽,嘱患者握拳,按静脉注射法穿刺(针尖斜面向上,进针角度15°～30°角(图11-5),见回血后,将针头与皮肤平行再进入少许 (3)固定好针柄,嘱患者松拳,松开止血带,松调节器,确认液体滴入通畅、患者无不适后,用胶布或(输液敷贴)先固定针柄,再固定针眼部位,最后将针头附近的输液管环绕后固定(图11-6)。必要时用夹板固定关节,取出止血带及垫巾,将输液肢体放置舒适	1.注意液体排于弯盘内 2.沿静脉走向进针,防止刺破血管 3.见回血后再进针少许可以使针头斜面全部进入血管内 4.固定可防止因患者活动导致针头刺破血管或滑出血管 5.输液贴要覆盖穿刺部位以防污染 6.将输液管环绕后固定可以防止牵拉输液针头
	10.调节输液速度:根据患者病情、年龄及药液的性质调节输液速度(图11-7)	一般情况下,成人40～60滴/分,小儿20～40滴/分
	11.再次核对:核对患者的床号、姓名,药物名、浓度、剂量,给药时间及给药方法	操作后查对:避免差错事故的发生
	12.整理、宣教、致谢 (1)协助患者取舒适体位,整理床单位 (2)向患者说明所输药物,告知输液中注意事项(不可自行调节输液速度;若出现溶液不滴、注射部位异常或全身有不适等情况应及时呼叫) (3)将呼叫器置于患者易取处 (4)感谢患者配合	语言要通俗易懂
	13.洗手、记录	1.在输液巡视(执行)记录单上记录输液开始的时间、输液速度,并签全名 2.将输液巡视卡悬挂于输液架上

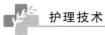

续表

程 序	操 作 步 骤	要 点 说 明
实施	14.观察反应	输液过程中要加强巡视,严密观察有无输液反应及输液故障等
	15.更换液体:如果患者需多瓶液体连续输入,则需在上一瓶液体输尽前开始准备第二瓶液体 (1)核对下一瓶液体,确保准确无误 (2)除去下一瓶液体铝盖中心部分(或拉开输液袋的易拉环),常规消毒 (3)确认茂菲滴管内液面的高度至少为管体积的1/2,拔出上一瓶内输液插头,迅速插入下一瓶内 (4)检查茂菲滴管内液面高度是否合适、输液管中有无气泡,待液体滴入通畅后方可离去	1.持续输液时应及时更换输液瓶,以防空气进入导致空气栓塞 2.更换输液瓶时,注意严格无菌操作,防止污染 3.对需要24小时持续输液的患者,应每日更换输液器,更换时应注意严格无菌操作
	16.拔针、按压:确认全部液体输入完毕后,关闭输液器,揭去胶布(或输液敷贴),用无菌干棉签或无菌棉球轻压穿刺点上方,迅速拔针,局部按压1～2分钟(直至无出血为止)	1.输液完毕后要及时拔针,以防空气进入导致空气栓塞 2.拔针时勿用力按压局部,以免引起疼痛;按压部位应稍微靠皮肤穿刺点以压迫静脉进针点,防止皮下出血
	17.安置患者、整理:协助患者适当活动穿刺肢体,并协助取患者取舒适卧位,整理床单位,清理用物	
	18.洗手、记录	记录输液结束的时间,液体和药物滴入的总量,患者有无局部及全身反应
评价	1.护患沟通有效,患者能够配合操作,且对服务满意 2.操作方法正确,达到目的,无并发症发生	

表 11-1 长期医嘱单

姓名:刘× 　性别:女 　年龄:75岁 　科室:消化内科 　床号:2 　诊断:急性肠炎 　住院号/ID 号:20151112

起　始		长 期 医 嘱	医生 签名	护士 签名	停　止		医生 签名	护士 签名
日期	时间				日期	时间		
2015.11.12	8:00	0.9%氯化钠注射液 100 mL ⎫静脉点滴 奥美拉唑钠针[40 mg]40 mg ⎭30～50 滴/分 bid	李×	李×				

表 11-2　注射单

姓名:刘× 性别:女 年龄:75 岁 科室:消化内科 床号:2 诊断:急性肠炎 住院号/ID号:20151112
日期:2015.11.13

序　号	医　嘱	核对人签名	执行时间	护士签名
1	0.9%氯化钠注射液 100 mL ⎱静脉点滴 奥美拉唑钠针[40 mg]40 mg ⎰30～50 滴/分 bid	谢×	8:30	赵×

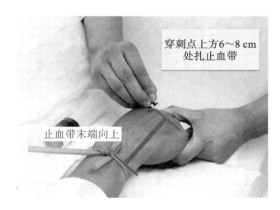

图 11-4　扎止血带

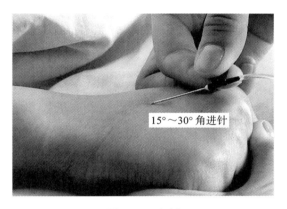

图 11-5　穿刺

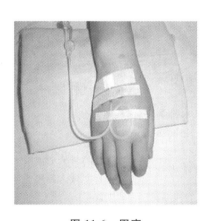

图 11-6　固定

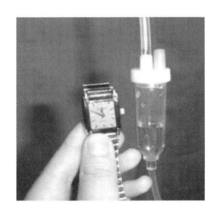

图 11-7　调节输液速度

2.留置针静脉输液法实施程序　留置针静脉输液法是将留置针置入静脉血管内保留一段时间,多次将大量无菌药物输入静脉的输液方法。该方法可以保护静脉,减少因反复穿刺而造成的痛苦和血管损伤,保持静脉通道畅通,利于抢救和治疗。留置针静脉输液法适用于需长期输液、静脉穿刺较困难的患者。

程序	操作步骤	要点说明
评估	同头皮针静脉输液法	
计划	同头皮针静脉输液法。另备型号合适的静脉留置针一套(图 11-8)及无菌透明敷贴(规格 6 cm×7 cm)。封管需另备 5～10 mL 注射器一副,12500 U肝素 1 支及生理盐水 250 mL 或 10 mL 生理盐水 1 支	

续表

程序	操作步骤	要点说明
实施	1.同头皮针静脉输液法1~6	
	2.连接留置针、排气 (1)打开静脉留针外包装,显露肝素帽或可来福接头 (2)手持外包装将肝素帽或可来福接头对接在留置针的侧管上 (3)将输液器上的头皮针插入肝素帽内或与可来福接头连接 (4)打开调节器,排尽肝素帽和留置针内的空气,关闭调节器,将留置针放回留置针盒内	
	3.取体位、扎止血带:协助患者取舒适体位,将小垫枕置于穿刺肢体下,铺治疗巾,在穿刺点上方8~10 cm处扎止血带	同头皮针静脉输液法操作步骤7的"要点说明"
	4.消毒:按常规消毒穿刺部位的皮肤,消毒直径大于8 cm(大于所用透明敷贴面积),待干,备胶布及打开透明敷贴外包装,并在透明纸质胶布上写上置管日期和时间	1.保持穿刺点及周围皮肤的无菌状态,防止感染 2.注明置管日期和时间,为更换套管针提供依据
	5.再次核对:核对患者床号、姓名,所用药液的名称、浓度、剂量及给药时间和给药方法	操作中查对,避免差错事故的发生
	6.静脉穿刺 (1)取下针套,检查针尖及外套管尖端完好,旋转松动外套管(转动针芯) (2)右手拇指与示指夹住针翼,再次排气于弯盘中 (3)进针:嘱患者握拳,左手绷紧皮肤,固定静脉,右手持针翼(蝶形针翼夹住两翼),在血管的上方进针,使针头与皮肤成15°~30°角进针。见回血后压低角度(放平针翼),顺静脉走行再继续推进0.2 cm左右 (4)送外套管:一手持Y接口,一手退出针芯约0.5 cm后,持针座将针芯与外套管一起送入静脉内 (5)退针芯:左手固定两翼,右手迅速将针芯抽出,放于锐器收集盒中	1.防止套管与针芯粘连 2.固定静脉利于穿刺,并可减轻患者的疼痛 3.避免针芯刺破血管,确保外套管在静脉内 4.避免将外套管被带出 5.将针芯放入锐器盒中,防止刺破皮肤
	7.固定(图11-9) (1)嘱患者松拳,松开止血带,打开调节器 (2)确认液体滴入通畅后,用无菌透明敷贴密闭式固定留置针管,将写有置管日期和时间的透明胶布固定留置针三叉接口(图11-10),再用胶布固定插入肝素帽内的输液器针头及输液管	1.固定牢固,避免过松或过紧 2.用无菌透明敷贴是为了避免穿刺点及周围被污染,而且便于观察穿刺点情况
	8.调节输液速度、再次核对、整理、宣教、致谢、洗手、记录、观察、更换液体(同头皮针静脉输液法)	

续表

程序	操作步骤	要点说明
实施	9.封管:确认患者输液完毕后,需要正压封管 (1)关闭调节器,拔出输液器针头 (2)常规消毒静脉帽 (3)用注射器针头插入肝素帽内,向静脉内注入封管液	1.封管可以确保静脉输液管道的通畅,并可以将残留的刺激性药液冲入血流,避免刺激局部血管 2.如果使用可来福接头,则无须封管(因为它能维持正压状态) 3.常用的封管液:①无菌生理盐水,每次用5～10 mL,每隔6～8小时重复冲管1次;②稀释肝素溶液,每毫升生理盐水含肝素10～100 U,每次用量2～5 mL 4.先以脉冲式推注2～5 mL封管液,再以一手稳妥固定肝素帽边推注边退针直至针头完全退出为止,确保正压封管
	10.交代注意事项:完成封管后详细告知患者注意事项	告知患者注意保护置有留置针的肢体;不输液时,尽量避免肢体下垂姿势,以免由于重力作用造成回血堵塞导管
	11.再次输液 (1)核对无误后,常规消毒静脉帽胶塞 (2)将静脉输液针头插入静脉帽内完成输液	严格无菌操作
	12.停液、拔管 (1)关闭调节器 (2)揭开胶布及无菌透明敷贴 (3)用无菌干棉签或无菌棉球轻压穿刺点上方,迅速拔出套管针,局部按压至无出血为止(按压时间长于一般头皮针)	1.输液完毕后要及时拔针,以防空气进入导致空气栓塞 2.拔针时切勿用力按压局部,以免引起疼痛;按压部位应靠近皮肤穿刺点以压迫静脉进针点,防止皮下出血
	13.安置患者、整理:协助患者适当活动穿刺肢体,并协助取舒适卧位,整理床单位,清理用物	
	14.洗手、记录	记录输液结束的时间,液体和药物滴入的总量,患者有无全身及局部反应
评价	同头皮针静脉输液法	

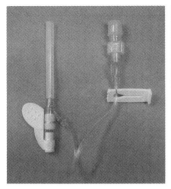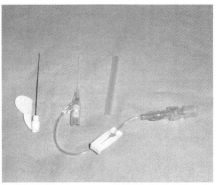

图 11-8　静脉留置针

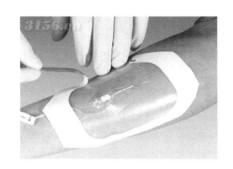

图 11-9　留置针固定

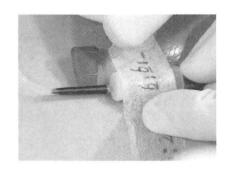

图 11-10　注明置管日期和时间

3. 注意事项

(1)严格遵守查对制度,严格执行无菌技术操作原则,预防感染及差错事故的发生。

(2)根据病情及治疗原则,合理安排输液顺序,按病情急、缓及药物半衰期等情况合理分配药物。加入药物时要注意配伍禁忌。

(3)需要长期输液的患者,要注意保护和合理使用静脉,一般从远端小静脉至近心端选择静脉(抢救时可例外)。对于刺激性或特殊药物,应在确认针头已刺入静脉内时再输入。

(4)输液前要排尽输液管及针头内的空气,药液滴尽前要及时更换输液瓶或拔针,防止造成空气栓塞。

(5)严格掌握输液速度。根据患者病情、年龄及药液的性质调节输液速度。对老年患者,婴幼儿,有心、肺、肾疾病的患者以及输注高渗、含钾或升压药液的患者,要适当减慢输液速度;对严重脱水,血容量不足,输入脱水剂等的患者,病情允许的情况下需适当加快输液速度。

(6)输液过程中要加强巡视,注意观察下列情况。①液体滴入是否通畅,固定是否牢固,针头有无脱出、阻塞或移位,针头或输液管有无漏液,输液管有无扭曲、受压。②有无溶液外溢,注射局部有无肿胀或疼痛。有些药物,如甘露醇、去甲肾上腺素等外溢后会引起局部组织坏死,一旦发现上述情况,应立即停止输液并通知医生予以处理。

(7)密切观察患者有无输液反应,如患者出现心悸、畏寒、持续性咳嗽等情况,应立即减慢输液速度或停止输液,并通知医生,及时处理。

(8)需连续输液者,应 24 小时更换输液器。

(9)若采用静脉留置针输液法,要严格掌握留置时间。一般静脉留置针可保留 3～5 天,最好不要超过 7 天。严格按照产品说明执行。

(二)小儿头皮静脉输液法

小儿头皮静脉输液法是通过头皮浅表静脉进行输液的方法,小儿头皮静脉分支多,互相沟通,交错成网,且表浅易见,不宜滑动,便于固定,输液时不影响患儿保暖和肢体活动(表11-3)。常用的有颞浅静脉、额静脉、耳后静脉及枕静脉(图11-11)。

表 11-3　小儿头皮动脉与静脉的鉴别

特　征	头 皮 静 脉	头 皮 动 脉
颜色	微蓝	深红色或与皮肤同色
搏动	无	有
血管壁	薄、易压瘪	厚、不易压瘪
活动度	不易滑动	易滑动
血流方向	向心	离心
回血颜色	暗红色	鲜红色
注药后表现	推药阻力小,无痛苦	推药阻力大,局部血管呈树枝状突起,颜色苍白,患儿呈痛苦状或尖叫

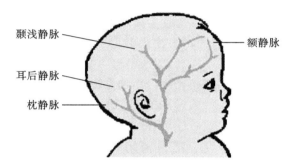

图 11-11　小儿头皮静脉

1. 小儿头皮静脉输液法实施程序

程序	操 作 步 骤	要 点 说 明
评估	1.两人核对医嘱单、注射单 2.患儿年龄、病情、神志 3.穿刺部位皮肤及其毛发、血管情况 4.患儿家属对头皮静脉输液的理解及配合程度	严格执行"三查八对"制度
计划	同头皮针静脉输液法。另备4～5号头皮针、5～10 mL注射器、75%乙醇,按需抽取0.9%氯化钠溶液5～10 mL,备皮用具	
实施	1.同头皮针静脉输液法1～6 2.选择静脉、消毒 (1)患儿取舒适体位,护士助手或患儿家属协助固定患儿的头部和肢体,护士位于患儿头部,戴手套 (2)选择相对粗、直、清晰血管。酌情剃去局部毛发,75%乙醇消毒局部皮肤、待干 3.再次核对:核对患儿床号、姓名,所用药液的药名、浓度、剂量及给药时间和给药方法	操作中查对,以避免差错事故的发生

续表

程序	操作步骤	要点说明
实施	4. 静脉穿刺、固定 (1)用抽取 0.9%氯化钠注射液 5 mL 的注射器与头皮针连接、排气 (2)左手示指、拇指固定血管两端,右手持针柄,针尖斜面向上沿静脉方向平行刺入(图 11-12),见回血后再送入少许,注入少量 0.9%氯化钠注射液,确认针头在血管内后,将头皮针与输液器连接,打开调节器,观察液体滴入通畅后固定	
	5. 调节输液速度、再次核对、整理、宣教、致谢、洗手、记录、观察、更换液体(同头皮针静脉输液法)	同头皮针静脉输液法
评价	1. 患儿输液过程安全、通畅 2. 穿刺时护士动作轻稳,操作规范	

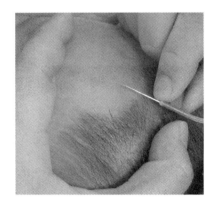

图 11-12　小儿头皮静脉穿刺

2. 注意事项

(1)注意小儿头皮静脉与头皮动脉的鉴别。

(2)皮肤消毒不使用碘酊。因为碘剂对皮肤刺激性大,且脱碘不彻底会影响血管的清晰度。

(3)根据患儿病情、年龄、药物性质调节输液速度。

(4)输液过程中,注意观察患儿输液情况及病情变化。

(三)密闭式中心静脉输液法

密闭式中心静脉输液法包括颈外静脉输液法、锁骨下静脉输液法及经外周静脉置入中心静脉导管(PICC)输液法。临床上,前两种密闭式中心静脉输液法的操作主要由医生完成,护士的主要职责是术中配合以及置管后的护理及输液,而 PICC 的操作多由临床专科护士完成。

颈外静脉是颈部最大的浅静脉,行径表浅且位置恒定,易于穿刺,临床上常用于中心静脉输液法。密闭式中心静脉输液法适用于需长期输液而周围静脉不宜穿刺者,周围循环衰竭需测中心静脉压的患者及长期静脉内滴注高浓度、强刺激性药物或进行静脉内高营养治疗的患者。

1. 颈外静脉输液法实施程序

程序	操作步骤	要点说明
评估	同头皮针静脉输液法	严格执行"三查八对"制度
计划	1. 护士准备:洗手、戴口罩 2. 用物准备:除头皮针静脉输液法的用物外,还包括以下用物 (1)无菌穿刺包:内装穿刺针 2 根(长约 6.5 cm,内径 2 mm,外径 2.6 mm)、硅胶管 2 条(长 25～30 cm,内径 1.2 mm,外径 1.6 mm)、5 mL 和 10 mL 注射器各 1 个、6 号针头 2 枚、平针头 1 个、尖头刀片、镊子、无菌纱布 2～4 块、孔巾、弯盘 (2)另备:无菌生理盐水、1%普鲁卡因注射液(或 2%利多卡因)、无菌手套、无菌敷贴、0.4%枸橼酸钠生理盐水或肝素稀释液 3. 患者准备:了解输液的目的、方法、配合要求及注意事项 4. 环境准备:安静、整洁、舒适、光线适宜,符合无菌操作要求	

续表

程序	操　作　步　骤	要 点 说 明
	1.同头皮针静脉输液法1～4	
	2.选择体位:协助患者去枕平卧,头偏向一侧,肩下垫一薄枕	垫枕使患者头低肩高,颈部伸展平直,充分暴露穿刺部位
	3.选择穿刺点并定位消毒:术者立于床头,取下颌角与锁骨上缘中点连线的上1/3处颈外静脉外缘为穿刺点(图11-13),常规消毒皮肤	
	4.局部麻醉:由助手协助,术者用5 mL注射器抽吸1%普鲁卡因,在穿刺部位行局部麻醉;用10 mL注射器吸取无菌生理盐水,以平针头连接硅胶管,排尽空气以备插管时用	
	5.穿刺:先用刀片尖端在穿刺点上刺破皮肤做引导以减少进针时皮肤阻力,穿刺时助手用手指按压颈静脉三角处,术者左手绷紧穿刺点上方皮肤,右手持穿刺针与皮肤成45°角进针,入皮后成25°角沿静脉方向穿刺	按压颈静脉三角处可阻断血流使静脉充盈,便于穿刺
实施	6.插管:见回血后,立即抽出穿刺针内芯,用左手拇指按压纱布堵住针栓孔,右手持备好的硅胶管送入针孔内10 cm左右。插管时由助手一边抽回血,一边缓慢注入生理盐水。当插入过深,较难通过锁骨下静脉与颈外静脉汇合角处时,可改变插管方向,再试通过	插管动作要轻柔,以防盲目插入使硅胶管在血管内打折或硅胶管过硬刺破血管发生意外
	7.接输液器输液:确定硅胶管在血管内后,缓慢退出穿刺针;再次抽回血,注入生理盐水,检查导管是否在血管内;确定无误后,移开孔巾,接输液器输入备用液体	如输液不畅,应观察硅胶管有无弯曲,是否滑出血管
	8.固定并调节输液速度:用无菌敷贴覆盖穿刺点并固定硅胶管;硅胶管与输液管接头处用无菌纱布包扎并用胶布固定在颌下。根据患者的年龄、病情及药物性质调节输液速度	固定要牢固,防止硅胶管脱出
	9.暂停输液的处理:暂停颈外静脉输液时,为防止血液凝集在输液管内,可用0.4%枸橼酸钠生理盐水1～2 mL或肝素稀释液2 mL注入硅胶管进行封管,无菌静脉帽塞住针栓孔,再用安全别针固定在敷料上。每天更换穿刺点敷料,用0.9%过氧乙酸溶液擦拭消毒硅胶管,常规消毒局部皮肤	
	10.再行输液的处理:如需再次输液,取下静脉帽,消毒针栓处,接上输液装置即可	
	11.输液完毕的处理:停止输液时,在硅胶管末端接上注射器,边抽吸边拔出硅胶管,局部加压数分钟,用75%乙醇消毒穿刺局部,无菌纱布覆盖	边抽吸边拔管可防止残留的小血块和空气进入血管,形成血栓
评价	同头皮针静脉输液法	

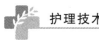

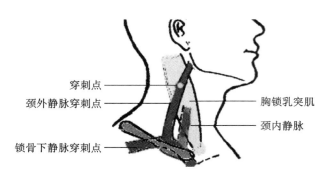

图 11-13 颈外静脉穿刺点

2. 注意事项

(1)输液过程中加强巡视,如发现硅胶管内有回血,应及时用 0.4% 枸橼酸钠生理盐水冲注,以免血块阻塞硅胶管。

(2)防止硅胶管内发生凝血,每天输液完毕,用 0.4% 枸橼酸钠生理盐水 1~2 mL 或肝素稀释液 2 mL 注入硅胶管进行封管。若发现硅胶管内有凝血,应用注射器将凝血块抽出,切忌将凝血块推入血管造成栓塞。

(3)每天输液前要先检查导管是否在静脉内。

(4)每日消毒穿刺点及周围皮肤并更换敷料,敷料潮湿要立即更换。更换敷料时应注意观察局部的皮肤有无红肿,一旦出现红、肿、热、痛等炎症表现,应做相应的抗炎处理。

五、输液速度及时间的计算

在输液过程中,每毫升溶液的滴数(gtt/mL)称为点滴系数。目前临床常用的静脉输液器的点滴系数有 10、15、20、50 等。静脉滴速和时间可按下列公式计算。

已知输液总量与计划所用的输液时间,计算每分钟滴数,即

$$每分钟滴数 = \frac{液体总量(mL) \times 点滴系数}{预计输液时间(分)}$$

已知输液总量与每分钟滴数,计算输液所需的时间,即

$$输液时间(小时) = \frac{要输入的液体总量(mL) \times 点滴系数}{每分钟的滴数 \times 60}$$

 护考链接

A2 型题

医嘱 0.9% 氯化钠溶液 500 mL ivgtt。患者从上午 8 点 20 分开始输液,输液器点滴系数为 20。护士根据情况把输液速度调整至 40 滴/分,预计输液完成的时间为( )。

A. 上午 9 时 56 分   B. 上午 11 点 40 分   C. 中午 12 时 30 分

D. 下午 1 时 20 分   E. 下午 2 点 15 分

分析:根据公式,输液所用时间(h)=液体的总量(mL)×点滴系数(滴/毫升)/[每分钟滴数(滴/分)×60(分)],500 mL×20 滴/毫升÷(40 滴/分×60 分)=4 小时 10 分钟,故答案为 C。

知识链接

输 液 泵

输液泵通常是机械或电子的控制装置,它通过作用于输液导管达到控制输液速度的目的(图11-14)。输液泵常用于需要严格控制输液量和药量的情况,如在应用升压药、抗心律失常药、婴幼儿静脉输液或静脉麻醉时。输液泵作为一种新的静脉输液治疗辅助器械,具有方便实用,便于控制药液流速流量等优势,在临床药物治疗中的应用将会越来越广泛。

1.操作方法

(1)将输液泵固定在输液架上,接通电源。

(2)打开泵门,将茂菲滴管下端的输液管道的适当位置由上而下装到输液泵的卡子上,关上泵门,并打开输液器的螺旋夹。

(3)打开输液泵背面的电源开关。

(4)选择输液器;设置输液量、输液流速。

(5)按照无菌操作原则进行穿刺、穿刺成功,按"开始/停止"键开始输液。

(6)操作完毕再次核对并签名。

(7)交代注意事项(告知患者):输液肢体不要进行剧烈运动;患者及其家属不要随意搬动或者调节输液泵,以保证用药安全;有不适感觉或者机器报警及时通知医护人员。

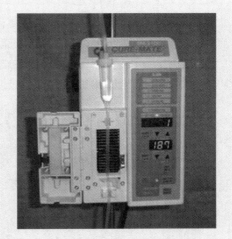

图 11-14　输液泵

(8)停止输液时,再次按"开始/停止"键停止输液,打开输液泵泵门,取出输液管。

(9)用物处置(按照输液法)洗手,记录。

(10)关闭电源开关,拔下电源插头。

2.注意事项

(1)正确设置输液流速及其他参数,防止设定错误延误治疗。

(2)护士随时查看输液泵工作状态,及时排除报警、故障,液体输入失控。注意观察穿刺部位皮肤情况,防止发生液体外渗,出现外渗及时给予相应处理。

六、常见输液故障及排除方法

(一)溶液滴入不畅或不滴

当护士发现溶液滴入不畅或不滴时,应首先排除输液管扭曲、受压等管道因素。若无以上因素,则应考虑下列情况。

1.针头斜面紧贴血管壁　妨碍液体顺利滴入血管,局部无肿胀、疼痛,挤捏输液管无阻力,放松后有回血。处理方法:调整针头位置或适当变换肢体位置。

2.针头滑出血管外　可见局部肿胀并有疼痛,液体注入皮下组织,挤捏输液管有阻力,放松后无回血。处理方法:拔出针头,重新选择血管进行穿刺。

3.针头阻塞　局部无肿胀疼痛,若挤捏输液管感觉有阻力,松手又无回血,则表示针头可能已阻塞。处理方法:更换针头,选择静脉重新穿刺。切忌用溶液强行冲注针头,以免凝血块进入静脉造成栓塞。

4.压力过低　由输液瓶位置过低或患者肢体抬举过高或患者周围循环不良所致。处理方法:适当抬高输液瓶或放低肢体位置。

5.静脉痉挛　由穿刺肢体暴露在寒冷的环境中时间过长或输入的液体温度过低所致。处理方法:热敷局部(穿刺点上方静脉)以缓解痉挛。

（二）茂菲滴管内液面过低

（1）滴管侧壁有调节孔时,先折叠滴管下端的输液管,然后再打开调节孔,待滴管内液面升至所需高度(一般为1/2～2/3滴管高度)时,再关闭调节孔,松开滴管下端的输液管。

（2）滴管侧壁无调节孔时,可先折叠滴管下端的输液管,用手挤压滴管,使输液瓶内的液体流至滴管内,当液面升至所需高度(一般为1/2～2/3滴管高度)时,停止挤压,松开滴管下端的输液管(图11-15)。

（三）茂菲滴管液面过高

（1）滴管侧壁有调节孔时,可先折叠滴管上端的输液管,然后再打开调节孔,待滴管内液体降至露出液面,见到点滴时,再关闭调节孔,松开滴管上端的输液管。

（2）滴管侧壁没有调节孔时,可将输液瓶取下,倾斜或倒转输液瓶,使插入瓶内的针头露出液面,待滴管内液体缓缓下降至露出液面时,再将输液瓶挂回输液架上继续点滴(图11-16)。

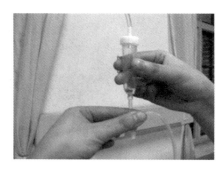
图11-15　茂菲滴管内液面过低的处理

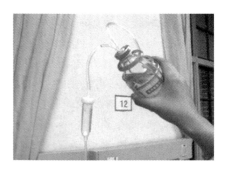
图11-16　茂菲滴管内液面过高的处理

（四）茂菲滴管内液面自行下降

在输液过程中,如果茂菲滴管内液面自行下降,应检查滴管上端输液管与滴管的衔接处是否松动、滴管有无漏气或裂隙,必要时更换输液器。

护考链接

A2型题

患者,男,60岁,行输液治疗。护士在巡回过程中发现其输液器滴管内液面自行下降,应考虑(　　)。

A.针头滑出血管外　　　　B.针头料面紧贴血管壁　　　　C.针头阻塞

D.输液器有漏气或裂隙　　E.静脉痉挛

分析:滴管内液面自行下降,应检查输液管与滴管的衔接处是否松动、滴管有无漏气或裂隙,必要时更换输液器。故答案为D。

七、常见输液反应及护理

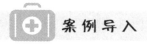案例导入

患者,男,64岁,诊断为高血压。输液前体温正常,静脉滴注10%葡萄糖溶液500 mL＋ATP 40 mg＋肌苷0.2＋维生素B_6 10 mg。120分钟滴注400 mL时出现发冷、寒战,持续15分钟。自寒战始,10分钟测腋下温度38.4 ℃,60分钟测腋温40.5 ℃。请思考:

（1）该患者可能出现了什么情况？并说明判断理由。

（2）该患者的输液发热反应可能是由哪些原因引起的？如何预防这一问题的发生？

（3）针对该患者情况应采取哪些护理措施？

（一）发热反应

1. 原因　输液发热反应的主要原因为输入致热物质，多由输液器灭菌不合格，输入的溶液或药物制剂不纯、保存不良，消毒不严或被污染，输液过程中护士未能严格执行无菌操作所致。

2. 临床表现　多发生于输液后数分钟至 1 小时。患者表现为寒战、发热。轻者体温在 38 ℃ 左右，停止输液后数小时内体温可自行恢复正常；严重者初起寒战，继之高热，体温可高达 40 ℃ 以上，并伴有头痛、恶心、呕吐、脉速等全身症状。

3. 预防

（1）输液前认真检查药液的质量，输液用具的灭菌日期、有效期及包装是否完好。

（2）严格无菌操作。

4. 护理

（1）发热反应轻者，应立即减慢输液速度或停止输液，并及时通知医生。

（2）发热反应严重者，应立即停止输液，并保留余液和输液器，以备必要时送检验科做细菌培养，以查找发热反应的原因。

（3）严密观察生命体征的变化，及其他伴随症状。

（4）给予对症处理：对寒战患者，予以保暖；对高热患者，应给予物理降温，必要时遵医嘱给予抗过敏药物或激素治疗。

（二）循环负荷过重反应（急性肺水肿）

1. 原因　由输液速度过快，短时间内输入过多液体，且输液总量过多，使循环血容量急剧增加，心脏负荷过重引起。尤其多见于心肺功能不良、老年人及小儿。

2. 临床表现　患者在输液过程中突然出现呼吸困难、胸闷、面色苍白、咳嗽、咳粉红色泡沫样痰，严重时痰液可从口、鼻腔涌出。听诊双肺布满湿啰音，心率快且心律不齐。

3. 预防　在输液过程中，密切观察患者情况，注意控制输液的速度和输液总量，尤其对心肺功能不全、老年人及小儿更需慎重。

4. 护理

（1）应立即停止输液，保留静脉通道以利于抢救。迅速通知医生，进行紧急处理。并安慰患者以减轻其紧张心理。

（2）如果病情允许，可协助患者取端坐位，双腿下垂，以减少下肢静脉回流，减轻心脏负荷。

（3）必要时进行四肢轮扎。用止血带或血压计袖带适当加压四肢以阻断静脉血流，但动脉血仍可通过。每 5~10 分钟轮流放松一侧肢体的止血带，可有效地减少回心血量。待症状缓解后，逐渐解除止血带。

（4）此外，静脉放血 200~300 mL 也可以直接减少回心血量，但应慎用，贫血者应禁忌采用。

（5）给予高流量氧气吸入（氧流量为 6~8 L/min），以提高肺泡内压力，减少肺泡内毛细血管渗出液的产生，还能增加氧气弥散。同时，在湿化瓶内加入 20%~30% 乙醇溶液，可有效降低肺泡内泡沫表面的张力，促使泡沫破裂消散，改善气体交换，缓解缺氧症状。

（6）遵医嘱给予镇静剂、强心剂、利尿剂、平喘药和扩血管药，以稳定患者紧张情绪，扩张周围血管，加速液体排出，减少回心血量，减轻心脏负荷。

（三）静脉炎

1.原因

（1）主要原因是长期输入高浓度、刺激性较强的药液，长期使用同一静脉置管或静脉置管时间过长，引起局部静脉壁发生化学炎性反应。

（2）在输液过程中未能严格执行无菌操作原则，导致局部静脉感染。

2.临床表现 沿静脉走向出现条索状红线，局部组织红、肿、热、痛，有时伴有畏寒、发热等全身症状（图11-17）。

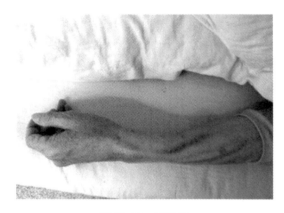

图 11-17 静脉炎

3.预防

（1）严格执行无菌操作。

（2）对血管壁有刺激性的药物应充分稀释后再输入，减慢输液速度，并防止药液溢出血管。

（3）有计划地更换输液部位，避免在同一部位反复穿刺，以保护静脉。

4.护理

（1）停止在此部位输液，并抬高患肢、制动，严禁按摩病变部位。

（2）局部用50％硫酸镁或95％乙醇溶液进行湿热敷，每天2次，每次20分钟。

（3）超短波理疗，每天1次，每次15～20分钟。

（4）中药治疗。用如意金黄散加醋调成糊状，局部外敷，每天2次，具有清热、止痛、消肿的作用。

（5）如合并感染，可遵医嘱给予抗生素治疗。

（四）空气栓塞

1.原因

（1）输液管内空气未排尽；输液管连接不紧或有裂隙。

（2）拔出较粗、近胸腔的深静脉导管后，未严密封闭穿刺点。

（3）液体输完未及时更换药液或拔针。

（4）加压输液、输血时无专人守护。

上述原因会导致空气进入静脉，随血流（经上腔静脉或下腔静脉）先被带到右心房，然后进入右心室。如空气量少，则随血液被右心室压入肺动脉并分散到肺小动脉内，最后经毛细血管吸收，损害较小。如空气量大，空气进入右心室后，阻塞在肺动脉入口，使右心室内的血液不能进入肺动脉，而从机体组织回流的静脉血不能在肺内进行气体交换，导致机体严重缺氧，甚至立即死亡。

2.临床表现 输液过程中患者突然感到胸部异常不适或有胸骨后疼痛，随即出现呼吸困难、严重发绀，并伴有濒死感。听诊心前区可闻及响亮、持续的"水泡音"。

3.预防

（1）输液前认真检查输液器的质量及连接是否紧密，排尽输液管内的空气。

（2）输液过程中加强巡视，及时更换输液瓶。输液完毕及时拔针。加压输液或输血时应有专人在旁守护。

（3）拔出较粗的、靠近胸腔的深静脉导管后，必须立即严密封闭穿刺点。

4.护理

（1）如出现上述临床表现，应立即停止输液，将患者置于左侧卧位，并保持头低足高位，该体位有助于气体向右心室尖部漂移，避免阻塞肺动脉入口。随着心脏的舒缩，空气被血液打成泡沫，分次小量进入肺动脉内，最后逐渐被吸收（图11-18）。

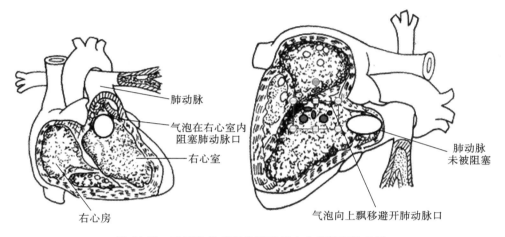

肺动脉

气泡在右心室内阻塞肺动脉口

右心室

右心房

肺动脉未被阻塞

气泡向上飘移避开肺动脉口

图 11-18　改变体位使气泡漂移至右心室避开肺动脉

（2）给予高流量氧气吸入，以提高血氧浓度，纠正缺氧状态。

（3）有条件可使用中心静脉导管抽出空气。

（4）严密观察患者病情变化，做好心理护理，如有异常及时对症处理。

护考链接

A3 型题

（1～3题共用题干）

患者，男，67 岁。因冠心病入院。在静脉输液过程中出现胸闷、呼吸困难、咳嗽、咳粉红色泡沫痰。

1.该患者发生了（　　）。

　A.发热反应　　　　B.急性肺水肿　　　C.静脉炎　　　　D.空气栓塞　　　E.过敏反应

2.此时,护士应为患者采取的卧位是（　　）。

　A.去枕仰卧位　　　　　　　　B.左侧卧位　　　　　　　　　C.端坐位,两腿下垂

　D.休克卧位　　　　　　　　　E.头低足高位

3.给氧时,护士应选择的吸氧流量为（　　）。

　A.1～2 L/min　　　　　　　　B.3～4 L/min　　　　　　　　C.5～6 L/min

　D.6～8 L/min　　　　　　　　E.9～10 L/min

分析:患者冠心病入院,在输液过程中出现胸闷、呼吸困难、咳嗽、咳粉红色泡沫痰,应考虑发生了急性肺水肿,此时,护士应为患者采取的卧位是端坐位,双腿下垂,以减少下肢静脉回流,减轻心脏负荷。同时给予高流量氧气吸入（6～8 L/min）,以提高肺泡内压力,减少肺泡内毛细管渗出液的产生。故答案分别为 B、C、D。

八、输液微粒污染及防护

输液微粒是指输入液体中含有的非代谢性颗粒杂质。其直径一般只有 $1\sim15\ \mu m$，少数直径较大，可达 $50\sim300\ \mu m$，肉眼只能见到直径在 $50\ \mu m$ 以上的微粒。输入溶液中微粒的量决定了液体的透明度，临床上可由此判断液体的质量。输液微粒污染是指在输液过程中，输液微粒随液体进入人体，对人体造成严重危害的过程。

（一）输液微粒的来源

1. 药液生产及保存过程中的污染　药液的生产制作工艺不完善，混入异物，如水、空气、原材料的污染等。液体存放时间过长，玻璃瓶内壁和橡胶塞被药液浸泡时间过久，腐蚀剥脱形成输液微粒。

2. 空气环境的污染　病房空气中的尘埃、纤维、细菌和真菌。在配制药物、加药过程中，室内空气净化程度直接影响输液中微粒的数量。

3. 配液操作的污染

（1）输液器及加药用的注射器不洁净，加药时反复穿刺橡胶塞导致橡胶塞撕裂等，均可导致微粒进入药液内，产生输液微粒污染。

（2）切割安瓿方式和步骤不当会产生大量细小的玻璃屑，每一支安瓿可产生近万个微粒，这些微粒一旦进入人体，将无法消除。

（3）抽入注射器的空气污染药液：空气中的二氧化碳可使药液中的钙盐产生碳酸钙结晶，形成输液微粒。

（4）操作人员违反无菌操作规程。

（二）输液微粒污染的危害

输液微粒污染对机体的危害是严重而持久的，其危害程度主要取决于微粒的大小、形状、性质以及微粒堵塞血管的部位、血流阻断的程度及人体对微粒的反应等。最容易被微粒损害的部位有肺、脑、肝及肾脏等。输液微粒污染对人体的危害如下。

（1）直接阻塞血管，引起局部血液供应不足，组织缺血、缺氧，甚至坏死。

（2）红细胞聚集在微粒上，形成血栓，引起血管栓塞和静脉炎。

（3）微粒进入肺毛细血管，可造成巨噬细胞增殖，包围微粒形成肺内肉芽肿，影响肺功能。

（4）引起过敏反应和血小板减少症。

（5）刺激组织而产生炎症或形成肿块。

（三）预防控制微粒污染的措施

（1）制剂生产方面：严格把控制剂生产过程中的各个环节，如改善车间的环境卫生，安装空气净化装置，选用优质材料，采用先进工艺，提高检验技术，严格执行制剂生产的操作规程，工作人员要穿工作服、工作鞋，戴口罩，必要时戴手套，确保药液质量。

（2）输液操作方面。

①采用精密的密闭式一次性医用输液器，减少污染机会。

②净化治疗室空气。有条件者可采用超净工作台或静脉药物配制中心配药。

③输液前认真检查药液的质量，查看其有效期、质量、透明度以及溶液瓶有无裂痕、瓶盖有无松动、瓶签字迹是否清晰等。

④在通气针头或通气管内放置空气过滤器，可防止空气中的微粒进入药液。

⑤严格执行无菌技术操作规程。药液应现用现配，避免污染。

⑥净化病室内空气。有条件的医院可在一般病室内安装空气净化装置，以减少病原微生物和尘埃，创造洁净的输液环境。

知识链接

经外周中心静脉导管(PICC)输液法

经外周中心静脉导管输液法是由周围静脉穿刺置管,并将导管末端置于上腔静脉中下1/3或锁骨下静脉进行输液的方法。此法具有适用范围广、创伤小、操作简单、保留时间长、并发症少的优点,常用于中、长期的静脉输液或化疗用药等。

经外周中心静脉置管输液法的适用对象:需要给予化疗药物等刺激性溶液的患者;需要给予静脉营养液等高渗溶液的患者;需要中长期静脉输液治疗的患者;外周静脉条件差且需用药的患者。但患有严重出血性疾病、上腔静脉压迫综合征及不合作或躁动的患者,穿刺部位或附近组织有感染、皮炎、蜂窝织炎、烧伤等情况的患者,乳腺癌根治术后患侧,以及预插管位置有放射性治疗史、血栓形成史、血管外科手术史或外伤者等禁止使用经外周中心静脉置管输液法。

1.评估并选择静脉 通常在肘部以贵要静脉、肘正中静脉和头静脉为序选择静脉,首选右侧,要选择弹性及暴露性好的血管。

2.操作方法 协助患者取仰卧位,暴露穿刺区域,穿刺侧上肢外展与躯干成90°角。确定穿刺点并测量导管预置长度及臂围:根据上臂皮肤及血管的情况选择穿刺点。自穿刺点到右胸锁关节,向下至第3肋间隙的长度即为预置达上腔静脉的长度,如将此长度减去2 cm即为达锁骨下静脉的长度。在肘窝上9 cm处测双臂臂围并记录。由助手协助系止血带,注意止血带的末端反向于穿刺部位。常规消毒,按说明进行导管穿刺,根据患者的情况保留导管长度,穿刺完毕后,经X线确认导管在预置位置后即可按需要进行输液。

3.注意事项

(1)经外周中心静脉导管(PICC)输液是由经过专门培训的持证专科护士完成的技术,护士应熟练操作技术,以减少送管困难、置管过深、渗血水肿等问题。

(2)加强导管的维护:穿刺后第一个24小时更换敷料,以后常规每周更换敷料1~2次。每次进行导管维护前,先确认导管体外长度,并询问患者有无不适。再抽回血以确定导管位置,再将回血注回静脉。注意揭敷贴时应由下至上,防止导管脱出。观察并记录导管体内外刻度。消毒时以导管为中心,直径8~10 cm,用0.5%氯己定溶液消毒3遍,或用75%乙醇和碘伏各消毒3遍,再覆盖透明敷贴。

(3)应密切观察穿刺局部有无红、肿、热、痛等症状,如出现异常,应及时测量臂围并与置管前臂围相比较。观察肿胀情况,必要时行B超检查。

(4)健康教育:置管后应指导患者进行适当的功能锻炼,如置管侧肢体做松握拳、屈伸等动作,以促进静脉回流,减轻水肿。但应避免置管侧上肢过度外展、旋转及屈肘运动。勿提重物。应尽量避免物品及躯体压迫置管侧肢体。

(5)拔管:拔管时应沿静脉走向,轻轻拔出,拔出后立即压迫止血(有出血倾向的患者,压迫止血时间要超过20分钟),并用无菌纱布块覆盖伤口,再用透明敷贴粘贴24小时,以免发生空气栓塞和静脉炎。并对照穿刺记录观察导管有无损伤、断裂、缺损。

【本节小结】

静脉输液是临床常用的护理技术之一,护士必须掌握相关的理论知识和输液的操作规程。操作前必须做好护士、环境、物品和患者的准备,与患者进行有效沟通。操作过程中严格遵守无菌操作原则和查对制度,并能熟练掌握各种静脉输液法。在输液过程中因各种原因可能出现发热反应、急性肺水肿、静脉炎和空气栓塞等常见输液反应。主要防治措施:护士在静脉输液的各个环节都必须执行无菌操作;严格查对药物的质量和有效期;合理、有计划地选择静脉血管,提高静脉穿刺成功率;加压输液要有人监护等。

【目标检测】

A1 型题

1. 对纠正体内电解质失调有显著效果的溶液是(   )。

A. 溶液白蛋白　　　B. 右旋糖酐溶液　C. 晶体溶液　　　　D. 血浆　　　　E. 全血

2. 输液过程中导致静脉痉挛的原因是(   )。

A. 输液速度过快　　　　　　B. 液体注入皮下组织　　　　C. 针头阻塞

D. 患者肢体抬举过高　　　　E. 输入的药液温度过低

3. 静脉输液引起发热反应的常见原因是输入液体(   )。

A. 量过多　　　　　B. 数度过快　　　C. 温度过高　　D. 时间过长　　E. 制剂不纯

4. 置空气栓塞患者头低脚高,左侧卧位,目的是避免空气阻塞(   )。

A. 主动脉入口　　　B. 肺动脉瓣口　　C. 肺静脉入口　　D. 上腔静脉入口　E. 下腔静脉入口

5. 关于输液速度的调节,下列哪项是错误的?(   )

A. 年老体弱者宜慢　　　　　　B. 心肺功能不全者宜慢　　　　C. 升压药宜慢

D. 含钾药宜快　　　　　　　　E. 严重脱水者宜快

6. 颈外静脉输液,最佳穿刺点在(   )。

A. 下颌角与锁骨上缘中点连线下 1/3 处　　　　B. 下颌角与锁骨下缘中点连线下 1/3 处

C. 下颌角与锁骨下缘中点连线上 1/3 处　　　　D. 下颌角与锁骨上缘中点连线上 1/3 处

E. 下颌角与锁骨上缘中点连线中 1/3 处

7. 输液时患者出现发热反应,体温 40 ℃,正确处理方法是(   )。

A. 继续输液,给予物理降温　　　　　　　B. 继续输液,给予药物降温

C. 减慢输液速度,给予物理降温　　　　　D. 减慢输液速度,给予药物降温

E. 停止输液,给予药物降温

8. 某患者输液过程中发生药液不滴,挤压输液管有阻力,松手后无回血,处理方法是(   )。

A. 另选血管重新穿刺　　　　B. 调整针头位置　　　　　C. 更换针头重新穿刺

D. 抬高输液瓶位置　　　　　E. 局部热毛巾热敷

A2 型题

9. 患者,女,21 岁,因再生障碍性贫血入院。根据医嘱该患者需长时间静脉输入抗胸腺细胞球蛋白治疗。依据合理使用静脉的原则,护士在选择血管的时候应注意(   )。

A. 由近心端到远心端　　　　B. 由远心端到近心端　　　　C. 先粗大后细小

D. 先细直后弯曲　　　　　　E. 先上后下

10. 在为患者输液时发现药液滴注不畅,寻其原因为静脉痉挛导致,护士应采取的措施是(   )。

A. 减小输液速度　　　　　　B. 加压输液　　　　　　　C. 局部热敷

D. 适当更换肢体位置　　　　E. 降低输液瓶位置

A3 型题

(11～12 题共用题干)

患者,男,68 岁,静脉输液过程中,患者主诉胸骨后疼痛,随即出现呼吸困难,严重发绀,听诊心前区有"水泡音"。

11. 根据患者临床表现,该患者可能出现了(   )。

A. 急性肺水肿　　B. 心肌梗死　　　C. 过敏反应　　D. 空气栓塞　　E. 发热反应

12. 此时应立即停止输液,协助患者取(   )。

A. 俯卧位　　　　　　　　　　B. 头高足低位　　　　　　　C. 去枕仰卧位

D. 半坐卧位床尾抬高　　　　　E. 左侧卧位,头低足高

第二节　静　脉　输　血

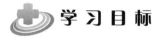
学 习 目 标

（1）阐述输血的目的及血液制品的种类。

（2）叙述输血前准备。

（3）掌握输血的方法,严格遵守无菌和查对制度。

（4）叙述常见输血反应及常见输血反应的原因、临床表现及预防护理措施。

案例导入

张某,男,40岁,因车祸内脏大出血而欲行急诊手术。进手术室之前,护士遵医嘱迅速为该患者建立了一个静脉通道并进行输血治疗,因时间紧迫,护士从血库取血时,为了尽早将血输给患者,便将血袋放在热水中加温,5分钟后为患者输入。当输入10分钟时,患者感到头部胀痛,并出现恶心呕吐,腰背部剧痛。请思考:

（1）该患者最可能出现了什么反应?

（2）此反应发生的最可能的原因是什么?

（3）发生此反应时,如何抢救,首选的措施是什么?

静脉输血是将全血或成分血通过静脉输入体内的方法。静脉输血是临床急救和治疗疾病的重要措施之一,在临床上广泛应用。近年来,输血理论与技术发展迅速,无论是在血液的保存与管理、血液成分的分离,还是在献血员的检测及输血器材的改进等方面都取得了很大的进步,为临床安全、有效、节约用血提供了保障。

一、静脉输血的目的及原则

(一)静脉输血的目的

1.补充血容量　增加有效循环血量,改善心肌功能和全身血液灌流,提升血压,增加心排血量,促进血液循环。用于失血、失液引起的血容量减少或休克患者。

2.补充血红蛋白　增加血红蛋白含量,促进携氧功能,纠正贫血。用于血液系统疾病引起的严重贫血和某些慢性消耗性疾病的患者。

3.补充血浆蛋白　增加蛋白质,改善机体营养状况,维持血浆胶体渗透压,减少组织渗出和水肿,保持有效循环血量。用于低蛋白血症以及大出血、大手术的患者。

4.补充凝血因子和血小板　改善凝血功能,有助于止血。用于凝血功能障碍的患者(如血友病)。

5.补充抗体、补体　增强机体免疫力,提高机体抗感染的能力。用于严重感染的患者。

6.排除有害物质　改善组织器官的缺氧状态,用于一氧化碳、苯酚等化学物质中毒的患者。上述物质中毒时,血红蛋白失去了携氧能力或不能释放氧气以供机体组织利用。此外,溶血性输血反应及重症新生儿溶血病时,可采用换血疗法;也可采用换血浆法以达到排除血浆中的自身抗体的目的。

(二)静脉输血的原则

(1)输血前必须做血型鉴定和交叉配血试验。

(2)无论是输全血还是成分血,原则上均应选用同型血液输注。但在紧急情况下,如无同型血,可以选用 O 型血输给患者。AB 型血的患者除可接受 O 型血外,还可接受其他异型血(A 型血和 B 型血),但要求直接交叉配血试验呈阴性(不凝集),而间接交叉试验可呈阳性(凝集)。因输入的血量少,输入的血清中的抗体可被受血者体内大量的血浆稀释,而不足以引起受血者的红细胞发生凝集,故不出现反应。在这种特殊情况下,输血量应限制在 400 mL 以内,且要放慢输血速度。

(3)如果患者需要再次输血,则必须重新做交叉配血试验,以排除机体已产生抗体的情况。

二、血液制品的种类

(一)全血

全血指采集的血液未经任何加工,而全部保存备用的血液。全血分为新鲜血和库存血两类。

1.新鲜血　在 4 ℃常用抗凝保养液中保存一周的血液,它基本保留了血液中的所有成分,可以补充各种血细胞、凝血因子和血小板。常用于血液病患者。

2.库存血　在 4 ℃环境下可以保存 2～3 周。库存血虽含有血液中的所有成分,但库存血保存时间越长,血液成分变化越大,其中血小板、凝血因子、白细胞等随着保存时间的延长而逐渐破坏,红、白细胞内的钾离子外溢,使血浆钾离子浓度升高,血液酸性增强。此外,随着保存时间的延长,葡萄糖分解,乳酸增高,pH 逐渐下降。故大量输入库存血时,易导致酸中毒和高钾血症。临床上库存血常用于各种原因引起的大出血患者。

(二)成分血

成分血是指将血液中的各种成分进行分离提纯后,加工成各种血液制品。临床上可根据病情需要,针对性地为患者输注成分血。输成分血可以节省血液资源,具有针对性,减少输血反应,提高治疗效果,达到一血多用的目的。还可以减轻患者经济负担。目前已在临床上广泛应用。

1.血浆　全血经分离后所得到的液体部分。其主要成分是血浆蛋白,不含血细胞,无凝集原。可用于补充血容量、蛋白质和凝血因子。血浆可分为以下四种。

(1)新鲜血浆:含所有凝血因子,适用于凝血因子缺乏的患者。

(2)保存血浆:适用于低血容量及低血浆蛋白的患者。

(3)冰冻血浆:保存在 -18 ℃以下的低温环境下,有效期为 1 年,使用时需将其放在 37 ℃的温水中融化,并于 6 小时内输入。

(4)干燥血浆:将冰冻血浆放在真空装置下加以干燥制成的,有效期为 5 年,使用时加适量的等渗盐水或 0.1%枸橼酸钠溶液进行溶解。

2.红细胞　可以增加血液的携氧能力。红细胞适用于贫血、失血较多的手术或疾病,也可用于为心功能衰竭的患者补充红细胞,以避免心脏负荷过重。红细胞一般包括以下三种。

(1)浓缩红细胞:新鲜血经离心或沉淀去除血浆后剩余的部分。适用于携氧功能缺陷和血容量正常而需补充红细胞的贫血患者。

(2)洗涤红细胞:红细胞经生理盐水多次洗涤后,再加入适量生理盐水制成。含抗体物质少,适用于免疫性溶血性贫血患者、器官移植术后患者及需反复输血患者。

(3)红细胞悬液:全血经离心提取血浆后的红细胞加入等量红细胞保养液制成。适用于战地急救和中、小手术患者(图 11-19)。

3.白细胞浓缩悬液　新鲜全血经离心后取白膜层白细胞,于 4 ℃环境下保存,48 小时内有效。适用于粒细胞缺乏伴严重感染的患者。

4. 血小板浓缩悬液　由新鲜全血离心所得,在 22~24 ℃环境下保存,24 小时内有效。适用于血小板减少或功能障碍性出血的患者(图 11-20)。

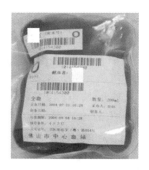

图 11-19　红细胞悬液

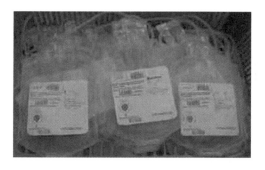

图 11-20　血小板浓缩悬液

5. 各种凝血制剂　可针对性地补充某些凝血因子,如凝血酶原复合物等,可用于各种原因引起的凝血因子缺乏的出血性疾病。

(三)其他血液制品

1. 白蛋白液　从血浆中提纯制成,能提高机体血浆蛋白及胶体渗透压。临床上常用的是 20%~25% 的白蛋白制剂,适用于由各种原因引起的低蛋白血症的患者,如肝硬化、肾病及烧伤患者等。

2. 纤维蛋白原　适用于纤维蛋白缺乏症、弥散性血管内凝血(DIC)患者。

3. 抗血友病球蛋白浓缩剂　适用于血友病患者。

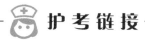

护考链接

A1 型题
凝血因子缺乏患者最适合输入的血液制品是(　　　)。
A. 新鲜血浆　　　　　　　　B. 冰冻血浆　　　　　　　　C. 干燥血浆
D. 红细胞悬液　　　　　　　E. 血小板浓缩悬液
分析:新鲜血浆含所有凝血因子,适用于凝血因子缺乏的患者。故答案为 A。

三、静脉输血的适应证和禁忌证

(一)适应证

1. 各种原因引起的大出血患者　为静脉输血的主要对象。一次出血量小于 500 mL 时,机体可自我代偿,不必输血。失血量达到 500~800 mL 时,需要立即输血,一般首选晶体溶液、胶体溶液或少量血浆增量剂输注。失血量超过 1000 mL 时,应及时补充全血或成分血。但血或血浆不宜用作扩容剂,晶体溶液结合胶体溶液扩容是治疗失血性休克的主要方案。血容量补足后,输血的目的是提高血液的携氧能力,此时应首选红细胞制品。

2. 贫血或低蛋白血症患者　可输入浓缩红细胞、血浆、白蛋白。

3. 严重感染患者　输入新鲜血以补充抗体和补体,切忌使用库存血。

4. 凝血功能障碍患者　输入成分血。

(二)禁忌证

静脉输血的禁忌证主要包括急性肺水肿、充血性心力衰竭、肺栓塞、恶性高血压、真性红细胞增多症、肾功能极度衰竭以及对输血有过敏反应者。

世界献血者日

每年的 6 月 14 日是"世界献血者日"。这一天是发现 ABO 血型系统的奥地利医学家卡尔·兰德斯坦纳(Karl LanD. steiner)的生日。1900 年,他因为发现了 ABO 血型系统而获得了 1930 年的诺贝尔奖。为广泛引起社会各界对自愿无偿献血重要性的认识,鼓励更多的人无偿献血,宣传血液安全,世界卫生组织、红十字会与红新月国际联合会、国际献血组织联合会、国际输血协会把每年的 6 月 14 日定为"世界献血者日",旨在通过这一特殊的日子感谢那些拯救数百万人生命的自愿无偿献血者。世界各国也在这一天组织各种形式的活动,表示对无偿献血者的敬意。2005 年 5 月,世界卫生大会将这一天正式确立为世界卫生组织的官方法定节日。

四、静脉输血的方法

目前临床上均采用密闭式静脉输血法,密闭式静脉输血法有间接静脉输血法和直接静脉输血法两种。

(一)间接静脉输血法的实施

间接静脉输血法是指将抽出的供血者血液按静脉输液法输给患者的方法。

1. 实施程序

程序	操作步骤	要点说明
评估	1.两人核对医嘱、输血执行单(表 11-4、表 11-5) 2.患者的病情、年龄、治疗情况,作为合理输血的依据 3.患者的血型、输血史及过敏史,作为输血时查对及用药的参考 4.心理状态及对输血相关知识的了解程度为心理护理及健康教育提供依据 5.患者穿刺部位的皮肤、血管情况,选择适宜输注的部位 6.向患者及其家属解释输血的目的、方法、注意事项及配合要点	1.严格执行"三查八对"制度 2.根据患者病情、输血量及年龄选择静脉,并避开破损、发红、硬结、皮疹等部位的血管。一般采用四肢浅静脉 3.急症输血时多采用肘部静脉,周围循环衰竭时,可采用颈外静脉或锁骨下静脉
计划	1.护士准备:着装整齐、修剪指甲、洗手、戴口罩 2.患者准备 (1)了解输血的目的、方法、注意事项及配合要点 (2)签写知情同意书 (3)排空大小便 3.环境准备:安静、整洁、舒适、光线适宜,符合无菌操作要求 4.血液制品准备 (1)备血:遵医嘱抽取血标本,与已填好的输血申请单一起送输血科,做血型鉴定和交叉配血试验 (2)取血:凭取血单与血库人员共同做好"三查八对","三查"即查血的有效期、血的质量和输血装置是否完好,"八对"即核对床号、姓名、住院号、血瓶(袋)号、血型、交叉配血试验结果、血液种类和剂量,确认无误后在交叉配血试验单上签名、取血 5.用物准备:同密闭式静脉输液法,仅将一次性输液器换为一次性输血器(滴管内有滤网,可去除大的细胞碎屑、纤维蛋白等微粒,而血细胞和血浆等均能通过滤网)(图 11-21)。静脉穿刺针头为 9 号针头;0.9%氯化钠注射液、一次性手套、血液制品根据医嘱准备	1.正常库存血分为两层,上层为血浆,呈淡黄色,半透明;下层为血细胞,呈暗红色,两者之间界线清楚,无凝块(图 11-22)。如血浆变红或混浊,血细胞呈暗紫色,两者界线不清,或有明显凝块等提示可能溶血,不能使用 2.取血后勿剧烈振荡血液,以免红细胞大量破坏而引起溶血。不能将血液加温,以免血浆蛋白凝固变性而导致输血反应。取回的血制品在常温下放置 15~20 分钟后再输入,一般应在 4 小时内输完

续表

程序	操作步骤	要点说明
实施	1.再次核对检查:携用物至患者床旁,与另一位护士一起再次进行"三查八对",确认无误后签名	严格执行查对制度,避免差错事故的发生
	2.建立静脉通道:按密闭式静脉输液法建立静脉通道,输入少量生理盐水	输入血液前先输入少量生理盐水,冲洗输血器管道
	3.摇匀血液:以旋转手腕的方式将血袋内的血液轻轻摇匀	避免剧烈振荡,以防止红细胞被破坏
	4.连接血袋输血:戴手套,打开储血袋封口并常规消毒开口处,将输血器针头从生理盐水瓶上拔下,插入血袋输血接口,缓慢将血袋倒挂于输液架上	戴手套是为了保护医护人员自身
	5.操作后查对:核对患者的床号、姓名、住院号、血袋(瓶)号、血型、交叉配血试验的结果、血液的种类、血量	操作后查对:避免差错事故的发生
	6.调节滴速:调节输血速度,开始输入时速度宜慢,观察15分钟左右,如无不良反应,再根据患者病情及年龄调节输液速度,成人一般40~60滴/分,老年人及小儿酌减	开始输入时输液速度不应超过20滴/分
	7.整理、宣教、致谢 (1)协助患者取舒适体位,整理床单位 (2)向患者及其家属交代注意事项 (3)将呼叫器置于患者易取处 (4)感谢患者配合	告知患者如有不适及时使用呼叫器通知护士
	8.清理用物、洗手、记录	在输血卡上记录输血时间、速度、患者的全身及局部情况,并签全名
	9.续血时的处理:患者如需要输入2袋以上的血液时,应在上一袋血液即将输完时,常规消毒或用安尔碘消毒生理盐水瓶塞后,将针头从储血袋中拔出,再插入生理盐水瓶中,输入少量生理盐水,然后再按与第一袋血相同的方法核对连接血袋继续输血	两袋血之间用生理盐水冲洗是为了避免两袋血之间发生反应
	10.输血完毕后的处理 (1)待血液即将滴尽时,按上述方法继续滴入生理盐水,直到将输血器内的血液全部输入体内,然后再拔针 (2)输血袋及输血器的处理:输血完毕后用剪刀将输血器针头剪下弃入锐器收集盒中;将输血管道弃入医用垃圾桶中;将输血袋送输血科保留24小时 (3)洗手,记录	1.拔针方法同密闭式静脉输液法 2.最后输入生理盐水的目的是保证输血器内的血液全部输入体内,保证输血量准确 3.避免针刺伤的发生 4.以备患者输血后发生输血反应时检查分析原因
评价	1.护患沟通有效,服务到位,能满足患者的身心需要 2.操作熟练规范,达到输血目的,患者感觉舒适、安全、无输血反应发生	

表 11-4 医嘱单

姓名:<u>李×</u> 性别:<u>男</u> 年龄:<u>48 岁</u> 科室:<u>消化内科</u> 床号:<u>2</u> 诊断:<u>上消化道出血</u> 住院号/ID 号:<u>20151112</u>

起始		临 时 医 嘱	医生 签名	护士 签名	停 止		医生 签名	护士 签名
日期	时间				日期	时间		
2015.11.13	8:20	交叉配血试验	李×	李×				
	11:00	输入同型血(O 型)200 mL 40 滴/分	李×	李×				
	11:00	0.9%氯化钠注射液 100 mL 冲管 60 滴/分	李×	李×				

表 11-5 输血执行单

姓名:<u>李×</u> 性别:<u>男</u> 年龄:<u>48 岁</u> 科室:<u>消化内科</u> 床号:<u>2</u> 诊断:<u>上消化道出血</u> 住院号/ID 号:<u>20151112</u>
日期:<u>2015.11.13</u>

序号	医嘱	核对人签名	执行时间	护士签名
1	交叉配血试验	谢×	8:25	赵×
2	输入同型血(O 型)200 mL 40 滴/分	谢× 赵×	11:05	谢× 赵×
3	0.9%氯化钠注射液 100 mL 冲管 60 滴/分	谢× 赵×	11:05	谢× 赵×

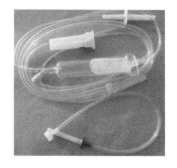

图 11-21 输血器

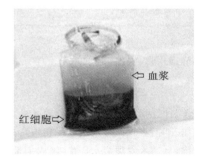

图 11-22 库存血

2.注意事项

(1)采集血标本须根据医嘱及输血申请单,每次仅为一位患者采集配血标本,禁止同时为两位患者采集血标本。

(2)在操作过程中,要严格执行无菌操作及查对制度。在输血时,必须要由两名护士根据要求认真查对无误后方可输入,避免差错事故的发生。

(3)输血前后和两袋血之间需要滴注少量 0.9%氯化钠溶液,以防发生不良反应。

(4)冷藏血制品中不可加温,以免血浆蛋白凝固变性而引起不良反应。

(5)不可随意加入其他药品,如钙剂、酸性或碱性药品、高渗或低渗液体,以防血液凝集或溶解。

(6)输血过程中,要加强巡视,观察患者有无输血反应的征象,并询问患者有无任何不适反应。一旦出现输血反应,应立刻停止输血,并通知医生,保留余血以备检查分析原因。

(7)严格控制输血速度,尤其对年老体弱、严重贫血、心力衰竭患者应谨慎,输血速度宜慢。

(8)输完的血袋应送回输血科保留 24 小时,以备患者在输血后发生输血反应时检查分析原因。

(9)加压输血时,必须由专人在旁监测,以防血液输完后引起空气栓塞。

(二)直接静脉输血法的实施

直接静脉输血法是指将供血者的血液抽出后立即输给患者的方法,常用于婴幼儿的少量输血以及无库血而患者又急需输血时。

1. 实施程序

程序	操作步骤	要点说明
评估	同间接静脉输血法	同间接静脉输血法
计划	1. 同间接静脉输血法 1～3 2. 用物准备:同静脉注射,另备 50 mL 注射器及针头数个(根据输血量的多少而定)、3.8%枸橼酸钠溶液、血压计袖带、无菌纱布。	
实施	1. 准备卧位、核对:供血者和患者分别卧于相邻的两张床上,露出各自供血或受血的一侧肢体;核对供血者和患者的姓名、血型及交叉配血试验结果	严格执行查对制度,避免差错事故的发生
	2. 抽取抗凝剂:用注射器抽取一定量的抗凝剂	避免抽出的血液凝固,一般 50 mL 血中需加入 3.8%枸橼酸钠溶液 5 mL
	3. 穿刺抽血、输血 (1)将血压计袖带缠于供血者上臂并充气,使其压力维持在 13.3 kPa(100 mmHg)左右 (2)选择穿刺静脉,常规消毒穿刺部位皮肤 (3)用加入抗凝剂的注射器抽取供血者的血液,然后立即按静脉注射法将抽出的血液输给患者。由 3 名护士共同协作,一人抽血,一人传递,另一人输注,如此连续进行	1. 阻断静脉血流使静脉充盈,易于操作 2. 一般选择粗大静脉,常用肘正中静脉 3. 应注意从供血者静脉内抽血时不可过急过快,向患者推注时速度也不可过快,并注意随时观察供血者及患者面色、血压等变化,并询问有无不适 4. 连续抽血时,不必拔出针头,只需更换注射器,在更换时放松袖带,并用手指压迫穿刺部位前端静脉,以减少出血
	4. 输血完毕后的处理:输血完毕,拔出针头,用无菌纱布块覆盖针眼按压穿刺点至无出血	
	5. 整理、宣教、致谢 (1)协助患者取舒适体位,整理床单位 (2)将呼叫器置于患者易取处 (3)感谢患者配合	告知患者如有不适及时使用呼叫器通知护士
	6. 清理用物、洗手、记录	记录输血时间、血量、血型,患者有无输血反应
评价	同间接静脉输血法	

2. 注意事项

(1)从供血者血管内抽血时速度不可过快,应密切观察其面色、血压并询问患者感受。

(2)为受血者推注血液时不可过快,也应注意观察。其余同间接静脉输血法。

护考链接

A2 型题

患者,女,43 岁。因重型再生障碍性贫血收入院,拟对其进行输血治疗。护士在进行输血前的准备时,不正确的操作是(　　)。

A. 进行血型鉴定和交叉配血试验

B. 提血时,和血库人员共同做好"三查八对"

C. 库存血取出后,如紧急需要,可低温加热

D. 输血前,需与另一名护士再次核对

E. 输血前应先征得患者同意并签署知情同意书

分析:不能将血液加温,以免血浆蛋白凝固变性而导致输血反应。故答案为 C。

知识链接

自体输血

自体输血是指在术前采集患者的血液或手术中回收自体的失血,经过洗涤、加工后,在需要时再回输给患者的方法。这是目前最安全的输血方法。自体输血主要分为术前预存式、术前稀释血液回输式和术中失血回输式三种。

1. 优点

(1)可避免因输血而引起的经血液传播的疾病,如病毒性肝炎、艾滋病、梅毒等。

(2)无须做血型鉴定和交叉配血试验,可避免同种异体输血产生的抗体抗原免疫反应所致的溶血、发热和过敏反应。

(3)自体输血可以节省血源、缓解血源紧张的矛盾。

2. 自体输血的形式

(1)术前预存式:在手术前数周乃至数月预先抽取患者的血液,并将其存放于血库,在低温下保存,待手术时再输还给患者。适用于择期手术患者。

(2)术前稀释血液回输式:于手术日手术开始前预先采集患者血液,同时自静脉输入等量的晶体或胶体溶液,使患者的血容量维持大致正常,并降低了血液中的红细胞压积,使血液处于稀释状态,减少了术中红细胞的损失。所采集的血液在术中或术后回输给患者。

(3)术中失血回输式:利用血液回收装置,将患者体腔积血、手术中失血及术后引流血液进行抗凝和过滤,然后再将采集的红细胞回输给患者。回输式自体输血由于过程简单、便捷,可快速回补携氧能力强的红细胞,利于患者更好地恢复。此方法容易被患者接受,也是目前使用最多的一种,多用于脾破裂、输卵管破裂,血液流入腹腔 6 小时内无污染或无凝血者。自体失血回输的总量应限制在 3500 mL 以内,大量回输自体血时,应适当补充新鲜血浆和血小板。

五、常见输血反应及护理

输血并不是一个"零风险"的过程,会引起输血反应,严重者可危及患者生命。因此,在输血过程中护士必须严密观察患者,及时发现输血反应的征象,并积极采取有效的措施处理各种输血反应,以保证患者

安全。

(一)发热反应

发热反应是最常见的输血反应。

1.原因

(1)输入致热原,如血液、保养液、储血袋或输血用具等被致热原污染。

(2)多次输血后,受血者血液中产生白细胞和血小板抗体,当再次输血时其体内产生的抗体与供血者的白细胞和血小板发生抗原抗体反应,引起发热。

(3)输血时护士违反无菌操作原则,造成污染。

2.临床表现 通常发生在输血过程中或输血后1~2小时,患者先有寒战,继之出现高热,体温可达38~41 ℃,还可伴有头痛、恶心、呕吐、肌肉酸痛、皮肤潮红等全身症状,一般不伴有血压下降。发热持续时间不等,轻者1~2小时即可缓解,体温逐渐降至正常。

3.预防 严格管理血制品和输血用具,严格执行无菌操作,有效预防致热原。

4.护理

(1)轻者减慢输血速度,症状可以自行缓解。

(2)重者应立即停止输血,密切观察生命体征,并及时通知医生。

(3)给予对症处理,如发冷者注意保暖,高热者给予物理降温。

(4)必要时遵医嘱给予解热镇痛药和抗过敏药。

(5)将输血器、剩余血连同储血袋一并送检。

(二)过敏反应

1.原因

(1)患者为过敏体质,输入血液中的异体蛋白质与患者机体的蛋白质结合形成全抗原而使机体致敏。

(2)输入的血液中含有致敏物质,如供血者在采血前服用可致敏的药物或食物。

(3)多次输血的患者,体内可产生过敏性抗体,当再次输血时,发生过敏反应。

(4)供血者血液中的变态反应性抗体随血液传给受血者,一旦接触相应的抗原,即可发生过敏反度。

2.临床表现 过敏反应多发生在输血后期或即将结束输血时,其程度轻重不一,症状出现越早,反应越严重。轻者表现为输血后出现皮肤瘙痒、局部或全身荨麻疹。也可出现血管神经性水肿,多见于颜面部,表现为眼睑、口唇水肿;重者可发生喉头水肿,表现为呼吸困难,两肺可闻及哮鸣音,甚至发生过敏性休克。

3.预防

(1)加强对供血者的选择、管理及教育。如选用无过敏史的供血者;供血者在采血前4小时内不宜吃高蛋白质和高脂肪的食物,宜用清淡饮食或饮糖水,也不宜服用易致敏的药物或食物,以免血中含致敏物质。

(2)对有过敏史的患者,可在输血前根据医嘱给予抗过敏药物。

4.护理

(1)轻者减慢输血速度,重者应立即停止输血,立即通知医生,遵医嘱皮下注射肾上腺素0.5~1 mL或给予氢化可的松或地塞米松等抗过敏药物。

(2)对症处理:如呼吸困难者给予氧气吸入;严重喉头水肿者行气管切开;循环衰竭者给予抗休克治疗。

(3)严密观察病情及生命体征变化。

(4)保留余血及输血器等,以便查找原因。

(三)溶血反应

溶血反应是最严重的输血反应,是输入血的红细胞和患者的红细胞发生异常破坏或溶解所引起的一系列临床症状。

1. 原因

（1）输入了异型血：供血者和受血者 ABO 血型不符而造成溶血反应发生。一般发生反应快，后果严重。

（2）输入了变质的血液：输血前红细胞已被破坏，溶解变质，如血液储存过久、血液保存温度过高或过低、血液被剧烈振荡、被细菌污染等；血液内加入高渗或低渗溶液或影响 pH 的药物等，均可导致红细胞被大量破坏。

（3）Rh 血型不合所致溶血：Rh 阴性的患者首次输入 Rh 阳性的血液时不会发生溶血反应，仅在患者体内即产生抗 Rh 因子的抗体。当再次输入 Rh 阳性的血液时，可发生溶血反应。Rh 血型不合所引起的溶血反应较少见，且发生缓慢，一般在输血后几小时至几日才发生，症状较轻。对此类患者应查明原因，确诊后，应尽量避免再次输血。

2. 临床表现及发生机制　轻者与发热反应相似，重者在输入 $10\sim15$ mL 血液时即可出现症状，死亡率高。溶血反应按其临床表现可分为以下三个阶段。

（1）开始阶段：患者血清中的凝集素与输入血中红细胞表面的凝集原发生凝集反应，使红细胞凝集成团，阻塞部分小血管。从而造成组织缺血缺氧，患者出现头部胀痛、恶心、呕吐、胸闷、四肢麻木、腰背部剧烈疼痛等反应。

（2）中间阶段：凝集的红细胞发生溶解，大量血红蛋白释放到血浆中，患者出现黄疸和血红蛋白尿（尿呈酱油色），同时伴有寒战、高热、呼吸困难和血压下降等。

（3）最后阶段：大量血红蛋白从血浆进入肾小管，遇酸性物质后形成结晶，阻塞肾小管；同时由于抗原、抗体的相互作用，又可引起肾小管内皮细胞缺血、缺氧而坏死脱落，进一步加重肾小管阻塞，患者出现急性肾功能衰竭症状，表现为少尿或无尿，严重者可致死亡。

3. 预防

（1）认真做好血型鉴定、交叉配血试验。

（2）严格执行查对制度，杜绝差错事故的发生。

（3）严格遵守血液采集、保存的要求，不使用变质血液。

4. 护理

（1）一旦发现症状，立即停止输血，并通知医生，进行紧急处理；保留余血，并采集患者血标本，重新做血型鉴定及交叉配血试验。

（2）给予氧气吸入，维持静脉通道，以备急救时静脉给药。

（3）保护肾脏，防止急性肾功能衰竭：双侧腰部封闭，并用热水袋热敷双侧肾区，以解除肾小管痉挛，保护肾脏。

（4）碱化尿液：遵医嘱口服或静脉注射碳酸氢钠，使尿液碱化，增加血红蛋白在尿液中的溶解度，以减少结晶，避免阻塞肾小管。

（5）严密观察并记录生命体征和尿量的变化，一旦发生尿少尿闭，应按急性肾功能衰竭处理，行腹膜透析或血液透析治疗。若出现休克症状，应进行抗休克治疗。

（6）心理护理：关心安慰患者，消除其紧张、恐惧心理。

（四）与大量输血有关的反应

大量输血一般是指在 24 小时内紧急输血量相当于或大于患者的血液总量。常见的反应有循环负荷过重、出血倾向、枸橼酸钠中毒反应及酸中毒、高血钾等。

1. 循环负荷过重（肺水肿）　其原因、临床表现及护理同静脉输液反应。

2. 出血倾向

（1）原因：长期反复输入库存血或短时间内大量输入库存血，由于库存血中的血小板破坏较多，使凝血因子减少而导致出血。

(2)临床表现:表现为皮肤、黏膜瘀斑,穿刺部位的皮肤出现大块淤血或手术伤口渗血、牙龈出血等。

(3)护理:大量输入库存血时,应间隔输入新鲜血、血小板浓缩悬液或凝血因子以防止出血。应密切观察患者的意识、血压、脉搏等变化,注意皮肤、黏膜或手术伤口有无出血。

3.枸橼酸钠中毒反应

(1)原因:库存血中含有枸橼酸钠,大量输血使体内的枸橼酸钠过量,当患者的肝功能受损时,枸橼酸钠未能完全氧化和排出,即可与血中的游离钙结合使血钙浓度下降。

(2)临床表现:患者出现手足抽搐、血压下降,心率缓慢,甚至心搏骤停等。

(3)护理:遵医嘱每输库存血超过1000 mL时,应给予静脉注射10%葡萄糖酸钙10 mL,以补充钙离子,预防低血钙的发生。密切观察病情变化及患者输血后的反应。

(五)其他

1.空气栓塞　其原因、临床表现及预防护理同静脉输液反应。

2.通过输血传染各种疾病　供血者的某些疾病可通过静脉输血传播给患者,如病毒性肝炎、疟疾、艾滋病、梅毒等。

3.细菌污染反应　任何环节违反无菌操作规程,均可导致血液被细菌污染。

因此,要严格把握采血、储血到输血操作的各个环节,以避免和控制上述输血反应的发生。

 护考链接

A3型题

(1~3题共用题干)

患者,女,36岁。急性淋巴细胞白血病。医嘱浓缩红细胞1 U和血小板1 U输注。在首先输注浓缩红细胞过程中患者出现全身皮肤瘙痒伴颈部、前胸出现荨麻疹。

1.首先考虑该患者发生了(　　　)。

A.发热反应　　　B.溶血反应　　　C.过敏反应　　　D.超敏反应　　　E.急性肺水肿

2.针对该患者发生的情况,护士应该首先采取的处理是(　　　)。

A.密切观察体温,局部涂抹止痒药膏

B.减慢输血速度并遵医嘱给予抗过敏药等

C.停止输注浓缩红细胞并保留血袋、余血及输血器送检

D.停止输注浓缩红细胞并重新采集血标本进行交叉配血

E.停止输注浓缩红细胞并待患者情况好转后重新输血

3.护士在执行输注血小板的过程中,错误的是(　　　)。

A.采用两人核对法　　　　　　　　B.输注前轻摇血袋

C.直接缓慢输注血小板　　　　　　D.血液内不能加入其他药物

E.记录输注时间及血型、血量

分析:患者在输血后出现全身皮肤瘙痒伴颈部、前胸出现荨麻疹,发生了输血过敏反应;根据过敏反应程度对症处理。轻者减慢输血速度,予以抗过敏药物。中重度立即停止输血,通知医生,根据医嘱皮下注射肾上腺素或静滴抗过敏药物;输血前后及两袋血之间需要滴注少量生理盐水,以防发生不良反应,故答案依次为C、B、C。

【本节小结】

静脉输血是临床急救和治疗疾病的重要措施之一,护士必须掌握输血的相关理论知识和操作规程,严格执行无菌操作和"三查八对"制度,预防差错事故和输血反应。输血过程中严密观察以便及时发现和处理输血反应,确保患者的安全。

【目标检测】

A1 型题

1.血液病患者最适用的血制品是(　　)。

A.新鲜血 　　　　B.库存血 　　　　C.纤维蛋白原 　　　D.新鲜血浆 　　　E.冰冻血浆

2.有关输血操作哪项是错误的?(　　)

A.每次为一位患者采集血标本配血 　　　　　　　　B.输血时需两人核对无误方可输入

C.发现血浆变红,血细胞呈暗紫色不能使用 　　　　D.两袋血之间输入少量生理盐水

E 在血中加入异丙嗪 25 mg 可防止过敏反应

3.最严重的输血反应是(　　)。

A.发热反应 　　　B.过敏反应 　　　C.溶血反应 　　　D.细菌污染反应 　E.大量输血后反应

4.输入异型血溶血反应一般在输入多少毫升时出现症状?(　　)

A.5~10 　　　　B.5~15 　　　　C.10~15 　　　　D.15~20 　　　　E.5~20

A2 型题

5.患者,石某,需输血,有关输血前的准备工作,下列哪项错误?(　　)

A.做血型鉴定和交叉配血试验 　　　　　　　　　B.须两人执行"三查八对"检查

C.勿剧烈振荡血液 　　　　　　　　　　　　　　D.输血前,先静脉滴注生理盐水

E.库存血温度低可放置在热水中加温后再输入

6.患者,王某,输大量库存血后心率缓慢,手足搐搦,血压下降,伤口出血,其原因是(　　)。

A.血钾升高 　　　B.血钾降低 　　　C.血钙升高 　　　D.血钙降低 　　　E.血钠降低

A3 型题

(7~8 题共用题干)

患者,男,45 岁,患十二指肠溃疡,突然呕血,面色苍白,脉率 120 次/分,血压 8/6 kPa(60/45 mmHg)。医嘱:输血 400 mL。

7.给该患者输血的目的是补充(　　)。

A.凝血因子 　　　B.抗体 　　　　C.血红蛋白 　　　D.血小板 　　　E.血容量

8.为该患者输两袋血之间应输入少量(　　)。

A.5%葡萄糖溶液 　　　　　　　B.5%葡萄糖氯化钠溶液 　　　　　C.0.9%氯化钠溶液

D.复方氯化钠溶液 　　　　　　E.10%葡萄糖溶液

(9~12 题共用题干)

患者,男,78 岁,输血 15 分钟后诉头胀痛、胸闷、腰酸剧烈疼痛,随后出现酱油色尿。

9.根据临床表现,该患者可能出现了(　　)。

A.急性肺水肿 　　　B.过敏反应 　　　C.发热反应 　　　D.溶血反应 　　　E.空气栓塞

10.该患者尿液呈酱油色,是因为尿中含有(　　)。

A.红细胞 　　　B.白血病 　　　　C.血红蛋白 　　　D.血小板 　　　E.胆红素

11.发生此反应时,护士首先应(　　)。

A.吸氧 　　　　B.通知医生 　　　C.停止输液 　　　D.腰部封闭治疗 　　E.静脉注射碳酸氢钠

12.护士可给该患者使用热水袋,置于(　　)。

A.足底 　　　　B.腹部 　　　　C.腰部 　　　　D.背部 　　　　E.腋窝处

【目标检测答案】

第一节　1.C　2.E　3.E　4.C　5.D　6.D　7.E　8.C　9.B　10.C　11.D　12.E

第二节　1.A　2.E　3.C　4.C　5.E　6.D　7.E　8.C　9.D　10.C　11.C　12.C

第十二章　标本采集技术

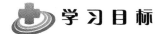 学 习 目 标

(1)理解标本采集的意义。

(2)陈述标本采集的基本原则。

(3)熟悉血标本、尿标本、粪便标本、痰标本及咽拭子标本采集的目的及注意事项。

(4)说出留取 12 小时或 24 小时尿标本常用防腐剂的种类、作用与用法。

(5)能熟练进行各种标本的采集,方法正确、操作规范。

案例导入

刘先生,50 岁,近两个月来,出现发热,体温 38 ℃左右,厌食、消瘦,体重下降 8 kg,出现刺激性咳嗽,持续痰中带血。既往有吸烟史 20 余年。遵医嘱护士要给李先生采集血、尿、粪便等检验标本。请问:

(1)在采集标本时护士应遵循哪些原则?

(2)采集标本的目的是什么?

(3)采集各种标本时应注意哪些事项?

随着医学技术的快速发展,疾病诊断方法日益增多,但必要的标本检验仍然是临床诊断的依据之一。在临床诊断和治疗过程中,通常需要借助对患者的血液、分泌物、体液及排泄物等的检验,来获得一些反映机体功能状态、病理变化或病因等的客观资料,从而为疾病诊断、病情观察及治疗提供科学依据。标本一般由护士采集,护士应掌握正确的标本采集方法,并将标本及时送检和妥善保管,这是保证标本检验质量的一个重要环节。

第一节　标本采集的原则

标本采集是指采集患者少许的血液、排泄物(尿、粪)、分泌物(痰、鼻咽部分泌物)、呕吐物、体液(胸水、腹水)和脱落细胞(食管、阴道)等样本,通过物理、化学或生物学的实验室技术和方法进行检验,得出

相关的检验数据,这些数据在一定程度上可以反映机体的生理、病理变化,判断机体的功能状态及协助临床诊断和治疗。

一、遵医嘱采集

采集各种标本均应遵医嘱执行,医生填写检验申请单时,字迹应清楚,不漏项,申请者签全名。护士在采集标本前认真核对,对申请单有疑问时,应及时找相关医生核实,核实无误后方可执行。不能擅自更改医嘱,也不能盲目执行。

二、充分准备

1. 明确标本采集的相关事宜 护士采集标本前应明确检验项目、检验目的、采集标本量、采集的方法及注意事项。

2. 患者准备 采集标本前应对患者进行评估,向患者耐心解释采集标本的目的和要求,消除其思想顾虑,取得信任与合作。

3. 用物准备 根据检验目的准备好物品,选择适当容器,并在容器外贴上化验单附联,注明患者科别、床号、住院号、姓名、检验项目、标本采集日期和时间。

4. 护士准备 护士操作前应修剪指甲,洗手,戴口罩、帽子和手套,必要时穿隔离衣。

三、严格查对

采集前、中、后及送检前应认真核对:医嘱,申请项目、申请时间、患者的床号、姓名、科别、住院号等,确认无误后方可进行。保证标本的准确性。

四、正确采集

(1)采集方法、采集量、采集时间要正确。

(2)标本采集要符合要求:严格执行无菌操作原则,标本放入无菌容器内,避免污染,同时不可混入防腐剂、消毒剂及其他药物,培养基应足量、无混浊、变质,以免影响检验结果的正确性,并在使用抗生素前采集。若已使用抗生素或其他药物,应在血药浓度最低时采集,并在化验单上注明。

五、及时送检

标本采集后应及时送检,不可放置时间过久,以免影响检查结果。特殊标本(如血气分析等)还需注明采集时间、立即送检。原则上,除门诊患者自行采集的某些标本允许患者自行送往实验室外,其他一律由医护人员送检。各类标本应区分运送容器,注意容器的密闭性和安全性。运送途中应妥善放置,防止过度振荡、标本容器破损,防止标本被污染、丢失和混淆,防止标本对环境的污染、水分蒸发。

【本节小结】

本节要求理解标本采集的原则,以保证检验结果的准确。

【目标检测】

A1 型题

关于标本采集原则,以下哪项不妥?(   )

A. 遵医嘱执行 　　　　　　　B. 应明确检验的目的 　　　　　　C. 严格执行查对

D. 注意观察病情变化 　　　　E. 及时送检

第二节　各种标本的采集

一、血标本采集法

血液检查是临床常用的检验项目之一,它可反映机体各种功能及异常变化,为判断患者病情和治疗疾病提供参考。临床上血标本采集法包括静脉血标本采集法、动脉血标本采集法和毛细血管采集法。

(一)静脉血标本采集法

静脉血标本包括全血标本、血清标本及血培养标本。

1.目的

(1)全血标本:测定血常规、血沉及血液中某些物质的含量,如血糖、肌酐、肌酸、尿酸、尿素氮、血氨等。

(2)血清标本:测定肝功能、血清酶、脂类、电解质等。

(3)血培养标本:培养并检测血液中的病原菌,如伤寒沙门菌培养等。

2.静脉血标本采集法的实施

(1)实施程序。

程序	操作步骤	要点说明
评估	1.核对医嘱单、化验单(表 12-1、图 12-1) 2.评估:①患者的病情、意识状态、治疗情况、肢体活动与合作能力;②采集部位的皮肤及血管充盈情况;③需做的检查项目、采血量及是否需要特殊准备 3.解释:向患者及其家属解释静脉血标本采集的目的、方法、临床意义、注意事项及配合要点	1.严格执行"三查八对"制度 2.确认患者采血的目的
计划	1.护士准备:洗手、戴口罩 2.用物准备 (1)治疗车上层:注射盘、一次性注射器(根据采血量而定)、针头或头皮针、标本容器(干燥试管、抗凝试管或血培养瓶)或双向采血针及真空采血管、止血带、治疗巾、注射用小垫枕、胶布、化验单、手消毒液、消毒液及棉签,按需要准备酒精灯、火柴 (2)治疗车下层:生活垃圾桶、医用垃圾桶、锐器回收盒 3.患者准备:了解静脉血标本采集的目的、方法、临床意义、注意事项及配合要点。如采集生化检验的血标本,应在早晨空腹时采集 4.环境准备:环境清洁、室温适宜、光线充足、酌情关闭门窗,必要时用屏风或床帘遮挡	
实施	1.准备容器:核对医嘱及化验单上的姓名、床号、性别、检验项目,根据检验项目选择适当的容器,贴上化验单附联标签或电子条码	1.避免差错及标本损坏 2.根据不同的检验目的计算所需采血量 3.电子条码应竖贴,不要遮挡刻度

续表

程序	操 作 步 骤	要 点 说 明
	2.核对解释:携用物至患者床旁,核对患者床号、姓名、化验单及标本容器,解释操作目的、配合方法、注意事项,以取得合作	确认患者及项目,以防差错
	3.选静脉:协助患者取舒适体位,选择合适静脉,将治疗巾及小垫枕置于穿刺部位下,扎紧止血带	1.在穿刺点上方约6 cm处扎止血带,嘱患者握拳,使静脉充盈 2.常选肘正中静脉、头静脉或贵要静脉
	4.消毒皮肤:常规消毒皮肤	防感染
	5.再次核对	操作中查对
	6.采血	
实施	▲注射器采血 1)穿刺、抽血:持一次性注射器或头皮针,按静脉注射法行静脉穿刺,见回血后抽取所需血量 2)两松一拔一按:抽血毕,松止血带,嘱患者松拳,迅速拔出针头,局部按压1～2分钟 3)将血液注入标本容器 (1)血培养标本:先去除密封瓶铝盖中心部分,常规消毒瓶塞,更换针头后将血液注入瓶内,轻轻摇匀 (2)全血标本:取下针头,将血液沿管壁缓慢注入盛有抗凝剂的试管内,轻轻摇动,使血液与抗凝剂充分混匀。勿将泡沫注入防止血液凝固 (3)血清标本:取下针头,将血液沿管壁缓慢注入干燥试管。勿将泡沫注入,避免振荡,以免红细胞破裂溶血	穿刺部位出现血肿,立即拔出针头,局部按压,另选其他静脉重新穿刺 防止皮下出血或淤血,凝血功能障碍患者拔针后按压时间延长至10分钟 1.同时抽取多种类型的血标本,注入容器的顺序:先将血液注入血培养瓶,然后注入抗凝管,最后注入干燥试管 2.培养标本应在使用抗生素前采集,如已使用应在化验单上注明,并在血药浓度最低时采集 3.一般血培养采量血为5 mL,对亚急性细菌性心内膜炎患者,为提高培养阳性率,采血量为10～15 mL
	▲真空采血器采血(图12-2) (1)穿刺:取下真空采血针护套,手持采血针,按静脉注射法行静脉穿刺 (2)采血:见回血,将采血针另一端针头刺入真空试管内,自动留取到所需血量。松止血带,采血至需要量 (3)拔针、按压:抽血毕,松止血带,嘱患者松拳,用干棉签按压穿刺点,迅速拔出针头,嘱患者局部按压1～2分钟	穿刺成功见回血后,固定针头,防止针头滑动 如需多管采血,可再接入所需的真空试管 采血结束,先拔真空管,后自患者肘部拔去针头,止血
	7.操作后处理 (1)再次核对化验单、患者、标本 (2)协助患者取舒适体位,整理床单位、清理用物 (3)洗手,记录 (4)将标本连同化验单及时送检	操作后查对 特殊标本应注明采集时间以免影响检验结果
评价	1.采集方法正确,及时送检 2.患者配合操作,无不良反应	

表 12-1 医嘱单

姓名:李×   性别:女   年龄:38 岁   科室:内科   床号:1   住院号/ID 号:20151108

起 始		临 时 医 嘱	医生签名	护士签名	停 止		医生签名	护士签名
日期	时间				日期	时间		
2016.02.01	8:00	血常规	程×	邱×				
2016.02.01	8:00	尿常规	程×	邱×				
2016.02.01	8:00	大便常规	程×	邱×				
2016.02.01	8:00	肝功能	程×	邱×				

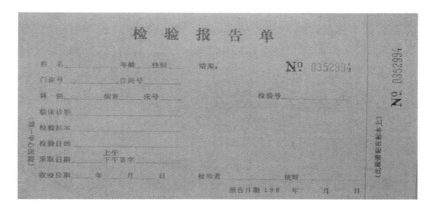

图 12-1 化验单

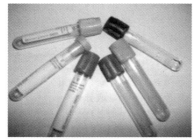
(a) 真空采血管

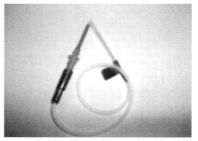
(b) 采血针

图 12-2 真空采血器

(2)注意事项。

①严格执行查对制度和无菌操作制度。

②做生化检验时,需清晨空腹采血,应事先通知患者禁食,以免因进食而影响检验结果。

③根据采血目的正确选择容器,采全血标本时,需注意抗凝,血液注入容器后,立即轻轻旋转摇动试管 8～10 次,使血液和抗凝剂混匀,避免血液凝固;采血清标本须用干燥注射器、针头和干燥试管,避免溶血而影响检查结果。

④采集血培养标本时,严格执行无菌操作,培养基足量、无混浊、变质,血培养标本应注入无菌容器内,不可混入消毒剂、防腐剂及药物,以免影响检验结果。

⑤严禁在输液、输血的针头处抽取血标本,最好选择对侧肢体采集;若女性患者做了乳腺切除术,应在手术对侧手臂采血。

⑥如果做二氧化碳结合力测定,抽取血液后应立即注入有液状石蜡的抗凝试管(针头在液状石蜡液

面下)以隔绝空气或将血液注入抗凝管后立即盖紧橡胶盖送检。

⑦真空管采血时,不可先将真空采血管与采血针头相连,以免试管内负压消失影响采血。

护考链接

A1型题

采取生化检查血标本的最佳时间是(　　　)。

A.临睡前　　　　B.午后　　　　C.饭后　　　　D.清晨空腹　　　　E.饭前

分析:做生化检验时,需清晨空腹采血,以免因进食而影响检验结果。故答案为D。

(二)动脉血标本采集法

动脉血标本采集法是自动脉抽取动脉血作为标本的方法。常用动脉有股动脉、桡动脉。

1.目的　采集动脉血标本,做血液气体分析。判断患者的缺氧情况,为治疗提供依据。

2.动脉血标本采集法实施

(1)实施程序。

程序	操作步骤	要点说明
评估	1.核对医嘱单(表12-2)、化验单 2.评估　①患者的病情、治疗情况、意识状态及肢体活动能力;②对动脉血标本采集的认识和合作程度;③穿刺部位的皮肤及血管状况;④用氧或呼吸机使用情况 3.解释:向患者及其家属解释动脉血标本采集的目的、方法、临床意义、注意事项及配合要点	1.严格执行"三查八对"制度 2.确认患者采血的目的
计划	1.护士准备:洗手、戴口罩 2.用物准备 (1)治疗车上层:注射盘、2 mL或5 mL一次性注射器或动脉血气针、肝素(适量)、治疗巾、注射用小垫枕、无菌纱布、无菌手套、无菌软木塞或橡胶塞、小沙袋、化验单、消毒液、棉签、手消毒液 (2)治疗车下层:生活垃圾桶、医用垃圾桶、锐器回收盒 3.患者准备:患者了解标本采集的目的、方法、临床意义、注意事项及配合要点。协助患者取舒适体位 4.环境准备:环境清洁、室温适宜、光线充足,酌情关闭门窗,必要时用屏风或床帘遮挡	
实施	1.贴化验单:核对化验单,按要求在一次性注射器或动脉血气针外贴上标签,注明科室、病室、床号、姓名、性别、检验目的及送检日期	
	2.核对、解释:携用物至患者床旁,核对患者床号、姓名、化验单、标本容器,解释操作目的、配合方法、注意事项,以取得合作	操作前查对,避免差错
	3.选择动脉:将治疗巾铺于小垫枕上,置于穿刺部位	选用股动脉或桡动脉。桡动脉:穿刺点位于前臂掌侧腕关节上2 cm。股动脉:穿刺点位于髂前上棘与耻骨结节连线中点

续表

程序	操 作 步 骤	要 点 说 明
实施	4.消毒皮肤:常规消毒皮肤,戴无菌手套或常规消毒左手的示指和中指	严格无菌操作,防感染
	5.再次核对	操作中查对
	6.采血 ▲普通注射器采血 用左手示指和中指触及动脉搏动最明显处并固定动脉于两指间,右手持注射器在两指间垂直刺入或与动脉走向成 40°角刺入,见有鲜红色血液涌入注射器,即以右手固定穿刺针的方向和深度,左手抽取血液至所需量 ▲动脉血气针采血 取出并检查动脉血气针,将血气针活塞拉至所需的血量刻度,血气针筒自动形成吸引等量血液的负压。穿刺方法同上,见有鲜红色回血,固定血气针,血气针会自动抽取所需血量	1.穿刺前先抽吸肝素 0.5 mL,湿润注射器管腔后弃去余液,以防血液凝固 2.血气分析采血量一般为 0.5～1 mL
	7.拔针、按压:采血完毕,迅速拔出针头,局部用无菌纱布按压止血 5～10 分钟,必要时用沙袋压迫止血	直至无出血为止,凝血功能障碍患者拔针后按压时间延长,至少10 分钟
	8.插入软木塞:针头拔出后立即刺入软木塞或橡胶塞,以隔绝空气,并轻轻搓动注射器使血液与肝素混匀	注射器内不可有空气,以免影响检验结果
	9.操作后处理 (1)核对化验单、患者、标本 (2)协助患者取舒适卧位,整理床单位、清理用物 (3)洗手,记录 (4)将标本连同化验单及时送检	操作后查对,以免影响检验结果
评价	1.采集方法正确,及时送检 2.患者配合操作,无不良反应	

表 12-2　医嘱单

姓名:韦×　性别:男　年龄:30 岁　科室:内科　床号:10　住院号/ID 号:201511133

起　　始		临 时 医 嘱	医生签名	护士签名	停　　止		医生签名	护士签名
日期	时间				日期	时间		
2016.02.01	8:00	血常规	卢×	李×				
2016.02.01	8:00	肝功能	卢×	李×				
2016.02.01	8:00	电解质	卢×	李×				
2016.02.01	8:00	动脉血气分析	卢×	李×				

(2)注意事项。

①严格执行无菌操作,预防感染。

②桡动脉穿刺点为前臂掌侧腕关节上 2 cm、动脉搏动明显处;股动脉穿刺点在腹股沟股动脉搏动明显处。

③拔针后局部用无菌纱布或沙袋加压止血,以免出血或形成血肿。

④血气分析标本必须与空气隔绝,立即送检。

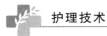

⑤有出血倾向者慎用动脉穿刺法采集动脉血标本。

二、尿标本采集法

尿液的组成和性状与泌尿系统疾病直接相关,而且受机体各系统功能状态的影响,反映了机体的代谢状况。因此临床上常采集尿标本做物理、化学、细菌学等检查,以了解病情、协助诊断或观察疗效。

尿标本分三种:尿常规标本、尿培养标本及 12 小时或 24 小时尿标本。

(一)目 的

1.尿常规标本　用于检查尿液的色泽、透明度,细胞及管型,测定比重,并做尿蛋白和尿糖定性检测等。

2.尿培养标本　用于细菌培养或细菌敏感试验,以了解病情,协助临床诊断和治疗。

3.12 小时或 24 小时尿标本　用于各种定量检查,如尿钠、钾、氯、17-羟类固醇、17-酮类固醇、肌酐、肌酸及尿糖定量和尿浓缩查结核杆菌等检查。

(二)尿标本采集法的实施

1.实施程序

程序	操 作 步 骤	要 点 说 明
评估	1.核对医嘱单、化验单 2.评估:患者的病情、临床诊断、意识状态、合作程度及心理状况 3.解释:向患者及其家属解释尿标本采集的目的、方法和配合要点	1.严格执行"三查八对"制度 2.确认患者采集尿标本的目的
计划	1.护士准备:洗手、戴口罩 2.用物准备:除化验单、手消毒液、生活垃圾桶、医用垃圾桶外,根据检验目的的不同,另备用物 (1)尿常规标本:一次性尿常规标本容器,必要时备便盆或尿壶 (2)尿培养标本:无菌标本试管、无菌手套、无菌棉球、消毒液、长柄试管夹、火柴、酒精灯、便器、屏风,必要时备导尿包 (3)12 小时或 24 小时尿标本:集尿瓶(容量 3000～5000 mL)、防腐剂 3.患者准备:能理解标本采集的目的、方法、注意事项及配合方法 4.环境准备:环境清洁、室温适宜、光线充足,酌情关闭门窗,必要时用屏风或床帘遮挡	
实施	1.贴化验单:查对医嘱单,在化验单附联上注明科别、病室、床号、姓名;根据检验的目的,选择适当容器,附联贴于容器上	避免差错 保证检验结果正确
	2.核对解释:携用物至患者床旁,核对患者床号、姓名、化验单、标本容器,解释操作目的、配合方法、注意事项,以取得合作	确认患者
	3.收集尿标本 ▲尿常规标本 (1)能自理的患者,给予标本容器,嘱其将晨起第一次尿留予容器内,除测定尿比重需留 100 mL 以外,其余检验取留 30～50 mL 即可 (2)行动不便的患者,协助患者在床上使用便器,收集尿液于标本容器中 (3)留置导尿管的患者,于集尿袋下方引流孔处打开橡胶塞收集尿液	1.晨尿浓度较高,未受饮食的影响,检验结果较准确 2.注意使用屏风遮挡、保护患者隐私 3.婴儿或尿失禁患者可用尿套或尿袋协助收集

续表

程序	操作步骤	要点说明
实施	▲尿培养标本 1)中段尿留取法 (1)用屏风遮挡,协助患者取适宜的卧位,放好便器 (2)按导尿术清洁、消毒外阴 (3)嘱患者排尿,弃去前段尿,用试管夹夹住试管于酒精灯上消毒试管口后,接取中段尿5~10 mL (4)再次消毒试管口和盖子,快速盖紧试管,熄灭酒精灯 (5)清洁外阴,协助患者穿好裤子,整理床单位,清理用物 2)导尿术留取法:按照导尿术插入导尿管将尿液引出,弃去前段尿,留取标本	1.注意保护患者 2.防止外阴部细菌污染标本,消毒从上至下,一次一个棉球 3.在患者膀胱充盈时(膀胱内存留4~6小时为佳)留取,放出前段尿起到冲洗尿道的作用,留取标本时勿触及容器口 4.使患者舒适
	▲12小时或24小时尿标本 (1)将化验单附联贴于集尿瓶上,注明留取尿液的起止时间 (2)留取12小时尿标本,嘱患者于下午7时排空膀胱后开始留取尿液至次晨7点留取最后一次尿液;若留取24小时尿标本,嘱患者于上午7时排空膀胱后,开始留取尿液,至次晨7时留取最后一次尿液 (3)请患者将尿液先排在便器或尿壶内,然后再倒入集尿瓶内 (4)留取最后一次尿液后,将12小时或24小时全部尿液盛于集尿瓶内,测总量,记录于化验单上	1.必须在医嘱规定的时间内留取,不可多于或少于12小时或24小时,以得到正确的检验结果 2.此次尿液为检查前存留在膀胱内的,不应留取集尿瓶应放在阴凉处,根据检验要求在尿中加防腐剂 3.方便收集尿液 4.充分混匀,取适量(一般为40 mL)用于检验,余尿弃去
	4.操作后处理 (1)洗手、记录 (2)标本及时送检 (3)用物按常规消毒处理	1.记录尿量、颜色、气味等 2.保证检验结果的准确性
评价	1.采集方法正确,及时送检 2.患者配合操作,无不良反应	

2.注意事项

(1)女性患者在月经期不宜留取尿标本。

(2)会阴部分泌物过多时,应先清洁或冲洗再收集。

(3)常规尿标本留晨起第一次尿,减少食物、药物及运动对检查结果的影响。做早孕诊断试验应留取晨尿。

(4)留取尿培养标本时,严格执行无菌操作,并在使用抗生素前采集。

(5)留取12小时或24小时尿标本时应做好交接班,并根据检验项目要求加入防腐剂(表12-3)。

表 12-3 常用防腐剂及用法

防腐剂	作 用	用 法	临床应用
甲醛	防腐和固定尿液中有机成分	每30 mL尿液加40%甲醛1滴	艾迪计数(12小时尿细胞计数)
浓盐酸	保持尿液在酸性环境中,激素被氧化	24小时尿标本中共加5~10 mL	内分泌系统的检查

续表

防腐剂	作　用	用　法	临床应用
甲苯	保持尿液中化学成分不变	第一次尿量倒入后,100 mL尿液中加0.5%～1%甲苯2 mL,使之形成薄膜覆盖于尿液表面,防止细菌污染。如果测定尿液中钠、钾、氯、肌酐、肌酸等则需加10 mL	尿蛋白定量、尿糖定量、尿肌酐、肌酸、钾、钠、氯等检查

三、粪便标本采集法

粪便标本的检验结果有助于评估患者的消化系统功能,协助诊断、治疗疾病。

粪便标本分四种:常规标本、寄生虫或虫卵标本、隐血标本和细菌培养标本。

(一)目的

1. 常规标本　用于检查粪便的性状、颜色、细胞等。

2. 寄生虫成虫卵标本　用于检查粪便中的寄生虫、幼虫以及虫卵计数。

3. 隐血标本　用于检查粪便内肉眼不能察见的微量血液。

4. 细菌培养标本　用于检查粪便中的致病菌。

(二)粪便标本采集法实施

1. 实施程序

程序	操作步骤	要点说明
评估	1.核对医嘱单、化验单 2.评估:患者的病情、临床诊断、意识状态、合作程度、心理状况 3.解释:向患者及其家属解释粪便标本采集的目的、方法和配合要点	1.严格执行"三查八对"制度 2.确认患者采集粪便标本的目的
计划	1.护士准备:洗手、戴口罩 2.用物准备:除化验单、手套、手消毒液、生活垃圾桶、医用垃圾桶外,还根据检验目的的不同,另备以下用物 (1)常规标本:检验盒(内附棉签或检便匙)、清洁便盆 (2)细菌培养标本:无菌培养瓶、无菌棉签、消毒便盆 (3)隐血标本:检验盒(内附棉签或检便匙)、清洁便盆 (4)寄生虫成虫卵标本:检验盒(内附棉签或检便匙)、透明胶带或载玻片(查找蛲虫)、清洁便盆 3.患者准备:了解标本采集目的、方法、注意事项及配合要点 4.环境准备:环境清洁、室温适宜,光线充足,酌情关闭门窗,必要时用屏风或床帘遮挡	
实施	1.贴化验单:查对医嘱单,在化验单附联上注明科别、病室、床号、姓名;根据检验的目的,选择适当容器,附联贴于容器上	避免差错,保证检验结果正确
	2.核对解释:携用物至患者床旁,核对患者床号、姓名、化验单、标本容器,解释操作目的、配合方法、注意事项,以取得合作	确认患者

续表

程序	操作步骤	要点说明
实施	3.排尿:用屏风遮挡,请患者排空膀胱	避免尿液混入,影响检验结果
	4.收集粪便标本 ▲常规标本 (1)嘱患者排便于清洁便盆内 (2)用检便匙取中央部分或黏液脓血部分约5 g,置于检验盒内送检	腹泻患者取黏液部分,如为水样便应盛于容器中送检
	▲寄生虫及虫卵标本 (1)检查寄生虫及虫卵:嘱患者排便于便盆内,用检验匙取不同部位带血或黏液部分5~10 g送检 (2)检查蛲虫:嘱患者睡觉前或清晨未起床前,将透明胶带贴于肛门周围,取下并将已粘有虫卵的透明胶带面贴在载玻片上或将透明胶带对合,立即送检验室做显微镜检查 (3)检查阿米巴原虫:将便器加温至接近人体的体温。排便后标本连同便盆立即送检	1.服驱虫剂后或做血吸虫孵化检查,应留取全部粪便 2.蛲虫常在午夜或清晨爬到肛门处产卵,有时需要连续采集数天 3.保持阿米巴原虫的活动状态,因阿米巴原虫在低温的环境下失去活力而难以查到
	▲隐血标本 按常规标本留取粪便,及时送检	检查前3天禁食肉类、动物血、肝脏、含铁剂药物及绿色蔬菜,以避免出现假阳性 第4天留取粪便
	▲培养标本 (1)嘱患者排便于消毒便盆内 (2)用无菌棉签取中央部分粪便或黏液脓血部分2~5 g置于培养瓶内,盖紧瓶盖	1.保证检验结果准确 2.尽量多处取标本,以便提高检验阳性率 3.无便意患者,用无菌长棉签蘸无菌生理盐水,由肛门插入6~7 cm,顺一个方向轻轻旋转退出棉签
	5.操作后处理 (1)用物按常规消毒处理 (2)洗手,记录	避免交叉感染,记录粪便形状、颜色、气味等
评价	1.采集方法正确,及时送检 2.患者配合操作,无不良反应	

2. 注意事项

(1)留取标本后要及时送检,不可混入尿液及其他杂物,以免影响检验结果。

(2)灌肠后的粪便不宜作为检查标本。

(3)留取培养标本要严格执行无菌操作。

四、痰标本的采集

痰液是气管、支气管和肺泡所产生的分泌物。痰液的主要成分是黏液和炎性渗出物,在正常的情况下分泌比较少。当肺部有炎症、肿瘤时,痰量增多、可有痰液咳出。痰液的性状、气味、量对疾病的诊断有一定意义。

临床上常用的痰标本分为常规痰标本、痰培养标本、24 小时痰标本三种。

(一)目的

1. 常规痰标本　用于涂片查找痰液中的细菌、虫卵或癌细胞等。

2. 痰培养标本　用于检查痰液中的致病菌,为选择抗生素提供依据。

3. 24 小时痰标本　用于检查 24 小时痰量,并观察痰液的性状。

(二)痰标本采集法实施

1. 实施程序

程序	操 作 步 骤	要 点 说 明
评估	1. 核对医嘱单(表 12-4)、化验单 2. 评估:患者的年龄、病情、临床诊断、意识状态、合作程度、心理状况;患者口腔黏膜有无异常;观察痰液的性状 3. 解释:向患者及其家属解释痰标本采集的目的、方法、注意事项及配合要点	1. 严格执行"三查八对"制度 2. 确认患者采集痰标本的目的
计划	1. 护士准备:洗手、戴口罩 2. 用物准备:除化验单、手套、手消毒液、生活垃圾桶、医用垃圾桶外,还应根据检验目的的不同,另备以下用物。 (1)常规痰标本:痰盒、集痰器 (2)痰培养标本:无菌痰盒、漱口溶液 (3)24 小时痰标本:广口大容量痰盒 3. 患者准备:了解痰标本采集的目的、方法、注意事项及配合要点 4. 环境准备:环境清洁、室温适宜、光线充足、通风良好	
实施	1. 贴化验单:查对医嘱单,在化验单附联上注明科别、病室、床号、姓名;根据检验的目的,选择适当容器,附联贴于容器上	避免差错;保证检验结果正确
	2. 核对、解释:携用物至患者床旁,核对患者床号、姓名、化验单、标本容器,解释操作目的、配合方法、注意事项,以取得合作	确认患者
	3. 收集痰标本 ▲常规痰标本 1)能自行留痰者 (1)时间:晨起并漱口 (2)方法:深呼吸数次后用力咳出气管深处的痰液置于痰盒中 2)无力咳嗽或不合作者 (1)体位:合适体位,叩击背部,使痰液松动 (2)方法:集痰器分别连接吸引器和吸痰管吸痰,置痰液于集痰器中	1. 用清水漱口,去除口腔中杂质 2. 如痰液不易咳出,可配合雾化吸入等方法;如有伤口疼痛而无法咳嗽,可指导患者用手掌或软枕按压伤口以减轻疼痛 3. 操作者戴手套,注意自我防护 4. 集痰器开口高的一端连接吸引器,低的一端连接吸痰管

续表

程序	操作步骤	要点说明
实施	▲痰培养标本 1)能自行留痰者 (1)时间:晨起、漱口 (2)方法:深呼吸数次后用力咳出气管深处的痰液置于无菌痰盒 2)无力咳痰或不合作者:同常规尿标本收集	1.先用朵贝尔溶液漱口,再用清水漱口 2.严格无菌操作,防止污染
	▲24小时痰标本 (1)时间:晨起(早晨7:00)漱口后第一口痰起至次晨7时漱口后第一口痰止 (2)方法:24小时痰液全部收集在广口大容量痰盒内	正常人痰量很少,24小时约25 mL或无痰液
	4.观察	痰液的色、质、量
	5.操作后处理:洗手、记录	1.防交叉感染 2.记录痰液的外观和性状 3.24小时痰标本应记录总量
	6.送检	将标本连同化验单及时送检
评价	1.采集方法正确,及时送检 2.患者配合操作,无不良反应	

表 12-4 医嘱单

姓名:刘× 性别:女 年龄:45岁 科室:内科 床号:15 住院号/ID号:20151118

起始		临时医嘱	医生签名	护士签名	停止		医生签名	护士签名
日期	时间				日期	时间		
2016.03.15	8:00	血常规	陈×	李×				
2016.03.15	8:00	尿常规	陈×	李×				
2016.03.15	8:00	大便常规+隐血	陈×	李×				
2016.03.15	8:00	痰常规检查	陈×	李×				
2016.03.15	8:00	痰培养	陈×	李×				

2.注意事项

(1)采集标本前,应了解检验目的,正确选择容器。

(2)如查癌细胞,应用10%甲醛溶液或95%乙醇溶液固定痰液后立即送验。

(3)不可将唾液、漱口水、鼻涕等混入痰液中。

(4)做24小时痰量和分层检查时,应嘱患者将痰吐在无色广口大容量痰盒内,注明留痰起止时间。

五、咽拭子标本采集法

咽拭子细菌培养能分离出致病菌,有助于白喉、化脓性扁桃体炎、急性咽喉炎等诊断。

(一)目的

从咽部及扁桃体采集分泌物做细菌培养或病毒分离,以协助诊断。

(二)咽拭子标本采集法实施

1.实施程序

程序	操作步骤	要点说明
评估	1.核对医嘱单(表12-5)、化验单 2.评估:患者的年龄、病情、临床诊断、意识状态、合作程度、心理状况;患者口腔状况 3.解释:向患者及其家属解释咽拭子标本采集的目的、方法、注意事项及配合要点	1.严格执行"三查八对"制度 2.确认患者采集咽拭子标本的目的
计划	1.护士准备:洗手、戴口罩 2.用物准备 (1)治疗车上层:无菌咽拭子培养管、酒精灯、火柴、压舌板、化验单、手消毒液 (2)治疗车下层:生活垃圾桶、医用垃圾桶 3.患者准备:了解痰标本采集的目的、方法、注意事项及配合要点;进食两小时后再留取标本 4.环境准备:环境清洁、室温适宜、光线充足、通风良好	
实施	1.贴化验单:查对医嘱单,在化验单附联上注明科别、病室、床号、姓名;附联贴于无菌咽拭子培养管上	避免差错;保证检验结果正确
	2.核对、解释:携用物至患者床旁,核对患者床号、姓名、化验单、标本容器,解释操作目的、配合方法、注意事项,以取得合作	确认患者
	3.暴露咽喉部:点燃酒精灯,嘱患者张口,发"啊"音	要时用压舌板轻压舌部
	4.方法:用培养管内长棉签擦拭两侧腭弓、咽及扁桃体上分泌物(如做真菌培养时,应在溃疡面上采集分泌物)	动作敏捷而轻柔
	5.消毒:试管口在酒精灯火焰上消毒,然后将棉签插入试管中,塞紧	防止标本污染
	6.操作后处理:洗手、记录	防止交叉感染
	7.送检	将标本连同化验单及时送检
评价	1.采集方法正确,及时送检 2.患者配合操作,无不良反应	

表 12-5　医嘱单

姓名:范×　性别:男　年龄:45 岁　科室:内科　床号:13　住院号/ID 号:20153118

起　始		临 时 医 嘱	医生签名	护士签名	停　止		医生签名	护士签名
日期	时间				日期	时间		
2016.03.15	8:00	血常规	陈×	吴×				
2016.03.15	8:00	尿常规	陈×	吴×				
2016.03.15	8:00	大便常规+隐血	陈×	吴×				
2016.03.15	8:00	痰常规检查	陈×	吴×				
2016.03.15	8:00	痰培养	陈×	吴×				
2016.03.15	8:00	咽拭子培养	陈×	吴×				

2. 注意事项

(1) 严格无菌操作,避免交叉感染。

(2) 做真菌培养时,须在口腔溃疡面上采集分泌物。

(3) 注意棉签不要触及其他部位,防止污染标本,影响检验结果。

(4) 为防止呕吐发生,避免在进食后 2 小时内留取标本。

 护考链接

A2 型题

患者,刘某,38 岁,口腔溃疡 5 天,采集标本做真菌培养,正确的采集方法是(   )。

A. 用无菌长棉签在口腔溃疡面上取分泌物

B. 用无菌长棉签擦拭两侧腭弓分泌物

C. 用无菌长棉签擦拭咽部分泌物

D. 用无菌长棉签擦拭扁桃体分泌物

E. 任意取分泌物

分析:做真菌培养,应用无菌长棉签在溃疡面上采集分泌物,故答案为 A。

【本节小结】

本节主要学习了血、尿、粪便、痰、咽拭子等标本采集的目的、操作方法、注意事项等内容,要求护士掌握正确采集标本的方法,在采集过程中,严格执行查对制度和无菌操作原则,正确采集标本,保证检验结果的准确性。

【目标检测】

A1 型题

1. 下列哪项属于血清标本采集法?(   )

A. 血气分析   B. 血糖   C. 肌酐   D. 心肌酶   E. 尿素氮

2. 同时采集多种血标本时注入标本容器的顺序是(   )。

A. 抗凝—血清—培养   B. 血清—培养—抗凝   C. 培养—血清—抗凝

D. 血清—抗凝—培养   E. 培养—抗凝—血清

3. 查痰内癌细胞时应采集(   )。

A. 常规痰标本   B. 痰培养标本   C. 24 小时痰标本

D. 12 小时痰标本   E. 以上都不是

4. 亚急性细菌性心内膜炎患者,做血培养的取血量是(   )。

A. 1~2 mL   B. 5~6 mL   C. 7~10 mL   D. 10~15 mL   E. 15~20 mL

5. 阿米巴痢疾患者留取粪便标本的容器为(   )。

A. 硬纸盒   B. 小玻璃瓶   C. 加温后的容器   D. 蜡纸盒   E. 广口瓶

6. 采集动脉血标本时,抽血毕,需用无菌纱布加压止血(   )。

A. 20 分钟   B. 8 分钟   C. 3 分钟   D. 2 分钟   E. 30 秒

7. 关于留取中段尿做细菌培养,下述错误的是(   )。

A. 在膀胱充盈时进行   B. 清洁外阴方法同导尿术   C. 铺洞巾

D. 用无菌试管接中段尿   E. 接尿量 5~10 mL

8. 关于标本采集,以下错误的是(   )。

A. 尿糖定性,留取 12 小时尿标本   B. 尿糖定量,留取 12 小时尿标本

C. 尿妊娠试验,留取清晨第一次尿   D. 痰培养标本,采集前先漱口

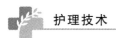

E.咽拭子培养,采集扁桃体及咽部分泌物

A2 型题

9.患者,男,46 岁,疑诊为肺癌。若留取痰标本查找癌细胞,固定痰标本溶液宜选用(　　)。

A.90%乙醇　　　　B.2%碘伏　　　　C.95%乙醇　　　　D.40%甲醛　　　　E.稀盐酸

10.患儿,男,5 岁。因患手足口病入院,需做咽拭子培养,操作方法中不正确的是(　　)。

A.嘱患者发"啊"音　　　　　　　　B.用清洁拭子蘸无菌生理盐水

C.轻柔、迅速地擦拭两侧腭弓　　　　D.将试管口在酒精灯火焰上消毒

E.拭子插入试管中

11.患者,女,50 岁。因脑出血收入院。医嘱采集动脉血进行血气分析,护士在进行操作过程中不正确的一项是(　　)。

A.选择桡动脉　　　　　　　　B.消毒皮肤　　　　　　　　C.检查动脉血气针

D.戴无菌手套、定位　　　　　　E.与桡动脉成 5°角进针

12.患者,男,50 岁。因患肺炎入院,医生开出医嘱行肝功能检查,护士嘱患者早晨空腹采血,是因为(　　)。

A.标本不易溶血,不影响检查结果　　　　　　B.取血方便,不影响检查结果

C.饭前留尿 100 mL　　　　　　　　　　　　D.饭后留尿 100 mL

E.空腹血液化学成分相对稳定,检验结果准确

13.患者,女,因尿路感染医嘱尿培养及做药敏试验,患者意识清晰,能自理。护士留取尿标本的方法是(　　)。

A.采用导尿术　　　　　　　　B.留取中段尿

C.嘱患者自行留取晨尿　　　　D.收集 12 小时尿标本

E.收集 24 小时尿标本

14.患儿,男,5 岁。医嘱采集粪便标本检查蛲虫,护士采集标本的时间是(　　)。

A.早餐后　　　　　　　　B.上午 10 点　　　　　　　　C.中午

D.晚上临睡前　　　　　　E.下午 3 点

15.患者,李某,一周前行胃大切除术,术后持续高烧不退,痰黏稠,色黄,不易咳出,疑肺部感染,需做痰培养。以下叙述不正确的是(　　)。

A.先用朵贝尔溶液和清水漱口　　　　B.嘱患者做深呼吸后用力咳痰

C.准备无菌集痰器　　　　　　　　　D.应立即留取痰标本

E.采集标本后立即送检

A3 型题

(16～18 题共用题干)

患者,女,45 岁,为协助确诊肾小球肾炎,医嘱采集 12 小时尿进行爱迪计数检查。

16.留取尿液的正确方法是(　　)。

A.晨 7 时开始留尿,至晚 7 时最后一次尿

B.晨 7 时排空膀胱后开始留尿,至晚 7 时最后一次尿

C.晚 7 时开始留尿,至次晨 7 时最后一次尿

D.晚 7 时排空膀胱后开始留尿,至次晨 7 时留取最后一次尿

E.任意采集连续 12 小时尿液

17.标本中应加入的防腐剂是(　　)。

A.甲醛　　　　B.稀盐酸　　　　C.浓盐酸　　　　D.甲苯　　　　E.乙醇

18.在尿标本中加防腐剂的作用是(　　)。

A.固定尿液中的有机成分　　　　B.防止尿液成分改变

C. 保持尿液化学成分变不变　　　　　　D. 防止尿液中激素被氧化

E. 避免尿液被污染

【目标检测答案】

第一节　　D

第二节　　1. D　2. E　3. A　4. D　5. C　6. B　7. C　8. A　9. C　10. B　11. E　12. E　13. B

14. D　15. D　16. D　17. A　18. A

第十三章 病情观察及危重患者的抢救护理

危重患者是指发病急骤,病情严重,预后难料,随时可能发生生命危险的患者。病情观察是护士的基本职责,也是护理危重患者的先决条件。生命体征、瞳孔、意识的变化,精神状态的紊乱,排泄物的异常等都提示危重患者病情发生变化。因此,及时、准确的病情观察,可为诊断、治疗、护理提供可靠的依据,也可为危重患者的抢救赢得宝贵的时间。

医务人员熟练的抢救技术是抢救危重患者成功的关键,缺氧患者的吸氧、窒息患者的气道吸引、服毒患者的洗胃等,都直接影响到患者的生命和生命质量,护士必须熟练掌握常用的抢救技术,熟悉抢救室的组织管理和抢救流程,保证抢救工作及时、准确、有效地进行。

扫码看课件

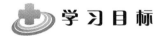

第一节 危重患者的病情观察

学习目标

(1)简述瞳孔、意识障碍、呕吐物的观察。
(2)简述危重患者的病情观察。

一、病情观察的意义

病情观察,即医务人员在工作中运用视觉、听觉、嗅觉、触觉等感觉器官及辅助工具来获得患者信息的过程。对患者病情观察的主要意义:为疾病的诊断、治疗和护理提供科学依据;有助于判断疾病的发展趋向和转归,在患者的诊疗和护理过程中做到心中有数;及时了解治疗效果和用药反应;有助于及时发现危重患者病情变化的征象等,以便采取有效措施及时处理,防止病情恶化,挽救患者生命。

二、护士应具备的条件

病情观察中要求护士做到既有重点,又要全面;既要细致,又要准确及时;要求护士具有去伪存真的分析能力,排除干扰,以获取正确结果;同时认真记录观察的内容。因此,护士必须具备丰富的知识、严谨的工作作风、高度责任心、训练有素的观察力。护士应做到"五勤",即勤巡视、勤观察、勤询问、勤思考、勤记录。通过有目的、认真仔细的观察,及时、准确地掌握和预见患者的病情变化,为危重患者的抢救赢得宝贵时间。

三、病情观察的方法

(一)直接观察法

直接观察法是护士在工作中,利用感官或借助简单诊疗器具,系统地、有目的地收集患者资料的方法,可以分为以下几种类型。

1. 视觉观察　视觉观察是最基本的检查方法。护士通过视觉观察患者的精神状态、营养发育状况、面容与表情、体位、步态、皮肤、黏膜,舌苔、呼吸形态、呼吸节律与速率、四肢活动能力等。

2. 触觉观察　触觉观察是护士通过手的感觉来感知患者身体某部位有无异常的检查方法。如脉搏的跳动、皮肤的温度与湿度、脏器的形状与大小,以及肿块的位置、大小与表面性质。

3. 听觉观察　听觉观察是护士运用耳朵来辨别患者的各种声响,如患者说话时的语调、呼吸的声音、咳嗽的声音、痰鸣音、器官的叩诊音等,也可借助听诊器听诊心音、肠鸣音及血管杂音等。

4. 嗅觉观察　嗅觉观察是护士利用嗅觉来辨别患者的各种气味及与其健康状况的关系。如来自皮肤黏膜、呼吸道、胃肠道、呕吐物,分泌物、排泄物等的异常气味,以判断疾病的性质和变化。

(二)间接观察法

护士通过与医生、患者家属的交流、床边和书面交接班、阅读病历、检验报告、会诊报告及其他相关资料,获取相关病情的信息。

四、病情观察的内容

(一)一般情况

1. 面容与表情　疾病可使患者的表情与面容出现痛苦、忧虑、疲惫等变化。疾病发展到一定程度,可出现特征性的面容与表情。如急性面容,表现为面色潮红,鼻翼扇动,兴奋不安,口唇干燥,表情痛苦,见于肺炎球菌性肺炎、疟疾等急性热病。慢性病容,表现为面容憔悴,面色灰暗或苍白,目光黯淡,见于恶性肿瘤、结核等慢性消耗性疾病。病危面容,表现为面肌消瘦、面色苍白或铅灰,表情淡漠,双目无神,眼眶凹陷,见于大出血、严重休克、脱水等患者。二尖瓣面容,患者面容晦暗、口唇微绀、两面颊呈淤血性的发红,见于风湿性心脏病二尖瓣狭窄患者。

2. 饮食与营养　饮食在疾病治疗中占重要地位,对疾病的诊断也有一定作用。危重患者机体代谢增强,能量消耗大,护士应注意观察患者饮食情况,如食量的多少、饮食习惯、有无特殊嗜好、进食后反应等,并通过皮肤、毛发、皮下脂肪和肌肉发育情况来综合判断其营养状况。

3. 姿势与卧位　身体在卧位时所处的状态,可分为主动卧位、被动卧位、被迫卧位三种。患者的姿势和卧位常与疾病有密切关系,大多数患者可采取主动卧位;极度衰竭或昏迷的患者不能变换肢体位置呈被动卧位;心力衰竭患者常因呼吸困难被迫取端坐位。

4. 皮肤与黏膜　应注意观察患者皮肤的弹性、颜色、温度、湿度、完整性,有无出血、皮疹、水肿黄疸和发绀等情况。

5. 休息与睡眠　观察患者休息的方式、睡眠的习惯,有无睡眠型态紊乱、时间的变化,是否有难以入睡、易醒、失眠、嗜睡等现象。

6. 呕吐　注意观察患者呕吐的时间、方式、次数及呕吐物的颜色、量、性质、气味等,必要时留取标本,及时送检。

7. 排泄物　排泄物包括尿、粪、痰液、汗液等,应注意观察其性状、颜色、量、次数、气味等。

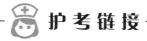 护考链接

A1 型题

面容枯槁、面色苍白或铅灰、表情淡漠、眼眶凹陷称为(　　)。

A. 慢性病容　　　B. 危重病容　　　C. 满月病容　　　D. 二尖瓣病容　　　E. 急性病容

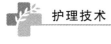

　　分析:慢性病容表现为面容憔悴、表情忧虑、面色灰暗或苍白、目光黯淡、神疲力乏;危重病容表现为面容枯槁、面色苍白或铅灰、表情淡漠、眼眶凹陷;满月病容表现为面圆如月皮肤发红,常有痤疮和小须,见于库欣综合征及长期应用糖皮质激素者;二尖瓣病容表现为面色晦暗、双颊紫红、口唇轻度发绀,见于风湿性心脏病二尖瓣狭窄;急性病容变现为表情痛苦、躁动不安、面色潮红,可有鼻翼扇动、口唇疱疹等。故答案为 B。

(二)生命体征

密切观察患者生命体征,及时发现并处理其异常变化,对危重症患者的护理具有非常重要的意义。

1.体温的变化　　体温突然升高,多见于急性感染的患者;体温不升,常见于休克和极度衰竭的患者;持续高热、超高热、体温持续不升均表示病情严重。

2.脉搏的变化　　正常脉搏指安静状态下脉率为 60～100 次/分;应注意观察患者脉搏的频率、节律、强弱的变化,如出现脉率低于 60 次/分或高于 140 次/分,以及间歇脉、脉搏短绌、细脉等,均说明病情有变化。

3.呼吸的变化　　正常呼吸指安静状态下呼吸频率为 16～20 次/分,节律规则,呼吸运动均匀无声且不费力。应注意观察患者呼吸的频率、节律、深浅度、音响等的变化,如出现呼吸频率高于 40 次/分或低于 8 次/分,以及潮式呼吸、间停呼吸等,均提示患者病情危重。

4.血压的变化　　正常血压收缩压为 90～139 mmHg(12.0～18.5 kPa),舒张压 60～89 mmHg(8.0～11.8 kPa),脉压 30～40 mmHg(4.0～5.3 kPa)。应注意监测患者的收缩压、舒张压、脉压的变化,特别是观察高血压及休克患者的血压具有重要意义。如收缩压、舒张压持续升高,应警惕发生高血压危象。

(三)意识状态

意识是大脑高级神经中枢功能活动的综合表现,是人对环境的知觉状态。意识正常的患者,其反应精确、语言清楚、思维合理、情感正常,对时间、地点、人物的判断力及定向力正常。意识障碍是指个体对外界环境的刺激缺乏正常反应的精神状态。意识障碍根据轻重程度可分为嗜睡、意识模糊、昏睡、昏迷,也可出现谵妄。

1.嗜睡　　嗜睡是最轻度的意识障碍。患者处于持续睡眠状态,但能被言语或轻度刺激唤醒,醒后能正确、简单而缓慢地回答问题,但反应迟钝,刺激去除后又能很快入睡。

2.意识模糊　　意识模糊的程度较嗜睡深,可唤醒,但表现为思维和语言不连贯,对时间、地点、人物的定向力完全或部分发生障碍,可有错觉、幻觉、躁动不安、谵语或精神错乱。

3.昏睡　　昏睡指患者处于熟睡状态,不易唤醒。压迫眶上神经、剧烈摇动身体等强刺激可被唤醒,醒后答话含糊或答非所问,停止刺激后即又进入熟睡状态。

4.昏迷　　昏迷是最严重的意识障碍,按其程度可分为轻度昏迷、中度昏迷、重度昏迷。

(1)轻度昏迷:意识大部分丧失,无自主运动,对声、光刺激无反应,对疼痛刺激可有痛苦表情及躲避反应。瞳孔对光反射、角膜反射、眼球运动、吞咽反射、咳嗽反射等存在。呼吸、心搏、血压无明显改变。

(2)中度昏迷:对各种刺激反应迟钝,对强刺激(如压迫眶上神经)可有防御反应,角膜反射减弱,瞳孔对光反射迟钝,眼球不转动,生命体征有改变,可有大小便失禁或潴留。

(3)重度昏迷:意识完全丧失,对各种刺激均无反应。全身肌肉松弛,肢体呈弛缓状态,深浅反射均消失,偶有深反射亢进及病理反射出现。机体仅能维持循环与呼吸的最基本功能,呼吸不规则,血压可下降,大小便失禁或潴留。

护考链接

A1 型题

意识模糊的表现是(　　　)。

A.错觉、幻觉　　　　　　　　　B.处于嗜睡状态　　　　　　　　C.醒时答话含糊不清

D.暂时性意识丧失　　　　　　　E.尿失禁

分析：意识模糊的障碍程度较嗜睡深，表现为思维和语言不连贯，对时间、地点、人物的定向力完全或部分发生障碍，可有错觉、幻觉、躁动不安、谵语或精神错乱。故答案为 A。

（四）瞳孔

瞳孔变化是颅脑疾病、药物中毒、昏迷等多种疾病病情变化的重要指征。瞳孔的观察应注意其形状、大小、对称性及对光反射等方面。

1. 瞳孔的大小与对称性　　正常瞳孔呈圆形，双侧等大等圆，位置居中，边缘整齐；在自然光线下，直径为 2～5 mm，调节反射两侧相等。病理情况下，瞳孔直径小于 2 mm 称为瞳孔缩小。小于 1 mm 为针尖样瞳孔。双侧瞳孔缩小，常见于有机磷农药、氯丙嗪、吗啡等中毒；单侧瞳孔缩小常提示同侧小脑幕裂孔疝早期。瞳孔直径大于 5 mm 称为瞳孔散大。双侧瞳孔散大，常见于颅内压增高、颅脑损伤、颠茄类药物中毒及濒死状态；一侧瞳孔扩大、固定，常提示同侧颅内病变（如颅内血肿、脑肿瘤等）所致的小脑幕裂孔疝的发生。

2. 形状　　瞳孔的形状改变常可因眼科疾病引起。瞳孔呈椭圆形并伴散大，常见于青光眼等；呈不规则形，常见于虹膜粘连。

3. 对光反射　　瞳孔对光反射正常情况下，双侧瞳孔经光线照射立即缩小，移去光源后又迅速复原，称为对光反射灵敏。当瞳孔大小不随光线刺激而变化时，称瞳孔对光反射消失，常见于危重或深昏迷患者。

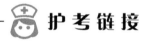 **护考链接**

A1 型题

双侧瞳孔缩小见于（　　　）。

A. 颅内压增高　　　B. 阿托品中毒　　　C. 脑疝　　　　　　D. 乐果中毒　　　　　E. 硬脑膜下血肿

分析：病理情况时可使瞳孔大小发生变化：双侧瞳孔扩大，常见于颅内压增高、颠茄类药物中毒；双侧瞳孔缩小（针尖样瞳孔），常见于有机磷农药、吗啡、氯丙嗪等中毒；双侧瞳孔大小不等，提示有颅内病变。故答案为 D。

（五）心理状态

危重患者由于病情危重、采取多种急救措施等，常会产生多种心理反应。护士可通过观察患者的语言、面部表情、情绪状态、饮食及睡眠等方面的变化，了解患者的心理活动。危重患者常见的心理反应有紧张、焦虑、悲伤、抑郁、恐惧、猜疑、绝望等。

（六）治疗后反应的观察

1. 药物治疗后反应的观察　　护士除了遵医嘱准确地完成给药外，还应注意观察药物疗效和不良反应。如高热患者在给予药物降温后，应注意观察患者用药后的情况，如有无出汗及虚脱等，并于 30 分钟后测量体温并记录。

2. 特殊治疗后的反应　　危重患者经常进行一些特殊的治疗，如吸氧、吸痰、输血、导尿、手术等，操作后均应细致观察。如吸氧后观察患者缺氧程度是否改善；吸痰前后观察患者缺氧的情况；手术后观察血压的变化、伤口的愈合、切口的渗血等情况。

五、危重患者的交接班和有关记录

危重患者病情重而复杂，变化快，随时可能会发生生命危险，在护理和抢救危重患者的过程中，必须严格交接班和做好护理记录。护士应认真做好床头交接班、准确及时的抢救记录，以供医务人员进一步

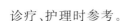

诊疗、护理时参考。

（一）交接班

1.床旁交接班（口头交接班）　危重患者要实行床旁交接班。

（1）交接内容：危重患者皮肤情况、有无压疮、基础护理完成情况、各种导管固定和通畅情况、医嘱执行情况、标本采集情况、各种处置完成情况、病情动态等。对未完成的工作，应向接班者交代清楚。

（2）根据专科特点进行床旁交班，以保证护理工作的连续性。

2.书面交接班　内容包括以下两个方面。

（1）患者的生命体征、神志、瞳孔、液体出入量、病情动态、治疗情况、护理措施及效果，需要重点观察项目及注意事项等。

（2）贵重药、毒麻药品、精神药及抢救药品、抢救器械、仪器的性能、数量等的书面交接记录。

（二）危重患者的护理记录

危重患者护理记录是指护士根据医嘱和病情，对危重患者住院期间，护理过程的客观实时记录。危重患者护理记录常用于需要严密观察生命体征、记录液体出入量、及时实施治疗和护理措施的危重症或大手术后患者。以护理记录单的形式进行记录，记录内容如下。

（1）一般资料：患者科别、姓名、年龄、性别、床号、住院病历号（或病案号）、入院日期等。

（2）液体出入量：根据医嘱和患者病情准确记录。

（3）生命体征、神志、瞳孔等：遵医嘱或根据病情，观察患者生命体征、神志、瞳孔等，详细记录生命体征及与病情相关的其他临床表现。

（4）特殊检查、治疗、用药的反应、护理的效果和反应：记录检查、治疗、实施的护理措施及其效果、注意事项等。如给氧、吸痰等操作，要求记录操作时间、吸痰的量、性状等，同时做出效果评价。

（5）其他要求同"护理记录单"书写要求。

【本节小结】

病情观察是护士的基本职责，也是护理危重患者的先决条件。患者生命体征、瞳孔、意识的变化，精神状态的紊乱，排泄物的异常等都提示危重患者病情发生变化。因此及时、准确的病情观察，为诊断、治疗、护理提供可靠的依据，也为危重患者的抢救赢得宝贵的时间。危重患者病情复杂多变，护士应严格执行交接班制度，及时做好抢救记录。

【目标检测】

A1型题

1.面容枯槁、面色苍白或铅灰、表情淡漠、眼眶凹陷称为（　　）。

A.慢性病容　　　　B.危重病容　　　　C.满月病容　　　　D.二尖瓣病容　　　　E.急性病容

A2型题

2.患者，男，48岁，突发脑血栓，送入医院时无意识反应，对光反射存在，呼吸、血压无明显异常，尿失禁，此患者意识障碍表现为（　　）。

A.嗜睡　　　　　　B.昏睡　　　　　　C.浅昏迷　　　　　D.深昏迷　　　　　E.意识模糊

3.患者，女，25岁。夜间急诊入院，患者表情痛苦，呼吸急促，伴有鼻翼扇动，口唇有疱疹，面色潮红，测体温39℃，该患者属于（　　）。

A.急性病容　　　　B.慢性病容　　　　C.病危病容　　　　D.休克病容　　　　E.恶性病容

4.查房时，护士长让护士小张观察王阿姨瞳孔变化，下列哪项不属于观察的内容？（　　）

A.形状　　　　　　B.大小　　　　　　C.对光反射　　　　D.双侧对称性　　　　E.暗适应

5.床旁交接班的内容有（　　）。

A.患者的兴趣　　　　　　　　B.患者的社会关系　　　　　　　　C.患者家属的情绪

D.患者的地位　　　　　　　　E.现阶段病情

第二节　危重患者的护理

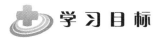
学习目标

(1)说出抢救工作的组织管理要求。
(2)列出抢救室的设备。
(3)阐述危重患者的支持性护理。

一、抢救工作的组织管理与设备管理

当患者病情突然发生变化时,抢救患者要争分夺秒,以最快的速度、短暂的抢救时间、发挥最有效的作用。护士应具备组织管理能力,熟悉掌握各种抢救技术,抢救工作做到争分夺秒,有条不紊。

(一)急救人员组织与管理

通常由科主任或主治医生负责组织抢救小组,制订抢救计划,指挥现场抢救行动。护理则由护士长分工进行,护士的工作有直接处理患者(如静脉穿刺、各种注射、吸氧、插管等)、观察患者情况、药品供应、书写抢救记录及对外联系等;医护之间、护士与护士之间在分工的原则下密切配合,发挥最高效能。抢救现场应忙而不乱,切忌惊慌失措,大声呼叫,用物及时处理,使之秩序井然,为抢救造成一个良好的工作环境。

(二)抢救设备及其管理

1.抢救室的管理　抢救室应设在靠近护士办公室的单独房间内,以利于医护人员能迅速集中地到达抢救现场。室内环境宽敞、整洁、安静、光线充足(图13-1)。

1)抢救床　最好选用能升降的活动床,另备木板一块,做胸外心脏按压时用。

2)抢救设备与器械　心电监护仪、电除颤器、心脏起搏器、简易呼吸器、呼吸机、氧气筒及给氧装置或中心供氧系统、电动吸引器或中心负压吸引装置、洗胃机等。

3)抢救车　抢救患者时抢救车置于患者床尾,抢救车内放置抢救物品(图13-2)。

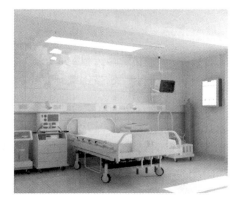

图 13-1　抢救室

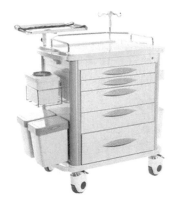

图 13-2　抢救车

(1)常见抢救物品见表 13-1。

表 13-1　常用抢救药品

类　　　别	常　用　药　物
心三联	盐酸肾上腺素、盐酸阿托品、盐酸利多卡因
呼二联	尼克刹米(可拉名)、山梗菜碱(洛贝林)
升压药	盐酸肾上腺素、去甲肾上腺素、异丙肾上腺素、间羟胺、多巴胺
强心药	毛花苷丙(西地兰)
抗心绞痛药	硝酸甘油
抗高血压药	硝普钠、肼屈嗪、硫酸镁注射液
止血药	卡巴克洛、酚磺乙胺(止血敏)、维生素 K_1、氯甲苯酸、鱼精蛋白、垂体后叶素
镇痛镇静药	哌替啶、苯巴比妥钠、氯丙嗪、吗啡
脱水利尿剂	20％甘露醇、25％山梨醇、呋塞米、利尿酸钠
激素类药	氢化可的松、地塞米松、可的松
抗过敏药	异丙嗪、苯海拉明、氯苯那敏、阿司咪唑
抗惊厥药	地西泮(安定)、异戊巴比妥钠、苯巴比妥钠、硫喷妥钠、硫酸镁注射液
激素类药	氢化可的松、地塞米松、可的松
解毒药	阿托品、碘解磷定、氯解磷定、亚甲蓝、二巯丙醇、硫代硫酸钠

(2)一般物品:治疗盘、血压计、听诊器、开口器、压舌板、舌钳、各种规格的注射器和输液器、无菌敷料、无菌棉签、无菌治疗巾、无菌橡胶手套、无菌刀和剪、各种型号的引流管及引流瓶、吸氧管、吸痰管、手电筒、止血带、绷带、夹板、宽胶布、玻璃接管、喉镜、火柴、酒精灯、应急灯、多头电源插座、输液架等。

(3)各种无菌急救包:静脉切开包、气管插管包、气管切开包、导尿包、开胸包、各种穿刺包等。

2. 抢救设备管理　一切抢救药品、器械等应保持齐全,严格执行"五定"制度,即定数量品种、定点安置、定人保管、定期消毒灭菌及定期检查维修,使抢救物品完好率达到 100％。抢救室护士应能熟练掌握各种设备、机器的使用,操作方法及排除简单故障。

二、危重患者的护理

(一)密切观察生命体征

根据患者病情定时测量并记录生命体征的变化,有条件的可使用心电监测仪进行持续监测,以便能及时采取有效措施。如患者出现呼吸及心搏骤停,应立即通知医生,进行人工呼吸和胸外心脏按压等抢救措施。

(二)保持呼吸道通畅

护士应指导并协助清醒患者定时做深呼吸、变换体位、有效咳嗽或轻叩背部法,以促进痰液排出。昏迷患者应将头偏向一侧,并及时用吸引器吸出呼吸道分泌物,以防误吸而导致呼吸困难,甚至窒息。

(三)确保安全

对于躁动不安、意识丧失的患者,应合理使用保护具,以防坠床或自行拔管,确保患者安全。对牙关紧闭抽搐的患者,可用牙垫或压舌板(裹上数层纱布)放于上、下齿之间,以防造成舌咬伤;同时,室内光线宜暗,医务人员动作宜轻,以避免外界刺激而引起患者抽搐。

(四)加强临床护理

(1)眼的护理:对眼睑不能闭合的患者,易发生角膜干燥而导致角膜炎、结膜炎或溃疡。可涂金霉素眼膏或覆盖凡士林纱布。

（2）口腔护理：保持患者口腔清洁，每日做口腔护理2～3次，可预防口腔疾病，增进患者的食欲。

（3）皮肤护理：对长期卧床的患者，护士应定时协助患者翻身、擦洗、按摩，保持皮肤清洁干燥，保持床单平整，避免局部组织长期受压，以防发生压疮。

（4）肢体活动：长期卧床的患者，如病情允许，可每天2～3次协助患者做肢体的被动运动或主动运动，同时进行按摩，以促进血液循环，增加肌肉张力，防止出现肌肉萎缩、关节强直、静脉血栓等并发症。

（五）补充营养和水分

保证患者有足够的营养及水分的摄入，以增强抵抗力。对不能自理的患者，应协助其进食；对不能经口进食的患者，可采用鼻饲法或给予静脉营养；对各种原因造成体液不足的患者，应补充足够的水分。

（六）维持排泄功能

协助患者进行大小便。如出现尿潴留，可采取诱导排尿的方法，必要时进行导尿，以减轻患者痛苦；如留置导尿管的患者，应保持引流通畅，妥善安置引流管和集尿袋，防止泌尿系统感染。如便秘患者，可给予缓泻药物或灌肠。

（七）保持引流管通畅

危重患者身上常安置各种引流管，如胃肠减压管、留置导尿管、伤口引流管等，应注意妥善放置，防止扭曲、受压、脱落，以确保引流通畅。

（八）心理护理

护士应根据患者的具体情况和心理情况，关心、爱护、同情、理解、尊重患者，通过耐心细致的工作，恰当地利用语言及非语言的功能，消除不良因素的影响，使患者以最佳的心理状态配合医务人员的治疗和护理，尽快恢复健康。

护考链接

A2 型题

患者，男，48 岁。昏迷2天，眼睑不能闭合，护理眼部首选的措施是（　　）。

A. 按摩双眼睑 　　　 B. 热敷眼部 　　　 C. 干纱布遮盖

D. 滴眼药水 　　　 E. 凡士林纱布遮盖

分析：对眼睑不能闭合的患者，可涂金霉素眼膏或遮盖凡士林纱布，以防角膜干燥而至角膜炎、结膜炎或溃疡。故答案为E。

【本节小结】

危重患者的抢救要以最快的速度、在短暂的抢救时间内，发挥最有效的作用。护士应具备组织管理能力，严格执行"五定"制度，即定数量品种、定点安置、定人保管、定期消毒灭菌及定期检查维修，使急救物品完好率达到100%。护士熟悉掌握各种抢救技术，抢救工作做到争分夺秒，有条不紊。

【目标检测】

A1 型题

1.护理危重患者，下列哪项措施是错误的？（　　）

A. 眼睑不能自行闭合患者，覆盖凡士林纱布

B. 定时帮助患者更换体位

C. 为患者定时做肢体被动运动

D. 保持患者口腔清洁，每日做口腔护理2～3次

E.发现患者心搏骤停,立即通知医生,进行人工呼吸和胸外心脏按压等抢救措施

A2型题

2.患者,女,56岁,肺癌骨转移第二次入院,疗效不佳,患者现已昏迷,护士采取的措施中不妥的是( )。

A.使用床挡   B.必要时使用牙垫   C.做好皮肤清洁护理

D.躁动时使用约束具   E.定时漱口预防并发症

3.患者,男,65岁。因肺源性心脏病收住院治疗。护士收集资料时了解到:患者口唇发绀,呼吸困难,食欲差,口腔溃疡,焦虑。应首先执行的护理措施是( )。

A.与其交谈,解除顾虑   B.调节食谱,促进食欲

C.通知患者家属来医院探望   D.行口腔护理促进溃疡愈合

E.吸氧、缓解缺氧

第三节　危重患者常用抢救技术

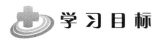

学习目标

(1)说出氧气吸入法的适应证,吸痰法、洗胃法、人工呼吸器的目的。

(2)描述氧气吸入法、吸痰法、洗胃法、人工呼吸器的注意事项。

(3)学会正确换算氧浓度和氧流量。

(4)能娴熟地进行氧气吸入法、吸痰法、洗胃法、人工呼吸器技术操作。

(5)操作中态度认真、动作规范、轻柔,关心爱护患者。

案例导入

　　患者,女,56岁,曾患有慢性阻塞性肺气肿,5天前因"感冒,出现气促、胸闷、咳嗽、咳痰逐渐加重,咳出黄色浓痰,痰液黏稠不易咳出。今早门诊以慢性肺源性心脏病合并肺性脑病收入院,遵医嘱给予患者氧气吸入2 L/min,吸痰、抗炎等处理。请思考:

　　(1)该患者发生了什么情况? 判断的依据是什么?

　　(2)应如何为该患者吸氧、吸痰?

一、氧气吸入法

　　氧气吸入法(以下简称吸氧),是指通过给氧,提高动脉血氧分压(PaO_2)和动脉血氧饱和度(SaO_2),增加动脉血氧含量(CaO_2),纠正各种原因引起的缺氧状态,促进组织的新陈代谢,维持机体生命活动的一种治疗方法。吸氧是常用的急救措施之一。

（一）缺氧程度的判断和吸氧的适应证

1. 缺氧程度的判断（临床表现＋血气分析） 见表 13-2。

表 13-2 缺氧程度的判断

程度	呼吸困难	发绀	神志	血 气 分 析	
				氧分压（PaO$_2$）/kPa	二氧化碳分压（PaCO$_2$）/kPa
轻度	不明显	轻度	清楚	6.6～9.3	>6.6
中度	明显	明显	正常或烦躁不安	4.6～6.6	>9.3
重度	严重，三凹征（图13-3）明显	显著	昏迷或半昏迷	4.6 以下	>12.0

2. 吸氧适应证 血气分析检查是用氧的客观指标，动脉血氧分压（PaO$_2$）正常值为 10.6～13.3 kPa，当患者 PaO$_2$ 低于 6.6 kPa 时，应给予吸氧。

（1）呼吸系统疾病：如哮喘、支气管肺炎、气胸、肺气肿、肺不张、慢性阻塞性肺部疾病等。

（2）心功能不全：如心力衰竭，可使肺部充血而导致呼吸困难。

（3）各种中毒引起的呼吸困难：如一氧化碳中毒、巴比妥类药物中毒等，使氧不能由毛细血管渗入组织而产生缺氧。

（4）昏迷患者：如脑血管意外或颅脑损伤所致昏迷患者，因中枢受抑制而引起缺氧。

（5）其他：如外科术后患者，大出血休克患者，分娩产程过长或胎心音异常等。

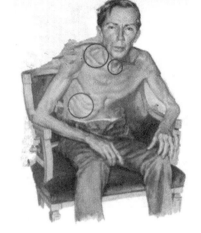

图 13-3 三凹征

（二）供氧装置

1. 氧气管道装置（中心供氧装置） 利用集中供氧系统将氧气气源的高压氧气经减压后，通过管道输送到各个病房，病室墙壁有氧气管道接口，用氧时将氧气流量表接在氧气管道接口上，接上湿化瓶，打开流量表开关即可使用。

2. 氧气筒及氧气表装置

（1）氧气筒是一柱形无缝钢筒，筒内压力一般为 14.7 MPa（150 kg/cm^2），可容纳氧气 6000 L。在氧气筒的顶部有一总开关，可控制氧气的放出。在氧气筒颈部的侧面有一气门，与氧气表相连，是氧气自筒中输出的途径。

（2）氧气表由以下几部分组成（图 13-4）。

①压力表：表上指针所指的刻度表示筒内氧气的压力，以 MPa（kg/cm^2）表示。压力越大说明筒内氧气储存量越多。

②减压器：一种弹簧自动减压装置，将来自氧气筒内的压力减低至 0.2～0.3 MPa，以使流量平衡，保证安全，便于使用。

③流量表：可测知每分钟氧气流出量。表内装有浮标，当氧气通过时，将浮标吹起，其上端平面所指的刻度，即表示每分钟氧气的流出量，用 L/min 表示。

④湿化瓶：用以湿润氧气，以免呼吸道的黏膜被干燥气体所刺激。湿化瓶内一般装 1/3～1/2 的蒸馏水或冷开水（肺水肿患者吸氧时应用 20%～30% 的乙醇湿化，以减低肺泡表面的张力）。湿化瓶内有一根通气管，上端与氧气压力表的流量表相连，下端插入水中。

⑤安全阀：当氧气流量过大、压力过高时，压力阀的内部活塞自行上推，使过多的氧气由四周小孔流出，以保证安全。

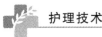

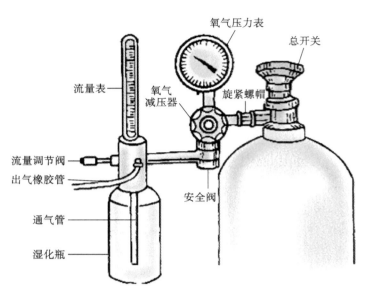

图 13-4　氧气筒及氧表

3. 装表法　氧气筒在存放时,应将氧气压力表装上,以备急用。

(1)吹尘:将氧气筒置于架上,将总开关逆时针旋转打开,使少量氧气从气门冲出,随即迅速顺时针旋转关好总开关,以达清洁气门的目的,防止灰尘吹入氧气表内。

(2)装表:将氧气压力表与氧气筒的气门衔接并旋紧,使氧气压力表垂直于地面。

(3)将湿化瓶接好。

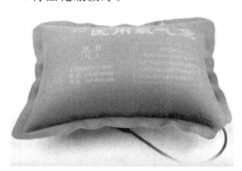

图 13-5　氧气枕

(4)检查:先打开总开关,检查各连接部位有无漏气,确定无漏气后再打开流量开关,检查氧气流出是否通畅,检查结果正常即可关上流量开关备用。

4. 氧气枕代替供氧装置　在抢救危重患者时,由于氧气筒准备不及时或转移患者途中没有小型氧气筒,可用氧气枕代替供氧装置。同时,氧气枕也适用于家庭氧疗。氧气枕为一长方形橡胶枕,枕的一角有橡胶管(图 13-5)。

操作方法:将灌满氧气的氧气枕,接上湿化瓶,连接导管,调节氧流量,让患者头枕氧气枕,借重力使氧气流出。新购置的氧气枕首次使用前,应先用水反复冲洗、揉搓,直至洁净,以免患者吸入氧气枕内的粉尘,引起吸入性肺炎,甚至窒息。

护考链接

A1 型题

对氧气湿化瓶的处理不妥的是(　　　)。

A. 装入冷开水

B. 瓶内水量为总体积的 2/3

C. 通气管浸入液面下

D. 雾化吸入时瓶内不放水

E. 湿化瓶定时更换

　　分析:A 正确,湿化瓶内装冷开水或蒸馏水,禁装生理盐水;B 错误,湿化瓶内的水应为总体积的 2/3~1/2,太多会溢出;C 正确,通气管应浸没在水中;D 正确,雾化吸入时湿化瓶放水会稀释药液;E 正确,长期吸氧者,湿化瓶应定时更换。故答案为 B。

（三）给氧法种类

1. 单侧鼻导管法　将鼻导管通过患者一侧鼻孔插入达鼻咽部,插管长度为鼻尖至耳垂的 2/3。此法可节省氧气,但因刺激鼻腔黏膜,长时间应用,患者会感觉不适。因而临床上不常用。

2. 双侧鼻导管法　一种简单、舒适的给氧方法,适用于长期吸氧的患者(图 13-6)。

操作方法:清洁患者鼻腔,将双侧鼻导管与橡胶管连接,调节适宜氧流量,将双侧鼻导管插入双鼻孔内,深约 1 cm,再将导管绕过耳后,固定于颌下。

3. 鼻塞法　可避免鼻导管对黏膜的刺激,患者感觉舒适,使用方便,两侧鼻孔还可交替使用,适用于长期吸氧的患者。

操作方法:清洁鼻腔,将鼻塞与橡胶管连接,调节适宜氧流量,将其塞入鼻孔,鼻塞大小以恰能塞住鼻孔为宜。

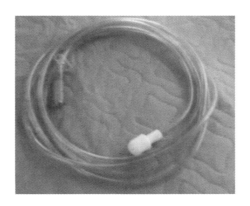

图 13-6　双侧鼻导管

4. 面罩法　会影响患者饮水、进食药、谈话等活动,且翻身易移位,适用于张口呼吸及病情较重的患者(图 13-7)。

操作方法:将氧气导管接于面罩上,调节氧流量为 6~8 L/min,将面罩紧贴患者口鼻部,用松紧带固定。

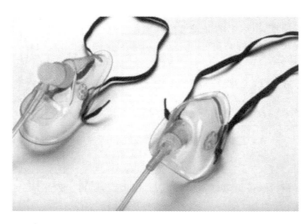

图 13-7　面罩法

5. 漏斗法　使用简单,无刺激,但耗氧量大,适用于婴幼儿或气管切开的患者。

操作方法:将氧气导管接于漏斗上,调节氧流量,将漏斗置于距离患者口鼻1~3 cm处,用绷带固定好,以防移位。

6.头罩法 简便、无刺激,能根据病情调节氧浓度,长时间吸氧也不会发生氧中毒,透明的头罩便于观察病情,适用于患儿吸氧(图13-8)。

操作方法:将患儿头部置于头罩内,注意头罩与颈部保持适当的空隙,将氧气导管接于氧气进气孔上,通过头罩顶部的小孔调节氧流量。

7.氧气帐法 将患者的头胸部位置于塑料帐幕内吸入氧气的方法。因设备复杂、造价高,故仅用于烧伤和新生儿的抢救(图13-9)。

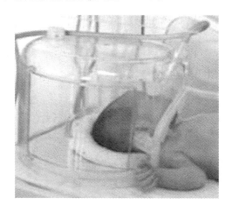

图13-8 头罩法

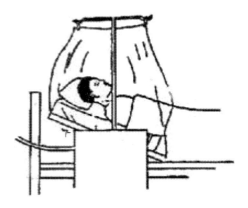

图13-9 氧气帐法

(四)给氧操作方法(以氧气筒供氧系统的双侧鼻导管给氧法为例)

1.实施程序

程序	操作步骤	要点说明
评估	1.核对医嘱单、治疗单(表13-3、表13-4) 2.患者:年龄、病情、意识、治疗情况;心理状态、合作程度;患者缺氧状况、鼻腔状况 3.解释:向患者及其家属解释吸氧的目的、配合要点及注意事项	严格执行"三查八对"制度
计划	1.护士准备:仪表端庄、衣貌整洁,修剪指甲、洗手、戴口罩 2.用物准备:①治疗盘内备:治疗碗(内盛冷开水)弯盘(内盛纱布,通气管)、一次性鼻氧管、湿化瓶(内盛1/3~1/2冷开水或蒸馏水)、棉签。②治疗盘外备:氧气压力表装置、用氧记录单、笔、用氧标志、扳手 3.患者准备:患者理解吸氧的目的、方法、注意事项和配合要点。体位舒适,情绪稳定,愿意配合 4.环境准备:温湿度适宜、光线充足、环境安静、整洁、远离火源和热源	
实施	1.核对解释:核对患者床号、姓名,并解释操作目的、方法	
	2.冲气门:打开氧气筒总开关,使小量气体流出,吹去气门处灰尘,随即管好总开关	
	3.装氧气表:将氧气表稍后倾接于氧气筒的气门上,用手旋紧,再用扳手旋紧,使氧表于地面垂直	
	4.检查漏气:检查流量表是否关闭,打开总开关,检查各衔接处有无漏气	
	5.连接通气管和湿化瓶	

程序	操作步骤	要点说明
实施	6.再次检查:打开流量开关,检查氧气流出是否通畅、有无漏气,最后关上流量开关	
	7.清洁鼻腔:用湿棉签清洁鼻孔	避免分泌物堵塞
	8.调节流量:连接吸氧管,开流量开关,调节氧流量,将鼻导管放入水中检查有无水泡,确认氧气流出通畅	根据病情调节
	9.插管固定:将鼻氧管插入患者鼻腔后,将导管环绕患者耳部向下放置并调节松紧度	动作轻柔,以免引起黏膜损伤;松紧适宜,防止因导管太紧引起皮肤受损
	10.整理记录:记录给氧时间、氧流量、患者反应	
	11.观察:观察缺氧症状、氧气装置无漏气并通畅、有无氧疗不良反应	有异常及时处理
	12.停止用氧:取下吸氧管,关闭流量表,关闭氧气筒开关,打开流量表放出余气,关上流量表开关	
	13.清洁鼻腔:帮助患者清洁鼻腔,协助患者取舒适卧位	
	14.整理记录:整理用物,洗手,记录停氧时间和用氧效果	氧气筒上悬挂空或满标志;湿化瓶定期消毒更换,防止交叉感染
评价	1.患者缺氧症状改善,生命体征平稳,感觉舒适 2.护士操作规范,未发生呼吸道黏膜损伤及其他意外 3.患者及其家属了解安全用氧的知识	

表 13-3　医嘱单

姓名:余×　性别:女　年龄:56 岁　科室:呼吸内科　床号:2　诊断:肺炎　住院号/ID 号:20150102

起 始		长期医嘱	医生签名	护士签名	停 止		医生签名	护士签名
日期	时间				日期	时间		
2015.11.13	8:00	氧气吸入 2 L/min	李×	张×				
2015.11.13	8:00	吸痰	李×	张×				

表 13-4　治疗单

姓名:余×　性别:女　年龄:56 岁　科室:呼吸内科　床号:2　诊断:肺炎　住院号/ID 号:20150102

日期:2015.11.13

序　号	医　嘱	核对人签名	执行时间	护士签名
1	氧气吸入 2 L/min	谢×	8:30	赵×
2	吸痰	谢×	8:40	张×

2.注意事项

(1)用氧前,检查氧气装置有无漏气,氧气流出是否通畅。

(2)加强用氧安全,做好四防,即防火、防热、防油、防震。用氧区域要严禁烟火;氧气筒应放于阴凉处,至少距火炉 5 m,暖气 1 m;氧气筒在搬运过程中避免倾倒、撞击;氧气开关、氧气压力表及螺旋口等严禁涂油;防止燃烧、爆炸。

(3)使用氧气时,先调节流量;停用时先拔出鼻导管,再关氧气开关;中途改变流量时,先将氧气管和鼻导管分离,调节好流量后再接上,以免一旦关错开关,大量氧气突然冲进呼吸道而损伤肺组织。

(4)用氧过程中注意监护:护士应密切观察患者缺氧症状有无改善,定时测量脉搏、血压,观察其精神状态、皮肤颜色及温度、呼吸方式等;还可测定动脉血气分析判断疗效,以便选择适当的氧浓度。

(5)吸氧过程中,应保持呼吸道通畅,及时清理呼吸道分泌物。持续单侧鼻导管用氧者,每日更换鼻导管 2 次以上,双侧鼻孔轮流插管,以减少刺激鼻黏膜,及时清除鼻腔分泌物,以防堵塞鼻导管。鼻塞每日更换,面罩给氧应 4～8 小时更换一次面罩。

(6)氧气筒内的氧气不可用尽,当压力降至 5 kg/cm² (0.5 MPa)时,应停止使用,以防止外界灰尘进入氧气筒内,再次充气时引起爆炸。对未使用或已用尽的氧气筒应分别悬挂"满"或"空"的标志,便于急用时搬运,提高抢救速度,避免搬错,延误抢救时机。

(五)氧气吸入的浓度及公式换算法

1.氧气吸入浓度　适当的吸氧浓度对纠正缺氧起着重要的作用。

(1)如氧浓度低于 25%,则和空气中氧含量(占 20.93%)相似,无治疗价值。

(2)如氧浓度高于 60%,持续时间超过 24 小时,将会发生氧中毒,患者表现为恶心、烦躁不安、面色苍白、干咳、胸痛、进行性呼吸困难等。

(3)对缺氧和二氧化碳潴留并存者,应给予低流量、低浓度持续吸氧。其原因是慢性缺氧患者因长期二氧化碳分压高,其呼吸主要依靠缺氧刺激颈动脉和主动脉体化学感受器,沿神经上传至呼吸中枢,反射性地引起呼吸。而给予高浓度吸氧,则缺氧反射性刺激呼吸的作用消失,从而导致呼吸抑制,使二氧化碳潴留更严重,发生二氧化碳麻醉,甚至呼吸停止。

2.吸氧浓度和氧流量的换算法　可用以下公式计算:

$$吸氧浓度(\%)=21+4\times 氧流量(L/min)$$

知识链接

不同浓度、流量给氧的用途

(1)低浓度吸氧:氧浓度低于 40%,即氧流量低于 5 L/min。用于低氧血症伴二氧化碳潴留的患者。如慢性阻塞性肺疾病(肺心病),因其呼吸的调节主要依靠缺氧对周围化学感受器的刺激来维持,吸入高浓度氧,解除缺氧对呼吸的刺激作用,使呼吸中枢抑制加重,甚至呼吸停止。因此,应低浓度、低流量(1～2 L/min)持续给氧。

(2)中等浓度吸氧:氧浓度为 40～60%,即氧流量低于 5～10 L/min。用于血红蛋白低或心排血量不足者,如肺水肿、心肌梗死、休克等。

(3)高浓度吸氧:氧浓度在 60% 以上,即氧流量大于 10 L/min。用于单纯性缺氧而无二氧化碳潴留的患者,如成人型呼吸窘迫综合征、心肺复苏后的生命支持阶段。

(4)高压氧舱:在特殊的加压舱内,给予 100% 浓度的氧气吸入,适用于一氧化碳中毒、气性坏疽的患者(图 13-10)。

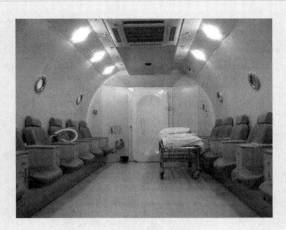

图 13-10 高压氧舱

知识链接

吸氧副作用及预防

吸氧可解除血氧过低(正常动脉血氧含量为 80%~100%),但吸氧浓度>60%可引起氧中毒、肺不张、呼吸道干燥及呼吸道分泌物聚集的危险。

1.氧中毒 长时间高浓度吸氧可导致肺损害,出现氧中毒,氧中毒的病理特点是肺实质如肺泡壁增厚出血等。主要症状有胸骨下不适、疼痛、灼热感,继而出现呼吸增快、恶心、呕吐、烦躁、干咳。预防措施:避免长时间、高浓度吸氧及经常做血气分析,动态观察氧疗的治疗效果。

2.肺不张 吸入高浓度氧气后,肺泡内氮气被大量置换,一旦支气管有阻塞时,它所属肺泡内的氧气被肺循环血液迅速吸收,引起吸入性肺不张。主要症状有烦躁,呼吸、心率增快,血压上升,继而出现呼吸困难、发绀、昏迷。预防措施:鼓励患者做深呼吸,多咳嗽和经常改变体位、姿势,防止分泌物阻塞。

3.呼吸道干燥 氧气是一种干燥气体,吸入后可导致呼吸道黏膜干燥。主要症状有呼吸道分泌物黏稠,不易咳出,且有损纤毛运动。预防措施:氧气吸入前一定要先湿化再吸入,以此减轻刺激作用。

4.晶状体后纤维组织增生 仅见于新生儿,早产儿多见。主要症状为视网膜血管收缩、视网膜纤维化,最后出现不可逆转的失明。

 护考链接

A2 型题

患者,女,75 岁。高浓度吸氧 2 天,提示患者可能出现氧中毒的表现是(　　)。

A.干咳,胸痛　　　　　　　　　　　　　　B.轻度发绀

C.显著发绀　　　　　　　　　　　　　　　D.三凹征明显

E.动脉血二氧化碳分压大于 12.0 kPa

分析:氧浓度高于 60%,持续时间超过 24 小时,会发生氧中毒,患者表现为恶心、烦躁不安、面色苍白、干咳、胸痛、进行性呼吸困难等。故答案为 A。

二、吸痰法

吸痰法是指经口、鼻腔、人工气道将呼吸道的分泌物吸出,以保持呼吸道通畅,预防吸入性肺炎、肺不张、窒息等并发症的一种方法。临床上主要用于年老体弱、危重、昏迷、麻醉未清醒前等各种原因引起的不能有效咳嗽、排痰者。

(一)吸痰法的目的

(1)用于清除呼吸道分泌物或呕吐物,保持呼吸道通畅,保证有效通气。

(2)用于不能将痰液咳出的危重、年老昏迷及麻醉术后患者,解除其呼吸困难。

(3)用于留取痰标本,做培养和药敏试验,指导选用抗生素。

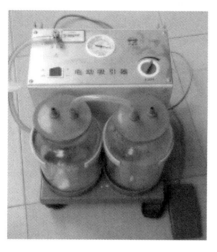

图 13-11　电动吸引器

(二)吸痰法的种类

1. 电动吸引器吸痰法

(1)构造:电动吸引器主要由马达、偏心轮、气体过滤器、压力表、安全瓶、储液瓶组成。安全瓶和储液瓶的容量均为1000 mL,瓶上有2根玻璃管,用橡胶管相互连接(图13-11)。

(2)原理:通电后马达带动偏心轮,从吸气孔吸出瓶内空气,并由排气孔排出,不断循环转动,使瓶内产生负压,将痰液吸出。

2. 注射器吸痰法　在紧急、无吸引器的情况下,可用50～100 mL注射器,连接吸痰导管,抽吸出痰液或呕吐物。

3. 中心吸引装置吸痰法　该装置将吸引管道连接到各病床单位,使用时插上吸痰装置,连接吸痰导管,打开吸引开关,调节大小合适的负压,试吸通畅后即可进行抽吸,使用非常方便。

(三)吸痰操作方法(电动吸引器吸痰法)

1. 实施程序

程序	操作步骤	要点说明
评估	1.核对医嘱 2.患者的目前病情、生命体征 3.患者呼吸有无鼾声,咽喉部有无痰液、呕吐物,呼吸困难、发绀程度,口腔及鼻腔情况 4.患者意识状况及合作程度	严格执行"三查八对"制度
计划	1.护士准备:着装整齐,洗手、戴口罩 2.患者准备:理解吸痰的意义,有安全感,主动配合 3.用物准备:电动吸引器、多头电插板、治疗盘内铺无菌治疗巾,内放治疗碗2只(内盛0.9%氯化钠注射液)、镊子、纱布;治疗盘外放一次性吸痰管数根、弯盘、无菌手套、听诊器,必要时备压舌板、开口器、舌钳;床挡上系一盛有消毒液的试管	
实施	1.解释并协助患者取合适体位	将患者的头侧转,面向护士
	2.接电源、查性能、调负压	检查吸引器的性能是否良好、连接是否正确、导管是否通畅;调节合适的负压:成人40.0～53.3 kPa;小儿不超过40.0 kPa;新生儿不超过100 mmHg

续表

程序	操 作 步 骤	要 点 说 明
实施	3.试吸:连接吸痰管,试吸生理盐水,检查吸痰管是否通畅	
	4.吸痰:一手反折吸痰导管末端,另一手用无菌血管钳(镊)或者戴手套持吸痰管前端,插入口咽部(10~15 cm),然后放松导管末端,先吸口咽部分泌物,再吸气管内分泌物(图 13-12)	1.插管时不能有负压,以免引起呼吸道黏膜损伤 2.若气管切开吸痰,注意无菌操作,先吸气管切开处,再吸口(鼻)部 3.采取左右旋转并向上提管的手法,以利于呼吸道分泌物的充分吸尽 4.每次吸痰时间不超过 15 秒
	5.抽吸:吸痰管退出时,在冲洗罐中用生理盐水抽吸	以免分泌物堵塞吸痰导管;一根吸痰导管只使用一次
	6.观察:气道是否通畅;患者的反应,如面色、呼吸、心率、血压等;吸出液的色、质、量	
	7.安置患者:拭净脸部分泌物,体位舒适,整理床单位	
	8.整理用物:吸痰管按一次性用物处理,吸痰的玻璃接管插入盛有消毒液的试管中浸泡	
	9.记录:洗手后记录	
评价	1.患者呼吸道通畅,呼吸改善,无黏膜损伤 2.患者呼吸道的分泌物呕吐物被及时吸出 3.护士操作熟练,患者满意 4.患者有安全感愿意配合,护患沟通有效	

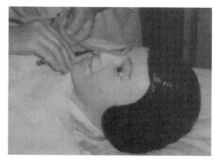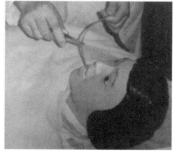

图 13-12 插管吸痰

2. 注意事项

(1)密切观察病情,观察患者呼吸道是否通畅,以及面色、生命体征的变化等,如发现患者排痰不畅或喉头有痰鸣音,应及时吸痰。

(2)如为昏迷患者,可用压舌板或开口器先将口启开,再进行吸痰;如为气管插管或气管切开患者,需经气管插管或套管内吸痰,应严格无菌操作;如经口腔吸痰有困难,可由鼻腔插入吸痰。

(3)吸痰导管应粗细适宜,不可过粗,特别是为小儿吸痰。

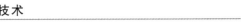

（4）吸痰时负压调节应适宜，插管过程中，不可打开负压，且动作应轻柔，以免损伤呼吸道黏膜。

（5）吸痰前后，应增加氧气的吸入，且每次吸痰时间应小于15秒，以免因吸痰造成患者缺氧。

（6）严格执行无菌操作，吸痰所用物品应每天更换1～2次，吸痰导管应每次更换，并做好口腔护理。

（7）如患者痰液黏稠，可协助患者变换体位，配合叩击、雾化吸入等方法，通过振动、稀释痰液，使之易于吸出。

（8）储液瓶内的吸出液应及时倾倒，一般不应超过瓶的2/3，以免痰液吸入损坏机器。

 护考链接

A2型题

患者，男，75岁。慢性阻塞性肺疾病急性发作期，患者痰多黏稠，翻身时突然出现面色发绀，烦躁不安。护士首先应采取的措施是（　　）。

A.给患者吸氧　　　　　　　　　B.给患者吸痰

C.协助患者取坐位　　　　　　　D.指导患者有效咳嗽

E.湿化气道

分析：该患者痰多黏稠，翻身时突然出现面色发绀，烦躁不安。应考虑痰液堵塞呼吸道，护士首先应采取的措施是给患者吸痰。故答案为B。

知识链接

气道内吸引方法不当可引起哪些后果？

（1）气道黏膜损伤：因负压过高或吸痰管开口正对气管壁，且停留时间较长，负压可将小块黏膜吸入管内，而致损伤、出血。

（2）加重缺氧：负压吸引不仅吸除分泌物，也吸走了一定量的肺泡内气体，使肺内含气量减少，加上导管内插入吸痰管后气流阻力增大，通气不充分，使原有的低氧血症进一步加重，此种情况尤其在吸引时间长、吸痰管口径大时更易发生。

（3）肺不张：负压吸引，减少肺内含气量，可促进肺不张的发生。

（4）支气管哮喘患者，因负压吸引的机械刺激，可能诱发支气管痉挛。

三、洗胃法

 案例导入

患儿，男，5岁。就诊时嗜睡，流涎，呼吸急促，小便失禁。患儿家属诉：发现家中盛装杀虫药的汽水瓶已空（药物名称及其成分不详）。查体：体温39.0 ℃，呼吸40次/分，脉率145次/分，血压60/40 mmHg。意识模糊，双瞳孔对光反射存在，双肺干湿啰音，心音有力，节律不整，腹部无压痛及肌紧张，四肢肌张力增高。请思考：

（1）护士在毒物性质不明时首先应如何处理？

（2）如何快速清除毒物？应选择哪种洗胃法洗胃？

（3）在洗胃的过程中应注意哪些问题？

洗胃是将胃管插入患者胃内,以冲洗并排出胃内容物的方法。

（一）目的

（1）解毒:清除胃内毒物或刺激物,减少毒物吸收,还可利用不同洗胃液进行中和解毒,用于急性食物或药物中毒。服毒后 6 小时内洗胃最有效。

（2）减轻胃黏膜水肿:幽门梗阻患者饭后常有滞留现象,引起上腹胀满、不适、恶心、呕吐等症状,通过洗胃,减轻潴留物对胃黏膜的刺激,减轻胃黏膜水肿、炎症。

（3）手术或某些检查前的准备。

（二）适应证

非腐蚀性毒物中毒,如有机磷农药、安眠药、重金属与生物碱中毒等及食物中毒的患者。

（三）禁忌证

强腐蚀性毒物（如强酸、强碱）中毒、肝硬化伴食管胃底静脉曲张、胸主动脉瘤、近期内有上消化道出血及胃穿孔患者禁忌洗胃;上消化道溃疡、癌症患者不宜洗胃。

（四）常用药物中毒的灌洗溶液和禁忌药物

常用药物中毒的灌洗溶液和禁忌药物见表 13-5。

表 13-5　常用药物中毒的灌洗溶液和禁忌药物

毒物种类	洗胃溶液	禁忌药物
酸性药物	镁乳、蛋清水①、牛奶	强酸药物
碱性药物	5％醋酸、白醋、蛋清水、牛奶	强碱药物
敌敌畏	2％～4％碳酸氢钠、1％盐水、1：（15000～20000）高锰酸钾	
1605、1059、4049（乐果）	2％～4％碳酸氢钠	高锰酸钾②
敌百虫	1％盐水或清水、1：（15000～20000）高锰酸钾	碱性药物③
DDT、666	温开水或生理盐水洗胃,50％硫酸镁导泻	油性泻药
巴比妥类药物（镇静催眠药）	1：（15000～20000）高锰酸钾洗胃,硫酸钠导泻④	
灭鼠药（磷化锌）	1：（15000～20000）高锰酸钾,0.1％硫酸铜洗胃;每次 0.5％～1％硫酸铜溶液 10 mL⑤,每 5～10 分钟口服一次,配合用压舌板等刺激舌根引吐	鸡蛋、牛奶、脂肪及其他油类食物
氰化物	饮 3％过氧化氢溶液后引吐⑥;1：（15000～20000）高锰酸钾洗胃	
异烟肼（雷米封）	1：（15000～20000）高锰酸钾洗胃,硫酸镁导泻	

注解:

①蛋清水可黏附于黏膜表面或创面上,可起到保护作用,并可减轻患者疼痛;

②1605、1059、4049（乐果）等禁用高锰酸钾洗胃,可被氧化成毒性更强的物质;

③敌百虫遇碱性药物可分解出毒性更强的敌敌畏,分解过程随碱性的增强和温度的上升而加速。

④巴比妥类药物可采用硫酸钠导泻,是利用硫酸钠在肠道内形成的高渗透压,阻止肠道水分和残留的巴比妥类药物的吸收,使其尽早排出体外。硫酸钠对心血管和神经系统没有抑制作用,不会加重巴比妥类药物的中毒。

⑤磷化锌中毒时,口服硫酸铜可使磷化锌成为无毒的磷化铜沉淀,阻止吸收,并促使其排出体外。磷化锌易溶于油类物质,不可用脂肪性食物如牛奶、油类,以免促使磷的溶解吸收;

⑥氧化剂可将化学性毒物氧化,改变其性能,从而减轻或去除其毒性。

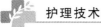

(五)洗胃法的实施

1.实施程序

程序	操作步骤	要点说明
评估	1.核对医嘱单、治疗单(表 13-6、表 13-7) 2.年龄、病情、诊断、意识状态、生命体征 3.黏膜有无损伤,有无活动义齿;有无洗胃禁忌 4.状态及合作程度、既往经验等	严格执行"三查八对"制度
计划	1.患者准备:了解洗胃的目的、方法、注意事项及配合方法 2.护士自身准备:衣帽整洁、洗手、戴口罩 3.用物准备 (1)口服催吐法:治疗盘、量杯、压舌板、塑料围裙、水温计、毛巾、水桶 2 只;根据需要准备洗胃溶液,液量为 10000～20000 mL,温度为 25～38 ℃。 (2)胃管洗胃法:①治疗盘内:无菌洗胃包(内有胃管、镊子、纱布或使用一次性胃管)、塑料围裙或橡胶单、治疗巾、检验标本容器或试管、量杯、水温计、压舌板、弯盘、棉签、50 mL 注射器、听诊器、手电筒、液体石蜡、胶布,必要时备张口器、牙垫、舌钳放于治疗碗内。②水桶 2 只:分别盛胃液、污水。③洗胃溶液。④洗胃设备:电动吸引器洗胃法备电动吸引器、"Y"形三通管、止血钳、输液架、输液瓶。漏斗胃管洗胃法备漏斗洗胃管。全自动洗胃机洗胃法备全自动洗胃机 4.环境准备:温湿度适宜、光线充足、环境安静、整洁	
实施	1.核对解释:核对患者床号姓名,解释操作目的及配合方法 2.洗胃 ▼口服催吐法 协助患者取坐位,围好塑料围裙,污水桶置于患者座位前。嘱患者在短时间内自饮大量灌洗液(每次 300～500 mL),以引起呕吐;当患者不易吐出时,可用压舌板压其舌根部催吐;如此反复进行,直至吐出的液体澄清无味为止(图 13-13) ▼漏斗胃管洗胃法 (1)体位:坐位或半坐卧位,中毒较重者取左侧卧位,昏迷患者可取平卧位头偏向一侧 (2)插胃管:长度为鼻尖至耳垂再至剑突下 45～55 cm,证实胃管在胃内后,即可洗胃 (3)洗胃:先将漏斗放置低于胃部的位置,挤压橡胶球,抽尽胃内容物,必要时留取标本送验。举漏斗高过头部 30～50 cm,将洗胃溶液缓慢倒入漏斗 300～500 mL,当漏斗内尚余少量溶液时,迅速将漏斗降至低于胃部的位置,倒置于盛水桶内,利用虹吸作用引出胃内灌洗液。如此反复灌洗,直至流出液澄清无味为止。每次灌入量和洗出量应基本相等(图 13-14)	适用于清醒且能合作的患者 将漏斗胃管经鼻腔或口腔插入胃内,利用虹吸原理,将洗胃溶液灌入胃内,再吸引出来的方法

续表

程序	操作步骤	要点说明
实施	▼电动吸引器洗胃法 (1)接通电源:检查吸引器功能,安装灌洗装置 (2)插管:同漏斗胃管洗胃方法 (3)洗胃:开动吸引器,吸出胃内容物。负压宜保持在 13.3 kPa 左右,留取第一次标本送检。关闭吸引器,夹紧储液瓶上的引流管,开放输液管,使溶液流入胃内 300～500 mL。夹紧输液管,开放储液瓶上的引流管,开动吸引器,吸出灌入的液体。反复灌洗,直至洗出液澄清无味为止(图 13-15) ▼自动洗胃机洗胃法 (1)接通电源,检查自动洗胃机的性能,调节药量流速 (2)连接管道,将已经配好的洗胃液放入桶内,将三根橡胶管分别与机器上的进液管(药管)、胃管、排污管的管口连接;将进液管的另一端放入灌洗液桶内,管口应浸在液面以下,排污管的另一端放入空桶内,胃管的另一端将于患者插胃管后与洗胃管相连接(图 13-16) (3)协助患者取合适体位,铺好橡胶单及治疗巾,插入胃管,证实胃管在胃内后,用胶布固定,并与自动洗胃机的胃管相连 (4)先按"手吸"键,吸出胃内容物,必要时留取标本送检。再按"自动"键,开始对胃进行自动冲洗。待吸出的液体澄清无味后,按"停机"键,机器停止工作	利用负压吸引原理,用电动吸引器连接胃管吸出胃内容物的洗胃方法。适用于抢救急性中毒患者 自动洗胃机是利用电磁泵为动力源,通过自控电路的控制,使电磁阀自动转换动作,完成向胃内注入冲洗药液,再从胃内吸出内容物的过程。此种洗胃法能自动、迅速、彻底地清除胃内容物 洗胃过程中,如发现管道堵塞,水流减慢、不流或发生故障,则可交替按"手冲"和"手吸"两键,重复冲吸数次,直到管路通畅;然后,按"手吸"键先吸出胃内存留液体,再按"自动"键,使自动洗胃继续进行
	3.观察:洗胃过程中,严密观察患者面色、生命体征的变化及洗出液的颜色、性质	如有血性液体洗出或出现休克、腹痛等现象,应立即停止洗胃。通知医生进行相应的急救措施
	4.拔管:冲洗完毕,反折胃管末端,用纱布包裹拔出	
	5.整理:整理床单位,协助患者清洁口腔及面部,取舒适卧位,清理用物	
	6.记录:洗胃液名称、量、洗出液的颜色、量、气味、性质及患者反应	
评价	1.洗胃彻底有效、安全、无并发症 2.患者能配合操作,无误吸发生 3.患者中毒症状得到缓解或控制	

表 13-6 医嘱单

姓名:方× 性别:男 年龄:5 岁 科室:急诊科 床号:2 诊断:中毒 住院号/ID 号:20150104

起始		临时医嘱	医生签名	护士签名	停止		医生签名	护士签名
日期	时间				日期	时间		
2015.11.15	8:00	立即洗胃	李×	张×				

表 13-7 治疗单

姓名:方× 性别:男 年龄:5 岁 科室:急诊科 床号:2 诊断:中毒 住院号/ID 号:20150104

日期:2015.11.15

序号	医嘱	核对人签名	执行时间	护士签名
1	立即洗胃	谢×	8:30	赵×

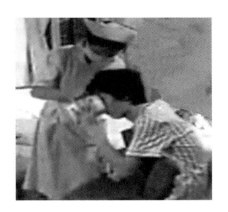

图 13-13 口服催吐法

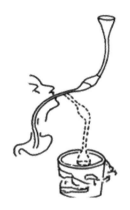

图 13-14 漏斗胃管

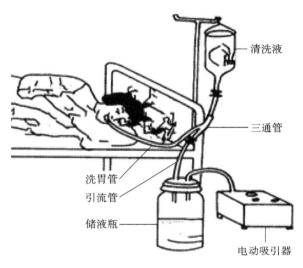

清洗液

三通管

洗胃管
引流管

储液瓶

电动吸引器

图 13-15 电动吸引器洗胃法

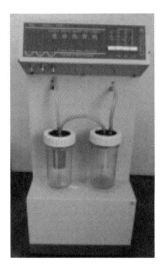

图 13-16 自动洗胃机

2. 注意事项

(1)急性中毒的患者,应先迅速采用口服催吐法,必要时进行胃管洗胃,以减少毒物吸收。

(2)插胃管时,动作应轻、快,并将胃管充分润滑,以免损伤食管黏膜或误入气管。

(3)当中毒物质不明确时,应先抽出胃内容物送检,以明确毒物性质;洗胃溶液可先选用温开水或 0.9%氯化钠溶液进行,待确定毒物性质后,再选用相应的对抗剂洗胃。

(4)若患者误服强酸或强碱等腐蚀性药物,则禁忌洗胃,以免导致胃穿孔。可遵医嘱给予药物解毒或物理性对抗剂,如豆浆、牛奶、米汤、蛋清水(用生鸡蛋清调水至 200 mL)等,以保护胃黏膜。

(5)准确掌握洗胃禁忌证和适应证;昏迷患者洗胃可采用去枕平卧位,头偏向一侧,以防窒息。

(6)在洗胃过程中,应密切观察患者病情、洗出液的变化,发现异常,及时采取相应措施,并通知医生进行处理。

(7)洗胃液每次灌入量以 300~500 mL 为宜,不能超过 500 mL,并保持灌入量与抽出量平衡。如灌入量过多,液体可从口鼻腔涌出,易引起窒息;还可导致急性胃扩张,使胃内压升高,促进中毒物质进入肠道,反而增加毒物的吸收;突然的胃扩张还可兴奋迷走神经,反射性地引起心搏骤停。

(8)为幽门梗阻患者洗胃,可在饭后 4~6 小时或空腹时进行,并记录胃内潴留量,以便了解梗阻情况,为静脉输液提供参考。如灌入量为 2000 mL,抽出量为 2500 mL,则表示胃潴留量为 500 mL。

四、人工呼吸器法

人工呼吸器是进行人工呼吸非常有效的方法之一。可通过人工或机械装置产生通气,对无呼吸患者进行强迫通气,对通气障碍的患者进行辅助呼吸,达到增加通气量,改善换气功能,减轻呼吸肌做功的目的。人工呼吸器常用于各种原因所致的呼吸停止或呼吸衰竭的抢救及麻醉期间的呼吸管理。

（一）简易呼吸器

在未进行气管插管建立紧急人工气道之前,或呼吸机突然发生故障时可使用简易呼吸器。简易呼吸器是最简单的借助器械加压的人工呼吸装置,可以辅助患者自主呼吸,是急救必备的设备之一。常用于各种原因导致的呼吸停止或呼吸衰竭的抢救。

1. 目的

（1）维持和增加机体通气量。

（2）纠正威胁生命的低氧血症。

2. 结构　简易呼吸器由呼吸囊、呼吸活瓣、面罩、衔接管组成（图13-17）。

（二）人工呼吸机

人工呼吸机常用于各种病因所致的呼吸停止、呼吸衰竭的抢救或手术麻醉期间的呼吸管理。

1. 人工呼吸机的工作原理　借助机械动力建立肺泡与气道通口的压力差。当气道通口的压力超过肺泡压时,气体流向肺内,产生吸气动作;当去掉气道通口的压力时,肺泡压高于大气压,肺泡气排出体外,达到呼气。人工呼吸机可对无呼吸的患者进行强迫通气,对通气障碍的患者给予辅助呼吸（图13-18）。

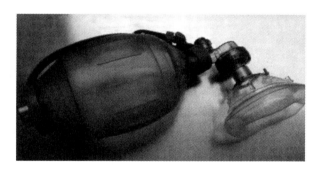

图 13-17　简易呼吸器

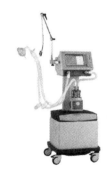

图 13-18　人工呼吸机

2. 人工呼吸机的类型　人工呼吸机的种类多,不同种类和型号的人工呼吸机安装使用方法也不同,一般可分为定压型、定容型、混合型三大类。

（三）人工呼吸器使用方法

1. 实施程序

程序	操 作 步 骤	要 点 说 明
评估	1.核对医嘱单、治疗单（表13-8,表13-9） 2.患者年龄、诊断、意识、生命体征、血气分析等情况,患者有无自主呼吸及呼吸形态 3.患者的心理状态,对使用呼吸机的配合程度	
计划	1.工作人员准备:仪表端庄、衣貌整洁,修剪指甲、洗手、戴口罩 2.用物准备 （1）简易呼吸器 （2）人工呼吸机:必要时备氧气装置、吸痰器、电源;必要时备气管插管或气管切开用物 3.环境准备:环境安静、整洁,温湿度适宜 4.患者准备:患者理解使用人工呼吸器的目的、方法、注意事项和配合要点	

续表

程序	操 作 步 骤	要 点 说 明
实施	1.核对、解释:核对患者床号、姓名,并解释目的,以取得合作 2.清理呼吸道:清除呼吸道分泌物,解开衣领、腰带,保持道呼吸通畅	确认患者;如有活动性义齿应取下
	3.使用辅助呼吸装置 ◆简易呼吸器 (1)协助患者取去枕仰卧位 (2)护士站在患者头侧,使患者头尽量后仰,托起下颌,使气道开放 (3)将面罩紧扣患者的口鼻部 (4)挤压呼吸囊:挤压频率为16～20次/分,挤压与放松时间比为1∶2,每次挤压500～1000 mL空气进入肺内 ◆人工呼吸机 (1)开机前准备:调节呼吸机各个参数 (2)开机 (3)呼吸机与患者气道紧密连接 ①面罩连接法:面罩罩住患者的口、鼻后与呼吸机链接 ②气管插管连接法:气管内插管后与呼吸机连接 ③气管套管连接法:气管切开放置套管后与呼吸机连接 (4)观察病情及呼吸机运行情况 (5)根据需要调节呼吸机各参数 (6)记录患者的反应、呼吸机的参数、时间、效果等	避免漏气;如患者有自主呼吸,人工呼吸应与之同步;要求连接紧密,不漏气;观察患者两侧胸壁运动是否对称、呼吸音是否一致,机器与患者呼吸是否同步。若通气量合适,吸气时能看到胸部起伏,肺部呼吸音清晰。患者生命体征、血气分析和电解质检测稳定。注意呼吸机运行是否正常,有无漏气、脱落
	4.停止挤压简易呼吸器、撤离呼吸机:患者病情好转,遵医嘱执行,分离面罩或拔出气管内插管,关闭呼吸机或停止挤压简易呼吸器	
	5.整理、记录:整理用物和床单位,清洁患者口鼻及面部并协助患者取舒适体位。记录呼吸机使用参数、时间、停用时间,患者反应等	
评价	1.患者呼吸功能改善,患者及其家属能理解、配合操作 2.操作方法正确,通气量适宜,无不良反应发生	

表 13-8　医嘱单

姓名:<u>李×</u>　性别:<u>女</u>　年龄:<u>8岁</u>　科室:<u>呼吸内科</u>　床号:<u>5</u>　诊断:<u>重症肺炎</u>　住院号/ID号:<u>2015108</u>

起　始		临 时 医 嘱	医生签名	护士签名	停　止		医生签名	护士签名
日期	时间				日期	时间		
2015.11.16	9:00	简易呼吸器辅助呼吸 st	李×	张×				

表 13-9　治疗单

姓名:<u>李×</u>　性别:<u>女</u>　年龄:<u>8岁</u>　科室:<u>呼吸内科</u>　床号:<u>5</u>　诊断:<u>重症肺炎</u>　住院号/ID号:<u>2015108</u>
日期:2015.11.16

序　号	医　嘱	核对人签名	执行时间	护士签名
1	简易呼吸器辅助呼吸 st	谢×	9:05	赵×

2. 注意事项

(1)密切观察病情变化:观察患者的生命体征、尿量、意识状态、原发病情况、心肺功能、是否有自主呼吸及呼吸机是否与之同步等,了解通气量是否合适。①通气量合适:吸气时能看到胸廓起伏,肺部呼吸音清晰,生命体征平稳。②通气量不足:因二氧化碳潴留,患者皮肤潮红、多汗、烦躁、血压升高、脉搏加快、表浅静脉充盈消失。③通气过度：患者出现昏迷、抽搐等碱中毒的症状。

（2）观察呼吸机工作情况：检查呼吸机各管路连接是否紧密，有无脱落，有无漏气，各参数是否符合患者需要。

（3）保持呼吸道通畅：充分湿化吸入的气体，以防止呼吸道干燥、分泌物黏稠堵塞；多鼓励患者咳嗽、深呼吸，协助危重症患者翻身、拍背，促进痰液的排出；必要时吸痰。

（4）定期监测患者血气分析及电解质的变化。

（5）预防和控制感染：每日更换呼吸机各管道、螺纹管、呼吸机接口、雾化器等，并用消毒液浸泡消毒；病室空气每日用紫外线照射 1～2 次，每次 30～60 分钟；病室的地面、病床、床旁桌等，应用消毒液擦拭，每日两次。

（6）做好生活护理：不能生活自理的患者，护士应帮助其做好口腔护理、皮肤护理、眼睛护理，保证安全，加强营养及水分的摄入，必要时采用鼻饲或静脉营养。

【本节小结】

危重患者的抢救是医疗护理工作中一项重要而严肃的任务，抢救的质量直接关系到患者的生命和生存质量。抢救工作应有严密的组织，合理的分工和必要而完善的设备，护士必须熟练掌握吸氧、吸痰、洗胃等常用抢救技术，熟悉相应的抢救程序，全面、细致地做好危重患者的整体护理。

【目标测评】

A1 型题

1. 用简易呼吸器前，首要的步骤是（　　）。

A. 清除呼吸道分泌物　　　　B. 将面罩紧扣患者的口鼻部　　　　C. 俯卧，人工呼吸

D. 氧气吸入　　　　E. 使用呼吸中枢兴奋剂

2. 气管内吸痰一次吸引时间不宜超过 15 秒，其主要原因是（　　）。

A. 吸痰器工作时间过长易损坏肺组织　　　　B. 吸痰管通过痰液过多易阻塞

C. 引起患者刺激性呛咳造成不适　　　　D. 引起患者缺氧和发绀

E. 吸痰用托盘暴露时间过久会造成细菌感染

3. 吸痰时，如痰液黏稠，下列哪项处理是错误的？（　　）

A. 滴少量生理盐水　　　　B. 增大负压吸引力　　　　C. 叩拍胸背部

D. 协助患者更换卧位　　　　E. 给予雾化吸入

4. 中毒物质不明的患者，用电动吸引法洗胃，下述哪项不妥？（　　）

A. 洗胃液用生理盐水　　　　B. 电动吸引器压力为 13.3 kPa（100 mmHg）

C. 插管动作轻快　　　　D. 每次灌入量以 200 mL 为上限

E. 洗胃过程中患者主诉腹痛或流出血性灌洗液，应停止

5. 下列哪种药物中毒忌用碳酸氢钠溶液洗胃？（　　）

A. 敌百虫　　　B. 巴比妥类　　　C. 乐果　　　D. 1605 农药　　　E. 1059 农药

6. 使用人工呼吸机时，应调节适宜的通气量，若通气过度，患者可表现为（　　）。

A. 皮肤潮红　　　B. 烦躁不安　　　C. 血压升高　　　D. 抽搐　　　E. 表浅静脉充盈

7. 吸氧浓度为 33%，每分钟氧流量为（　　）。

A. 1 L　　　B. 2 L　　　C. 3 L　　　D. 4 L　　　E. 5 L

8. 下述用氧方法正确的是（　　）。

A. 氧气筒应至少距火炉 1 m、暖气 5 m　　　　B. 氧气表及螺旋口上应涂润滑油

C. 用氧时，先插入鼻导管再调节氧流量　　　　D. 停用氧时，先拔出鼻导管再关闭氧气

E. 持续用氧者，每周更换鼻导管 2 次

A2 型题

9. 患者，男，自行咳痰困难，使用吸引器为患者进行吸痰时，正确的做法是（　　）。

A.护士站在患者头侧,协助患者抬颈,使头后仰

B.一手捏导管末端,一手持吸痰导管头端插入患者口腔

C.尽早为昏迷患者行气管切开,方便呼吸道管理

D.气管切开者应先吸口、鼻腔,再吸气管套管处分泌物

E.吸痰过程中随时观察呼吸改变

10.患者,张某,因误食灭鼠药,被送入急诊室,此时为张某洗胃最好选用(　　)。

A.温开水

B.1∶(15000~20000)的高锰酸钾液

C.生理盐水

D.2%的碳酸氢钠

E.4%的碳酸氢钠

【目标检测答案】

第一节　1.B　2.C　3.A　4.E　5.E

第二节　1.B　2.E　3.E

第三节　1.A　2.D　3.B　4.D　5.A　6.D　7.C　8.D　9.E　10.B

第十四章 临终护理

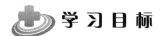

学习目标

(1)解释濒死、死亡的概念。

(2)熟悉临终关怀的基本内容及基本原则。

(3)理解临终关怀、尸体护理的意义。

(4)掌握临终护理与临终关怀的概念。

(5)叙述临终患者的心理反应过程、生理变化、死亡过程的分期及护理措施。

(6)懂得收集确定患者死亡的资料。

(7)可以正确进行尸体护理。

(8)尊重死者,关心安慰其家属。

人生都要经历从生到死的过程。死亡作为一种不可避免的客观存在,是每个人都无法抗拒的命运。临终是人生必然的发展阶段,在人生的最后旅途中最需要的是关爱和帮助。护士在临终关怀中发挥着重要的作用,所以应掌握相关的理论知识和技能,了解患者身心两方面的反应,帮助临终患者减轻痛苦以提高其生存质量。引导临终患者树立正确的死亡观,使其正确面对死亡,并能安详、无痛苦、有尊严、平静地接受死亡;同时护士也需对临终患者的家属给予疏导和安慰,以使其保持良好的身心健康。

第一节 临终关怀概述

 案例导入

患者,张爷爷,64岁,肝癌晚期,入院时极度消瘦,表现为乏力,全身黄疸,食欲减退,夜间睡觉时常被痛醒。住院期间,经常抱怨医护人员不尽责,骂家人不关心。请思考:

(1)针对这种情况,作为护士怎样减轻患者身体的不适?

(2)怎样才能使其恢复正常的心理状态?

一、临终关怀的兴起和发展

临终关怀一词源于中世纪,又称善终服务、安宁照顾、终末护理、安息护理等。临终关怀(hospice care)

是指由社会各层次人员(护士、医生、社会工作者、志愿者以及政府和慈善团体人士等)组成的团队向临终患者及其家属提供一种全面的照料,包括生理、心理、社会等方面,使临终患者的生命得到尊重,症状得到控制,生命质量得以提高,能够无痛苦、舒适地走完人生的最后旅途,并使其家属的身心健康得到维护和增强。

现代临终关怀是 20 世纪 60 年代兴起的一整套医护方案,创始人是英国护士桑德斯(D. C. Saundem)。1967 年桑德斯博士在英国伦敦创办了"圣克里斯多弗临终关怀院",这是世界上第一家现代临终关怀院,被赞誉为"点燃了世界临终关怀运动的灯塔",桑德斯博士为促进全世界临终关怀运动的发展做出了卓越贡献。

在圣克里斯多弗临终关怀院的影响和带领下,临终关怀运动在英国迅速发展,20 世纪 80 年代中期,英国各种类型的临终关怀服务机构已发展到 600 多个,其中独立的临终关怀机构达 160 余家。

此外,美国、日本、阿根廷、法国、巴西、加拿大、德国、挪威、中国香港和中国台湾等 60 多个国家或地区相继开展了临终关怀服务,先后建起了临终关怀医院和相关机构,近三十年来临终关怀在世界范围内有了长足的发展。

在中国,临终关怀服务首先在台湾和香港地区得到了相当的发展。1988 年 7 月,我国天津医学院(现天津医科大学)在黄天中博士的资助下,成立了中国内地第一个临终关怀研究机构。1988 年 10 月,在上海诞生了中国第一所临终关怀医院。这些都标志着我国已跻身于世界临终关怀研究与实践的行列。

总之,我国临终关怀临床实践服务已进入一个全面发展阶段。目前我国有 100 多家临终关怀机构,几千位从事临终关怀临床实践服务工作的人员。医科院校和卫生职工医学院的临床医学专业、护理专业、公共卫生专业、全科医师专业、在职医生、护士的继续教育系列中也开设了临终关怀课程。

二、临终关怀的理念和组织形式

(一)临终关怀的理念

1. 以照料为中心　临终关怀是针对各种疾病晚期、治疗不再生效,生命即将终结的患者进行的照护,一般是在生命的最后 3～6 个月。对于这些临终患者不是通过治疗疾病使其免于死亡,而是以减轻痛苦为主的全面照料来取代无望的治疗。因此,临终关怀是从以治愈为主的治疗转变为以对症为主的照料。通过对临终患者进行全面的身心照料,提供临终前适度的姑息性治疗,达到控制症状,减轻临终患者的痛苦、消除其恐惧、使其平静而安宁地离开人世的目的。

2. 维护临终患者的尊严和权利　医护人员应维护临终患者的尊严和权利,应允许临终患者保留原有的生活方式,尽量满足其合理要求,维护临终患者的个人隐私和权利,鼓励临终患者参与医护方案的制订等。

3. 提高临终患者生存质量　临终关怀不以延长临终患者的生存时间为目标,而是以提高临终阶段的生命质量为宗旨。减轻痛苦,增进舒适,为临终患者提供一个安静、舒适、有意义、有希望的生活,同时,在可控制的病痛下,尽可能多地与家人共度温暖时光,使临终患者在生命的最后阶段体验人间的温情。

4. 加强死亡教育　临终关怀将死亡视为生命的一部分,承认生命是有限的,死亡是一个必然的过程。临终关怀应将健康教育和死亡教育结合起来,从正确理解生命的完整与本质入手,完善人生观,增强健康意识,教育临终患者把生命的有效价值和生命的高质量两者真正统一起来,善始善终,以健全的身心走完人生的旅途。

5. 提供全面的整体照护　不仅包括临终患者还包括临终患者家属。对临终患者的生理、心理、社会等方面给予关心和照护,为临终患者提供 24 小时护理服务,照护时也要关心临终患者家属,既为临终患者提供生前照护,又为临终患者家属提供居丧照料。

(二)临终关怀的组织机构

1. 独立的临终关怀院　独立的临终关怀院是具有医疗、护理设备,一定的娱乐设施,家庭化的危重病房设置,提供适合临终关怀的陪护制度,并配备一定数量和质量的专业人员,为临终患者提供临终服务的机构,如上海市南汇区护理院、香港的白普里宁养中心等。

2. 附设临终关怀机构 附设临终关怀机构指在医院、养老院、护理院等机构中设置"临终关怀病区""临终关怀病房"等。

3. 居家式临终关怀 居家式临终关怀也称为居家照护,是临终关怀基本服务方式之一,使不愿意离开自己家的临终患者,也可以得到临终关怀服务。

4. 癌症患者俱乐部 这是一个具有临终关怀性质的群众性自发组织,而不是医疗机构。其宗旨是促进癌症患者互相关怀、互相帮助,愉快地度过生命的最后旅程。

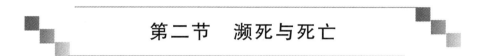

第二节 濒死与死亡

临终护理应以死亡学的知识为基础。护士只有熟悉和掌握死亡的概念、死亡过程的分期及各分期不同的特征,才能更好地照护临终患者及指导患者家属,做好临终关怀工作。

一、濒死与死亡的概念

(一)濒死

濒死(dying)即临终,指患者在已接受治疗或姑息性治疗后,虽然意识清醒,但病情加速恶化,各种迹象显示生命即将终结的状态。

濒死阶段和整个生命过程相比是很短暂的,可以是几个月、几天、几小时甚至是几分钟。这个阶段又称为"死程",原则上属于死亡的一部分,但由于它有可逆性,故不属于死亡,但在死亡学中却占有重要地位。

(二)死亡

死亡是指个体生命活动和新陈代谢的永久终止。在临床上,当患者呼吸、心搏停止,瞳孔散大而固定,所有反射都消失,心电波平直时,即可宣布其死亡。而将呼吸和心搏停止作为判断死亡的标准在医学上已经沿袭了数千年。但随着现代医学科学技术的发展,尤其是生物工程技术的发展和复苏术、器官移植的广泛应用,使得一些心肺功能停止的患者,通过及时有效的心脏起搏、心内注射药物和心肺复苏等技术,恢复心搏、呼吸而使其生命得以挽救。由此可见,传统死亡概念受到挑战。为此,医学界一直在研究探讨死亡的新定义和新的判断标准。随着现代医学科学和临床科学实践的进一步发展,医学专家提出了新的比较客观的死亡定义及标准,这就是脑死亡标准。

脑死亡即全脑死亡,包括大脑、中脑、小脑、脑干的不可逆死亡。不可逆的脑死亡是真正生命活动结束的象征。1968年美国哈佛大学在世界第22次医学会上提出了"脑死亡"的诊断标准,其内容如下。

(1)不可逆的深度昏迷,对内外各种刺激均无反应性。

(2)自发呼吸停止。

(3)脑干反射消失。

(4)脑电波消失或平直。

上述标准须24小时内反复复查无改变,并排除体温过低(低于32 ℃)及中枢神经系统抑制剂的影响后,即可做出脑死亡的诊断。

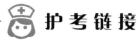

护考链接

A1 型题

脑死亡的标准不包括（　　）。

A. 24 小时不可逆的深度昏迷

B. 24 小时内心跳、呼吸停止

C. 24 小时内自发呼吸停止

D. 24 小时内脑干反射消失

E. 24 小时内脑电波平直

分析：本题考查的是死亡的判断标准，应把脑死亡与传统死亡（呼吸、心跳停止）区分开来，因此答案为 B。

二、死亡过程的分期

死亡不是生命的骤然结束，而是一个逐渐进展的过程。医学上一般将死亡分为三期：濒死期、临床死亡期及生物学死亡期。

（一）濒死期

濒死期又称临终状态，是死亡过程的开始阶段，各种迹象显示生命即将终结。此期的主要特点是中枢神经系统脑干以上部位的功能处于深度抑制或丧失状态，表现为意识模糊或丧失，肌张力减退或消失，各种反射减弱或逐渐消失，各系统功能减退，如心搏减弱、血压下降、四肢发绀、皮肤湿冷、呼吸微弱，出现潮式呼吸或间断呼吸，代谢障碍，肠蠕动逐渐停止，感觉消失，视力下降。但某些猝死患者可不经过此期而直接进入临床死亡期。在濒死期生命仍处于可逆阶段，若得到及时有效的抢救和治疗，生命可以复苏，反之，则将进入临床死亡期。

（二）临床死亡期

临床死亡又称躯体死亡或个体死亡。此期中枢神经系统的抑制过程已由大脑皮层扩散到皮层以下部位，延髓处于深度抑制状态。表现为心搏、呼吸完全停止，各种反射消失，瞳孔散大，但各种组织细胞仍有微弱而短暂的代谢活动。此期一般持续 5～6 分钟，若得到及时有效的抢救治疗，生命仍有复苏的可能。若时间过长，大脑将发生不可逆的变化。但大量的临床资料证明，在低温条件下，临床死亡期可延长至 1 小时或更久。

（三）生物学死亡期

生物学死亡又称全脑死亡、细胞死亡。此期从大脑皮层开始，整个中枢神经系统及各器官新陈代谢完全停止，并出现不可逆变化，生命已经没有复苏的可能。随着生物学死亡期的进展，会相继出现早期尸体现象（尸冷、尸斑、尸僵）及晚期尸体现象（尸体腐败）。

1. 尸冷 尸冷是最先发生的尸体现象。死亡后体内产热停止，散热继续，尸体温度逐渐下降。一般情况下死亡后 10 小时内尸温下降速度约为每小时下降 1 ℃，10 小时后为每小时下降 0.5 ℃，大约 24 小时接近环境温度。测量尸温常以直肠温度为标准。

2. 尸斑 死亡后由于血液循环停止及地心引力的作用，血液向身体的最低部位坠积，致使该处皮肤呈现暗红色斑块或条纹状。一般尸斑出现的时间是死亡后 2～4 小时，最易发生于尸体的最低部位。

3. 尸僵 死亡后肌肉中三磷酸腺苷（ATP）不断分解而不能再合成，致使肌肉收缩，尸体变硬。尸僵首先从小块肌肉开始，表现为先从咬肌、颈肌开始，向下至躯干、上肢和下肢。尸僵一般在死后 1～3 小时开始出现，4～6 小时扩展到全身，12～16 小时发展至最硬，24 小时后尸僵开始减弱，肌肉逐渐变软，称尸僵缓解。

4. 尸体腐败 死亡后机体组织的蛋白质、脂肪和糖类因腐败细菌的作用而分解，发生尸臭、尸绿等现象，一般死后 24 小时最先在右下腹出现，逐渐扩展至全腹，最后波及全身。

🏥 **护考链接**

A1 型题

尸斑多出现在死亡后（　　）。

A. 2～8 小时　　　B. 2～4 小时　　　C. 4～6 小时　　　D. 6～8 小时　　　E. 6～10 小时

分析：主要考的是生物学死亡各期的特点，尸冷一般死亡 10 小时内尸温每小时下降约 1 ℃，尸斑出现的时间是死亡后 2～4 小时，最易发生于尸体的最低部位，尸僵一般在死后 1～3 小时开始出现，4～6 小时扩展到全身，12～16 小时发展至最硬，24 小时后尸僵开始减弱，一般死后 24 小时最先在右下腹出现。因此答案为 B。

知识链接

安　乐　死

安乐死，有的称"好的死亡"或"无痛苦的死亡"，是一种给予患上不治之症的人以无痛苦致死的行为或措施，一般用于个别患者出现了无法医治的长期显性病症，因病情到了晚期或已无法治愈时，对患者造成极大的负担，患者不愿再受病痛折磨而采取的了结生命的措施，经过医生和患者双方同意后为减轻痛苦而进行的提前死亡。我国的定义是指患不治之症的患者在垂危状态下，由于精神和躯体的极端痛苦，在患者及其家属的要求下，经医生认可，用人道方法使患者在无痛苦状态中结束生命的过程。

【本节小结】

死亡是生命活动和细胞新陈代谢的终止，呼吸、心搏的停止是传统的死亡判断标准，脑死亡是目前医学界提出的新的死亡判断标准。死亡的分期为濒死期、临床死亡期和生物学死亡期。

【目标检测】

A1 型题

1. 下列哪一项是目前医学界死亡的判断标准？（　　）

A. 脑死亡　　　　　　　　　　B. 呼吸、心跳停止

C. 咳嗽吞咽反射消失　　　　　D. 各种反射都不存在

A2 型题

2. 患者，女，65 岁，肝癌晚期，表现为神志不清，肌张力消失，心音低钝，脉搏细弱，血压 75/40 mmHg，呈间歇呼吸。患者此时处于（　　）。

A. 濒死期　　　　B. 临床死亡期　　　　C. 生物学死亡期　　　　D. 生理学死亡期

第三节　临终患者的身心变化及护理

临终患者由于疾病的原因，身体和心理上可能出现各种痛苦和不适，如疼痛、恶心、饮食与营养失调、大小便排泄困难、清洁卫生不能自理等。为此，护士应了解临终患者的生理、心理变化和需求并给予满足，对他们表示理解和关爱，营造安详和谐的环境，充分运用各种护理手段帮助临终患者减轻痛苦、促进舒适。

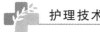

一、临终患者的生理变化及护理

(一)临终患者的生理变化

1. 循环功能减退　表现为皮肤苍白、湿冷,大量出汗,体表发凉,四肢发绀,脉搏快而弱、节律不规则并逐渐消失,血压逐渐降低或测不出,心律出现紊乱。

2. 呼吸功能减退　表现为呼吸频率变快或变慢,呼吸深度变浅,出现鼻翼呼吸、张口呼吸、潮式呼吸,由于分泌物无法咳出,出现痰鸣音或鼾声呼吸。

3. 胃肠道功能减弱　表现为恶心、呕吐、食欲下降、腹胀、腹泻、便秘、口干、脱水等。

4. 知觉改变　表现为视觉逐渐减退,由视觉模糊发展到只有光感,最后视力消失。眼睑干燥,分泌物增多。听觉往往是人体最后消失的一个感觉。

5. 意识改变　若病变未侵犯中枢神经系统,临终患者可始终保持意识清醒;若病变在脑部,则很快出现嗜睡、意识模糊、昏睡或昏迷等,有的临终患者表现为谵妄及定向障碍。

6. 肌张力丧失　临终患者肢体软弱无力,不能进行自主躯体活动,表现为大小便失禁,吞咽困难,无法维持良好舒适的功能体位。

7. 疼痛　大部分临终患者主诉全身不适或疼痛,表现为烦躁不安,血压及心率改变,呼吸变慢或变快,瞳孔散大,大声呻吟,出现疼痛面容,即五官扭曲、眉头紧锁、眼睛睁大或紧闭、双眼无神、咬牙等。

(二)护理措施

1. 改善呼吸功能

(1)定时通风换气,保持室内空气新鲜。

(2)意识清醒者如果病情允许可采用半坐卧位,通过扩大胸腔容量,缓解呼吸困难;昏迷者可采用仰卧位头偏向一侧或侧卧位,防止呼吸道分泌物误入气管引起窒息或肺部并发症。

(3)保持呼吸道通畅:通过背部叩击协助痰液排出或应用雾化吸入,必要时使用吸痰器吸出痰液。

(4)根据患者情况给予氧气吸入,纠正缺氧状态,改善呼吸困难。

2. 增强营养,促进食欲

(1)营养支持:给予高蛋白质、高热量以及富含水分和纤维的饮食。对进食困难者给予流质或半流质饮食,便于患者吞咽。必要时采用鼻饲或完全胃肠外营养,保证患者的营养。

(2)增加食欲:注意食物的色、香、味,根据临终患者的饮食习惯调整饮食,提供临终患者喜爱的食谱,尽可能创造条件增加临终患者的食欲,少量多餐。并鼓励临终患者多吃新鲜的水果和蔬菜。

3. 减轻疼痛

(1)注意观察:护士应注意观察临终患者疼痛的性质、部位、程度、持续时间及发作规律。

(2)安抚情绪、转移注意力:护士应采用同情、安慰、鼓励等方法与临终患者进行沟通交流,稳定临终患者的情绪,并适当引导使其转移注意力,从而减轻疼痛。

(3)协助临终患者选择减轻疼痛的最佳方法:若临终患者选择药物止痛,可采用世界卫生组织推荐的三步阶梯疗法控制疼痛。注意观察用药后的反应,把握好用药的阶段,选择合适的剂量及给药方式,以达到控制疼痛的目的。

(4)使用其他止痛的方法:临床上常选用音乐疗法、按摩放松法、外周神经阻断术、针灸疗法、生物反馈法等。

4. 促进舒适

(1)维持舒适的体位:建立翻身卡,定时给临终患者翻身,避免局部长期受压,促进血液循环,防止发生压疮。对有压疮发生倾向的临终患者,要尽量避免采取易产生剪切力的体位。

(2)眼部护理:对意识清醒的临终患者,可用清洁的温湿毛巾或温湿棉签将眼睛分泌物从内眦向外眦进行清洁。对有分泌物黏着结痂的眼睛,可用温湿毛巾或棉球、纱布等浸生理盐水或淡盐水进行湿敷,直至黏结的分泌物或痂皮变软后,再轻轻将其洗去。注意勿损伤皮肤、黏膜和结膜。对长时间眼睑不能闭合的患者,除清洁眼睛外还要保持眼睛湿润,可用刺激性小的眼药膏敷在裸露的角膜上,如涂红霉素、金霉素眼膏或覆盖凡士林纱布,保护角膜,防止角膜干燥发生溃疡或结膜炎。

(3)加强口腔护理:护士每天应仔细检查患者的口腔黏膜,观察是否有提示念珠菌感染的特征性粘连白斑和成片红色的粗糙黏膜。在晨起、餐后和睡前协助患者漱口、刷牙,保持口腔清洁卫生;口唇干裂者可涂液状石蜡滋润;有溃疡或真菌感染者酌情涂药;口唇干燥者可适量喂水或用湿棉签湿润口唇。对于口腔卫生状况较差并且感觉有明显疼痛者,可用稀释的利多卡因和氯己定含漱剂清洗口腔。

(4)加强皮肤护理:对于大小便失禁患者,应注意保持会阴、肛门周围的皮肤清洁及干燥,必要时留置导尿管;大量出汗时,应及时擦洗并更换衣裤,保持床单位清洁、干燥、平整、无渣屑。

(5)保暖:患者四肢冰冷不适时,应加强保暖,必要时给予热水袋,水温应低于 50 ℃,防止烫伤。

5. 减轻感知觉改变的影响

(1)提供舒适的环境:保持病室安静、空气新鲜、通风良好、温湿度适宜。

(2)听觉是患者最后消失的感觉,因此,护士在与患者交谈时语调应柔和,语言应清晰,也可通过触摸患者的非语言交谈方式,让临终患者感到即使在生命的最后时刻也并不孤独。

6. 观察病情变化

(1)密切观察患者的生命体征、瞳孔及意识状态等。

(2)监测心、肺、脑、肝、肾等重要脏器的功能。

(3)观察治疗效果及用药后反应。

二、临终患者的心理变化及护理

当患者即将面对死亡时,每个人的心理和行为反应是非常复杂的。美国医学博士伊丽莎白布勒·罗斯(Kuble Ross)观察了 400 位临终患者的经历,从获知病情到临终的整个心理反应过程,发现临终患者的心理反应具有一定的普遍性,提出了临终患者经历的心理反应过程分为五个阶段,即否认期、愤怒期、协议期、忧郁期、接受期。

(一)否认期

1. 心理反应　患者不承认自己患了绝症或者是病情恶化,认为这可能是医生误诊,表现出震惊与否认,他们常说的话是,"这不是真的,一定是搞错了。"或"不,不是我。"他们常会怀着侥幸的心理到处求医以期推翻诊断。这些反应是一种心理防御机制,否认是为了暂时逃避残酷现实对自己所产生的压力,旨在有较多的时间调整自己去面对死亡。每位患者经历此阶段的时间长短不同,大部分患者几乎都能很快停止否认,而有的患者直到迫近死亡仍处于否认期。

2. 护理

(1)护士态度应真诚、忠实,不要轻易揭穿患者的防御机制,更不要欺骗患者。应真诚、耐心地回答患者所询问的病情,并注意保持与其他医护人员及患者家属对患者病情说法的一致性。

(2)注意说话的技巧,给患者留有一定的希望,应根据患者对其病情的认识程度进行沟通,耐心倾听患者的诉说,在沟通中注意因势利导,循循善诱,同时进行正确的人生观、死亡观的教育,使患者逐步面对现实。

(3)关心、爱护患者,经常陪伴患者,尽量满足患者合理的需求,让他们感受到护士给予的温暖和关怀。

(二)愤怒期

1. 心理反应　当自己病情被证实,否定无法保持下去时,患者出现的心理反应是气愤、暴怒和嫉妒。患者常会愤愤地想,"为什么是我?""老天太不公平。"或"我为何这么倒霉?"此时常常迁怒于家属及医护人员或责怪不公平,常常怨天尤人,经常无缘无故地摔打东西,抱怨周围人对他照顾不够,对医护人员的治疗和护理百般挑剔,甚至无端地指责或辱骂别人,以发泄他们的苦闷与无奈。

2. 护理

(1)护理处于愤怒期的患者,护士应理解患者的愤怒是发自内心的恐惧与绝望,不宜回避。应耐心,认真地倾听患者的倾诉,并给他们提供适合的场所来宣泄,同时应注意预防意外事件的发生。

(2)做好患者家属和朋友的思想工作,尽可能给予患者关爱、理解、同情和宽容。

(三)协议期

1. 心理反应　愤怒的心理消失后,患者开始接受自己已患绝症的现实。他们常常会表示,"假如我能好起来,我会……。"此期患者已接受存在的事实,希望能出现奇迹。为了尽量延长生命,寻找好的治疗方法,患者可能做出许多承诺作为延长生命的交换条件。处于此阶段的患者对生存还抱有希望,会很努力地配合治疗和护理。

2. 护理

(1)护士应积极主动地关心患者,尽量满足患者的需要,使患者更好地配合治疗。

(2)护士应鼓励患者说出内心的感受,尊重患者的信仰,积极教育和引导患者,减轻患者的压力。

(四)忧郁期

1. 心理反应　当患者的身体更加虚弱,病情更加恶化,发现无法阻止死亡的来临时,会产生很强烈的失落感。其反应表现为,"好吧,就是我吧。"出现悲伤、情绪低落、退缩、沉默、抑郁和绝望甚至自杀的想法。很多患者在这个时候会着手准备后事。要求与亲朋好友见面,希望亲人、家属每时每刻陪伴在身旁。

2. 护理

(1)护士应同情患者,多给患者鼓励和支持,使其增强信心。

(2)护士应经常陪伴患者,允许其以不同的方式发泄情感,如忧伤、哭泣等。

(3)创造舒适环境,让患者能保持自我形象和尊严。

(4)安排患者家属及亲朋好友陪伴,给予精神上的安慰支持。

(5)密切观察患者,给予心理疏导和合理的死亡教育,预防患者的自杀倾向。

(五)接受期

1. 心理反应　在一切努力、挣扎之后,患者认为自己已竭尽全力,没有悲哀和痛苦了,于是开始接受死亡。患者变得平静,产生"好吧,既然是我,那就去面对吧""我已准备好了"的心理,接受即将面临死亡的事实。患者喜欢独处,睡眠时间增加,情感减退,表现出惊人的坦然。

2. 护理

(1)护士应尽可能地帮助患者了却未完成的心愿,给予患者更多的关心和爱护。

(2)尊重患者,给予患者安静、舒适的环境以及独处的空间。

(3)加强临终护理,使患者平静、安详、有尊严地离开人间。

临终患者心理发展过程的五个阶段并非完全是时间顺序,它可以有较大的个体差异,可能提前,也可能推后,甚至可能重合,各阶段持续时间长短也不同。因此,在实际工作中,护士应根据个体的实际情况进行具体的分析与处理。

🩺 护考链接

A2 型题

一位临终患者向护士叙述:"我得病不怪别人,拜托你们尽力治疗,有什么新疗法,可以在我身上先试验。奇迹总是有的啊。"该患者处在心理反应的(　　　)。

　　A. 否认期　　　　B. 愤怒期　　　　C. 协议期　　　　D. 忧郁期　　　　E. 接受期

分析:本题考临终患者心理发展过程五个阶段的特点,处于协议期的患者有着很强的求生欲望,很积极地配合治疗,希望奇迹出现。故答案为 C。

【本节小结】

临终患者的心理变化主要有否认期、愤怒期、协议期、忧郁期、接受期,这五个阶段并非完全前后相随,而是长短不一。除了心理上的变化外,临终患者生理上也出现了变化,如循环衰竭、呼吸衰竭、胃肠道功能减弱、肌张力丧失、感知觉改变、意识改变及疼痛。因此在护理工作中应注意观察患者的反应并给予恰当的护理。

【目标检测】

A1 型题

1.濒死患者最后消失的感觉是( )。

A.视觉 B.听觉 C.味觉 D.嗅觉 E.触觉

2.护理濒死患者时,不正确的措施方法是( )。

A.严密观察生命体征 B.采取有效方法缓解疼痛

C.减少巡视,减少外界干扰 D.保持环境安静,光照适宜

E.满足患者的心理需要

3.对临终患者临床表现的描述不正确的是( )。

A.意识不清或有谵妄 B.潮式呼吸或点头样呼吸 C.血压下降,脉搏细弱

D.胃肠蠕动增快 E.肌张力下降,大小便失禁

A2 型题

4.患者,女,55 岁,患胃癌晚期,近来病情发展迅速,患者情绪低落,悲伤沉默,常哭泣。患者的心理反应处于( )。

A.愤怒期 B.接受期 C.协议期 D.忧郁期 E.否认期

5.患者,男,45 岁,肝癌广泛转移,病情日趋恶化,患者常向其家属发脾气,对医护人员工作不满,此时的心理反应属于( )。

A.接受期 B.忧郁期 C.愤怒期 D.协议期 E.否认期

A3 型题

(6～8 题共用题干)

患者,女,48 岁,诊断为胃癌。当患者知道自己病重时,认为"不可能是我! 一定是搞错了!"

6.此时患者处于( )。

A.否认期 B.愤怒期 C.协议期 D.忧郁期 E.接受期

7.关于此期的描述不正确的是( )。

A.这是患者得知病重时的心理反应

B.这是一种防卫机制

C.患者可能四处求医,希望是误诊

D.患者需要一定的时间调整自己,接受疾病

E.所有患者可以很快地度过这一时期

8.此时,下列护理措施正确的是( )。

A.加强生活护理 B.预防患者自杀倾向

C.揭穿患者防卫机制 D.不与患者交谈,降低外界干扰

E.真诚回答患者的问题,并注意与其他医护人员、患者家属的言语一致性

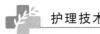

第四节　死亡后的护理

死亡后护理包括死亡后的尸体护理和死亡后家属的护理。做好尸体护理既是对死者的尊重,也是给其家属心理上最大的安慰。尸体护理是对临终患者实施整体护理的最后步骤,也是临终关怀的重要内容之一。尸体护理需医生开具死亡诊断书,确认患者死亡后方可进行,且要尽快实施,这样既可避免对其他患者的影响,也可防止尸僵的发生。在尸体护理过程中,护士应尊重死者及其家属的民族习惯,满足他们合理的要求,应以唯物主义的死亡观和严肃认真的态度尽心尽责地做好尸体护理,这是对死者家属最好的心理疏导和支持。

一、尸体护理

（一）目的

（1）使尸体清洁,维护良好的尸体外观,易于辨认。

（2）安慰死者家属,减少哀痛。

（二）实施程序

程序	操作步骤	要点说明
评估	1.接到医生开出的死亡通知书（表14-1）后,核实死者的诊断、死亡时间、死亡原因、是否有传染病,并填写尸体识别卡（图14-1） 2.通知死者家属并解释尸体护理的目的、方法、注意事项及配合方式	
计划	1.护士准备:衣着整洁、修剪指甲、洗手、戴口罩、帽子、戴手套 2.用物准备 （1）治疗车上层:剪刀、血管钳、尸体识别卡（3张）、松节油、绷带、梳子、不脱脂棉球、尸袋或尸单、衣裤、鞋、袜等;有伤口者备换药敷料,必要时备隔离衣和手套等;擦洗用具、手消毒液 （2）治疗车下层:医用垃圾桶、生活垃圾桶 （3）其他:必要时备屏风 3.环境准备:安静、肃穆、必要时用屏风遮挡	
实施	1.核对解释:携用物至死者床旁,核对床号、死者姓名,向死者家属解释操作目的并取得合作	确认死者;取得死者家属的合作
	2.劝慰死者家属:请死者家属暂离病房或共同进行尸体护理	若死者家属不在,应尽快通知家属来院
	3.撤去治疗用物:如输液管、导尿管、氧气管等	便于尸体护理
	4.安置体位:将床摇平,使尸体仰卧,头下置一软枕,留一层大单遮盖尸体	防止面部淤血,影响尸体外观

续表

程序	操作步骤	要点说明
实施	5.整理遗容、清洁全身:为死者洗脸,有义齿者代为装上,闭合口、眼。若眼睑不能闭合,可用毛巾湿敷或于上眼睑下垫少许棉花,使上眼睑下垂闭合。嘴不能闭紧者,轻揉下颌或用四头带固定,脱去衣裤,擦净全身,更衣梳发。用松节油或乙醇擦净胶布痕迹,有伤口者更换敷料,有引流管者应拔出后缝合伤口或用蝶形胶布封闭并包扎	口眼闭合,维持尸体外观
	6.填塞孔道:用血管钳将棉花垫塞于口、鼻、耳、阴道、肛门、等孔道	防止体液外溢,注意棉花勿外露
	7.包裹尸体、系上识别卡:为死者穿上尸衣裤,将一张尸体识别卡系在尸体右手腕部,把尸体放进尸袋里拉锁拉好。也可用尸单包裹尸体,须用绷带在胸部、腰部、踝部固定牢固(图14-2、图14-3)。将第二张尸体识别卡缚在尸体腰前尸袋(尸单)上	便于识别及避免认错尸体
	8.运送尸体:移尸体于平车上,盖上大单,送往太平间,置于停尸屉内或殡仪馆的车上尸箱内,将第三张尸体识别卡放尸屉外面	冷藏,防止尸体腐坏,同时便于识别
	9.操作后处理 (1)床单位的处理:非传染病患者按一般出院患者方法处理,传染病患者按终末消毒方法处理 (2)整理病历:完成各项护理记录,按出院手续办理结账,用红笔在体温单上40~42 ℃间记录死亡时间,注销各种执行单(治疗、药物、饮食卡等) (3)整理死者遗物交其家属	若死者家属不在,应由两人清点后,列出清单后交护士长妥善保管
评价	1.尸体整洁、易于辨认 2.家属满意尸体护理的过程	

表 14-1 死亡通知书

死亡通知书

患者姓名_____ 性别_____ 年龄_____ 科别_____ 病案号_____

尊敬的患者家属:

患者   在我院   科治疗,因抢救无效于 年 月 日 时 分死亡,死亡诊断为   ,特函通知,敬请节哀。另外特此告知如下事项。

1.在死者生前未对尸体的处分作出明确处理意见的情况下,死者的家属具有对尸体及器官捐献的处理权。

2.为促进医学事业发展,科研和教学的需要希望您能够同意进行尸体解剖。

3.患者死因不明确,医院建议您在48小时内申请进行尸检以确定死亡诊断。

4.根据相关法律规定,如您对患者死因有异议,为明确死因,请您在48小时提出进行尸检申请。我院   (填具备或不具备)尸体冷冻条件,故尸检时间   (填可以或不可以)延长至7日(尸体冷冻费用需另行交纳)。

5.尸检可以在以下具备资格的机构进行:

(1)卫生行政部门批准设置具有独立病理解剖能力病理科的医疗机构;

(2)设有具备独立病理解剖能力的病理教研室或法医教研室的医学院校,或设有医学专业的并具备独立病理解剖能力的病理教研室或法医教研室的高等普通学校。

(3)医患双方可共同选择经过国家司法行政部门批准的司法鉴定机构。

续表

6.如果您申请进行尸检,请填写尸检申请书。

7.超过规定时间进行尸检,会影响对死者死因的判定,希望您能慎重考虑。

8.按照相关法律规定,患者尸体在太平间或殡仪馆存放时间不能超过2周,请您在规定时间内安置患者尸体,逾期不安置,有关部门将会按相关规定办理,产生的费用需要由您支付。

9.请携带有效身份证件或授权委托书到医院处理相关善后手续。

我已向患者家属解释过此通知书的全部条款,我认为患者家属或患者委托代理人已知并理解了上述信息。

医师签字:_____

签字时间: 年 月 日____时____分 签字地点:

患者家属签字:_____与患者关系:_____联系电话:_____

签字时间: 年 月 日____时____分 签字地点:

注:建议采用一式两份,患者方留存一份

姓名_____住院号_____年龄_____

性别_____

病室_____床号_____籍贯_____

诊断_____

住址_____

死亡时间_____年_____月_____日_____时_____分

护士签名_____

_____医院

图 14-1 尸体识别卡

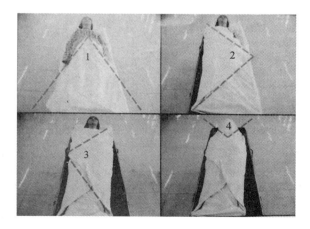

图 14-2 尸单遮盖尸体步骤

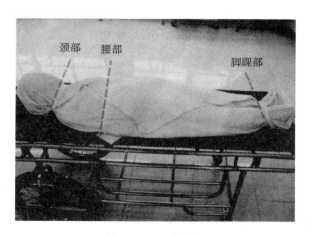

图 14-3 固定尸体

（三）注意事项

（1）尸体护理必须先由医生开出死亡通知书并得到家属许可后,方可进行。

（2）患者死亡后应及时进行尸体护理,以防尸体僵硬。

（3）进行尸体护理时护士应尊重死者，以严肃、认真的态度做好尸体护理工作。

（4）传染病患者的尸体要使用消毒液擦洗，并用1‰氯胺溶液浸泡的脱脂棉球填塞各孔道，尸体用尸单包裹后装入不透水的袋中，并在外面做传染标识。

二、丧亲者的护理

死亡对离去的患者来说是痛苦的结束，对留下的家属来说却是悲痛的延续，其痛苦在患者去世后相当的一段时间都持续存在。这种悲痛的过程对丧亲者身心健康、工作、生活均有很大的影响，因此做好丧亲者居丧期的护理是护士的重要工作之一。

（1）做好死者的尸体护理：能够体现护士对死者的尊重，也是给丧亲者心灵上极大的抚慰。

（2）心理疏导：鼓励丧亲者面对现实，帮助其宣泄感情，陪伴他们并认真聆听他们的倾诉。

（3）尽可能满足丧亲者的需要：丧亲是人生中最痛苦的经历，护士应尽量满足丧亲者的合理需求，无法办到的要善言相劝，耐心解释，以取得其谅解与合作。

（4）协助解决实际困难：患者去世后，丧亲者会面临许多需要解决的家庭问题，如经济问题、子女问题、家庭组合、社会支持系统等，使丧亲者感受到人世间的温暖。

（5）协助建立新的人际关系：劝导和协助丧亲者对死者做出感情撤离，鼓励他们多参加各种社会活动，培养新的兴趣，逐步淡化悲伤。

（6）丧亲者访视：对丧亲者要进行追踪式服务和照护，临终关怀机构可以通过信件、电话、访视等方式对丧亲者进行追踪随访，以保证丧亲者能够获得来自医护人员的持续性关爱和支持。

 护考链接

A1 型题

医院病故的乙肝病毒性肝炎患者，护士用消毒液清洁尸体后，填塞孔道的棉球应浸有（　　）。

A.1‰氯胺溶液　　　　　B.过氧化氢溶液　　　　　C.生理盐水

D.70%的乙醇　　　　　E.碘酊

分析：本题考的是传染病患者尸体和普通尸体护理的区别，传染病患者尸体要用浸有1‰氯胺溶液的不脱脂棉球填塞孔道，普通尸体只要用不脱脂棉球填塞孔道。因此答案为A。

【本节小结】

做好尸体护理不仅是对死者的尊重，同时也是对死者家属心灵上的安慰，体现了人道主义的精神。因此在尸体护理过程中要求护士态度严肃认真，同时做好死者家属的心理护理。

【目标检测】

1.进行尸体护理，下列做法不妥的是（　　）。

A.置尸体去枕平卧　　　　　B.装上活动义齿

C.必要时用绷带托扶下颌　　　D.有伤口者要更换下敷料

E.各孔道用棉花填塞

2.护士在尸体护理中将尸体放平，头下垫枕的目的是（　　）。

A.易于鉴别　　　　　B.保持姿势良好　　　　　C.便于尸体护理

D.保持尸体整洁　　　E.防止面部淤血，影响尸体外观

3.死亡后遗物的处理方法中错误的一项是（　　）。

A.将遗物当面清点交给死者家属

B.死者家属不在，护士将遗物清点并列出清单存放好

C.将贵重物品列出的清单交护士长保存

护理技术

D.由护士长根据清单交给死者家属

E.无家属者由护士长点交给死者工作单位

【目标检测答案】

第二节　1.A　2.A

第三节　1.B　2.C　3.D　4.D　5.C　6.A　7.E　8.E

第四节　1.A　2.E　3.B

第十五章　医疗护理文件的记录

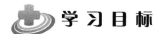

学习目标

扫码看课件

（1）正确说出体温单的记录方法；医嘱的种类。

（2）正确叙述医疗护理文件记录的原则；病历排列顺序。

（3）正确叙述医疗护理文件记录的意义；病历的保管。

（4）能根据所提供的材料正确描绘体温单和处理各种医嘱。

（5）能正确书写各种护理记录单。

医疗护理文件包括医疗文件和护理文件两部分，是医院和患者重要的档案资料，也是教学、科研、管理以及法律上的重要资料。医疗文件记录了患者疾病发生、诊断、治疗、发展及转归的全过程，其中一部分由护士负责书写。护理记录是护士对患者进行病情观察和实施护理措施的原始文字记载，是临床护理工作的重要组成部分。因此，在临床护理工作中，护士必须做好医疗护理文件的书写与保管，以保证其正确性、完整性和原始性。

第一节　医疗护理文件的书写和管理

案例导入

王老伯患帕金森病多年，四肢震颤、肌肉强直，因不小心摔了一跤，顿觉右髋部疼痛，于是家人把王老伯送到某医院治疗。

医生检查后发现，王老伯的骨头摔断了，医生诊断王老伯为右股骨粗隆间骨折；帕金森病。征得其家属的同意，医生为王老伯行右髋部螺钉（DHS）内固定术。手术复位后摄片示"固定位置良好"。术后伤口一期愈合。两个月过去后，王老伯能适当下床活动。家属见患者恢复得不错，于是为王老伯办理了出院手续。

一个月后，王老伯出现手术切口附近皮肤红肿，到医院检查，结果如下：患者的右髋外侧皮肤红并有局部性凸起，无破溃，膝髋关节屈曲畸形，能扪及内固定物；X线片示"原骨折端已达骨性内收位愈合，螺钉（DHS）股骨颈部吊钉有部分向上切割现象，钉尾部顶向外侧皮肤"。几天后患者因全身衰竭而死亡。

王老伯的家属认为王老伯的死亡跟住院期间医护人员的治疗与护理不当有关，医院对患者的死亡应承担全部责任。但医院并不同意王老伯家属的说法,医院认为从对王老伯实施的各种治疗及护理记录单上看,整个治疗护理过程院方并没有过错,患者的死亡的原因是其自身多年患帕金森病,与医院手术没有必然的因果关系。请思考:

    (1)医疗护理文件的作用是什么?

    (2)医疗护理文件应该如何书写与保管?

一、医疗护理文件的书写

(一)医疗护理文件记录的意义

1. 提供信息   医疗护理文件客观、全面、及时地记录了患者的病情变化、诊疗护理以及疾病转归的全过程,是医护人员进行正确诊疗、护理的依据,同时也加强了各级医护人员之间的交流与合作。护理记录的内容如体温、脉搏、呼吸、血压、液体出入量、危重患者观察记录等,常是医生了解患者病情发展、进行明确诊断并制订和调整治疗方案的重要参考依据。

2. 提供教学与科研资料   完整的医疗护理记录不仅是好的教学资料,也是科研的重要资料,特殊的病例还可以作为个案教学的良好素材,对回顾性研究也具有重要的参考价值。同时,它也为流行病学研究、传染病管理、防病调查等提供了统计学方面的资料,是卫生管理机构制订和实施政策方针的重要依据。

3. 提供评价依据   各项医疗护理记录可在一定程度上反映一个医院的医疗护理服务质量与水平,它既是医院护理管理的重要信息资料,又是医院进行等级评定及对护士考核的参考资料。

4. 提供法律依据   医疗护理记录是具有法律效力的文件,是法律所认可的证据。在法庭上可作为医疗纠纷、保险索赔、人身伤害、犯罪刑事案件及遗嘱查验的证明。凡涉及以上类型的诉讼案件,调查处理时都要将病案、护理记录作为依据加以判断,以明确医院及医护人员有无法律责任。

(二)医疗护理文件记录的原则

及时、准确、完整、简要、清晰是书写各项医疗与护理记录的基本原则。

1. 及时   医疗护理记录必须及时,不得拖延或提早,更不能漏记、错记,以保证记录的时效性。如因抢救或手术未能及时记录,相关医护人员应在抢救结束后6小时内据实补写,并注明抢救完成时间和补记时间。

2. 准确   记录的内容必须在时间、内容及可靠程度上真实、无误,尤其对患者的主诉和行为要进行详细、准确、客观的描述。不应是护士的主观解释和有偏见的资料。记录者必须是执行者,记录的时间应为实际给药、治疗、护理的时间,而不是事先安排的时间。

3. 完整   医疗护理记录的眉栏、页码、各项记录必须逐项填写完整。避免遗漏。记录应连续,不留空白,且每项记录后要求签全名,以明确职责。如患者发生病情恶化、拒绝接受治疗护理或有自杀倾向、意外、请假外出等特殊情况,应详细记录并及时汇报,同时做好交接班等。

4. 简要   记录内容应重点突出、简洁、流畅。应使用医学术语和通用的缩写,避免笼统、含糊不清或过多修辞,以方便医护人员从中快速获取所需信息,以节约书写时间,使护士能把更多时间和精力放在为患者提供护理服务上。

5. 清晰   按要求分别使用红、蓝(黑)钢笔书写。字迹清楚,字体端正,保持整洁,不得涂改、剪贴和滥用简化字。如有书写错误,应在错误处用所书写的钢笔在错误字词上划双横线删除或修改,并在上面签全名。

二、医疗护理文件的管理

(一)管理要求

(1)各种医疗护理文件要按规定放置,记录或使用后必须放回原处。

（2）必须保持医疗护理文件的清洁、整齐、完整，防止污染、破损、拆散、丢失。

（3）患者及其家属不得随意翻阅医疗护理文件，不得擅自将医疗护理文件带出病区；因医疗活动或复印、复制等需要带离病区的，应由病区指定专门人员负责携带和保管。

（4）医疗护理文件应妥善保存。各种记录保存期限如下。

①体温单、医嘱单、特别护理记录单作为病历的一部分随病历保存，患者出院后送病案室保存至少30年，特殊情况则永久保存。

②门（急）诊病历档案的保存时间自患者最后一次就诊之日起不少于15年。

③病区交班报告本由病区保存1年，医嘱本保存2年，以备需要时查阅。

（5）如发生医疗事故纠纷时，需要封存或启封死亡病例讨论记录、疑难病例讨论记录、上级医生查房记录、会诊记录、病程记录、各种检查报告单、医嘱单等，应在医患双方同时在场的情况下进行。封存的病历由医疗机构负责医疗服务质量监控的部门或者专（兼）职人员保管。

（6）患者本人及其代理人、死亡患者近亲属及其代理人、保险机构有权复印或复制患者的门（急）诊病历、住院证、体温单、医嘱单、化验单（检验报告）、医学影像检查资料、特殊检查（治疗）同意书、手术同意书、手术及麻醉记录单、病理报告、护理记录、出院记录以及国务院卫生行政部门规定的其他病历资料。

（二）病历排列顺序

1.住院期间病历排列顺序

（1）体温单（按时间倒排）。

（2）医嘱单（按时间倒排）。

（3）入院病历及入院记录。

（4）病史及体格检查。

（5）病程记录（手术、分娩记录、麻醉记录等）。

（6）会诊记录。

（7）各种检验和检查报告（镜检报告、病例报告等）。

（8）护理记录单（包括特别护理记录单）。

（9）住院病历首页。

（10）住院证。

（11）门诊和（或）急诊病历。

2.出院（转院、死亡后病历排列顺序）

（1）住院病历首页。

（2）出院证（死亡者加死亡报告单）。

（3）出院或死亡记录。

（4）入院病例及入院记录。

（5）病史及体格检查。

（6）病程记录（手术、分娩记录、麻醉记录等）。

（7）会诊记录。

（8）各种检验和检查报告（镜检报告、病例报告等）。

（9）护理记录单（包括特别护理记录单）。

（10）医嘱单（按时间先后顺序排）。

（11）体温单（按时间先后顺序排）。

门诊病历一般由患者或其家属自行保管。

【本节小结】

医疗护理文件书写的重要意义：提供信息；提供教学与科研资料；提供评价依据；提供法律依据。因此医疗护理文件的书写必须及时、准确、完整、简要、清晰，并且要保管好医疗护理文件，防止丢失。

【目标检测】

A1 型题

1.关于医疗文件重要性的说法,下列选项中错误的是(　　)。

A.提供法律的证明文件　　　　　　B.提供临床工作的原始记录

C.提供医学统计的原始资料　　　　D.反映医院的医疗护理质量

E.反映患者流动情况

2.记录医疗护理文件时,不正确的是(　　)。

A.记录医护人员观察和测量到的患者的客观信息

B.记录护士的主观看法和解释

C.记录患者自诉内容用引号标明

D.记录患者自诉内容应补充相应的客观资料

E.记录内容包括客观资料和患者主诉

A2 型题

3.患者,刘某,因交通事故入院治疗。出院后,法院根据刘某的住院病案给予肇事者量刑,这体现了病案记录的作用是(　　)。

A.沟通信息　　　　　　　　B.提供患者信息资料　　　　　　C.提供质量评价依据

D.提供教学与研究资料　　　E.提供法律依据

4.患者,覃某,因病住院,护士当即建立了患者的住院病历,住院病案排列中位于最前面的是(　　)。

A.入院记录　　　　B.病程记录　　　　C.护理病历　　　　D.体温单　　　　E.医嘱单

5.患者,王某,住院 6 日病愈出院,护士整理病案时,应排在最前面的是(　　)。

A.住院病历首页　　B.病程记录　　　　C.护理病历　　　　D.体温单　　　　E.医嘱单

第二节　医疗护理文件的书写

 案例导入

　　李某,50 岁,于 2014 年 3 月 2 日下午 5 时,因腹痛、腹泻入住消化内科。入院体检:腋温 37.5 ℃,脉率 80 次/分,呼吸 18 次/分,血压 100/70 mmHg,身高 167 cm,体重 60 kg。请思考:

　　(1)怎样将患者的这些信息记录在体温单上?

　　(2)如何书写护理记录单?

一、体温单

　　体温单主要用于记录患者的生命体征及其他重要情况,如患者的出入院、分娩、手术、转科或死亡时间,体温、脉率、呼吸、血压、大便次数、液体出入量、身高、体重等,从体温单上医护人员可以快速了解患者的概况,因此住院期间体温单排在病历的最前面,以便于查阅(图 15-1)。

体　温　单

姓名＿＿＿＿入院日期＿＿＿＿诊断＿＿＿＿科室＿＿＿＿床号＿＿＿＿住院病案号：

日期							
手术产后日数							
住院日数							
时间	2 6 10 14 18 22	2 6 10 14 18 22	2 6 10 14 18 22	2 6 10 14 18 22	2 6 10 14 18 22	2 6 10 14 18 22	2 6 10 14 18 22

脉率/(次/分)	体温/℃	
160	41	
140	40	
120	39	
100	38	
80	37	
60	36	
40	35	

呼吸/(次/分)							
血压/mmHg							
体重/kg							
液体入量/mL							
尿量/(mL/次)							
大便次数							
其他排出量/mL							

图 15-1　体温单

(一)眉栏

(1)用蓝(黑)钢笔填写患者姓名、年龄、性别、科别、床号、入院日期及住院病历号等项目。

(2)“日期”栏:每页第一日应填写年-月-日(如 2015-12-31),其余六日只写日。如在六日中遇到新的年度或月份开始,则应填写年-月-日(如 2016-01-01)或月-日(如 02-01)。

(3)“住院天数”栏:从患者入院当日开始计数,直至出院。

(4)“手术(分娩)后天数”栏:用红钢笔填写,手术(分娩)当日为术日,填写“术日”;以手术(分娩)次日为术后第 1 日,连续书写至第 14 日止;若在 14 日内进行第二次手术,则将第一次手术日数作为分母,第二次手术日数作为分子进行填写,如 1/4 表示第一次手术后的第 4 日,第二次手术后的第 1 日。

(二)40～42 ℃横线间

用红色钢笔在 40～42 ℃横线之间相应的时间格内纵向填写患者入院、转入、手术、分娩、出院、死亡的时间,时间应使用 24 小时制,精确到分钟,如“入院 10 时 20 分”,破折号占两小格。如时间与体温单上的整点时间不一致,应填写在靠近的时间栏内,如"入院 17 时 30 分",应填在"18"栏内,而不是"14"栏内。手术不写具体手术名称和具体时间,转入时间由转入病区填写,如"转入于 9 时 10 分",死亡时间应当以"死亡于×时×分"的方式表达。

(三)体温、脉搏描记和呼吸的记录

1. 体温曲线描记

(1)体温符号:口温以蓝点"●"表示,腋温以蓝叉"×"表示,肛温以蓝圈"○"表示。

(2)每小格为 0.2 ℃,把实际测量的度数,用蓝笔绘制于体温单 35～42 ℃的相应方格内,相邻温度用蓝线相连。

(3)药物或物理降温 30 分钟后,测量的体温以红圈"○"表示,绘制在物理降温前温度的同一纵格内,并用红色虚线与降温前的温度连起来,下次测得的温度用蓝线与降温前温度相连。

(4)体温低于 35 ℃为体温不升,应在 35 ℃线以下相应的纵格内用红钢笔写"不升",前后两次体温断开不相连。

(5)若测量的体温与上次体温差异较大或与病情不符时,应重新测量,重测相符者在原体温符号上方用蓝笔写上一小写英文字母"v"(verified,核实)。

(6)若患者因拒测、外出进行诊疗活动或请假等原因未能测量体温时,应在体温单 40～42 ℃横线之间用红色钢笔在相应纵格内填写"拒测""外出"或"请假"等,且前后两次体温断开不相连。

2. 脉率、心率曲线描记

(1)脉率、心率符号:脉率以红点"●"表示,心率以红圈"○"表示。每一小格为 4 次/分,相邻脉率或心率以红线相连。

(2)脉率与体温重叠时,先绘制体温符号,再用红笔在其外画红圈"○"。

(3)脉搏短绌时,相邻脉率或心率用红线相连,在脉率与心率之间用红笔划线填满。

3. 呼吸的记录

(1)把实际测量得到的呼吸次数,用红钢笔填写在相应的呼吸栏内,相邻的两次呼吸上下错开记录,每页第一次记录呼吸时应从上方开始写。

(2)使用呼吸机患者的呼吸以Ⓡ表示,在体温单呼吸栏内顶格用黑笔画Ⓡ。

(四)底栏

底栏的内容包括血压、液体入量、液体出量、尿量、大便次数、体重、身高及其他等。用蓝(黑)钢笔把数据以阿拉伯数字记录在相应栏内,免写计量单位。

1. 血压 以 mmHg 为单位填入。新入院患者应测量并记录血压,日后根据患者病情及医嘱测量并记录。

(1)记录方式:收缩压/舒张压(如 120/80)。

(2)一日内测量多次血压时,则上午血压写在前半格内,下午血压写在后半格内;术前血压写在前面,术后血压写在后面。如测的是下肢血压,则应当标注。

2. 液体入量 以毫升(mL)为单位,记录的是前一日 24 小时的液体总入量,并将其写在相应的日期栏内,每 24 小时记录 1 次。

3. 液体出量 以毫升(mL)为单位,记录的是前一日 24 小时的液体总出量,并将其写在相应的日期栏内,每 24 小时记录 1 次。也有的体温单中液体入量和液体出量记录在同一栏内,即分子为液体出量、分母为液体入量。

4. 大小便

(1)记录的是前一日大小便的次数,每 24 小时记录 1 次。

(2)大小便符号:"0"表示未解大便;"※"表示大便失禁;"☆"表示人工肛门;"E"表示灌肠,灌肠后排便的次数以分数表示,如 2/E 灌肠后排便 2 次,1^2/E 表示自行排便 1 次,灌肠后又排便 2 次;4/2 E 表示

灌肠 2 次后排便 4 次。

5.体重　以 kg 为单位填入。新入院患者当日应测量体重并记录,日后根据患者病情及医嘱测量并记录。病情危重或卧床不能测量的患者,应在体重栏内注明"卧床"。

6.身高　以 cm 为单位填入,新入院患者当日应测量身高并记录。

7."其他"栏　作为机动,根据病情需要填写。

8.页码　用蓝(黑)钢笔逐页填写。

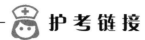

A1 型题

体温单底栏的填写内容是(　　)。

A.体温　　　B.脉率　　　C.呼吸　　　D.住院天数　　　E.胃液引流量

分析:体温单底栏的内容有血压、液体入量、液体出量、大便、体重、身高药物过敏等,住院天数在眉栏,因此本题的答案为 D。

二、医嘱单

医嘱是医生根据患者病情的需要所拟定的书面嘱咐,由医护人员共同执行。医嘱单是医生直接开写医嘱所用的单子,分为长期医嘱单和临时医嘱单,是护士执行医嘱的重要依据。

(一)医嘱的内容

医嘱的内容包括开写医嘱的日期、时间、床号、姓名、护理常规、护理级别、饮食、体位、药物(注明剂量、用法、时间、浓度等)、各种检查及治疗、术前准备和医生护士的签名等。

(二)医嘱的种类

1.长期医嘱单　自医生开写医嘱之日起,有效时间在 24 小时以上,当医生注明停止时间后医嘱失效(表 15-1)。

表 15-1　长期医嘱单

姓名:陈×　　性别:女　病区:呼吸内科　床号:3　住院号:20130101　第 1 页

起　始		长 期 医 嘱	医生签名	护士签名	停　止		医生签名	护士签名
日期	时间				日期	时间		
2013.01.02	8:00	二级护理	刘×	李×				
2013.01.03	10:00	持续心电监护	刘×	李×	2013.01.03	16:00	刘×	覃×

2.临时医嘱单　有效时间在 24 小时以内,应在短时间内执行,通常只执行一次。有的需立即执行(st),如 0.1%盐酸肾上腺素 1 mL H st;有的要在限定时间内执行,如手术、会诊、检查、X 线片及各项特殊检查等,如导尿 4 pm、明早 10 am 手术等。另外,出院、转科、死亡等也列入临时医嘱单(表 15-2)。

表 15-2 临时医嘱单

姓名:方× 性别:女 病区:消化内科 床号:5 住院号:20130101 第 1 页

日　　期	时　　间	医　　嘱	医师签名	执行护士签名	执行时间
2013.01.02	8:00	血常规	王×	韦×	8:00
2013.01.02	8:00	尿常规	王×	韦×	8:00
2013.01.03	9:00	留置尿管	王×	刘×	9:10

3. 备用医嘱 根据病情需要分为长期备用医嘱(prn)和临时备用医嘱(sos)两种。

(1)长期备用医嘱(prn):有效时间在 24 小时以上,必要时才使用,两次执行之间有时间间隔,医生注明停止日期后方失效。如哌替啶 50 mg im q6h prn。

(2)临时备用医嘱(sos):有效时间在 12 小时内,必要时才使用,过期尚未执行则失效。如索米痛 0.5 mg sos。

(三)医嘱的处理

1.医嘱的处理原则 先急后缓,先临时后长期。

2.医嘱的处理方法

1)临时医嘱 医生将其开写于临时医嘱单上,注明日期和时间,并签上全名。需立即执行的临时医嘱,处理医嘱的护士应立即安排有关护士去执行(15 分钟内)。护士执行后,必须注明执行时间并签全名。有限定执行时间的临时医嘱,护士要及时转抄到临时治疗本或交班记录本上并做好交接班。会诊、手术、检查等各种申请单应及时送到相应科室,由处理医嘱护士代签名并注明时间。

2)长期医嘱 医生将其开写于长期医嘱单上,注明日期和时间,并签上全名。护士将长期医嘱单上的医嘱分别转抄至各种执行单或卡上(如服药单(卡)、治疗单(卡)、注射单(卡)、输液单(卡)、饮食单(卡)等),转抄时须注明执行的具体时间并签全名。护士在执行长期医嘱后要在长期医嘱执行单上注明执行的时间,并签全名。

3)备用医嘱

(1)长期备用医嘱:医生将其开写在长期医嘱单上,按长期医嘱处理。护士每次执行后,在临时医嘱单内记录执行时间并签全名,供下一班参考。护士每次执行前需了解上一班的执行时间。

(2)临时备用医嘱:医生将其开写在临时医嘱单上,有效时间为 12 小时。过期尚未执行的,则由护士用红笔在该项医嘱栏内写"未用"二字。

4)停止医嘱 医生在长期医嘱单相应栏内注明停止日期、时间并签名,护士先在相应执行单上将有关项目注销,同时注明停止日期、时间并签名,并在医嘱单原医嘱后,填写停止日期、时间,最后在执行者栏内签全名。

5)重整医嘱

(1)凡长期医嘱单超过 3 张,或医嘱调整项目较多时需重整医嘱。重整医嘱时由医生书写,在原医嘱最后一行下面划一红横线,在红线下正中用蓝(黑)钢笔写"重整医嘱",再将红线以上有效的长期医嘱,按原日期、时间的排列顺序转抄于红线下。抄录完毕核对无误后签上全名。

(2)当患者手术、分娩或转科后,也需重整医嘱,即在原医嘱最后一项下面划一红横线,并在其下用蓝(黑)钢笔写"术后医嘱""分娩医嘱""转入医嘱"等,然后再开写新医嘱,红线以上的医嘱一律作废。医生重整医嘱后,当班护士核对无误,在整理之后的医嘱执行者栏内签上全名。

(四)注意事项

(1)医嘱必须经医生签名后方为生效。一般情况下不执行口头医嘱,在抢救或手术过程中,医生下达口头医嘱时,执行护士应先复诵一遍,双方确认无误后方可执行,事后由医生据实补写医嘱。

（2）对有疑问的医嘱,必须核实后方可执行。

（3）处理医嘱时,应先急后缓,先临时后长期。

（4）医嘱需每班、每日核对,每周总查对,查对后签全名。

（5）凡需下一班执行的临时医嘱要交接班,并在护士交接班记录上注明。

（6）凡已写在医嘱单上又不需执行的医嘱,不得贴盖、涂改,应由医生在该项医嘱的第二字上重叠用红笔写"取消"字样,并在医嘱后用蓝（黑）钢笔签全名。

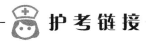

A1 型题

下列属于长期备用医嘱的是（　　　）。

A. 一级护理　　　　　　B. 可待因 30 mg im q6h prm　　　C. 普食

D. 氧气吸入　　　　　　E. 测血压 bid

分析:"prm"的意思是长期备用,有效时间大于 24 小时。故答案选 B。

三、液体出入量记录单

正常人体每日液体的入量和出量保持着动态的平衡。当摄入水分过少或由于疾病导致水分流失过多时,都可引起机体不同程度的脱水,应及时补液以纠正脱水;相反,如果水分摄入过多或排出障碍,则会出现浮肿,应限制水分摄入。因此,护士必须掌握正确测量和记录患者每日液体的入量和出量,以作为了解病情、做出诊断、决定治疗方案的重要依据。液体出入量记录单常用于休克、大面积烧伤、大手术后或心、肾疾病,肝硬化、腹水等患者。

（一）记录内容和要求

1. 每日液体入量　包含每日的饮水量、食物中的含水量、输液量、输血量等。患者饮水时应使用固定的饮水容器,并测量其容量;固体食物应记录单位数量或重量,再根据医院常用食物含水量（表 15-3）及各种水果含水量（表 15-4）核算其含水量。如面包 100 g 含水 33 mL、苹果 1 个（约 100 g）含水 68 g 等。

表 15-3　常用食物含水量

食物	单位	原料重量/g	含水量/g	食物	单位	原料重量/g	含水量/g
米饭	1 中碗	100	240	松花蛋	1 个	60	34
大米粥	1 大碗	50	400	藕粉	1 大碗	50	210
大米粥	1 小碗	25	200	鸭蛋		100	72
面条	1 大碗（2 两）	100	250	馄饨	1 大碗	100	350
馒头	1 个	50	25	牛奶	1 大杯	250	217
花卷	1 个	50	25	豆浆	1 大杯	250	230
烧饼	1 个	50	20	蒸鸡蛋	1 大碗	60	260
油饼	1 个	100	25	牛肉		100	69
豆沙包	1 个	50	34	猪肉		100	29

续表

食物	单位	原料重量/g	含水量/g	食物	单位	原料重量/g	含水量/g
菜包	1个	150	80	羊肉		100	59
水饺	1个	10	20	青菜		100	92
蛋糕	1块	50	25	大白菜		100	96
饼干	1块	7	2	冬瓜		100	97
油条	1根	50	12	豆腐		100	90
煮鸡蛋	1个	40	30	带鱼		100	50

表 15-4　各种水果含水量

名　　称	重量/g	含水量/g	名　　称	重量/g	含水量/g
西瓜	100	79	葡萄	100	65
甜瓜	100	66	桃子	100	82
西红柿	100	90	杏子	100	80
萝卜	100	73	柿子	100	58
李子	100	68	香蕉	100	60
樱桃	100	67	橘子	100	54
黄瓜	100	83	菠萝	100	86
苹果	100	68	柚子	100	85
梨子	100	71	广柑	100	88

2. 每日液体出量　主要为尿量,其次包括大便量、呕吐量、咯血量、痰量、出血量、引流量、创面渗液量等。除大便记录次数外,液体以毫升(mL)为单位记录。为了准确记录尿量,尿失禁患者、昏迷患者或需密切观察尿量的患者,最好留置导尿管;婴幼儿测量尿量可先测量干尿布的重量,再测量湿尿布的重量,两者之差值为尿量;对难以收集的液体出量,可根据定量液体浸润棉织物的情况进行估算。

(二)记录方法

(1)用蓝(黑)钢笔填写眉栏各项,包括患者姓名、性别、科别、床号、住院病历号、诊断及页码。

(2)日间7时至晚7时用蓝(黑)钢笔记录,晚7时至次晨7时用红钢笔记录。

(3)记录同一时间的液体入量和出量,应在同一横格上开始记录;对于不同时间的液体入量和出量,应各自另起一行记录。

(4)液体出入量总结。一般每晚7时做12小时小结(用蓝笔),次晨7时做24小时总结(用红笔)。并将24小时总结的液体出入量用蓝笔记录在体温单相应的栏目内。

(5)不用继续记录液体出入量后,记录单无须保存。

四、特别护理记录单

特别护理记录单是护士根据医嘱和病情需要,对危重、抢救、大手术后、特殊治疗或需严密观察病情变化的患者所做的客观记录。目的是及时了解患者病情变化,观察治疗、抢救、护理效果(表15-5)。

表 15-5　特别护理记录单

姓名:陈×　科室:颅脑外科　床号:5　诊断:脑出血　住院号:20150301

日期	时间	体温 ℃	血压 /mmHg	脉率 /(次/分)	呼吸 /(次/分)	血氧 饱和度	药物 治疗	液体入量 /mL	液体出量 /mL	护理病情变化、护理问题、理措施及结果	护士 签名
2015. 03.04	8:00	38.5	136/85	80	20	93	甘露醇	250	1000	患者平车推入,嘱卧床休息,避免情绪激动,予一级护理、吸氧、降温及脱水利尿治疗	刘×
2015. 03.04	9:00	37.5	122/75	70	18	98				严密观察呼吸、脉搏、血压	刘×

(一)记录内容

记录内容包括患者的主诉、生命体征、意识、液体出入量、病情动态、护理措施、药物治疗效果及反应等。

(二)记录方法

(1)眉栏各项及页码用蓝(黑)钢笔填写。

(2)日间 7 时至下午 7 时用蓝(黑)钢笔记录,下午 7 时至次晨 7 时用红钢笔记录。

(3)首次书写特别护理记录单者,须有疾病诊断、目前病情、手术者应记录麻醉方式及手术名称、手术部位、术中情况、术后病情、伤口、引流等情况。

(4)护士应根据医嘱要求,及时准确地记录患者的生命体征、病情动态、治疗、护理措施及效果。一般日间至少每 2 小时记录一次,夜间至少每 3 小时记录一次,发生病情变化或抢救时随时记录。每次记录后签全名。

(5)液体出入量应每 12 小时做一次小结,24 小时做总结。并用蓝笔把 24 小时液体出入量填写在体温单相应栏内。

(6)患者出院或死亡后,特别护理记录单随病历留档保存。

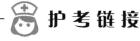 护考链接

A1 型题

特别护理记录单正确的记录方法是(　　)。

A.眉栏部分用铅笔填写　　　　　　　　B.白班用红笔书写

C.夜班用蓝钢笔书写　　　　　　　　　D.护理记录单不入病案

E.总结 24 小时液体出入量记录于体温单上

分析:特别护理记录单眉栏各项用蓝笔填写;上午 7 时至下午 7 时用蓝笔记录;下午 7 时至次晨 7 时用红笔记录;液体出入量应每 12 小时和 24 小时做一次总结,并用蓝笔把 24 小时液体出入量填写在体温单相应栏内。故答案为 E。

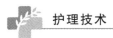
五、病区交班报告

病区交班报告又称交班记录,是由值班护士书写的书面交班报告,其内容为值班期间病区的情况及患者病情的动态变化。接班护士通过阅读病区交班报告,可全面了解整个病区的工作动态和患者的身心状况,使治疗和护理工作能连续、有计划地进行(表 15-6)。

表 15-6　病区交班报告

病区:外科　　　　　　　　　　　　　　　　　　　　　　　　　　　　　　　日期:2015.03.01

床号 姓名 诊断	日　班	中　班	夜　班
	总数 40 入院 2　出院 2　转出 0 转入 0　手术 0　分娩 0 病危 0　死亡 0	总数 40 入院 0　出院 0　转出 0 转入 0　手术 0　分娩 0 病危 0　死亡 0	总数 40 入院 0　出院 0　转出 0 转入 0　手术 0　分娩 0 病危 0　死亡 0
2 床 李利红 阑尾炎	今日 9:00 出院		
18 床 汪小慧 腹痛待查	今日 10:00 出院		
21 床 郑刚 慢性阑尾炎急性发作 "新"	T 36.8 ℃ P 80 次/分 R 20 次/分 BP 120/80 mmHg 患者,男,40 岁,因慢性阑尾炎急性发作于 10:00 收治入院,患者入院时,右下腹痛 4 小时,伴恶心、呕吐,既往有类似腹痛史,现行中西医保守治疗,输液 2500 mL,在滴注中,血压为 120/80 mmHg 恶心、呕吐已缓解,请密切观察 T、P、R、BP 及腹痛情况。明晨抽查肝功能	T 36.9 ℃ P 88 次/分 R 20 次/分 BP 130/80 mmHg 患者病情稳定,腹痛未加剧,BP 为 130/80 mmHg,患者详细了解方案后,情绪较稳定,已入睡,请继续观察病情,明晨抽血请执行	T 37 ℃ P 84 次/分 R 20 次/分 BP 130/80 mmHg 患者夜间睡眠尚可,诉右下腹有轻微疼痛,晨间护理已做,晨血已抽,标本送检
5 床 张杰 左侧自发性气胸 "新"	T 38 ℃ P 88 次/分 R 24 次/分 BP 130/90 mmHg 患者于 1:00 入院,主诉胸痛、咳嗽、气急,急诊胸片提示左肺压缩 75% 收住入院,入院时步入病房,能平卧无明显气急,活动时加剧,医嘱予 5% 葡萄糖氯化钠 1000 mL 加青霉素钠盐 640 万 U 静滴,3:00 外科会诊,做胸腔闭式引流,引流管通畅	T 38 ℃ P 86 次/分 R 22 次/分 BP 130/90 mmHg 患者无明显气急,略有咳嗽,给非那根糖浆 10 mL 口服,胸腔引流通畅,请夜班继续观察	T 37 ℃ P 82 次/分 BP 130/80 mmHg 患者于 2:00 时诉胸痛给去痛片 1 片口服后,症状缓解,能入睡,引流管通畅

（一）交班内容

（1）出院、转出、死亡患者：出院者注明离开时间；转出者写明转往的医院及科别及转出时间；死亡者简要记录抢救过程及死亡时间。

（2）新入院及转入患者：应写明入院的时间和方式（步行、平车、轮椅等）、患者主诉和主要症状、体征、既往病史（尤其是过敏史），存在的护理问题，给予的治疗，护理措施和效果，以及下一班需要重点观察的项目和注意事项。

（3）病情危重、有异常情况和做特殊检查或治疗的患者：应注明主诉、生命体征、神志、病情动态、特殊抢救及治疗护理，下一班需重点观察和注意的事项。

（4）手术患者：准备手术的患者应写明术前准备及术前用药情况等。当天手术患者需注明麻醉种类、手术名称及过程，麻醉清醒时间，回病房后的情况，如生命体征、伤口、引流、排尿及镇痛药使用情况。

（5）产妇：产前应注明胎次、胎心、宫缩及破水情况，产后应写明产式、产程、分娩时间、新生儿性别及评分、会阴切口或腹部切口及恶露情况、自行排尿时间等。

（6）老年、婴幼儿及生活不能自理的患者：应报告生活护理情况，如压疮护理、口腔护理及饮食护理等。

此外，还应报告上述患者的心理状况和接班者需要重点观察及完成的事项。夜间记录还应注明患者的睡眠情况。

（二）书写顺序

（1）填写眉栏各项用蓝（黑）钢笔，包括病区、时间、日期、患者总数和入院、出院、转出、转入、手术、分娩、病危及死亡患者数等。

（2）书写顺序：根据下列顺序，按床号先后书写。

①先写当日离开病区的患者（包括出院、转出、死亡患者）。

②其次写进入病区的患者（包括新入院、转入者）。

③最后写病区内重点护理的患者（包括手术、分娩、危重及有异常情况的患者）。

（三）书写要求

（1）应在经常巡视和全面了解患者病情的基础上认真书写。

（2）书写内容应全面、真实、简明扼要、重点突出。

（3）字迹应清楚、不得随意涂改、粘贴，日间用蓝（黑）钢笔书写，夜间用红钢笔书写。应于交班前书写完成。

（4）对新入院、转入、手术、分娩及危重患者，在诊断栏目下分别用红笔注明"新""转入""手术""分娩"，危重患者用红笔注明"危"或做红色标记"＊"，以示醒目。

（5）书写完成后，注明页数并签全名。

（6）护士长应对每班的病区交班报告进行检查，符合要求后签全名。

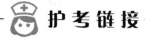 护考链接

A1 型题

书写病区交班报告应先书写的对象是（　　）。

A. 危重患者　　　B. 转出患者　　　C. 手术患者　　　D. 新入院患者　　　E. 出院患者

分析：书写病区交班报告应先当日离开病室的患者，即出院、转出、死亡者；再写进入病室的患者，即新入院、转入的患者；最后写病室内重点护理的患者，即手术、分娩、危重及有异常情况的患者，每项依床号顺序书写。故答案为 E。

六、护理病历

护理病历是护士在临床护理活动中,对患者病情的动态变化、医疗护理过程的动态记录,具有法律效力,并有保存价值。目前,各医院护理病历的设计不尽相同,一般包括入院评估表、住院评估表、护理计划单、护理记录单、出院指导和健康教育等。

1. 入院评估表　对新入院患者进行初步的护理评估,并通过评估找出患者存在的健康问题,确立护理诊断。主要内容包括患者的一般资料、目前健康状况、既往健康状况、心理、社会状况等(表15-7)。

表 15-7　入院评估表

姓名_____　性别_____　年龄_____　科别_____　病室_____　床号_____　住院号_____
职业_____　婚姻_____　民族_____　文化程度_____　收集资料时间_____
入院时间_____年_____月_____日_____时_____分　入院方式:步行,扶行,轮椅,平车
入院原因(主诉和简要史)_____
一、生理评估
体温(T)_____℃ 脉率(P)_____次/分 呼吸(R)_____次/分 血压(BP)_____kPa(mmHg)
身高_____cm 体重_____kg
既往史:
过敏史:无 有(药物_____食物_____其他_____)
家庭史:高血压病,冠心病,遗传病,糖尿病,肿瘤_____癫病,精神病,传染病_____
其他_____
意识　清醒 意识模糊 嗜睡 谵妄 昏迷
语言　清楚 含糊 语言障碍 失语
皮肤　颜色:正常(潮红 苍白 青紫 黄染)　温度:正常(发红 发热 湿冷)
湿度:正常(干燥 潮湿 多汗)　完整性:完整 皮疹 出血点
弹性:好 中 差　水肿:轻 中 重
压疮:(部位_____面积_____程度_____【压疮:1、2、3、4 期】)
口腔　正常 充血 出血点 糜烂溃疡,疱疹,白斑
呼吸　方式:自主呼吸 机械呼吸　节律:规则 异常　频率_____次/分　深浅度:正常深浅
呼吸困难:无轻度 中度 重度　咳嗽:无 有　咳痰:无 易咳出 不易咳出痰(颜色_____量_____黏度_____易咳出 不易咳出)
心律　规则 心律不齐　心率:_____次/分　水肿:无 有(部位/程度_____)
胃肠道症状　恶心 呕吐(颜色_____性质_____次数_____总量_____)
嗳气 反酸 烧灼感 腹胀 腹痛(部位/性质_____)
腹部:软 肌紧张 压痛/反跳痛 可触及包块(部位/性质_____)腹水(腹围_____cm)
月经:正常 紊乱 痛经 月经量过多 绝经
疼痛:无 有 部位/性质_____
视力:正常 远/近视 失明(左/右/双侧)
听力:正常 耳鸣 重听 耳聋(左/右/双侧)
触觉:正常 障碍(部位_____)
嗅觉:正常 减弱 缺失
思维过程:正常 注意力分散 远/近期记忆力下降 思维混乱
其他_____
二、生活及自理能力评估
饮食　基本膳食:普食,软食,半流质,流质,禁食
食欲:正常 增加 亢进_____日/周/月 下降/厌食_____日/周/月
近期体重变化:无 增加/下降_____kg/_____月(原因_____)
其他_____

续表

睡眠	正常 入睡困难 易醒 早醒 多梦 噩梦 失眠 需用药入睡
休息	休息后体力是否容易恢复:是 否(原因_____)
活动	活动能力:正常 他人帮助 轮椅活动 卧床(自行翻身:是 否)
	自理:全部 障碍(进食 沐浴/卫生 穿着/修饰 如厕)
	步态:稳 不稳(原因_____)
	医疗/疾病限制:医嘱卧床 静脉输液 石膏 牵引 瘫痪
	排泄 排便:习惯_____次/日 性状:正常/便秘/腹泻/失禁/造瘘
	排尿:正常/失禁/潴留/尿管 颜色_____性状_____量_____mL/24 h
	嗜好 烟 酒 浓茶 咖啡
	吸烟 无 偶尔吸烟 经常吸烟_____年_____支/天 已戒_____年
	饮酒/酗酒 无 偶尔饮酒 经常饮酒 年 mL/d 已戒 年
	其他_____

三、安全评估

生理安全 威胁生命危险因素(疾病引起各种衰竭、出血、感染、并发症、药敏)

心理安全 危险因素(自伤、攻击行为、心理疾病、人际关系紧张)

环境安全 危险因素(跌倒、坠床、火灾、电损伤、意外)

四、心理、社会评估

1.情绪状态:镇静 易激动 焦虑 恐惧 悲哀 无反应

2.就业状态:固定职业 丧失劳动力 失业 待业

3.沟通:希望与更多的人交往 语言交流障碍 不愿与人交往

4.医疗费用来源:自费 公费 医疗保险 其他

5.与亲友的关系:和睦 冷淡 紧张

6.遇到困难最愿向谁倾诉:父母 子女 其他

7.入院介绍(患者知道)

责任医生,责任护士,病室环境,病室制度(查房、用膳、探视、作息时间以及粪、尿常规标本留取法)

护士签名_____

年 月 日

2. 住院评估表 为及时、全面了解患者病情的动态变化,护士应根据病情对分管的患者每班、每天或数天进行评估。评估内容可视病种、病情不同而异(表15-8)。

表 15-8 压疮评估表

科别_____ 床号_____ 姓名_____ 年龄__岁 性别_____ 住院号_____ 入院日期_____ 诊断_____

内 容	项 目	危 险 因 素	分值	评估宣教日期				
				月 日	月 日	月 日	月 日	月 日
危险评估	年龄	①≥75岁 ②<5岁	1					
	既往史	①有跌倒史 ②有坠床史 ③晕厥 ④低血压	2					
	意识状态	烦躁	4					
		谵妄	3					
		①嗜睡 ②模糊 ③痴呆	2					
		昏迷	1					
	感官	头晕	4					
		①视觉障碍 ②听力障碍	2					

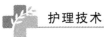

续表

内　容	项　目	危　险　因　素	分值	评估宣教日期				
				月　日	月　日	月　日	月　日	月　日
危险评估	身体状况	①借助器械 ②肢体残缺 ③偏瘫 ④关节僵硬、变形、疼痛	3					
		肌肉震颤麻痹	2					
		①乏力 ②失眠	1					
	使用药物	镇静安眠药	2					
		①降压药 ②降糖药 ③其他高危药物	1					
	排泄	便秘	2					
		①腹泻 ②尿频	1					
	自理能力	无	4					
		部分	3					
		评估总分						
预防措施	健康宣教	告知患者及其家属患者有跌倒的危险						
		告知患者家属 24 小时陪伴,尤其在患者活动锻炼时,应有人陪伴,若离开请与值班护士联系						
		告知患者及其家属关于药物作用的注意事项						
		穿合适的裤子,以免绊倒;穿防滑鞋						
		告知患者改变体位欲活动时应遵守"三步曲",即平卧 30 秒→双腿下垂 30 秒→行走,避免突然改变体位,引起直立性低血压,特别是夜间						
		如出现双眼发黑、下肢无力、步态不稳和不能移动时,立即原地坐/蹲下或靠墙,呼叫他人帮助						
		①指导患者使用病房及卫生间扶手 ②其他有关告知						
	护理措施	在患者床头悬挂"防跌倒""防坠床"警示牌						
		呼叫器及用物放置患者易取处,教会使用呼叫器						
		及时给予便器,床上(边)大小便						
		①使用床挡 ②使用约束带 ③使用助行器						
		①需要时协助患者上、下床 ②协助患者如厕						
		①避免地面积水、湿滑 ②消除床旁及通道障碍						
		①病床调至合适高度 ②及时锁上病床及轮椅的轮轴						

续表

内　容	项　目	危 险 因 素	分值	评估宣教日期									
				月	日	月	日	月	日	月	日	月	日
预防效果		①未发生跌倒坠床 ②发生跌倒 ③发生坠床											
护士签名													

3. 护理计划单　护理计划单是护士对患者实施整体护理的具体方案,主要内容包括护理诊断、护理目标、护理措施以及效果评价等。

4. 护理记录单　护理记录单是护士运用护理程序的方法为患者解决问题的记录,包括患者的护理诊断或问题、护士所采取的护理措施及实施后的效果等(表 15-9)。

表 15-9　护理记录单

科别_____ 床号_____ 姓名_____ 年龄__岁 性别_____ 住院号_____ 入院日期_____ 诊断_____

日期	时间	体温/℃	脉率次/分	呼吸次/分	血压/mmHg	血氧饱和度/(%)	神志	瞳孔				吸氧/(L/min)	液体入量	液体出量		皮肤情况	管路护理	病情观察及措施	护士签名
								大小		光反应			名称/mL	名称/mL	颜色性状				
								左	右	左	右								

5. 健康教育　健康教育是为恢复和促进患者健康并保证患者出院后能获得有效的自我护理能力。主要内容包括如下几点。

(1)住院期间的健康教育包括:入院须知、病区环境介绍、医护人员介绍;疾病的诱因、发生与发展过程及心理因素对疾病的影响;采取的治疗与护理方案;有关检查的目的和注意事项;饮食及活动的注意事项;疾病的预防和康复措施等。

(2)出院指导:对患者出院后的活动、饮食、服药、伤口复诊等方面进行指导。教育和指导的方式多样,可采用讲解、示范、模拟、提供书面或视听材料等。

【本节小结】

体温单用于记录患者的生命体征等有关情况,要求每个同学会绘制。处理各种医嘱是护士日后不可缺少的工作内容,要求认识以及学会处理各种医嘱。同时要懂得怎样书写各种护理病历。

【目标检测】

A1 型题

1.在体温单 40～42 ℃相应时间栏内纵行填写的是(　　)。

A.出院日期　　　B.入院时间　　　C.手术后日期　　D.特殊用药时间　E.液体出入量

2.体温单记录的内容不包括(　　)。

A.患者姓名　　　B.姓名　　　C.入院时间　　　D.手术名称　　　E.患者体温

3.护士在书写病区报告时应先写(　　)。

A.危重患者　　　　　　　　B.死亡、转出的患者　　　　　　C.手术的患者

D.新入院患者　　　　　　　E.分娩的产妇

4.护士执行口头医嘱错误的是(　　)。

A. 口头医嘱一般情况下均可执行　　B. 执行时,护士应向医生复诵一遍

C. 双方确认无误后执行　　D. 执行后须补写医嘱

E. 抢救患者是可以执行

A2 型题

5. 患者,李先生,因高热行物理降温,30 分钟后复测体温。护士在记录复测的体温错误的是(　　)。

A. 降温前后两次体温符号间的连线用红笔绘制

B. 降温 30 分钟后所测温度,用红圈表示

C. 复测的体温绘制在降温前体温符号的同一纵格内

D. 以虚线与降温前温度相连

E. 下一个时间点所测体温的符号与复测体温符号相连

6. 护士小刘在处理下列医嘱中正确的是(　　)。

A. 长期医嘱栏内的医嘱无须转抄

B. 长期备用医嘱只需患者有需要即可执行

C. 临时医嘱分别转抄至各种长期执行单上

D. 临时医嘱执行后,在医嘱单上记录执行时间并签执行护士全名

E. 长期医嘱停止后,护士只需在医嘱单上注销相应项目即可

7. 患者,李某,因病住院,某日测量体温时发现此次体温与上次测量结果差异较大,发现这种情况时护士应首先(　　)。

A. 向医生报告　　B. 无须处理　　C. 予以核实

D. 绘制体温单　　E. 密切观察患者体温变化

8. 患者,李某,38 岁,胆囊切除手术后。上午 9 时,患者自诉切口疼痛难忍,医生下医嘱"哌替啶 50 mm im sos",此项医嘱失效的时间是(　　)。

A. 当日 15:00　B. 当日 17:00　C. 当日 21:00　D. 当日 23:00　E. 次日 9:00

9. 患者,刘某,大便失禁。护士小王需要将此内容记录在体温单上,表示大便失禁的符号是(　　)。

A. ※　　B. ×　　C. ○　　D. E　　E. ●

10. 患者,王先生,肿瘤晚期,需要药物止痛。护士对医嘱"盐酸曲马朵 50 mm po prn"有疑问,护士应该(　　)。

A. 与另一护士核对执行　　B. 不执行　　C. 凭经验执行

D. 向医生核实　　E. 与同组护士商量后执行

11. 患者,王先生,行胃切除手术后,医生为其开手术后的长期医嘱,下列不符合要求的是(　　)。

A. 在手术前医嘱的最后一项下画一红横线,并用红笔写"术后医嘱"

B. 红线以上如有空格,应用红笔从左至右顶格画一斜线

C. 红线以上的长期医嘱仍然有效

D. 处理医嘱者须签全名

E. 医嘱处理后应认真核对

12. 患者,王先生,44 岁,面部手术后,自诉切口疼痛。医嘱给予阿法罗定 10 mg im sos。该医嘱属于(　　)。

A. 临时医嘱　　B. 长期医嘱　　C. 长期备用医嘱

D. 指定时间内的医嘱　　E. 临时备用医嘱

13. 李女士,35 岁,因入睡困难。医嘱给予安定 2.5 mg po qn prn,该医嘱属于(　　)。

A. 长期医嘱　　B. 长期备用医嘱　　C. 临时医嘱

D. 临时备用医嘱　　E. 指定时间内的医嘱

A3 型题

(14～16 题共用题干)

患者,李某,男,30 岁,因高热急诊入院。体温 39.6 ℃(腋温),脉率 110 次/分,呼吸 23 次/分,血压 112/70 mmHg

14. 护士对体温测量结果有疑问,应( )。

A. 向资深护士询问 B. 直接将结果绘于体温单上 C. 向医生报告

D. 先检测体温计,然后重新测量 E. 不予理会

15. 经证实体温测量结果无错误,护士在体温单上填写该体温时,正确的符号为( )。

A. 蓝色"z" B. 红色"s" C. 蓝色"×"

D. 红色"v" E. 在体温符号外画蓝色"○"

16. 根据患者病情,医生开出下列医嘱,需立即执行的是( )。

A. 复方氨基比林 2 mL im st B. 一级护理

C. 胸部 X 线片 D. 0.9%氯化钠溶液 250 mL＋青霉素 320 万 U/ivgtt bid

E. 软食

【目标检测答案】

第一节 1. E 2. B 3. E 4. D 5. A

第二节 1. B 2. D 3. B 4. A 5. E 6. D 7. C 8. C 9. A 10. D 11. C 12. E 13. B

14. D 15. C 16. A

References | ———— 主要参考文献

[1] 付能荣.护理技术[M].3 版.北京:科学出版社,2013.

[2] 古海荣.吴世芬.基础护理技术[M].2 版.北京:人民卫生出版社,2017.

[3] 李小寒.尚少梅.基础护理学[M].6 版.北京:人民卫生出版社,2017.

[4] 殷磊.护理学基础[M].3 版.北京.人民卫生出版社,2002.

[5] 全国护士执业资格考试用书编写委员会.全国护士执业资格考试指导[M].北京:人民卫生出版社,
     2012.

[6] 周春美,邢爱红.基础护理技术[M].2 版.北京:科学出版社,2013.